Josef W. Egger

Die Einheit von Körper und Seele

DWV-Schriften zur Psychiatrie, Psychosomatik und Psychotherapie

Band 3

Josef W. Egger

Die Einheit von Körper und Seele

Die bio-psycho-soziale Perspektive auf Krankheit und Gesundheit

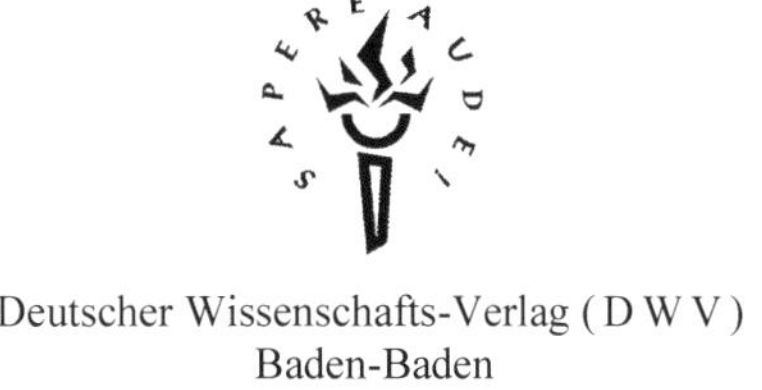

Deutscher Wissenschafts-Verlag (DWV)
Baden-Baden

Umschlaggestaltung
DWV im Zusammenwirken mit dem Autor

Bibliografische Information Der Deutschen Nationalbibliothek
Die Deutsche Nationalbibliothek verzeichnet diese Publikation in der Deutschen Nationalbibliografie; detaillierte bibliografische Daten sind im Internet über http://dnb.dnb.de abrufbar.

Bibliographic information published by Die Deutsche Nationalbibliothek
Die Deutsche Nationalbibliothek lists this publication in the Deutsche Nationalbibliografie; detailed bibliographic data are available in the Internet at http://dnb.dnb.de.

Information bibliographique de Die Deutsche Nationalbibliothek
Die Deutsche Nationalbibliothek a répertorié cette publication dans la Deutsche Nationalbibliografie; les données bibliographiques détaillées peuvent être consultées sur Internet à l'adresse http://dnb.dnb.de.

1. Auflage
Gedruckt auf alterungsbeständigem, chlorfrei gebleichtem Papier

Deutscher Wissenschafts-Verlag (DWV)®
Postfach 11 01 35
D–76487 Baden-Baden

www.dwv-net.de
www.UniversityPress.de

ISBN: 978-3-86888-155-4

Inhaltsverzeichnis

Vorwort

Gesundheit ist in unserer Zeit für große Teile der Bevölkerung die zentrale Wunschvorstellung. Die eigene Gesundheit wie in alten Zeiten in Gottes Hand zu legen, ist in einer Gesellschaft, die durch Wissenschaft und Aufklärung geläutert ist, undenkbar geworden. Wir verstehen heute Gesundheit weniger als gottgegeben oder schicksalshaft, sondern erkennen sie als Ergebnis komplexer Wechselwirkungen von genetischer Veranlagung einerseits sowie persönlichem Gesundheitsverhalten und allgemeinen Lebensbedingen andererseits. Mit unserem je eigenen Risiko- und Schutzfaktoren-Profil sind wir als Individuen mehr oder minder immer an unserer Gesundheit beteiligt. Wir erkennen häufig auch unsere Schwächen bei der Erfüllung „gesunder" Lebensweisen, verzagen im Fall der Störung unserer Liebes- und Arbeitsfähigkeit und werden auch schmerzhaft leidend an der Vergänglichkeit unseres Körpers. Für dieses „Leiden am Leben" wird der Mensch in alle Ewigkeit Zufluchtsstätten der Linderung oder Heilung suchen bzw. sich zu schaffen wissen – einerlei ob dieser Hort nun in Äußerem (z.B. Krankenhäusern oder Gotteshäusern) oder Innerem (z.B. in eigenen Lebensphilosophien oder Spirituellem) gefunden wird.

Für eine aufgeklärte Gesellschaft erscheint es denkbar, solche „Orte der Besinnung" auch innerhalb der wissenschaftlichen Medizin mit ihren vielfältigen Behandlungseinrichtungen und hochgerüsteten Krankenhäusern zu suchen. Eine dafür adäquate Medizin müsste allerdings nicht nur das erkennbar Materielle des menschlichen Leids erfassen und behandeln können, sondern auch das Denken, Fühlen und Handeln des Leidenden als wesentlichen Bestandteil für Diagnostik und Therapie nützen können.

Da sich alles Leben in Kontexten abspielt, gilt es zusätzlich auch die sozialen Lebensbedingungen und ökologischen Lebensumwelten als pathogene oder salutogene Wirkgrößen ins Kalkül zu ziehen. Mit anderen Worten: Die erwähnte Be-Sinnung meint hier, sich darüber zu verständigen, an welchen Punkten des Krankheitsprozesses sind welche Einflussmöglichkeiten zugänglich bzw. sinnvoll zu nutzen und wer übernimmt für welche Änderungen bzw. Eingriffe auf den verschiedenen beteiligten Systemebenen die Arbeit bzw. deren Kosten. Von Reparieren einer Störung bis hin zur Akzeptanz des nicht Änderbaren reicht hier die breite Palette der Zugehensweisen. Ohne eine parallel laufende Ziel- und Werteklärung wird eine solche Problembearbeitung wohl nicht gelingen können. Hier stoßen wir naturgemäß an eine Grenze der materiellen Welt oder der empirischen Wissenschaft, weil es auch um ethisch-moralische Fragen geht, also um Bereiche, die zur geistigen Welt gehören. Für die Beantwortung, *wie* etwas sein soll, braucht es verhandelbare Zielvorstellungen, aus denen dann Vorgaben und Regeln abgeleitet werden. Dass diese Normen die jeweils verfügbaren wissenschaftlichen Erkenntnisse berücksichtigen sollten, ist einleuchtend.

Wissenschaft ist eine methodische Herangehensweise an Fragen und Problemlösungen. Fast alles, was wir heute über die Welt faktisch aussagen können, ist auf diesem Boden entstanden. Und dieser Wissensbestand vermehrt sich weiterhin. Das Falsche oder weniger Gute wird durch das Wahrscheinlichere oder Bessere fortwährend ersetzt. Wissenschaft macht einen Menschen zwar zum Wissenden, aber noch nicht zu einem Weisen. Der weise Mensch weiß auch, dass die sogenannten „letzten Fragen" mit Wissenschaft nicht lösbar sind, weil sie zum *Unwissbaren* gehören. Dafür werden wir immer auch vorgefertigte religiöse oder ideologische Antworten angeboten bekommen. Solchen Antworten aber mehr Gewicht zu geben oder ihnen mehr Bedeutung zuzuweisen als dem überprüfbaren Pool an Wissen, wäre für jede Zivilisation fatal.

Auch Wissenschaften entwickeln sich schwerpunktmäßig um zentrale Leitgedanken, die für jede Zeit typisch sind. Mein eigenes Credo dazu lässt sich am besten so charakterisieren: Wissenschaft ist faszinierender als Esoterik und Aberglauben! Sie verschafft uns fortwährend mehr Einsichten in die Vorgänge in und um uns und ermöglicht uns ein zunehmend besseres, wenngleich auch komplexeres Verständnis in die Zusammenhänge. Das Beste an der wissenschaftlichen Methodik ist die Überprüfbarkeit und Korrekturmöglichkeit ihrer Aussagen – es ist dies das Antidot gegen autoritäre Ideologien und Denkfaulheit.

In den medizinischen Wissenschaften war das zentrale Denkmodell für die letzten ein bis zwei Jahrhunderte das sogenannte *biomedizinische Modell*, mit seinem Anspruch, die Wirkelemente physiko-chemisch und das ärztliche Handeln damit naturwissenschaftlich begründen zu können. Aus der Perspektive dieser streng naturwissenschaftlich ausgerichteten Medizin erscheint der *Mensch als komplexe Maschine*. Diese traditionelle biomedizinische Vorstellung hat großartige Leistungen und unverzichtbare Fortschritte bei der Eindämmung von vielen Krankheiten erbracht – Eingriffsmöglichkeiten, auf die heute kein Mensch vernünftigerweise verzichten möchte. Leider hat diese materielle Grundorientierung auch zu einer Verengung geführt, die heute oft als *Ingenieursmedizin* charakterisiert wird: Es geht primär um das Reparieren, wenn etwas „kaputt" ist, was auch als *Reparaturmedizin* kritisiert wird. In dieser traditionellen Denkweise unseres heutigen Medizinbetriebs – eine Denkweise, die auch in der Bevölkerung sehr weit verbreitet ist – geht es in erster Linie um das Feststellen von (organischen) Defekten und deren Behebung mittels physiko-chemischer bzw. technischer Mittel. Der Patient kann dabei relativ passiv bleiben, er überträgt die Verantwortung für die Reparatur an die Medizin und ist folgerichtig enttäuscht, wenn diese nicht in erwartetem Ausmaß bei der Wiederherstellung von Funktionstüchtigkeit („Gesundheit") erfolgreich ist.

Sobald man nicht nur das Krankheitsphänomen, sondern den Krankheitsprozess ins Auge fasst, wird allerdings verständlich, dass es der Krankheit vorausgehende Faktoren („Risikofaktoren") und auch Bedingungen für den Ausbruch der Störung sowie im weiteren Verlauf auch aufrechterhaltende Faktoren gibt, die sowohl auf der organischen, psychologischen als auch Lebenswelt bezogenen Ebene liegen können. Die daraus abzuleitenden Interventionen wären damit wiederum auf allen drei Ebenen anzusetzen – allerdings in einer Verhandlung darüber, was nicht nur medizinisch bedeutsam, sondern auch vom Patienten annehmbar und in seiner Lebenswelt tragbar erscheint. So gesehen gibt es also nicht nur eine Bringschuld des Arztes (bzw. der heilkundig Tätigen), sondern auch eine Bringschuld des Patienten (bzw. der Bevölkerung). Der einzelne Mensch hat eine Mitverantwortung für seine Gesundheit, er braucht ein adäquates Gesundheitswissen, eine ausreichende Gesundheitsmotivation und auch genügend Handlungskompetenz, sich gesund zu verhalten. Gesundheit kann somit als gemeinsames Ziel verstanden werden, das es zu erreichen gilt. Die bestmögliche Gesundheit für möglichst viele Menschen gibt es nur in Kooperation der Gesundheitswissenschaften und ihren Praktikern einerseits und einer aufgeklärten, gesundheitsmotivierten und handlungskompetenten Bevölkerung andererseits.

Wir verfügen erst seit einigen Jahrzehnten über eine Grundlagentheorie für eine solche umfassende Zugehensweise bei der Behandlung von Krankheiten und Erhaltung von Gesundheit. Diese Basistheorie kommt ganz ohne Esoterik und Aberglauben aus, vermag die die oftmals kritisierte, bisher relativ streng naturwissenschaftliche Orientierung der Medizin effektiv zu ergänzen und erlaubt die immer wieder eingeforderte „ganzheitliche" Arbeitsweise in der Humanmedizin: Es ist dies die sogenannte *Biopsychosoziale Medizin.* Die Grundlage für dieses Denk- und Handlungsmodells stellt die *Theorie der Körper-Seele-Einheit* dar, welche unter Anwendung der Allgemeinen Systemtheorie das Jahrhunderte alte *Leib-Seele-Problem* zu lösen verspricht: Alles Seelische ist immer zugleich auch ein physiologischer Prozess. Je nachdem, worauf wir unser Augenmerk richten, sehen wir davon entweder den materiell-körperlichen Anteil (den organischen Befund) oder den erlebnismäßigen, kognitiv-emotionalen und handlungsleitenden (seelischen) Teil des an sich untrennbar gemeinsamen Ereignisses.

Die *Allgemeine Systemtheorie* – sie ist eine Metatheorie, die über den Einzelwissenschaften steht und sich bisher in allen Wissenschaften des Lebens beispiellos bewährt hat – gilt, dass wir die Welt von den subatomaren Teilchen bis zur Psyche und weiter bis zum Universum als hierarchisch aufgebaute Systeme verstehen können. Auf jeder Systemebene zeigen sich eigene Phänomene und gelten besondere Gesetzmäßigkeiten. An den jeweiligen Enden dieser gedachten Hierarchie – also den kleinsten erkennbaren oder errechneten Einheiten unserer Welt einerseits und den größten nachweisbaren oder theoretisch wahrscheinlichen Bestandteilen des Universums – ist mit unseren bisherigen Erkenntnismöglichkeiten äußerste Bescheidenheit angesagt. – Jedenfalls erscheint unter dieser Perspektive die *Seele nicht als etwas Immaterielles*, sondern als etwas, was ohne materielle Strukturen nicht vorstellbar ist. Das *Leben* als solches ist dann auch weniger ein unbegreifliches Mysterium, sondern mehr eine der Materie prinzipiell innewohnende Option.

Für die Nutzung dieser Erkenntnis stellt sich allerdings ein veritables Problem in den Weg. Wir beschreiben die sogenannte materielle Welt mit materiellen (dinglichen) Begriffen und die sogenannte geistige Welt mit immateriellen (psychologischen) Begriffen. Für das Verständnis des lebendigen menschlichen Organismus ist dies eine dramatische Hürde, weil wir einerseits eine *Körpersprache* für das Organische und eine *Seelensprache* für das Psychische verwenden. Wir können daher das Gemeinsame dieses lebendigen Geschehens nicht nachvollziehen. Uns fehlt bis heute eine zufriedenstellende Lösung für das erforderliche Zusammenwachsen der Körpersprache und der Seelensprache. Da wir in Begriffen denken – sie sind ja unsere Denk-Werkzeuge –, spielt es eine entscheidende Rolle, welche Begriffe wir zur Beschreibung der Welt verwenden. Unsere Alltagssprache kann uns dabei immer wieder im Weg stehen. So ist es z.B. auch mit dem physikalischen Begriff *Materie*. Wenn wir Materie als etwas „Totes" beschreiben, übersehen wir, dass diese eigentlich etwas Hochdynamisches ist, wie uns A. Whitehead gelehrt hat. Die Materie selbst ist nämlich nur zu begreifen, wenn wir die atomaren und subatomaren Phänomene als dynamisches Prozessgeschehen von Bindungsphänomenen erkennen. (Die Teilchen- und Quantenphysik beschreiben diese Kräfte recht anschaulich.) Unter Zuhilfenahme des Naturphänomens *Emergenz* wird dann in der Folge auch besser verständlich, wie alle weiteren, komplexeren Einheiten unserer Welt als Hervorbringungen dieser zugrundeliegenden Strukturen in ganz bestimmten Umwelten möglich geworden sind.

Für die wissenschaftlich begründete Heilkunde ergibt sich auf der Basis dieser Erkenntnislage ein deutlich breiteres Arbeitsfeld für Diagnostik und Therapie. Unter der dafür gebräuchlichen Bezeichnung „biopsychosozial orientierte Medizin „muss folgerichtig auch die Prävention immer mit einbezogen werden. Hier ist der einzelne Mensch mit seinem Gesundheitswissen, seiner Gesundheitsmotivation und seinem Gesundheitsverhalten der Adressat. Der beste Patient ist folgerichtig der informierte, handlungswillige und handlungsfähige Patient.

Das zugrunde liegende Menschenbild der biopsychosozialen Medizin geht weit über das bisher dominierende, rein naturwissenschaftlich-biomedizinisch orientierte Bild vom Menschen hinaus. Das für die Praxis relevante Arbeitsmodell beschreibt ein kooperatives Engagement von Arzt und Patient: Es sieht nicht nur den „Heiler", sondern auch den Hilfesuchenden in einer Bringschuld. Nur mit abgestimmten, gemeinsamen Anstrengungen werden die komplexeren Störungen auf dem Stand unseres verfügbaren Wissens adäquat bekämpft werden können. Das verringert die Bedeutung des medizinischen Experten keinesfalls, führt aber doch zu einer emanzipatorischen Aufwertung des Patienten.

Als Kontrast zu den Begriffen „Reparaturmedizin", „Apparatemedizin" oder „Ingenieursmedizin" (deren Aufgaben auch weiterhin zentrale Bestandteile des ärztlichen Tuns bleiben werden) hat sich in der biopsychosozialen Orientierung für ärztliches Tun inzwischen der Begriff „sprechende Medizin“ eingebürgert. Diese versteht sich als notwendige Erweiterung des medizinischen Handelns in Richtung der einzufordernden besseren Kooperation zwischen Arzt und Patient. In den meisten aktuellen Studienordnungen der Medizin finden sich mehr oder minder große Anstrengungen für eine diesbezüglich verbesserte Ausbildung der nächsten Ärztegenerationen. Es ist leicht einsehbar, dass aufseiten des medizinischen Arbeitsfeldes der Arzt neben seiner naturwissenschaftlich technischen und pharmazeutischen Kompetenz auch eine ausreichende kommunikative Kompetenz benötigt. Der Arztberuf ist in weiten Teilen ein kommunikativer Beruf. Ohne „sprechende Medizin“ ist z.B. das Verständlichmachen von Befunden, das Übermitteln schwerwiegender Diagnosen, das Verhandeln und Festlegen von wichtigen Interventionen oder gemeinsamen Gesundungsstrategien nicht erreichbar.

Die *Sprache* ist außerhalb der psychologischen Heilkunde nach wie vor ein unterschätzter Wirkfaktor. So besteht ein vorrangiges Ziel darin, die psychologische Heilkunde in guter Verschränkung mit den biomedizinischen Erkenntnissen wirksam werden zu lassen. Die Therapie mit psychologischen Mitteln sollte damit nicht nur integraler Bestandteil einer zeitgemäßen wissenschaftlichen Medizin mit multidimensionaler Perspektive und multiprofessioneller Arbeitsweise sein, sondern darüber hinaus einen unverzichtbaren Beitrag für eine übergeordnete Gesundheitswissenschaft leisten.

Bis dahin scheint es noch ein weiter Weg zu sein. Es sind nicht nur berufspolitische Machtansprüche und das unglaubliche Beharrungsvermögen bei Änderungen im Gesundheitswesen, die als Hindernisse für eine wissenschaftlich begründete, ganzheitlich orientierte Humanmedizin erkennbar sind. Es sind auch der Mangel an theoretischer Kenntnis der biopsychosozialen Grundlagen einerseits und das Defizit einer gemeinsamen Sprache andererseits, sodass wir weiterhin – wie erwähnt – das körperlich Fassbare mit materiellen Begriffen und alles Seelische mit psychologischen Begriffen beschreiben. Dabei wird übersehen, dass es gar nichts Seelische geben kann ohne die physischen Gegebenheiten unseres Organismus. Unsere Jahrtausende alte Sprache – und damit unser Denkwerkzeug – ist nicht vorbereitet auf die Erkenntnis, dass das Seelische aus dem Organischen entspringt (emergiert). Es ist unser komplexer Organismus, der Gefühle und Gedanken hervorbringt, welche in einem einzigen psycho-physiologischen Prozess generiert werden. Dieser Prozess lässt sich zwar phänomenologisch aufspalten in körperliche und seelische Aspekte, es bleibt aber dennoch immer ein und dasselbe psychophysiologische Ereignis. Genau dafür fehlt uns aber bis heute eine wissenschaftlich handhabbare Terminologie, wenngleich wir in vielen interdisziplinären Gruppen daran arbeiten.

Ich habe die letzten 30 Jahre meines beruflichen Lebens als Forscher, akademischer Lehrer und medizinpsychologischer Therapeut dem herausfordernden Thema gewidmet, wie eine zeitgemäße *bio-psycho-soziale Perspektive von Krankheit und Gesundheit* begründet und auch praktisch umgesetzt werden kann. Es geht dabei um die Frage, wie die Rahmentheorie für eine Medizin aussehen müsste, in der der Mensch nicht nur als *komplexe Maschine* verstanden wird, und das ärztliche Handeln nicht nur eine *Reparaturmedizin* darstellt. Wie kann also aus einer Ingenieursmedizin, in der die Apparate dominieren, eine Humanmedizin werden, in welcher der kranke Mensch als *Subjekt* – also mit seinen Ängsten, Wünschen und Bedürfnissen, mit seinen individuellen Eigenheiten des Erlebens und Verhaltens sowie seinen konkreten Lebenswelten – und nicht bloß als *Objekt* erkannt und therapiert wird. Wie die international angesiedelte, begleitende Forschung zeigt, lassen sich die meisten komplexen Phänomene im Gesundheitsbereich mit dem biopsychosozialen Ansatz besser anpacken, da dieses Arbeitsmodell einerseits keine der nachgewiesenen Einflussfaktoren ausschließt und andererseits ein integrativ arbeitendes System für Prophylaxe, Diagnostik, Therapie und Nachsorge anbietet.

Das Buch handelt von den weitverzweigten Aspekten dieser biopsychosozial orientierten („ganzheitlichen") Medizin, die auf der Basis der *Theorie der Körper-Seele-Einheit* Anlass zur Hoffnung gibt, dass sie die Leitidee für die wissenschaftliche Medizin des 21. Jahrhunderts wird. Die zusammengestellten Grundlagen, Kommentare, Diskussionsbeiträge und kritischen Anmerkungen zeigen ein buntes und weitreichendes Bild. Sie vermitteln einen Einblick in ein breit gefächertes Arbeitsfeld, das uns in der einen oder anderen Weise alle tangiert – entweder dadurch, dass wir selbst krank werden und Hilfe benötigen oder dass wir als professionelle Helfer leidenden Menschen unser Wissen und unsere Fertigkeiten zur Verfügung stellen.

Das Buch ist derart konzipiert, dass beliebige Teile bzw. Kapitel auch selektiv gelesen werden können. Damit die einzelnen Beiträge auch ohne die Lektüre des gesamten Werkes verständlich bleiben, kommt es naturgemäß gelegentlich zu Wiederholungen; dies ist für die jeweilige inhaltliche Erörterung zweckmäßig und daher beabsichtigt.

Graz, im Herbst 2019

Josef W. Egger

A Vom Leib-Seele-Problem zur biopsychosozialen Medizin

A1 Der lange Weg von der Psychosomatik zur integrierenden biopsychosozialen Medizin

Der Praktiker mag erfreut sein über die beträchtliche Spannweite psychosomatischer Arbeitsfelder in der Medizin. Der Theoretiker wird womöglich enttäuscht sein über die nach wie vor recht heterogene Theorielandschaft oder über die unverkennbare Langsamkeit bei der Rezeption der *biopsychosozialen Theorie* in das Denk- und Handlungsschema. Wie ist es möglich, fragt sich der Wissenschafter, dass am Beginn des 21. Jahrhunderts, d.h. 40 Jahre nach Entwicklung einer systemtheoretisch begründeten bio-psycho-öko-sozialen Medizin (kurz: biopsychosoziales Krankheitsverständnis), noch immer KollegInnen, die sich als „Psychosomatiker" verstehen, wenig Notiz nehmen von diesem anhaltenden Paradigmenwechsel von der klassischen (vorwiegend psychodynamischen) Psychosomatik zu einer umfassenden systemtheoretisch fundierten ganzheitlichen Denk- und Arbeitsweise (sensu Körper-Seele-Einheits-Theorie)?

So ergibt sich zur Zeit die seltsame Situation, dass hochkarätige und auf dem aktuellen Stand der Theorieentwicklung stehende Beiträge neben solchen stehen, die weiterhin mit Begriffen operieren wie „psychogene Krankheiten" und damit einer dichotomen Betrachtung von Krankheit als entweder organische oder psychische Entität (samt überholter diagnostischer und therapeutischer Begrifflichkeiten) anhängen. Ist hier Gelassenheit angesagt (eventuell nach antikem Motto *panta rhei)*, Geduld (im Sinne von *tempora mutantur, nos et mutamur in illis)* oder mehr herausfordernde Auseinandersetzung, denn *der Weg ist das Ziel*?

Vielleicht ist es dazu hilfreich – wenngleich auch nur in einer unzureichenden Skizze möglich – darzustellen, was dieses zugegebenermaßen hochkomplexe theoretische Gebäude des *erweiterten biopsychosozialen Krankheitsverständnisses* aussagt – ein Theoriesystem, das die Potenz in sich trägt, die Medizin nachhaltig zu verändern. Dieses Modell gilt als das gegenwärtig kohärenteste, kompakteste und auch bedeutendste Theoriekonzept, innerhalb dessen der Mensch in Gesundheit und Krankheit erklärbar und verstehbar wird. Es ist aus Studien zur Allgemeinen Systemtheorie (und Semiotik) und seiner Anwendung auf die Biologie hervorgegangen und ist im Kern das Verdienst von v. Bertalanffy, Weiss et al. Die Ausformulierung und Propagierung als Grundlage für die psychosomatische Medizin war wiederum im Wesentlichen die Arbeit von Engel (1976), Schwartz und Weiss sowie dem unermüdlichen Belege-Sammler Weiner (2001).

„Das biopsychosoziale Modell gilt inzwischen als die bedeutendste Theorie für die Beziehung zwischen Körper und Geist. Mit ihm ließ sich das über Jahrhunderte fortbestehende logische und empirisch-wissenschaftliche Problem der „Psychosomatik“ auf systemtheoretischer (und semiotischer) Basis einigermaßen zufrieden stellend bearbeiten (s. Egger 2017). Nach diesem Modell eines ganzheitlichen Krankheitsverständnisses kann es keine *psychosomatischen Krankheiten* geben – genau so wenig wie es *nicht-psychosomatische Krankheiten* gibt. Krankheit stellt sich dann ein, wenn der Organismus die autoregulative Kompetenz zur Bewältigung von auftretenden Störungen auf beliebigen Ebenen des Systems „Mensch“ nicht ausreichend zur Verfügung stellen kann und relevante Regelkreise für die Funktionstüchtigkeit des Individuums überfordert sind bzw. ausfallen. Wegen der parallelen Verschaltung der Systemebenen ist es nicht so bedeutsam, auf welcher Ebene oder an welchem Ort eine Störung generiert oder augenscheinlich wird, sondern welchen Schaden diese auf der jeweiligen Systemebene, aber auch auf den unter- oder übergeordneten Systemen zu bewirken imstande ist. Krankheit und Gesundheit sind im biopsychosozialen Modell nicht als ein Zustand definiert, sondern als ein dynamisches Geschehen. So gesehen muss Gesundheit in jeder Sekunde des Lebens *geschaffen* werden.“ (Egger 2005).

Auch viele, die den Begriff *biopsychosozial* im Munde führen, meinen oft nur eine additive Auflistung von biologischen, psychologischen und öko-sozialen Faktoren, die irgendwo im Prozess der Ätiopathogenese oder des weiteren Krankheitsverlaufs zu beachten wären – ohne dass sie dafür eine überprüfbare wissenschaftstheoretische Verortung für diese Haltung angeben. Selbst viele Fachvertreter der Psychosomatik tun sich schwer mit den Implikationen des biopsychosozialen Modells. Das hat gute Gründe: In der klassischen Psychosomatik ging es ja um die Frage, ob psychologische Faktoren eine schädigende Wirkung auf körperliche Vorgänge haben. Konnte dies empirisch halbwegs plausibel gemacht werden, sprach man von „psychosomatischen“ Erkrankungen. Dieses Psychogenese-Modell ist im Lichte der biopsychosozialen Theorie allerdings obsolet. Hier gilt, dass bei jedem Krankheitsprozess psycho-soziale Faktoren als potenzielle Einflussgrößen zu kalkulieren sind. Die Frage lautet nunmehr: An welchen Punkten der Ätiopathogenese oder des Heilungsprozesses haben psycho-soziale Faktoren einen wie großen Einfluss – sind solche für das Verständnis der beobachtbaren Vorgänge eventuell vernachlässigbar oder aber prozesssteuernd? Und in welchen Phasen des Krankheitsverlaufs zeigen psycho-soziale Variablen auf welche Weise ihre Wirkung?

Jedenfalls ist der bereits in die Laiensprache eingewanderte Begriff der „psychosomatischen Krankheiten“ nicht länger haltbar. Er suggeriert zwei Klassen von Krankheiten, nämlich psychosomatische und nicht-psychosomatische. Eine solche Dichotomie ist auf der Basis des biopsychosozialen Modells weder logisch richtig noch wissenschaftlich nützlich. Es ist zu vermuten, dass die klassische Psychosomatik nach mehr als hundert Jahren als ein Übergangsmodell erkannt wird. Ihre theoretischen Ansätze konnten die Vertreter einer streng biologisch orientierten Medizin nicht ausreichend überzeugen. Ganz im Gegenteil, sie konnten den Psychogenese-Ansatz entweder ohne erkennbaren Schaden für ihr Ansehen ignorieren oder erlebten diesen Ansatz als zu geringe wissenschaftliche Herausforderung, um in einen ernsthaften Dialog zu treten. (Dies bedeutet aber keineswegs, dass der große Fundus an psychopathologischen Phänomenen und theoretischen Überlegungen keinen Wert hätte.) Die erste erkennbare wissenschaftliche Irritation für das streng biomedizinische Modell ereignete sich vor 40 Jahren mit der Einführung der *Allgemeinen Systemtheorie* in die Medizin und der Ausformulierung eines wissenschaftlich begründbaren mehrdimensionalen „ganzheitlichen" Krankheitsverständnisses, welches den Erkenntnisstand der biologischen Dimension definitiv mit einschloss: Das ist die Geburtsstunde des biopsychosozialen Modells. Es sollte das bisher bedeutendste Theoriegerüst für die Beziehung zwischen Körper und Geist werden (Egger 2001).

Die *Allgemeine Systemtheorie* stellt einen konzeptuellen Rahmen bereit, der sich für eine Vielzahl von Wissenschaften, darunter auch die Medizin, als fruchtbar erweist. Mit Hilfe der Systemtheorie ist es möglich, Systeme unterschiedlicher Komplexität nach einheitlichen Prinzipien zu beschreiben. Unter einem System versteht man eine Menge von Elementen, zwischen denen Beziehungen bestehen. Lebende Systeme tauschen Materie, Energie und Informationen mit der Umwelt bzw. zwischen ihren Subsystemen aus. Es werden einfache sowie adaptive Kontrollsysteme näher charakterisiert, wobei vor allem auf Regelkreise eingegangen wird. Ein Kontrollsystem verfügt über sechs Funktionen: Befehlsfunktion, Vergleichs- bzw. Regulationsfunktion, Kontrollfunktion, Aktionsfunktion, Informationssammelfunktion sowie energetisierende Funktion. Adaptive Kontrollsysteme erlangen gegenüber einfachen Kontrollsystemen eine höhere Flexibilität durch multiple Optionen, Selbstprogrammierung und die Fähigkeit zur Antizipation künftiger Entwicklungen.

Ein Ereignis läuft aufgrund der vertikalen und horizontalen Vernetzung mehr oder minder gleichzeitig auf verschiedenen Dimensionen ab, was technisch dem Prinzip der parallelen Verschaltung entspricht. Bezüglich *geistiger* Phänomene einerseits und *körperlicher* Phänomene andererseits sagt diese Theorie, dass mentale Phänomene relativ zum Nervensystem emergent sind, d.h. sie sind zwar bestimmt durch und auch erzeugt von physiologischen und physiko-chemischen Ereignissen, sie sind aber charakterisiert durch emergente Eigenschaften, welche unterscheidbar sind von neurobiologischen Eigenschaften und welche auch nicht reduzierbar sind auf neurophysiologische Tatbestände. Ein psychologisches Konstrukt wie etwa „Selbstunsicherheit" oder „Hilfsbereitschaft" werden wir auf physiologischer Ebene vergeblich suchen. Was wir dort davon finden, sind vielfältige nervöse, humorale bzw. biochemische Erregungsmuster, die ohne Kenntnis der übergeordneten Funktion in ihrer psychologischen Bedeutung nicht zu verstehen sind.

Als eine wichtige Folgerung aus dem biopsychosozialen Krankheitsmodell gilt, dass jedes Ereignis oder jeder Prozess, der an der Ätiologie, der Pathogenese, der symptomatischen Manifestation und der Behandlung von Störungen beteiligt ist, folgerichtig nicht entweder biologisch oder psychologisch ist, sondern *sowohl* biologisch *als auch* psychologisch. Der Lösungsvorschlag für eine bis dahin ernsthafte Schwachstelle des originären biopsychosozialen Modells – wie kann ein in Raum und Zeit nicht verorteter Geist das Gehirn als materielle Entität beeinflussen, ohne die fundamentalen physikalischen Grundgesetze von der Erhaltung der Masse und Energie außer Kraft zu setzen – kommt aus der bereits seit 300 Jahren bekannten (mental-physischen oder) Leib-Seele-Identitätstheorie von Spinoza (dessen Überlegungen auch eine Nähe zur ontologischen Einheit von „Leib" und „Seele" in der Anthropologie des Aristoteles aufweisen). Mit ihr wird aus dem biopsychosozialen Modell ein sog. erweitertes biopsychosoziales Modell, das auch als *Theorie der Organismischen Einheit* bezeichnet wird (im Englischen als *organic unity theory* oder *body mind unity theory* bekannt, etwa: *Körper-Seele-Einheits-Theorie*).

Gerade der Begriff *Psychosomatik* wird fälschlicherweise noch häufig so verwendet, als ob Geist und Körper separat existieren würden und durch irgendeine Art von Interaktion verbunden wären. Die Überwindung solcher sprachgebundener Irrtümer kommt einem erstrangigen semiotischen Problem gleich, worauf auch v. Uexküll & Wesiack in ihrem Buch „Theorie der Humanmedizin" (1988, s.a. v. Uexküll & Wesiack 2003) eindringlich hinweisen: Die meisten Probleme in der Leib-Seele-Theorie-Diskussion kommen zustande, weil Begriffe vermischt werden, die aus ganz verschiedenen Systemen stammen und die mit ihrem logischen und kategoriellen Typus nur dort gelten (dies ist in der Logik bekannt als *Kategorienfehler*). Fehler entstehen notwendigerweise immer dann, wenn man versucht, kausale Verbindungen zwischen Ereignissen herzustellen und dabei Begriffe verwendet, die aus ganz unterschiedlichen theoretischen Bezugsrahmen stammen und daher inkompatible logische wie kategorielle Strukturen besitzen.

Aus dem Modell folgt auch, dass die Gleichung von *genetisch = biologisch* und von *psychologisch = umweltbedingt*, gleichermaßen falsch ist wie die Dichotomisierung zwischen *biologisch* und *psychologisch.* Vererbt sind genetisch codierte Prädispositionen für die Entwicklung von Ereignissen oder Prozessmustern, die ihrerseits wieder verstanden werden können in sowohl biologischen wie psychologischen Begriffen. Jedes Ereignis oder jeder Prozess, der an der Ätiologie, der Pathogenese, der symptomatischen Manifestation und der Behandlung von Störungen beteiligt ist, ist folgerichtig nicht entweder biologisch oder psychologisch, sondern sowohl biologisch als auch psychologisch. Damit ergibt sich die Möglichkeit, die vorgetäuschte Dichotomie zwischen biologischer oder organischer Wirklichkeit einerseits und psychologischer oder funktioneller Wirklichkeit auf der anderen Seite zu überwinden. Eine Dichotomie, die – wie erwähnt – primär auf Kategorienfehler im linguistischen bzw. konzeptuellen Rahmen zurückzuführen ist.

Für die Psychotherapie folgt bspw. daraus, dass eine Störung wie etwa das *Herzangstsyndrom* nicht weniger biologisch ist als eine *koronare Herzkrankheit* und eine koronare Herzkrankheit nicht weniger psychologisch ist als ein Herzangstsyndrom. Wenn der Organismus und seine Subsysteme als sich selbst aufrechterhaltende (selbstorganisierende) Systeme aufgefasst werden, dann bedarf es für die diagnostische und auch therapeutische Arbeit einer speziellen Zugangsweise: Es müssen nicht nur die physiologischen (z.B. Hormon- oder Immunkomponenten) oder psychologischen (d.h. Erlebnis- und Verhaltenskomponenten), sondern natürlich auch alle relevanten hierarchisch über- und untergeordneten Systeme als funktionale Ganzheiten verstanden werden. Die häufig geübte Praxis, die einzelnen Systemkomponenten einfach nebeneinander zu stellen, reicht keinesfalls aus (Egger 2000).

Nach dem *erweiterten biopsychosozialen Modell* (oder „Körper-Seele-Einheits-Theorie") sind sowohl physiologische als auch psychologische Interventionen prinzipiell gleichermaßen in der Lage, Änderungen im Organismus zu erzeugen, die sowohl physischer wie psychischer Natur sind – d. h. die potentiell sowohl in der materiell-körperlichen wie auch in der psychologisch-mentalen Begrifflichkeit beschreibbar sind. Demgemäß wäre es auch keine Kontradiktion, die psychologische Therapie als biologisch wirksame Intervention zu beschreiben. Jede Behandlungsphilosophie, die die Bedeutung entweder der physischen oder der psychologischen Prozesse verleugnet, sollte mit größter Vorsicht gesehen werden. Grenzziehungen zwischen den unterschiedlichen Behandlungsdisziplinen sind im Übrigen weitgehend willkürlich, wenngleich nicht ohne Wert. Das erweiterte biopsychosoziale Modell ermöglicht größtmögliche Offenheit gegenüber unterschiedlichen Erfahrungsgebieten, sowohl innerhalb eines einzelnen Experten als auch maximale Offenheit gegenüber verschiedenen Untersuchungsgebieten.

Auch für die klinische Praxis ergibt sich keine Notwendigkeit für eine Trennung zwischen physiologischer Behandlung einerseits und psychologischer Therapie andererseits. Selbst wenn der Patient als eine „ganzheitliche organismische Einheit" verstanden wird, ist es nicht immer notwendig, Experte zu sein in Theorie und Praxis sowohl einer chirurgischen oder pharmakologischen Behandlung als auch einer psychologischen Therapie. Aber es wird notwendig sein, in beiden Sprachsystemen – nämlich der bio-medizinischen und der psychologischen Sprache – bewandert zu sein, um gleichzeitig fähig zu sein, sowohl die objektive wie die subjektive Datenebene zu bewerten.

A2 Biopsychosoziale Medizin und die Theorie der Körper-Seele-Einheit

Gelegentlich taucht die Frage auf, ob es sich beim *biopsychosozialen Modell* um eine weitere der vielen Definitionsversuche zum Thema Krankheit handelt. Die Antwort dazu lautet: Beim Konzept der Biopsychosozialen Modell handelt es sich um *keine* bereichsspezifische Theorie zu Krankheit oder Gesundheit, sondern um eine metatheoretische Position. Diese Metatheorie basiert auf der genialen gemeinsamen Nutzung der so genannten *Allgemeinen Systemtheorie* (L. v. Bertalanffy) und der *Leib-Seele-Identitätstheorie* (B. Spinoza). Erst dadurch wurde es möglich, die alte Dichotomie der *Psychosomatik* bezüglich „Körper" und „Seele" (oder zwischen *krank* und *gesund* bzw. zwischen organisch und seelisch bedingter Krankheit) aufzulösen und damit dieser über Jahrhunderte fortbestehenden Zwei-Welten-Theorie zu entgehen.

Das *biopsychosoziale Modell* ist also eine Rahmentheorie und hat in der aktuellen Fassung als *erweitertes* bzw. *revidiertes biopsychosoziale Modell* die sog. *Body Mind Unity-Theory* oder *Theorie der Körper-Seele-Einheit* zur Grundlage (s. z.B. Egger 2005, 2008, 2015, 2017). Dieser theoretische Ansatz ist weder pathogenetisch noch salutogenetisch ausgerichtet, sondern hebt auch diese Dichotomie auf – man kann sowohl gesund als auch krank sein, je nachdem welche Systeme im Fokus stehen und wie sehr die Ausprägungen von Funktionstüchtigkeit oder Funktionseinschränkung auf den unterschiedlichen Systemebenen wirksam werden. So hat auch der kranke Mensch gesunde Anteile und der Gesunde kann durchaus pathogene Aspekte aufweisen, die jedoch das System „Mensch" bzw. der menschliche Organismus unter Kontrolle behält. Der Krankheitsbegriff ist in dieser Konzeption ein funktioneller und kein rein materieller bzw. histologisch begrenzter Begriff.

Das solchermaßen erweiterte biopsychosoziale Modell (verstanden als Theorie der Körper-Seele-Einheit) stellt die gegenwärtig umfassendste wissenschaftliche Rahmentheorie für die gesamte Humanmedizin dar. Es geht um nichts weniger als um die Erklärung der Natur des Menschen als leib-seelisches Wesen, wobei nicht mehr wie bisher von zwei separaten Entitäten – dem Stofflichen (Körperlichen) einerseits und dem anscheinend Immateriellen (Seelischen) andererseits – ausgegangen wird. Das Seelische ist selbst ein emergentes Phänomen des Materiellen, d.h. eine der komplexest organisierten Materie prinzipiell innewohnende Potenz. Der „Sternenstaub", aus dem alles besteht, was ist, kann unter hochkomplexen Bedingungen Organisches hervorbringen, wobei dieses Lebendige wiederum unter höchst aufwendigen evolutionären Prozessen auch seelische Phänomene generieren kann. Diese Phänomene sind aber wiederum von einer höheren Komplexität als die darunterliegenden materiellen Strukturen, sodass wir auf der Ebene der Materie für das sogenannte Seelische kein ausreichendes Verständnis erlangen können. Seelische Phänomene wie z.B. Denken oder Fühlen bilden (sensu Allgemeine Systemtheorie) einen eigenen – emergenten – Phänomenbereich. Die Erkenntnis, dass der fälschlicherweise als „tot" bezeichneten Materie die prinzipielle, inhärente Möglichkeit zum Hervorbringen von Lebendigem und im Weiteren auch von Formen des Seelischen innewohnt, ist allerdings aufgrund jahrtausendealter gegenläufiger Denktraditionen noch nicht weit verbreitet und prima vista auch kontraintuitiv.

Es mag sein, dass ein wissenschaftstheoretisch so anspruchsvolles Konzept wie die *Body Mind Unity Theory* für viele Gesundheitsexperten (insbesondere auch für ÄrztInnen und TherapeutInnen) eine Herausforderung für das Verstehen und Akzeptieren bedeutet. Aber dies ist kein redlicher Grund, auf simplere „Eigenlösungen“ für das zu Recht kritisierte *mainstream Modell* der Medizin („der Mensch als komplexe Maschine“, „Reparaturmedizin“, „Ingenieursmedizin“) auszuweichen, wie dies immer wieder versucht wird. Natürlich wird mit derart begrenzten (idiosynkratischen) Modellen auch einem Bedürfnis breiter Schichten in der Bevölkerung nach möglichst einfachen Erklärungen Rechnung getragen – aber wissenschaftlich redlich ist das nicht. Es ist und bleibt die Bringschuld der aufgeklärten Experten, den Mitmenschen auch den weniger eingängigen Sachverhalt zugänglich zu machen. Denn die Wahrheit ist den Menschen zumutbar. So war es immer in der Menschheitsgeschichte, z.B. auch mit den Phänomenen der Geister und Götterwelt, des Magnetismus oder der Relativitätstheorie.

Körper-Seele-Einheit und wissenschaftliche Medizin

Biopsychosoziale Medizin versteht sich also als notwendige Erweiterung der bisher vorherrschenden biomedizinischen Ausrichtung der Humanmedizin. Das wissenschaftliche Modell „der Mensch als komplexe Maschine“ wird erweitert zu einem (ganzheitlichen) Modell „der Mensch als körperlich-seelisches Wesen in seinen öko-sozialen Lebenswelten“. Die dem biopsychosozialen Modell zugrunde liegende und auf der Allgemeinen Systemtheorie aufbauende *Körper-Seele-Einheit* unterstützt in der ärztlichen Praxis ein Vorgehen nach den Regeln der „Simultandiagnostik“ und „Simultantherapie“.

a. Das erweiterte biopsychosoziale Modell als Theorie der Körper-Seele-Einheit

Die *Biopsychosoziale Medizin* hat das sog. *Biopsychosoziale Modell* von Krankheit und Gesundheit zur Grundlage und erweitert das seit weit über hundert Jahren vorherrschende *biomedizinische Modell* der Humanmedizin.

Die theoretische Basis für diese Erweiterung kommt – wie erwähnt – aus der *Allgemeinen Systemtheorie* (Ludwig von Bertalanffy 1949); die Propagierung des Modells wurde insbesondere durch George L. Engel (1976) betrieben, wenngleich zur Fundierung und Weiterentwicklung dieses Ansatzes viele weitere Wissenschafter und Forscher beigetragen haben (z.B. Herbert Weiner 1977, Eric R. Kandel 2006, Aviel Goodman 1991, Alexander Romanowitsch Lurija 1962 u.v.a.). Die aktuellste Form der Biopsychosozialen Medizin nutzt das sogenannte Erweiterte Biopsychosoziale Modell als *Theorie der Körper-Seele-Einheit* (body mind unity). Diese überwindet die herkömmliche *Psychosomatik* mit ihrer Dichotomie von Körper und Seele und postuliert die Gleichzeitigkeit von psychologischen und physiologischen Prozessen innerhalb ein und desselben Ereignisvorgangs, der seinerseits immer unter öko-sozio-kulturellen Rahmenbedingungen abläuft.

Jedes seelische Ereignis (jeder Gedanke, jedes Gefühl, jeder Handlungsimpuls etc.) ist immer zugleich auch ein physiologisches Ereignis. Bestätigungen für dieses Postulat der „parallelen Verschaltung“ kommen aus allen relevanten Forschungsbereichen, im Besonderen z.B. auch aus der Psychoimmunologie, Neurobiologie, Verhaltensmedizin und Gesundheitspsychologie (v. Bertalanffy 1949, Malmgren 2005).

Gesundheit wird nicht als Fehlen von pathogenen Keimen oder öko-sozialen Störfaktoren definiert, sondern als die Kompetenz des Organismus, mit beliebigen pathogenen Faktoren (z.B. Bakterien, Viren, Giften, belastenden psychischen oder öko-sozio-kulturellen Lebensumständen) autoregulativ fertig zu werden (d.h. diese mit den eigenen Ressourcen unter Kontrolle zu halten). *Krankheit* stellt sich ein, wenn diese autoregulative Kompetenz in keinem ausreichenden Maß vorhanden ist bzw. die dafür zuständigen Regelkreise überfordert sind. Damit wird deutlich, dass Gesundheit kein Zustand ist, sondern ein funktionelles, dynamisches Geschehen – Gesundheit muss gleichsam in jeder Sekunde des Lebens „geschaffen“ werden (Egger 2005).

b. Praktische Konsequenzen

Die praktischen Konsequenzen im Umgang mit Krankheitsphänomenen liegen schwerpunktmäßig in einer „Simultandiagnostik“ (d.h. einer parallel organisierten Diagnostik, in welcher die diagnostisch relevanten Informationen aus den physiologischen, psychologischen und lebensweltbezogenen Bereichen parallel erfasst und auch integriert werden) und in einer „Simultantherapie“ (d.h. einer parallel organisierten Therapie, in welcher eine parallele Einflussnahme auf allen drei Systembereichen – Körper / Psyche / Lebenswelten – je nach den gegebenen Ressourcen und dem jeweiligen Wissensstand über relevante Wirkfaktoren angestrebt wird; Egger 2008,Petzold 2001). Damit wird ein fast dreitausend Jahre zurückzuverfolgender Kreis zur abendländischen Heilkunst sensu Asklepios geschlossen, wonach auch für die aktuelle wissenschaftliche Medizin gelten sollte: Heile mit allen gebotenen Mitteln, mit „Wort“ (den psychologische Wirkfaktoren), „Arznei“ (den Medikamenten bzw. chemischen Wirkfaktoren) und „Messer“ (den technischen bzw. chirurgischen Interventionen) .

c. Universitäre Lehre

Der erste Lehrstuhl für *Biopsychosoziale Medizin* im deutschen Sprachraum wurde 2011 an der Medizinischen Universität Graz errichtet (J.W. Egger 2011). Biopsychosoziale Medizin ist zum Leitbild dieser Universität erhoben worden und bildet heute auch an anderen Medizinischen Universitäten und Fakultäten (z.B. Heidelberg, Berlin, Groningen, Leiden, Bologna u.v.a.) die Grundlage für eine deutlich stärkere Beachtung der „sprechenden Medizin“ in der Ärzteausbildung.

A3 Das Streben nach einem ganzheitlichen Menschenbild

Unter dem Begriff *Menschenbild* (bzw. Menschenmodell) werden Annahmen über das Wesen des Menschen verstanden (Egger 2015). Derartige Modelle leiten bewusst und unbewusst all unser forscherisches wie praktisches Handeln. Modelle vom Menschen sind auf einer Wertungsbasis, d.h. auf den Werten und Einstellungen der jeweiligen Gesellschaft gegründet und können streng genommen daher empirisch weder bestätigt noch widerlegt werden. D.h. sie sind einerseits von den gesellschaftlichen, philosophischen, kulturellen, ökonomischen sowie politischen Tendenzen der jeweiligen Zeit abhängig. Andererseits werden sie auch von den innerhalb einer wissenschaftlichen Gemeinschaft tradierten (bzw. sich durchsetzenden) Vorstellungen über den Menschen, dem zur jeweiligen Zeit vorherrschenden wissenschaftlichen Klima, von biographischen Momenten sowie vom Selbstbild der Theorie- bzw. Therapiegründer mitbestimmt. Sämtliche dieser Determinanten üben freilich einen wechselseitigen Einfluss aufeinander aus.

Menschenbilder als implizite Voraussetzungen für Theorien im Geltungsbereich der Humanmedizin sind natürlich für das ärztliche Handeln von weitreichender Bedeutung. Die wichtigste Funktion ist neben der *heuristischen* die *konstituierende* Funktion von Menschenmodellen. Mittels medizinischer Modelle, zumeist in Form von Metaphern, wird der Gegenstand der Medizin konstituiert und somit gleichzeitig Realität geschaffen, die sich im Sinne einer „self fulfilling prophecy" fortwährend selbst bestätigt. Indem nämlich bestimmte Aspekte der Wirklichkeit beleuchtet werden, folgt daraus, dass sich auch die Forschungsmethoden der Medizin und die Praxeologie des ärztlichen Tuns (und damit das gesamte Handlungsspektrum medizinischer Interventionen) an diesen Gesichtspunkten orientieren. Daraus ergibt sich ein latentes Gefahrenmoment, dass wissenschaftliche Forschung – im Besonderen auch im Bereich der Humanmedizin – durch einen nicht ausreichend reflektierten *mainstream* auf bestimmte Aspekte der Wirklichkeit eingeengt wird. Dies behindert schon aus methodischen Gründen den Erkenntnisprozess und hat signifikante Folgen für das davon abgeleitete Handeln.

Zumindest die letzten hundert Jahre dominiert im Bereich der wissenschaftlichen Heilkunde das sog. *biomedizinische* Modell (Engel 1976, Uexküll & Wesiack 1988). Es ist im Kern streng naturwissenschaftlich orientiert und basiert auf bahnbrechenden physikalischen und chemischen Erkenntnissen über den menschlichen Körper. Die westliche Welt ist zurecht stolz auf diese Errungenschaften. Allerdings ist mit dem Triumph dieses Modells eine deutliche Verengung von potenziell weiteren, relevanten Dimensionen einhergegangen, sodass das dahinterliegende Menschenbild als „der Mensch als komplexe Maschine" kritisch beschrieben und diese Form der „modernen Medizin" salopp auch als „Reparaturmedizin" oder „Ingenieursmedizin" tituliert wurde. Tatsächlich fehlt im biomedizinischen Modell die Dimension des Menschen als denkendes und fühlendes bzw.

als erlebendes und planerisch-handelndes Wesen, das immer in physiko-chemischen und sozio-kulturellen Umwelten eingebettet ist (Van Spijk 2018).

Für das prima vista schwer begreifliche Phänomen oder gar Mysterium, wie aus einer *leblos gedachten Materie* etwas *Lebendiges* entstehen kann, hat der Mensch schon vor Jahrtausenden eine Lösung ersonnen, in dem er dies mit übernatürlichen Kräften oder Gottheiten erklärt und für sein eigenes Leben zudem die Vorstellung einer „unsterblichen Seele" geschaffen hat. Diese Vorstellungen haben im Wesentlichen bis zur abendländischen Aufklärung den meisten Menschen auch gereicht. Erstaunlich ist allerdings, dass mit der Idee der Unsterblichkeit ein hochwissenschaftliches Postulat – nämlich das physikalische Grundgesetz zur Erhaltung der Masse und Energie – vorweggenommen wurde. Trotz aller Transformationen bleibt nämlich die Gesamtheit der Energie bzw. Masse gleich.

Die Schwachstelle des nach wie vor beherrschenden biomedizinischen Modells der Humanmedizin hat wohl auch damit zu tun, dass sich der öko-sozio-psychologische Wirklichkeitsbereich nicht oder nur rudimentär in das physiko-chemische Grundmodell integrieren ließ. Seit Jahrhunderten wurden immer wieder theoretische Überlegungen angestellt, wie die Beziehung zwischen *Körper* und *Seele* (besser: zwischen *Gehirn* und *Geist*) zu erklären sei. Von all diesen Ansätzen ist – aus wissenschaftstheoretischen Gründen und auch aus Gründen der Kompatibilität mit dem naturwissenschaftlich-biomedizinischen Modell – bisher nur einer in der Lage, diese Problematik wenigstens einigermaßen zu bewältigen: Das *biopsychosoziale Modell* ist hier das mit großem Abstand meistgenutzte Paradigma (Egger 2000, Goodman 1991). Keine andere infrage kommende Theorie hat z.Zt. eine größere Reichweite. Wie sich seit der ersten Ausformulierung vor ca. 40 Jahren inzwischen herausgestellt hat, ist dieser Ansatz für eine *integrierte Medizin* zwar wissenschaftlich äußerst fruchtbar und stellt alles, was die wissenschaftliche Medizin bis dato an Rahmentheorien zur Verfügung hatte, in den Schatten. Aber sie bereitet den potenziellen Nutznießern doch einiges Kopfzerbrechen, weil das dahinterliegende Denkmodell ungeläufig und auch einigermaßen komplex erscheint.

Mithilfe dieses Ansatzes ist das „Maschinenmodell" der Medizin um die psychologischen, sozio-kulturellen und ökologischen Dimensionen erweitert worden – allerdings nicht im Sinne einer Aneinanderreihung dieser Wirkbereiche. Aber selbst einer solchen additiven Erweiterung begegnen viele Vertreter des biomedizinischen Modells mit großer Skepsis. Von einer immerwährenden Gleichzeitigkeit des Geschehens im Sinne eines zusammenwirkenden, also systemisch integrierten Prozesses ist da noch gar nicht die Rede. Das Missverständnis bezüglich des biopsychosozialen Modells liegt schon in seinem von G.L. Engel (1997) etwas unglücklich gewählten Terminus „biopsychosozial", der suggeriert, dass es sich doch um eine Summenbildung bzw. summative Nutzung von biologischen + psychologischen + öko-sozialen Determinanten handeln könnte. Engel wollte allerdings mit dem Begriff seine vehemente Kritik an der vorherrschenden (und gänzlich auf das Körperliche eingeengten) „Reparaturmedizin“ zum Ausdruck bringen und den Blick auf das komplexe Zusammenwirken von scheinbar subjektiven und objektiven Welten oder von „Lebens*in*welten“ und „Lebens*um*welten“ schärfen. Dies schafft er mit der Nutzung der sog. Allgemeinen Systemtheorie.

Tatsächlich handelt es sich dabei um ein evolutionäres Verständnis, wie sich Leben auf unserem Planeten bis zu den (höchst komplexen) psychologischen Phänomenen des Menschen weiterentwickelt hat. Erst mit Erarbeitung der „Allgemeinen Systemtheorie“ – einer Metatheorie für das Verständnis, wie alles Lebende zusammenhängt –, welche im Kern auf L. v. Bertalanffy (1968) zurückgeht, wird mit dem Naturphänomen der „Emergenz“ ersichtlich, dass es ab einem gewissen Grad der Komplexität zu Sprüngen in der Qualität von Lebenserscheinungen kommt. Zwar sind diese neuen Eigenschaften des Lebendigen vollkommen auf den jeweils darunterliegenden Elementen des Seienden aufgebaut, sie bilden aber einen eigenen („emergenten“) Phänomenbereich mit jeweils typischen Eigenschaften. Eine Reduktion auf die darunterliegende Systemebene vermag das Typische dieser neuen Entität nicht ausreichend zu erklären, weil es auf dieser unteren Ebene diese Eigenschaften noch gar nicht gibt.

Der hier zentrale Begriff der **Emergenz** beschreibt das Natur-Phänomen, dass ab einem gewissen *Komplexitätsniveau* sich eine nächst höhere Ebene (ein neues SYSTEM) herausbildet mit bis dahin völlig neuen (noch nicht da gewesenen) Eigenschaften; weiters dass sich bestimmte *Eigenschaften* eines Systems nicht aus der Summe seiner Bestandteile erklären lassen („Das Ganze ist mehr – genauer: etwas Anderes, nämlich Neues und Komplexeres – als die Summe seiner Teile“). So ist z.B. der *Mensch* nicht die Summe seiner Organe, er ist vielmehr ein *komplexeres System* als die Aneinanderreihung seiner Subsysteme (vgl. a. K. Lorenz: „Fulguration“ / Evolutionsbiologie: plötzliches Auftreten von neuen Eigenschaften in der Entwicklung des Lebens; Egger 2017).

Für unsere Diskussion bedeutet dies: Seelische Phänomene (wie Fühlen, Denken, planerisches Handeln) sind auf der Ebene der neurobiologischen Gegebenheiten (der neurologischen Körperstruktur) weder adäquat erfassbar noch ausreichend zu verstehen, wenngleich sie immer auf der Basis dieser Vorgänge aufgebaut sind.

Der Begriff der *Seele* ist Kontext abhängig und mehrdeutig. Aus wissenschaftlicher Perspektive hat die „**Seele**“ – genau genommen – nirgendwo im Körper ihren Sitz. Sie ist nämlich ein *emergentes Phänomen des Gesamtorganismus* und ist daher dort als solches nicht zu finden. Fest steht allerdings auch, dass die entscheidenden materiellen Strukturen für seelische Phänomene in den physischen Strukturen des neuronalen Systems liegen. Fehlen wichtige derartige organische Strukturen oder sind solche insuffizient entwickelt oder zerstört, dann sind die davon abhängigen seelischen Leistungen nicht möglich. So gesehen ist die *Seele* dann doch überwiegend eine emergente Erscheinung unseres Nervensystems, sie kann allerdings niemals auf die neuronalen Strukturen reduziert werden bzw. dort valide erklärt werden (Egger 2015,2017).

Solange die *Allgemeine Systemtheorie* (nicht zu verwechseln mit Kybernetik oder systemischen Algorithmen) als Grundlage für das Verständnis des *biopsychosozialen Modells* nicht ausreichend verstanden ist, erübrigt sich jede Diskussion um dieses Modell. Aber selbst wenn man sich deren Implikationen bewusst ist, bleiben zumindest vorerst 2 fundamentale Problembereiche bestehen, wovon einer bisher gelöst werden konnte, für den anderen allerdings weiterhin eine Lösung aussteht (Goodman 1991).

Problem Nr.1:

In Wechselwirkung treten können nur Entitäten (für sich genommene „echte" Strukturelemente (oder Wirkelemente) der Welt. Im Schema von Descartes wären dies Körper und Seele, auf deren angenommener Wechselwirkung auch die herkömmliche Psychosomatik aufbaut. Dieser Ansatz ist allerdings längst als wissenschaftstheoretisch unlogisch erkannt und verworfen worden. Denn wo soll denn die „Seele" verortet sein (wo soll das Seelische „sitzen"), das als eigenständiges Phänomen in Wechselwirkung mit dem Körperlichen treten und die physikalische Entität des materiellen Körpers beeinflussen soll? Dazu müssten wir unsere Grundgesetzte der Welterklärung (physiko-chemische Grundgesetze) zertrümmern, wozu kein Anlass besteht.

Dieses Problem konnte mit der Integration der „Leib-Seele-Identität" von Spinoza gelöst werden. Damit haben wir allerdings auch das ursprüngliche biopsychosoziale Modell, wie es von G.L. Engel in den späten 70er Jahren des vorigen Jahrhunderts propagiert wurde, erheblich erweitert. Wir müssten ab sofort von einem *revidierten* oder *erweiterten biopsychosozialen Modell* sprechen oder genauer von der „Theorie der Körper-Seele-Einheit" (body mind unity-theory): Die Seele – oder besser: all das, was wir als seelische Phänomene bezeichnen – erwächst aus der Evolution. Sie ist das erkennbar komplexeste Phänomen der Entwicklungsgeschichte des Lebens. Alles Seelische ist damit nicht jenseits der Biologie angesiedelt oder verstehbar, sondern erwächst aus ihr. Im Sinne der Allgemeinen Systemtheorie bildet sie zugleich einen eigenen „Wirklichkeitsbereich", der sich allerdings nicht mehr auf die darunterliegenden (biologischen) Systemebenen reduzieren lässt.

Das **Subjektive** (das individuelle Erleben und sein darauf bezogenes Verhalten) und das **Objektive** (die beobachtbaren bzw. messbaren körperlichen Vorgänge bzw. das konkrete Handeln) erscheinen hierbei als zwei fundamentale und zueinander komplementäre Perspektiven von lebenden Systemen, die allerdings immer als *Ganzheiten* zu beschreiben und verstehen sind, wie bspw. Uexküll (Uexküll & Wesiack 1988) nach einem lebenslangen intellektuellen Kampf gegen die Verarmung der Medizin als seelenlose Reparaturwerkstatt indigniert anmerkt. In dieser Kritik enthalten ist die Erkenntnis, dass die Medizin wissenschaftstheoretisch gesehen in der Naturwissenschaft des 19. Jahrhunderts stecken geblieben ist. Die Erkenntnisse der psychologischen Wissenschaften wurden weitgehend ignoriert und die metatheoretischen Angebote – insbesondere die Bedeutung der Allgemeinen Systemtheorie – für die Weiterentwicklung in Richtung einer integrierten Medizin des 21. Jahrhunderts bisher weder ausreichend erkannt noch zu nützen verstanden.

Problem Nr.2:

Weil wir weiterhin zwei unterschiedliche Sprachsysteme zur Beschreibung des Körperlichen einerseits und Seelischen andererseits haben, bleibt die Schwachstelle bestehen, dass wir bis auf Weiteres über kein vereinheitlichtes Begriffssystem verfügen, in der die biologischen und psychologischen Phänomene als zusammengehörende Wirklichkeitsaspekte beschreibbar wären.

Zur Erinnerung: Wie uns bereits A.F. Whitehead (1929/1987) gelehrt hat, gilt: Die *Materie* ist nicht „tot", sondern als hochdynamisches Phänomen zu sehen, in dem alle komplexeren Phänomene (und somit auch das Leben) in seinen Grundbausteinen bereits enthalten sind. Der „Sternenstaub", aus dem alles besteht, was ist, kann unter hochkomplexen Bedingungen Organisches hervorbringen, wobei dieses Lebendige wiederum unter höchst aufwändigen evolutionären Prozessen auch seelische Phänomene generieren kann. Diese Phänomene sind aber wiederum von einer höheren Komplexität als die darunterliegenden materiellen Strukturen, sodass wir auf der Ebene der Materie für das sogenannte Seelische kein ausreichendes Verständnis erlangen können. Seelische Phänomene wie z.B. Denken oder Fühlen bilden (sensu Allgemeine Systemtheorie) einen eigenen – *emergenten* – Phänomenbereich. Die Erkenntnis, dass der (fälschlicherweise als „tot" bezeichneten) Materie die prinzipielle, inhärente Möglichkeit zum Hervorbringen von Lebendigem und im Weiteren auch von Formen des Seelischen gegeben ist, ist allerdings aufgrund jahrtausendealter gegenläufiger Denktraditionen und sprachlichen Konventionen noch nicht weit verbreitet. (Die hier angesiedelten Kategorienfehler erwachsen aus unserem veralteten Sprachsystem.) Im Sinne der Allgemeinen Systemtheorie (v. Bertalanffy 1968) erscheint die Natur als Kontinuum von Einheiten geordnet: Größere, komplexere Einheiten (= Systeme oder Ganzheiten) stehen hierarchisch über weniger komplexen Einheiten und jedes Niveau in dieser Hierarchie repräsentiert ein dynamisches System (oder Ganzheit) mit ganz spezifischen Eigenschaften; nichts existiert isoliert, alle Ebenen sind prinzipiell verbunden; die „Person" ist ihren Organsystemen, aus denen sie besteht, übergeordnet (sie bildet ein komplexeres System als die Summe aller Organe)

Die philosophisch relevante Frage nach dem „Menschenbild" der wissenschaftlichen Medizin ist – zusammenfassend betrachtet – zwar berechtigt, für den Patienten wichtiger ist allerdings, wie sehr ihm bei der Behandlung seines Leidens tatsächlich geholfen werden kann. Für einfach gelagerte krankhafte Vorgänge mag auch ein simpleres mechanistisches Verständnis wie das *biomedizinische Krankheitsmodell* ausreichen. Bei komplexeren (bspw. „somatoformen") Krankheitsprozessen kommt dieser Ansatz allerdings schnell an seine Grenzen, wie sich dies bei der Erfassung von multidimensional angelegten ätiopathogenetischen Wirkfaktoren und davon abgeleiteten multimodalen therapeutischen Interventionsmöglichkeiten deutlich zeigt. Auch bei allen chronifizierten Störungen braucht es ein Verstehensmodell, das den Menschen nicht nur als komplex organisierte Materie oder als eine Aneinanderreihung von einzelnen Organsystemen begreift. Vielmehr wird man dem kranken Menschen nur gerecht, wenn er auch als denkendes, fühlendes und zur Mitgestaltung seiner Behandlung prinzipiell befähigtes Wesen berücksichtigt.

Das *biopsychosoziale Modell* der Humanmedizin bietet sich hier – wie bereits ausgeführt – als eine Rahmentheorie an und versteht sich in seiner aktuellen Fassung als *erweitertes* bzw. *revidiertes biopsychosoziale Modell* bzw. als *Body Mind Unity-Theory* oder *Theorie der Körper-Seele-Einheit* (Egger 2015, 2000, Wikipedia: *biopsychosoziale Medizin*). Dieser theoretische Ansatz ist weder pathogenetisch noch salutogenetisch ausgerichtet, sondern hebt auch diese Dichotomie auf – man kann sowohl gesund als auch krank sein, je nachdem welche Systeme im Fokus stehen und wie sehr die Ausprägungen von Funktionstüchtigkeit oder Funktionseinschränkung auf den unterschiedlichen Systemebenen wirksam werden. Auch der kranke Mensch hat gesunde Anteile und der Gesunde kann durchaus pathogene Aspekte aufweisen, die jedoch der „Mensch in seiner Gesamtheit" (bzw. der ganzheitlich gedachte menschliche Organismus) unter Kontrolle halten kann. Der Krankheitsbegriff ist in dieser Konzeption ein funktioneller und kein rein materieller bzw. histologisch begrenzter Begriff (Egger 2017, Weiner & Mayer 1990).

Die für das diagnostische und therapeutische Vorgehen daraus erwachsenden Implikationen, wonach der Mensch als fühlendes, denkendes und an seiner Behandlung mitgestaltendes Wesen zu sehen ist, sind durchaus gravierend: Es ist für die diagnostische Arbeit eine prinzipielle Bereitschaft gefordert, Einflussgrößen auf unterschiedlichen Wirkebenen des organischen, seelischen und öko-sozialen Lebens parallel zu erfassen. Auf Basis eines wissenschaftlich begründeten ganzheitlichen Verständnisses von Krankheit ist dann auch eine parallel zu organisierende Behandlungsstrategie mit dem betroffenen Patienten (womöglich unter Berücksichtigung seiner individuellen Lebenswelt) zu erarbeiten. Erst damit erreichen wir eine „integrierte Medizin", welche die potenziellen bzw. erkennbaren Wirkfaktoren für das Verständnis und die Beeinflussung von krankhaften Prozessen zu nutzen versteht (Petzold 2001, v. Uexküll & Wesiack 2003).

Das dahinterliegende Menschenbild geht weit über das bisher dominierende, rein naturwissenschaftlich-biomedizinische hinaus. Das für die Praxis relevante Arbeitsmodell sieht – wie erwähnt – nicht nur den „Heiler“, sondern auch den Patienten in einer Bringschuld: Nur mit abgestimmten, gemeinsamen Anstrengungen werden die komplexeren Störungen auf dem Stand unseres verfügbaren Wissens adäquat bekämpft werden können. Das verringert keinesfalls die Bedeutung des medizinischen Experten, führt aber doch zu einer emanzipatorischen Aufwertung des Patienten. Als Kontrast zu den Begriffen „Apparatemedizin“ oder „Ingenieursmedizin“ (deren Aufgaben auch weiterhin zentrale Bestandteile des ärztlichen Tuns bleiben werden) und zugleich als notwendige Erweiterung des medizinischen Handelns in Richtung der einzufordernden besseren Kooperation zwischen Arzt und Patient hat sich inzwischen der Begriff „sprechende Medizin“ eingebürgert (Egger 2017, Wikipedia: *sprechende Medizin*). In den meisten aktuellen Studienordnungen der Medizin finden sich mehr oder minder große Anstrengungen für eine diesbezüglich verbesserte Ausbildung der nächsten Ärztegenerationen.

A4 Zur spirituellen Dimension des biopsychosozialen Modells

Es besteht offensichtlich ein Spannungsfeld zwischen *Wissenschaftlicher Medizin und aufgeklärter Rationalität* einerseits und *Spiritualität und Esoterik* andererseits. Für das bessere Verständnis dieses Phänomens ist es hilfreich, sich mit den Implikationen der zentralen Begriffe „Wissenschaft“ und „Spiritualität“ vertraut zu machen.

Wissenschaft ist eine methodische Herangehensweise an Fragen und Problemlösungen. Fast alles, was wir heute über die Welt faktisch aussagen können, ist auf diesem Boden entstanden. Und dieser Wissensbestand vermehrt sich weiterhin. Das Falsche oder weniger Gute wird durch das Wahrscheinlichere oder Bessere fortwährend ersetzt. Wissenschaft macht einen Menschen zwar zum Wissenden, aber noch nicht zu einem Weisen. Der weise Mensch weiß auch, dass die sogenannten „letzten Fragen“ mit Wissenschaft nicht lösbar sind, weil sie zum *Unwissbaren* gehören. Dafür werden wir immer auch religiöse oder ideologische Antworten angeboten bekommen. Solchen Antworten aber mehr Gewicht zu geben oder ihnen mehr Bedeutung zuzuweisen als dem überprüfbaren Pool an Wissen, wäre für jede Zivilisation fatal.

Spiritualität (lat. spiritus = Geist, Hauch bzw. spiro = ich atme; altgr. ψύχω bzw. ψυχή, also unser Wort „Psyche“) meint ganz allgemein *Geistigkeit*. Spiritualität im spezifisch religiösen Sinn umschreibt die Vorstellung einer geistigen Verbindung zum Transzendenten, dem Jenseits oder der Unendlichkeit. Der Begriff wird sehr unpräzise und unterschiedlich verwendet. Erschwerend kommt hinzu, dass die Begriffe *Religiosität* und *Spiritualität* insbesondere im englischsprachigen Raum oft synonym gebraucht wurden, obwohl ihnen recht unterschiedliche Vorstellungen zugrunde liegen können. Im deutschen Sprachgebrauch ist Spirituelles darüber hinaus zu einem vielfach verschwommenen Modewort geworden und läuft überwiegend unter den Oberbegriffen *Esoterik* und *Lebenshilfe* z.B. in Zusammenhang mit *New Age* und *alternativer Heilkunde*.

Aus psychologischer Sicht kann Spiritualität definiert werden als Beschäftigung mit *Sinn-* und *Wertefragen des Daseins*, besonders der eigenen Existenz und seiner Selbstverwirklichung im Leben (Orientierung für die Lebensgestaltung). Innerhalb weltanschaulicher Kontexte umfasst Spiritualität auch eine besondere, nicht notwendiger Weise im konfessionellen Sinne verstandene religiöse Lebenseinstellung eines Menschen, die sich auf das immaterielle transzendente oder immanente göttliche Sein konzentriert bzw. auf das Prinzip der transzendenten, nicht-personalen letzten Wahrheit oder höchsten Wirklichkeit (vgl. Wikipedia: *Spiritualität*).

Bei der Diskussion zum Leib-Seele-Problem im biopsychosozialen Modell der wissenschaftlichen Medizin herrscht nach wie vor ein weit verbreiteter Irrtum hinsichtlich des Begriffs „biopsychosozial" vor. Immer wieder wird fälschlicherweise angenommen, es handle sich hier um drei separierte Wirklichkeitsaspekte, die nun *additiv* zusammengeführt werden sollen. Die Bezeichnung „bio" meint jedoch – als begrifflicher Platzhalter – die Gesamtheit aller materiell festmachbaren Entitäten des menschlichen Organismus. Das Kürzel „psycho" meint die Gesamtheit aller seelischen Phänomene und die Kurzform „sozial" umfasst die Gesamtheit aller physiko-chemischen *und* sozialen Lebensbedingungen (sämtliche „Umwelten" bzw. „Lebenswelten") des menschlichen Organismus. Alle diese Bereiche sind Aspekte ein und derselben Wirklichkeit, sie sind untrennbar – hierarchisch geordnet und dynamisch – miteinander vernetzt. Sie können (und müssen) zwar zu Zwecken des Detailstudiums separiert betrachtet werden, sie sind aber immer Teile ein und desselben Geschehens, sodass durch die Reduktion auf eine dieser Systembereiche zwangsläufig immer auch Information verloren geht.

Ohne auf die wissenschaftstheoretischen Implikationen des biopsychosozialen Modells hier näher eingehen zu können (vgl. dazu Egger 2008), soll doch erwähnt werden, dass dieses auf einem *emergenten Materialismus* aufbaut. Dies bedeutet, dass es eine dingliche (und nicht nur in unseren Köpfen konstruierte) Wirklichkeit gibt, die wir zwar als solche nie hinreichend erfassen können, über die wir aber zweckmäßige Hypothesen bilden, welche wir der Falsifikation unterwerfen. Was sich dabei bewährt, wird als „vorläufig richtig" betrachtet. Diese dingliche Welt – also die Materie als solche – ist allerdings anders zu verstehen, als dies in der konventionellen Begriffswelt gedacht ist, zumindest anders als es eine oberflächliche Nutzung des Begriffs *Materie* suggeriert. Es sind nämlich nicht die materiellen Entitäten (wie klein sie auch sein mögen), die das Universum und damit auch das Leben erklären, sondern die *Beziehungen* dieser materiellen Einheiten zueinander. Nur durch diese permanenten Wechselwirkungen (oder ubiquitären Relationen) lässt sich die Welt verstehbar machen.

Das, was uns als „Materie“ erscheint, ist im Sinne von Whitehead (dem genialen Mathematiker und Philosophen, *Process and Reality – An Essay in Cosmology*, 1929, *Prozess und Realität*, 1979) nichts „Totes“, sondern ist selbst definiert durch komplexe Wechselwirkungen bzw. Beziehungen von (subatomaren) Teilchen. Im Gegensatz zur traditionellen „Subjektphilosophie“ und zu materialistischen Naturinterpretationen entwarf Whitehead ein System, in welchem sich das Universum nicht aus Substanzen, d.h. aus einer passiven Materie, sondern aus elementaren, ineinandergreifenden und miteinander verwobenen Prozessen und Relationen zusammensetzt. Es geht um die Relationen zwischen den verschiedenen Aspekten des Seienden, um alle Mechanismen und Strukturen der Natur einschließlich des Menschen und seiner Kultur. Hierin erscheint die Welt als ein ganzheitlicher, strukturierter und schöpferischer Organismus: In dieser Wirklichkeit kann es nichts geben, was nicht aus ihren (atomistischen) Basis-Ereignissen aufgebaut ist (Lesch & Vossenkuhl 2011; vgl. a. *Wikipedia* zu Alfred North Whitehead).

Auch alles Seelenleben – Gefühle, Gedanken, spirituelle Vorstellungen und jeweils darauf begründete Handlungen – sind untrennbar mit dem Materiellen verbunden. Es gibt kein einziges seelisches Phänomen, das ohne ein entsprechend geartetes Nervensystem denkbar ist. Ergo zählen Aspekte des *Spirituellen* zu den Phänomenen des menschlichen Geistes und sind Teil einer „ganzheitlichen“ Betrachtung des menschlichen Seins, wie es für die biopsychosoziale Theorie mit ihrer Leib-Seele-Einheit typisch ist. Die spirituelle Dimension umfasst keine Phänomene der dinglichen Welt, sie gehört zur Welt der Vorstellungen und bildet im biopsychosozialen System logisch richtig einen Teil der psychischen Welt des Menschen ab. Anders formuliert: Sie ist ein Phänomen, das den Leistungen der menschlichen Psyche zuzuordnen ist. Dort hat sie ihren Platz – egal, ob das Spirituelle religiös oder nicht-religiös verstanden wird.

So gesehen kann die „Spiritualität“ auch als die gedankliche Beschäftigung mit dem „Sein an sich“ und den Versuchen, Antworten zu finden, wie unsere Existenz zu verstehen ist, psychologisch gefasst werden. Den größten Beitrag zu dieser Themenstellung leistet dazu in der bisherigen Menschheitsgeschichte – paradoxer Weise – die Wissenschaft, obwohl ihr Zuständigkeitsbereich sich auf Aussagen bezieht, die überprüfbar (und damit falsifizierbar) bleiben müssen. Es bleibt aber immer ein Rest. Demzufolge entziehen sich einige, der abstrakten Gedankenwelt angehörende Fragen der wissenschaftlichen Kontrolle, wie z.B. „Hat der Mensch eine göttliche Seele?“ etc. Es bleibt eine Unauflösbarkeit zwischen dem, was wissenschaftlich erkannt werden kann (der erkennbaren und damit „wissbaren“ Welt) und dem, was in unterschiedlichen Glaubenssystemen (den Glaubensbekenntnissen oder Ideologien) als Antworten auf derartige Fragestellungen vorgegeben wird. Für die Lebenspraxis wird es immer bedeutsam bleiben, Antworten zu finden auf die Grundfragen „Was kann ich wissen?“, „Was darf ich hoffen?“ und „Was kann ich tun?“.

Offensichtlich haben hier auch nicht wissenschaftliche bzw. nicht überprüfbare Antworten einen *benefit*. Im Sinne der religiösen Spiritualität wird – wenngleich auch bisher ohne ausreichenden empirischen Beleg – vermutet, dass diese den betreffenden Menschen zum Vorteil in der Bewältigung ihres Lebens gereichen. Dass Religiosität aber nicht per se zu einem besseren oder erfolgreicheren Leben führt, zeigen nicht nur die religiös motivierten Kriege über die Jahrtausende der Menschheitsgeschichte bis in die heutigen Tage. Auch die Entwicklung unserer aktuellen Kulturen könnte dies unterstreichen.

Helmut Schmidt (2013) schreibt aus Anlass des 90. Geburtstages von Henry Kissinger in Bewunderung seines Buches „On China“, in welchem der Autor seinen großen Respekt gegenüber der 4000 Jahre alten chinesischen Hochkultur bekundet:

„Ich frage mich, wieso dies die einzige Hochkultur ist, die gleichzeitig Vitalität entfaltet. Nicht die Ägypter, nicht die Perser, nicht die Kulturen in Mesopotamien, nicht die Hellenen, nicht die Römer, nicht die Inkas oder die Azteken oder die Tolteken – wohl aber die Chinesen. Sie haben durch Jahrtausende ihre Kultur bewahren können – und sie schreiben heute in der ökonomischen Realität Rekorde. Wieso die Chinesen dazu in der Lage sind, versuche ich mir mit der Abwesenheit einer verbindlichen Religion zu erklären. Die Chinesen kommen nicht in den Himmel, auch nicht in die Hölle, sie sind erstaunlich wenig religiös, sie sind diesseitsorientiert.“

Abendländische Aufklärung und Wissenschaft

Freiheit – Gleichheit – Brüderlichkeit (gemeint sind damit heute die Menschenrechte), die zentralen politischen Begriffe der abendländischen Aufklärung, haben das Verständnis und die Entwicklung unserer westlichen Zivilisation nachhaltig geprägt. Erst dieses geistige Umfeld hat Wissenschaft im heutigen Sinn ermöglicht. Noch nie in der Menschheitsgeschichte sind in so kurzer Zeit so viele Säulen (und „Säulenheilige“) alter Ordnungen gestürzt worden. Diese Befreiung aus Dogmatismus und religiösem Fanatismus hatte allerdings einen hohen Preis an kognitiven Irritationen, gesellschaftlichen Verwerfungen, aber auch an Menschenopfern. Auf das Gelingen dieser Befreiung – ein Denken, das sich befreit von Göttern und unhinterfragten Mächten – ist unsere Kultur mit Recht stolz.

Wann immer aber eine Gesellschaft ihre Grundwerte vernachlässigt und nicht mehr bereit ist dafür einzustehen, folgen Umwälzungen. Im Bereich der Wissenschaft sehen wir dieses Phänomen ebenfalls. Einerseits wähnt sich der größte Teil der Wissenschafter in seiner Arbeit – der „Schaffung von Wissen“ – gesellschaftlich sicher, andererseits zeigen sich mehr oder minder unverhohlen auch Ablehnung und Feindseligkeit gegenüber Wissenschaft. Unvernunft und Aberglaube lassen sich nicht ausrotten. Die Methode der Wissenschaft – jede Aussage über die „Wirklichkeit" muss sich überprüfen lassen – ist vielen zu mühsam und führt oft nicht zu einem endgültigen oder überschaubaren Resultat. Da ist es unserem, der Evolution geschuldeten denkfaulen Hirn lieber, auf einfachere Vorstellungen und „Lösungen" auszuweichen.

Der boomende Bereich der Esoterik gibt genügend Anschauungsmaterial dafür. In der Medizin hat bisher jeder ernsthafte, großflächige Versuch, komplementär-alternative Methoden einer kritisch-rationalen Überprüfung zu unterziehen, zu wilden Auseinandersetzungen geführt. Allein die Gefahr, das eigene Glaubensbekenntnis könnte sich als Irrtum herausstellen, bringt die Vertreter auf die Barrikaden. Dabei könnte die Wissenschaft neutrale Bedingungen schaffen, um die in Frage stehenden Phänomene zu beschreiben, sie wiederholt der methodischen Überprüfung zu unterziehen und erzielbare Ergebnisse auch in einen größeren wissenschaftlichen Kontext zu stellen. Dieser Zugang zum Erkenntnisgewinn ist vielen Menschen auch in unseren Breiten und trotz weitläufiger Bildungsanstrengungen nicht eigen. Wir erkennen hier weiterhin ein Defizit an kritischem Hinterfragen und ein vorschnelles Annehmen von simplen Antworten.

Es gilt, dass die seit dem späten 17. Jahrhundert in Europa einsetzende Aufklärung ein immerwährender Prozess bleibt und von jeder Generation weitergeführt werden muss. Wichtige Vertreter der Aufklärung wie z.B. Newton, Voltaire, E. Darwin, C. Darwin, Kant, Hume, Locke, Bacon, Condorcet, Diderot, Jefferson u.a. bleiben in ihren grundsätzlichen Überlegungen aktuell. Erst der Blick über die westliche Kultur hinaus macht klar, welchen Schatz wir hier besitzen und wie viel schwerer es Völker haben, die diese Erkenntnisse (noch) nicht in ihrem Gedankengut verankert haben.

In einer sehenswerten mehrteiligen TV-Serie unter der Regie von Sheila Hayman (Renegade 2011; arte 2012) „Helden der Aufklärung" wird folgendes Resümee gezogen:

Heute ist die Bedeutung von Wissenschaft und Bildung fast überall anerkannt. Der abendländischen Aufklärung verdanken wir auch die Überzeugung, dass durch das Teilen (bzw. das zur Verfügung stellen) von Wissen eine Gesellschaft weiterentwickelt werden kann. Allerdings sind heute die Ideen der Aufklärung und der Wissenschaft selbst in Gefahr, denn ein wachsender religiöser Fundamentalismus und ein um sich greifender Aberglaube bedrohen unsere moderne Gesellschaft. Sie drohen uns wieder weit in die Vergangenheit zurückzuwerfen. Die großen menschlichen Errungenschaften sind nicht schon von selbst für die Zukunft geschützt (wie dies schon einmal das abendländische Mittelalter nach bereits zuvor bestehenden blühenden Hochkulturen gezeigt hat).

Wir müssen das Erbe der Aufklärung bewahren, unsere Kinder und Schüler mit den Ideen und Erkenntnissen der Aufklärung vertraut machen und das Primat von Vernunft und Wissenschaft gegenüber Irrglauben und Dogmatismus stärken und sichern. Dies ist die Aufgabe jeder Generation, denn jede weitere Generation ist die Hoffnung für die Zukunft. Freiheit, Gleichheit und Menschenrechte waren keine Selbstverständlichkeit. Um diese Werte abzusichern, braucht es immerwährende Bildung und allgemein verfügbares Wissen. Die Welt, in der wir heute Leben, mit den uns vertrauten Strukturen wie Demokratie (mit Gewaltentrennung von Legislative und Exekutive), Gleichheit der Menschen und Religionsfreiheit verdanken wir in großem Maße der Aufklärung. Eine repräsentative Regierung, grundsätzliche Freiheiten des Individuums, Gleichheit vor dem Gesetz sind Ideen der Aufklärung, für die Menschen viele Jahrhunderte gekämpft haben und ihr Leben dafür gegeben haben (Hayman 2011, sinngemäß).

So ist und bleibt es eine Pflicht, dem denkfaulen Wunderglauben, den esoterischen Phantasien und dem Göttergehorsam mit kritischer Vernunft und wissenschaftlicher Methodik entgegen zu treten. Dies ist mit Sicherheit der anstrengendere Weg, aber der einzige, der gegen die Entmündigung von Wissen und Verstand hilft. Da der Mensch allerdings aufgrund seiner evolutionsbedingten neurologischen Strukturen zum Aberglauben tendiert – weil dieser keinen nennenswerten intellektuellen Aufwand oder kaum kognitive Anstrengung erfordert – wird das Auftreten gegen jede Form von Dogmatismus und Wunderglauben ein immerwährender, notwendiger Prozess bleiben.

Spiritualität und Wissenschaft

Auch der durch die Aufklärung geläuterte Wissenschafter kann das Bedürfnis nach einem übergeordneten, die erkennbare Welt übersteigenden Verständnis des Lebens haben. Auch der Wissenschafter orientiert sich in seinem eigenen Leben an einer Lebensphilosophie, die sein Wissenschaftsgebiet übersteigt. Auch er operiert im Privaten mit Begriffen wie „Lebenskraft" und „Lebenssinn" – auch wenn er einsieht, dass das Leben nur sich selbst zum Zweck hat. Auch er benötigt kognitiv-emotionale Entlastung, sucht Trost, Versöhnung, Zuversicht und Perspektiven für sein Leben. Er sieht sich genauso den Fragen nach Akzeptanz des Vergänglichen, des Unermesslichen oder auch Unbegreiflichen (wie dies auch Sterben und Tod sein können) ausgesetzt.

Sofern religiöse oder religionsähnliche Vorstellungen dieses Bedürfnis nach „Antworten auf die letzten Fragen" befriedigen, ist dieses Problem mehr oder minder gelöst. Jede Religion hat hier eigene Antworten parat. Wie soll sich aber der aufgeklärte Mensch, der sich nicht zu einer vorgegebenen religiösen Illusion bekennen mag, den „letzten Fragen" stellen? Dirnberger (2012) ist der Auffassung, dass es selbstverständlich auch eine *aufgeklärte Spiritualität* geben kann:

„Aufgeklärt spirituell heißt …, keine Angst vor scheinbar Irrationalem oder Unerklärbarem zu haben. Letztendlich bedeutet es auch den Mut zu haben, Fragen nicht beantworten zu können, sie als offen oder nicht lösbar zu akzeptieren und auszuhalten, ohne in dogmatische Glaubensgeschichten zurück zu verfallen. So gesehen kann aufgeklärte Spiritualität nicht das neue Dogma sein. Jeder dogmatische Ansatz pervertiert seine Grundideen und wird der Vielfalt menschlicher Existenz nie gerecht, weil er die Unterschiede im Menschen nivelliert oder ignoriert und dadurch die Einheit, die Ganzheit aller Menschen nicht fassen kann. ... Was bleibt dem Menschen, wenn wir ihm Gott nehmen? Möglicherweise alles! ... Wahrhafte Spiritualität als einzigartiger Teil der einzigartigen Menschheit, alles Lebendigem, der Welt und des gesamten Kosmos, alles Seienden, aller Existenz. Was heißt das? Wenn wir darüber nachdenken können wir es erahnen, in Märchen, Mythen und Geschichten intuitiv erfassen, in liebevoller zwischenmenschlicher Begegnung erspüren, in der ruhigen Bewunderung der Natur erstaunen und in der Stille der Meditation in spiritueller Praxis uns annähern."

Als aufgeklärte Menschen können wir festhalten: Alle Religionen sind Schöpfungen von Menschen. Sie versuchen seit Urzeiten, auf die großen Fragen des menschlichen Seins, aber auch auf die Nöte und Anliegen der jeweiligen Zeit Antworten zu geben und damit das anscheinend oder tatsächlich Unbegreifliche verständlich zu machen oder ihm Sinn zu geben. Religionen sind kognitive menschliche Leistungen, die auf die Probleme ihrer jeweiligen Entstehungszeit nicht nur Antworten, sondern auch Handlungsanleitungen für die Lebenspraxis geben. Sie sind naturgemäß immer an einer spezifischen Vergangenheit orientiert und würden damit ein inhärentes Ablaufdatum ausweisen, wenn sie nicht durch stetige Neuinterpretation bzw. Auslegung an die jeweiligen Lebensbedingungen angepasst würden. In einer zunehmend komplexer werdenden Welt wird dies schwieriger; die brennenden Fragen der Gegenwart und unmittelbaren Zukunft können nicht mehr nur aus einer Extrapolation von lange zurückliegenden (weniger komplexen) Lebens- bzw. Denkwelten ausreichend bewältigt werden.

Aus der Sicht der Aufklärung – der wahrscheinlich größten intellektuellen Leistung des Abendlandes – kann kritisch angemerkt werden, dass mit der Rückwärtsgewandtheit und Bezogenheit auf alte Lebenswelten, wie wir sie vor 3000, 2000 oder 1500 Jahren vorgefunden haben, Glaubenssysteme verbunden sind, die in wesentlichen Aspekten grundsätzlich falsche Ziele vorgeben bzw. fatale Überzeugungen prolongieren. So mochte z.B. der Versuch, die Kontrolle der Geburtenrate mit allen Mitteln zu verhindern, ohne großen Widerspruch hingenommen werden, als die Erde nicht einmal ein Zehntel der heutigen Bevölkerung ausmachte. Heute, da wir die letzten Ressourcen der Erde ausbeuten, um 7 bis 8 Milliarden Bewohner dieses Planeten zu ernähren und ihnen die selbstgewünschte Wohnumwelt zu schaffen, mutet diese Haltung an wie ein unermessliches Verbrechen an den zukünftigen Generationen, die bald 9 bis 10 Milliarden Menschen umfassen werden. – So werden ursprünglich sinnvolle, in Normen gegossene Erkenntnisse nach Jahrhunderten und Jahrtausenden zu gefährlichen Hindernissen bei der Bewältigung der gegenwärtigen Menschheitsprobleme. Es lassen sich in jeder der uns geläufigen monotheistischen Weltreligionen (Judentum, Christentum und Islam) zahlreiche solcher Widersinnigkeiten und kontraproduktiven Gebote bzw. Lehrmeinungen finden.

Spiritualität und Psychotherapie

Petzold et al. (2012) äußern sich kritisch zur Welle der „Spiritualität", die von den USA auch an die Ufer der europäischen Psychologie und Psychotherapie herüber schwappt:

„Jetzt liest man von Ideen, religiöse Biographie in klinischen Anamnesen zu erheben. Spiritualität soll Bestandteil von Psychotherapie und Therapieausbildungen werden. Bislang wussten wir von der für uns inakzeptablen Situation, dass TherapeutInnen Astrologie, Tarot, Karma- und Wiedergeburtslehre in ihren Behandlungen verwenden, wir hörten auch davon, dass in Lehranalysen solche Konzepte und Praktiken vorkommen und haben dazu bzw. dagegen dezidiert Stellung genommen ... Keine Frage findet sich zu möglichen Risiken oder ideologischem Missbrauch, der dokumentiert ist. ... Es wird auch keine Frage zum Leib-Seele-Problem, zu Dualismus oder Monismus gestellt oder zur Begründung therapeutischer Ethik."

Ebenfalls kritisch stellt er sich zur therapeutischen Wirkung von Spiritualität. Er und seine MitarbeiterInnen berichten aus den Supervisionen, dass die Leistungsfähigkeit spiritueller „Einwirkungen" auf die Gesundheit marginal ist, dass u.U. die Auseinandersetzungsbereitschaft mit den Themen der aktiven Lebensbewältigung sogar behindert wird:

„Spirituelle Interventionen gehören in die Hände von SeelsorgerInnen. In den Rahmen einer wissenschaftlichen, gesetzlich geregelten Psychotherapie, als „psychologische Therapie mit psychologischen Mitteln", gehören spirituelle Interventionen *nicht. Sie könnten geradezu als gegen die Ethikreglements verstoßend gesehen werden. Aufgrund des strukturellen Gefälles der Therapeut-Patient-Situation und der Möglichkeit idealisierender Übertragungen ist bei solchen Interventionen das Manipulations- und Missbrauchsrisiko besonders groß."*

Allerdings befindet sich der Themenbereich „Spiritualität", der im angloamerikanischen Raum praktisch immer religiös verstanden wird, hierzulande in starker Überschneidung mit Themen wie „Wert" und „Sinn" des Lebens". Dazu formuliert Petzold seine Haltung:

„Nicht von diesem „cave" berührt sind für uns auch die in Therapien immer wieder aufkommenden Gesprächsthemen um „Sinn", „Werte", „Tugenden", „Lebensziele", „bürgerliches Engagement", Themen, die in einem Therapiepro-

zess unverzichtbar in einer Therapie sein können. Sokratische Gespräche im Sinne einer philosophischen Therapeutik, die so wesentliche Beiträge zu leisten hat, und für die uns die „antiken Seelenführer" unserer abendländischen Tradition wie Sokrates, Seneca, Epiktet wertvolle Konzepte und Methoden hinterlassen haben, würden wir nicht als „spirituelle Interventionen" bezeichnen. Man müsste allerdings wiederum wissen, ob man über dasselbe bzw. gleiche spricht, wenn man „spirituell", „Spiritualität" als Begriffe verwendet. Natürlich gibt es einen Bereich „ästhetischer Erfahrungen" (Kunst- u. Landschaftserfahrungen), die eine beruhigende und beglückende, eine „heilsame" Qualität haben können. Natürlich gibt es die Auseinandersetzungen mit Themen Sinn, Werte, Gutes, Schönes, Wahres – Begriffe, die für Menschen von zentraler Bedeutung sind und die durchaus für „geistige Gesundheit", für Lebenssicherheit, Lebenszufriedenheit und Lebensglück wesentlich sein können. Die Themen „kultureller Partizipation", der „staatsbürgerlichen Moral" und der „zivilgesellschaftlichen Verantwortung" sind von kardinaler Wichtigkeit für viele PatientInnen, u.a. weil sie für unser Gemeinwesen wichtig sind, das PatientInnen Hilfen bereitstellt. Und dass eine „Sorge um sich" nicht ohne eine „Sorge um die Anderen" zu haben ist, sollte in individualisierenden, selbstzentrierten Therapien durchaus häufiger verdeutlicht werden, als das – blickt man auf die Fachliteratur – zu geschehen scheint."

In Hinblick auf die therapeutische Haltung bzw. die Gefahr einer ideologischen Verführung im Umgang mit spirituellen Themen merkt Petzold an:

„Will man in einem wissenschaftlichen Rahmen verbleiben, und das ist für den klinisch-therapeutischen Bereich unerlässlich, ist u. E. eine agnostische Position *die klarste und intellektuell stimmigste. Der Agnostizismus hält Übersinnliches, Göttliches, für unerkennbar, was nicht mit einer Leugnung seiner möglichen Existenz gleichbedeutend ist, denn erkennbar sei lediglich Innerweltliches. Transzendentes könne man nur erahnen und glauben (Kant). Es ist durchaus möglich, im wissenschaftlichen Rahmen aus intellektueller Redlichkeit eine agnostische Position zu vertreten, persönlich aber ein „Bekenntnis" – das wäre der richtige Begriff – zu einer religiösen Ausrichtung zu vertreten."*

Religiöse Spiritualität und Esoterik

Dass Petzold (Petzold et al. 2008, 2012) richtig liegt, zeigt der große und zugleich wenig durchschaubare Markt der wahrsagenden „Lebensberater". Bernd Kramer (2013) hat mit einem verdeckten Versuch als Wahrsager reichhaltige Erfahrungen gemacht:

„Der Psychologe Ray Hymans hat beschrieben, wie man Fremde zu Jüngern seiner Hellsichtigkeit macht. Die wichtigste Formel lautet, ihnen jene Antworten zu geben, die sie wünschen. Eine andere: selbstbewusstes Auftreten plus vage Aussagen. Wie erfolgreich die Mischung aus Autorität und Uneindeutigkeit ist, hatte bereits 1949 der Psychologe Bertram Forer gezeigt: Er legte seinen Studenten

einen aus Zeitungshoroskopen zusammengesetzten Text als individuelle Auswertung eines Persönlichkeitstests vor. Nahezu alle Probanden sahen sich darin treffend beschrieben. ... Ich finde es beklemmend, wie sich große Fragen des Lebens mit einem Set gefühliger Floskeln abtun lassen. Aber ich spüre auch die Versuchung, doch an mein Talent zu glauben. Ich unterdrücke sie und halte fest: Ein guter Wahrsager ist entweder skrupellos oder Opfer seiner eigenen Täuschung. Ich weiß nicht, was ich schlimmer finde."

In einer aufschlussreichen Zusammenstellung der ZEIT (2013) zum Thema „Die Renaissance der Unvernunft" wird die Tragweite des Massenphänomens „Aberglaube" recht deutlich:

Massenhafte Unvernunft ist jedenfalls ein Politikum, denn wenn all unser Denken nur noch um uns selber kreist, wenn das individuelle Wohlergehen zur höchsten Vernunft wird, dann verabschieden wir uns von der Verantwortung füreinander – und natürlich auch von der Nächstenliebe. Was übrig bleibt, ist ein Klub von Autisten, eine Gesellschaft mehr oder minder verrückter Egos.

Das griechische Wort *esóterikós* bedeutet „das Innere", und tatsächlich stand Esoterik ursprünglich für eine Lehre, die nur einem gewissen eingegrenzten Zirkel zugänglich war (in Abgrenzung zum öffentlich verfügbaren Wissen, der Exoterik). Erst später wurde der Begriff als Synonym für magische und okkulte Praktiken verwendet. „*Was heute unter Esoterik läuft, ist ein großer Steinbruch*", sagt Bochinger, zit. n. Max Rauner (2013). Der Berliner Religionswissenschafter Hartmut Zinser fasst darunter alle Lehren und Praktiken zusammen, die „*entweder, soweit es sich um Religiöses handelt, mit den erklärten Lehren der Kirche im Widerspruch stehen oder, soweit es sich als Wissen versteht, mit der Wissenschaft unvereinbar sind*". Der Soziologe Theodor W. Adorno bezeichnete den Okkultismus als „*Metaphysik der dummen Kerle*". Heute zeichnen Sozialforscher ein weniger verächtliches Bild suchender Menschen: Es sind überdurchschnittlich viele Städter, Abiturienten, religiös Interessierte, Frauen.

Der Religionssoziologe Detlef Pollack (2013) ist überzeugt, dass Religion (der Glaube an Gott oder Götter) und Esoterik (z.B. Geisterbeschwörung) gleichermaßen Gutes wie Schlechtes bewirken können. „*Der Glaube – an was auch immer – macht manche Menschen zu Terroristen, andere zu Friedensstiftern. Aber manchmal erleichtert er einfach nur das Leben.*" Es lässt sich in den westlichen Gesellschaften eine Verschiebung zu einem flexiblen Glauben ohne starke institutionelle Bindung an Kirchen oder alte Götter feststellen. Ein solcher flexibler Glauben scheint besser zu unserer freien Lebensführung zu passen, da sich jeder aussuchen kann, woran er glauben möchte, weithin akzeptierte Autoritäten sind out. Während also herkömmliche Religiosität sukzessive zurückgeht, wächst zugleich das Interesse an so genannten religiösen und pseudoreligiösen Praktiken. Am weitesten verbreitet sind traditionelle Formen des Esoterischen wie Astrologie, Pendeln, New Age, Anthroposophie, Zen, Reinkarnation oder Tarot. Esoterik ist dabei individualistisch: Der Einzelne steht im Mittelpunkt, erlebt eine intensive Beschäftigung mit dem Selbst. Sie gibt dem Suchenden z.B. durch Energietraining, bei der Klangmassage oder beim Lösen von Liebesproblemen offenbar etwas, das er im Wissenschaftlichen, in Vernunft und Logik nicht findet.

„Die Esoterik ersetzt das Erlösungsversprechen der Religion durch das Versprechen der Selbsterlösung“ (Finger 2013). Dies wurde gelegentlich als transzendentale Obdachlosigkeit bezeichnet. Ist das eventuell ein unerwünschter Nebeneffekt der rationalen Welterklärung? Die abendländische Aufklärung nimmt den Menschen in die Verantwortung: *„Wage, vernünftig zu sein! Habe Mut, dich deines Verstandes zu bedienen!“* Nicht mehr Götter oder Schicksal bzw. Vorsehung bestimmen unser Leben, sondern das eigene Handeln im Rahmen erkennbarer Naturgesetze. Diese Verantwortung auf sich zu nehmen, wird von vielen nicht als Chance und Befreiung, sondern als Last empfunden oder weckt zumindest ein Unbehagen an diesem rationalen Weltverständnis. Zugleich bleibt auch noch viel Raum für Nichtwissbares, für Wahrscheinlichkeiten und Unsicherheiten. Genau damit kann der menschliche Geist im Allgemeinen besonders schlecht umgehen. So verwundert es nicht, dass sich der Mensch auch nach 3 Jahrhunderten Aufklärung weiterhin dort nach Gewissheiten sehnt, wo sie nicht zu finden sind, weil es sie in dieser Form vernünftigerweise nicht geben kann. Aus diesem Dilemma entstehen neue Glaubensphänomene.

Pollack (2013) berichtet, dass 41 Prozent der Deutschen angeben, sie seien religiös, aber nicht spirituell. 13 Prozent sagen, sie seien spirituell, aber nicht religiös. Wenn man Spiritualität – wie im Englischen üblich – zur Religion gehörend interpretiert, sind das merkwürdige Abgrenzungsversuche. Faktum ist, dass viele Esoteriker sehr kirchenkritisch sind, sie suchen Sinnstiftung ohne Dogmen, zeigen eine prinzipielle Weltzugewandtheit, ein positives Menschenbild und ein hohes Maß an Selbstbestimmung im Sinne der Wahlmöglichkeit. Zugleich erscheinen sie antimodern, indem sie das Leistungsprinzip als Überforderung des Menschen ablehnen. Allein mit Esoterikbüchern werden in Deutschland pro Jahr etwa 500 Millionen Euro umgesetzt. Für Rationalisten und Vernunftbegabte erscheinen Esoteriker zuweilen wie Narren, was nicht selten erklärt, warum die Debatten um diese Themen so heftig und hochemotional geführt werden.

Die Sozialpsychologin Claudia Barth (zit. n. Finger 2013) hat analysiert, wie Esoterik dem gestressten Einzelnen den Eindruck vermittelt, im Falle eines Scheiterns nicht selber versagt zu haben oder unzulänglich zu sein: Schuld ist die unzulängliche Welt, in der er oder sie lebt. – Wer dies Ansicht vertritt, müsste vernünftigerweise die Welt verändern wollen. „Doch Esoteriker ziehen sich lieber zurück in ihr Paradies auf Erden, bevölkert von erleuchteten Menschen, in die man sich verwandeln kann – mit kostspieliger Hilfe professioneller Engel, Medien und Jenseitscoachs“, wie sie es formuliert.

Die Esoterik ist eine Verlockung für Individualisten, meint auch Evelyn Finger (2013). Gerade darum muss die Vernunft gegen den Aberglauben verteidigt werden. „*Ihr vorgebliches Geheimwissen über das menschliche Dasein posaunen Esoteriker laut in die Welt hinaus. Esoteriker treffen sich auf einem Markt, wo die Hoffnung zu Schleuderpreisen verkauft wird. Trotzdem zählen sie sich zum exklusiven Club der Erleuchteten. Für sie sind das Exklusive und das Populäre, das Göttliche und das Alltägliche kein Gegensatz. Glauben und Wissen – der subjektive Weg eines Menschen zur Wahrheit und die objektive Betrachtung der Welt – schlossen einander nicht aus, sondern ergänzten sich.*"

„*Spiritualität*", sagt der Rostocker Theologieprofessor Thomas Klie (zit. n. Finger 2013), „*ist ein Containerbegriff für spätmoderne Religiosität.*" *Was in den Container kommt, entscheidet jeder Glaubende selbst. Vier Merkmale der Esoterik passen zum Selbstbild des autonomen Subjekts: „Esoterik ist prinzipiell undogmatisch. Sie verbindet sich mit leiblicher Erfahrung. Sie kann gruppenbezogen ausgelebt, aber auch individuell praktiziert werden. Sie bietet gleichzeitig größtmögliche Distanz zu autoritär empfundenen Institutionen.*" ... „*Anders als viele Theologen wertet Klie die Esoterik nicht ab. Er behauptet auch nicht, sie sei das Gegenteil von Religion. Moderne Esoterik entstehe im Überschneidungsbereich von Religiosität, Spiritualität und Wellness. Das Verbindende zum Christentum sei der Glaube an ein gestaltendes Prinzip – größer als der Gläubige selbst. Doch während der Christ an einen Schöpfergott glaube, dem er sich und sein Leben verdankt, könne der Esoteriker nicht ertragen, dass ein Bereich des Daseins seinem Zugriff entzogen sein soll. Der Esoteriker erschaffe sich selber, der esoterische Markt setze ihm keine Grenzen. So würden Glaubenscocktails gemixt, deren Konsum dem eigenen Ego dient und zu nichts verpflichtet*" (Finger 2013).

Zurück zum Mittelalter? Wissenschaft kontra Aberglauben

Die einzige bekannte Gegenstrategie, auch festgefügte Behauptungen bzw. Meinungen zu hinterfragen und der Zeit angepasste Lösungen für die erdumspannenden Megaprobleme der Gegenwart zu erarbeiten, besteht im kritischen Einsatz wissenschaftlicher, d.h. überprüfbarer Problembewältigungsstrategien. Diese liefern natürlich keine fertigen Rezepte, sondern nur Näherungswege, die fortdauernd über Versuch und Irrtum (Hypothesenprüfung) und viel intellektuelle Mühe bei der Erarbeitung von Verstehensmodellen verbessert werden müssen. Dass dies gleichbedeutend ist mit dem *Prinzip der permanenten Aufklärung* ist leicht einzusehen.

Ebenfalls leicht einzusehen ist natürlich der immense Widerstand althergebrachter Glaubensbekenntnisse gegen Wissenschaft, wie wir dies in unserer abendländischen Geistesgeschichte in dramatischer Weise kennen gelernt haben – und in einigen Regionen gegenwärtig wieder hautnah erleben. Mit dem Erstarken des menschlichen Geistes bzw. der wissenschaftlichen Überprüfung von Behauptungen – oder anders ausgedrückt: dem Primat der Aufklärung, „scientia potentia est!“ – mussten die tautologischen Welterklärungsansätze einen Bedeutungsverlust hinnehmen. Die Absicherung gegen Veränderung oder Infragestellung ihrer Axiome haben die Religionen seit jeher dadurch gelöst, dass sie ihre Herkunft einer virtuellen Instanz zuschreiben, die quasi unangreifbar und unhinterfragbar ist – also den vielen Ausgestaltungen von Gottheit (früher meist auch mehreren oder sogar vielen Göttern).

Unbestreitbar ist allerdings auch, dass der Mensch immer schon nach einer Erklärung von für ihn schwer begreifbaren Phänomenen gesucht hat und nach einer Orientierung in einer zunehmend komplexeren und schwer durchschaubaren Welt Ausschau hält. Dabei haben die Wissenschaften keine guten Karten, denn sie liefern die Erklärungen ja nur als Puzzle-Stücke und nicht in der gewünschten intellektuell einfachen „Verdaubarkeit“. Wissenschaft ist verbunden mit einer unvermeidlichen Unschärfe und erhebt keinen Anspruch auf letztgültige Wahrheit, weil es diese logisch nicht geben kann.

So hat sich das Bild vom Menschen als von Gott geschaffenes Wesen – auf dem im Zentrum der Welt gedachten Globus namens Erde lebend – in den letzten Jahrtausenden mehrmals, aber stetig in Richtung geringerer (kosmologischer) Bedeutung gewandelt. Die relativ kleine Erde steht eben nicht im Mittelpunkt des Weltalls, die Sonne selbst ist nur ein unbedeutender Teil einer Galaxie und diese wiederum nur ein Staubkorn größerer galaktischer Einheiten usw. Der Mensch, als relativ junges Wesen auf dieser Erde, teilt sein Erbe mit der Geschichte des Lebens auf diesem Planeten und seine Zukunft ist durchaus ungewiss, gewiss scheint nur der Untergang des gesamten Sonnensystems in fernen Zeiten.

Aus dem Blickwinkel des Mesokosmus (also der Perspektive des Menschen, vgl. Vollmer 1981, 2002, zit. n. Egger 2005) ist die Evolutionstheorie das bedeutendste aller bekannten Modelle zum Verständnis des Lebens an sich und hat ihre wissenschaftliche Strahlkraft noch lange nicht eingebüßt. Inzwischen gelangt man sowohl aus theologischer als auch naturwissenschaftlicher Perspektive zum überzeugenden Schluss, dass es keinen prinzipiellen qualitativen Unterschied zwischen Mensch und Tier geben kann. „Seele“ (Empfindungen, emotionales Erkennen von Wirklichkeitsaspekten), „Geist“ (Schluss folgerndes Urteilen, Denkvermögen) und sogar „Bewusstsein“ (Meinigkeits-Bewusstsein, Ich-Bewusstsein) können bei beiden vorhanden sein, wenngleich in sehr unterschiedlicher Komplexität, abhängig von der Leistungskapazität des jeweiligen Nervensystems. Das ist einsichtig, da der Mensch ja selbst ein evolutionäres Produkt seiner tierischen Vorfahren innerhalb eines viele Millionen Jahre währenden Evolutionsprozesses ist. Das anthropozentrische Weltbild lässt sich schon lange nicht mehr aufrechterhalten. „Welche Menschen soll Gott denn mit der „Geistseele“ (die dem Tier angeblich nicht innewohnt) ausgestattet haben: den Australopithecus afarensis oder erst den Homo erectus? Und hat „Er“ sie dem Homo neanderthalensis wieder entzogen, nachdem dieser im Wettstreit mit dem Homo sapiens den Kürzeren gezogen hat?" – fragt in pointierter Diktion Hagencord (zit. n. William 2009).

Das Prinzip „Hoffnung" als conditio humana

Hoffnungen sind psychologisch gesehen positive Erwartungen. Sie sind assoziiert mit Erfreulichem, Wünschenswertem, Erhofftem – kurz: mit vorweggenommenen Belohnungen. Sie können unser Belohnungssystem aktivieren. Sofern diese Aktivierungen physiologisch ausreichend wirksam und auf diese Weise auch psychoimmunologisch von Bedeutung sind, müssen sie als reale Wirkfaktoren verstanden werden. Nachweisbar ist dieser positive Effekt allerdings nur, solange die damit provozierbaren neurologischen und immunologischen Reaktionen noch etwas Signifikantes im Krankheitsgeschehen zu bewirken imstande sind. Jedenfalls sind Hoffnungen die – über die Lebenszeit gesehenen – wirksamsten Motivationen des Menschen. Sie sind antidepressiv, im Wesentlichen mit Serotonin und Dopamin assoziiert, was auch die damit verknüpfte bessere Stimmungsklage zu erklären hilft. Hoffnungen können aber auch – wie uns die Optimismusforschung zeigt – kontraproduktiv sein, nämlich dann, wenn sie ein vernünftiges Maß übersteigen und irrational werden. Solche übertriebenen bzw. irrationalen Hoffnungen verlieren ihren Anpassungswert, weil sie an der Wirklichkeit scheitern. Abgesehen davon helfen sie uns aber nachhaltig bei der Ressourcenaktivierung, wenn es darum geht, schwerwiegende, auch existentielle Krisen anzupacken. Hoffnungen haben also einen hohen funktionellen Wert im Sinne von Anpassungs- und Bewältigungsreaktionen, sie vermitteln uns die Perspektiven für die weitere Entwicklung und den proaktiven Antrieb im Handlungsbereich. Im therapeutischen Prozess ist der Umgang mit Hoffnung daher ein wichtiges und zugleich auch hochdynamisches Thema.

Resümee: *Gesundheit* ist für große Teile der Bevölkerung in unserer Zeit die zentrale Wunschvorstellung. Die eigene Gesundheit wie in alten Zeiten in Gottes Hand zu legen, ist in einer Gesellschaft, die durch Wissenschaft und Aufklärung geläutert ist, undenkbar geworden. Wir verstehen heute Gesundheit weniger als gottgegeben oder schicksalshaft, sondern erkennen sie als Ergebnis komplexer Wechselwirkungen, an welchen wir als Individuen mit unserem je eignen Risiko- und Schutzfaktoren-Profil mehr oder minder immer beteiligt sind. Wir erkennen aber sehr häufig auch unsere Schwächen bei der Erfüllung „gesunder" Lebensweisen, verzagen im Fall der Störung unserer Liebes- und Arbeitsfähigkeit und werden auch schmerzhaft leidend an der Vergänglichkeit unseres Körpers. Für diese Phänomene wird der Mensch in alle Ewigkeit Zufluchtsstätten der Linderung oder Heilung suchen bzw. sich schaffen – einerlei ob dieser Hort nun in Äußerem (z.B. Gotteshäusern) oder Innerem (z.B. Spirituellem) besteht.

Es besteht hier die – zugegebenermaßen verwegene – Option, unsere Krankenhäuser als solche „Orte der Besinnung" zu formen. Eine dafür adäquate Medizin müsste folgerichtig nicht nur das erkennbar Materielle des menschlichen Leids erfassen und behandeln können, sondern auch das Denken, Fühlen und Handeln des Leidenden als wesentlichen Bestandteil für Diagnostik und Therapie nützen können. Da sich alles Leben in Kontexten abspielt, gilt es natürlich auch die sozialen Lebensbedingungen und ökologischen Lebensumwelten als pathogene oder salutogene Wirkgrößen ins Kalkül zu ziehen. Mit anderen Worten: Die erwähnte Be-Sinnung meint hier, sich darüber zu verständigen, an welchen Punkten des Krankheitsprozesses sind welche Einflussmöglichkeiten zugänglich bzw. sinnvoll zu nutzen und wer übernimmt für welche Änderungen bzw. Eingriffe auf den verschiedenen beteiligten Systemebenen die Arbeit bzw. deren Kosten. Von Reparieren bis Akzeptanz des nicht Änderbaren reicht hier die Palette der Zugehensweisen. Ohne Ziel- und Werteklärung werden solche Fragen nicht sinnvoll zu beantworten sein. Genau das ist aber weniger ein Thema der materiellen, sondern vielmehr der geistigen Welt.

A5 Akzeptanz der biopsychosozialen Medizin und interdisziplinäres Arbeiten in der Medizin

Das biopsychosoziale Modell innerhalb medizinischer Fachbereiche

Es ist aus der Sicht eines Medizinpsychologen erfreulich und wissenschaftlich auch befriedigend zu sehen, wie bei der öffentlichen Präsentation der selbständig gewordenen Medizinischen Universität Graz – der nach Wien zweitgrößten staatlichen Einrichtung für medizinische Lehre und Forschung – das „biopsychosoziale Modell" als Grundlage für die medizinische Ausbildung und für das medizinische Handeln herausgestrichen wurde. Das könnte bedeuten, dass das bisherige biomedizinische Denkmodell tatsächlich und endgültig als zu eng erkannt und durch die neuere, mehrdimensionale Theorie von der immerwährenden Vernetzung von biologischen, psychologischen und öko-sozialen Einflussgrößen bei jeder Erkrankung abgelöst wurde.

Natürlich ist dem nicht so. Fragt man beliebige akademische Lehrer oder Kliniker außerhalb der Medizinischen Psychologie, der Sozialmedizin und einigen wenigen anderen Disziplinen, die ihre Grundlagen auf der Basis des biopsychosozialen Ansatzes vermitteln, dann wird man schnell erkennen, dass kaum jemand eine konkrete Vorstellung von der Komplexität des „biopsychosozialen Modells" oder dessen wissenschaftstheoretischen Grundlagen besitzt. Vielmehr wird auf einer extrem vereinfachten Form darauf verwiesen, dass eben neben dem Organisch-Somatischen auch Seelisches und Soziales „miteinbezogen" (?) werden müsse. Ein solches additives Vorgehen widerspricht zwar dem „biopsychosozialen Modell" nicht prinzipiell, stellt aber eine für die Praxis aufs Äußerste getriebene Simplifizierung und im Theoretischen ein eklatantes Missverständnis und grobe Verzerrung der Modellgrundlagen dar.

So lässt sich für den Moment nur feststellen, dass offenbar der „Zeitgeist" für die weitere Etablierung dieser für die Medizin des 21. Jhd. so wichtigen Theorie günstig scheint. Ein adäquates Wissen dazu ist in den medizinischen Subdisziplinen kaum nachweisbar. Viele, die noch vor kurzem den Begriff „Psychosomatik" gemieden haben wie der Teufel das Weihwasser, können sich aber nun mit einem „biopsychosozialen Verständnis von Krankheit" anfreunden – möglicherweise auch deshalb, weil ihnen die Grundlagen und vor allem die Tragweite dieses Ansatzes nicht wirklich vertraut sind.

Eingeweihten ist inzwischen auch klar geworden, dass das biopsychosoziale Modell (Engel, Weiner, Schwartz, Weiss u. a.) selbst eine Reihe von theoretischen Schwachstellen aufweist, die mit der neueren „body mind unity-theory" halbwegs behoben zu sein scheinen (vgl. Goodman). Genau genommen müssten wir schon längst von einem „erweiterten biopsychosozialen Modell" sprechen, in welchen sich die Leib-Seele-Spaltung (oder Gehirn-Geist-Dichotomie) aufheben sollte. Damit verschwinden u. a. auch die Konzepte der sog. „psychosomatischen Krankheiten" aus der wissenschaftlichen Diskussion, ein Liebkind ganzer Generationen von „Psychosomatikern". Allerdings ist das erweiterte biopsychosoziale Modell (auch „Körper-Geist-Einheit"-Theorie oder „organic unity theory" genannt) mit exakten naturwissenschaftlichen Methoden allein nicht mehr fassbar (s. z.B. Psychologische Rundschau 2/2000, S. 75 ff), woran nicht wenige „Schulmediziner" verzweifeln könnten. Aber auch unter den Psycho-Wissenschaften in der Medizin ist das Modell bisher zu wenig detailliert rezipiert worden. Obwohl hier praktisch alle von „ganzheitlich" oder „biopsychosozialem Verständnis" reden, kennen nicht alle die Implikationen des Modells, sodass sich hinter diesen plakativen Begriffen manchmal nicht viel mehr als die alten und überholten Psychosomatik-Modelle verbergen.

So ist zuerst einmal Selbstkritik angebracht: Es muss unser Auftrag als Medizinpsychologen sein, die gegenwärtig öffentlich zur Schau getragene Bereitschaft unserer akademischen Kollegenschaft für die Akzeptanz des biopsychosozialen Modells zu nutzen. Es gilt mit großer Sachkenntnis die inzwischen populär gewordenen Worthülsen mit möglichst exaktem Inhalt zu füllen (d. h. eine kluge wissenschaftliche Aufklärung zu den Grundlagen und Konsequenzen des erweiterten biopsychosozialen Modells zu betreiben) und auch den praktischen Nutzen dieser Theorie in vielfältiger Kooperation mit der Biomedizin zu demonstrieren (ganz nach dem Motto: Es gibt nichts Praktischeres als eine gute Theorie!).

Zum Unterschied zwischen dem beobachtbaren Faktischen und den gedachten Konstrukten

Um die Diskussion halbwegs rational führen zu können, mit welcher Wirklichkeit wir es in der Medizin zu tun haben, braucht es eine Übereinkunft dazu, was eigentlich der Gegenstand der Medizin und erst recht der einer „Psycho-Somatik" sein soll. Dabei geht es verständlicherweise um Begriffe, denn diese sind unser Werkzeug im Denken. Der interessierte Leser muss nicht unbedingt wissen, dass Konstrukte keine Dinglichkeiten wie etwa Wasser, Körperzellen oder Moleküle sind. Man muss auch nicht wissen, dass streng genommen nur Faktisches mit etwas anderem Faktischen in Wechselwirkung treten kann. Als Wissenschafter ist es allerdings ein unübersehbares Manko, wenn die wissenschaftstheoretische Bildung Faktisches von Konstrukten nicht zu trennen vermag, weil daraus jede Menge von logischen Fehlern, insbesondere die gefürchteten Kategorienfehlern erwachsen. (Kategorienfehler entstehen, wenn Begriffe, die für einen ganz bestimmten Wirklichkeitsausschnitt entworfen wurden und dort Gültigkeit haben, aus diesem Kontext herausgelöst und auf andere Wirklichkeitsausschnitte übertragen werden. Durch solche Analogieschlüsse entstehen Schein-Erklärungen.) Obwohl sich auch psychosomatisch interessierte Fachleute immer wieder mit dieser Problematik auseinandersetzen, verbleiben sie doch in den meisten Fällen in der alten Terminologie einer „Psycho-Somatik".

Mit dem Begriff der „Seele" ist es so eine Sache, wenn diese als etwas Eigenständiges aufgefasst wird, das in Wechselwirkung mit dem „Körper" treten soll, ohne anzugeben, was denn das Substrat dieser Seele sein soll. Genau das war das Dilemma der herkömmlichen Psychosomatik. Erst mit der Anwendung der Allgemeinen Systemtheorie (L. v. Bertalanffy u. a.) auf diesen Phänomenbereich wurde verständlich, dass die „Seele" selbst aus dem Physischen als emergentes Geschehen erwächst. D. h. ohne die körperlichen Strukturen wie dem Gehirn bzw. dem Nervensystem – besser: ohne den gesamten Organismus – ist auch kein Gedanke, kein Gefühl und auch kein Handlungsimpuls vorstellbar. Die Seele ist also nichts, was vom Physischen losgelöst existiert, wenngleich die seelischen Ereignisse selbst einen eigenen Phänomenbereich beschreiben, der sich eben nicht auf das physiogische Geschehen reduzieren lässt (das seelische Ereignis ist demnach mehr oder genauer: etwas Anderes als all das, was wir auf der physiologischen Ebene beobachten können).

Diese Erkenntnis ist wissenschaftsgeschichtlich relativ neu und für viele noch immer Neuland. Erst mit der Anwendung der Allgemeinen Systemtheorie von L. v. Bertalanffy (und unter Zuhilfenahme der Ergänzungen durch die Leib-Seele-Identitätshypothese von B. Spinoza und der Semiotik) auf das uralte Leib-Seele-Problem mit ihrer Dichotomie von Körper und Seele ist es seit einem knappen halben Jahrhundert möglich geworden zu verstehen, warum es keinen Gedanken, keine Emotion und keinen Handlungsimpuls ohne entsprechende physiologische Prozesse geben kann. Es ist ein gemeinsamer Prozess des Lebendigen, von dem wir einerseits das physiologische Ereignis und andererseits das psychologische Geschehen beobachten können. Was wir von diesem Prozess besser mit den Gesetzen der Physik und Chemie beschreiben, das nennen wir das „Körperliche". Was wir besser mit den Begriffen der Psychologie beschreiben, nennen wir das „Seelische".

Es ist also ein Mangel an begrifflicher Festlegung, wenn von „Körper" und „Seele" und deren Wechselwirkung gesprochen wird. Eine Wechselwirkung kann nur zwischen zwei Entitäten stattfinden. Solange aber diese „Seele" nicht als eigenständige Entität festmachbar ist, muss dieser Wechselwirkungsansatz schon aus logischen Gründen scheitern. Hier wird – wie erwähnt – mit der Allgemeinen Systemtheorie verstehbar, dass jedes seelische Ereignis zugleich ein physiologischer Prozess ist und jedes Seelenleben auf körperlichen Vorgängen beruht (und keinesfalls unabhängig von diesen physiologischen Strukturen denkbar). Der Fehler der Neurophysiologie bestand im Wesentlichen darin, dass sie übersehen hat, dass das „Seelische" eine eigene, systemtheoretisch gesehen höhere (d. h. komplexere) Lebenswelt darstellt, welche nicht auf der darunterliegenden physiologischen Ebene (des Gehirns) ausreichend erklärt und verstanden werden kann.

Bei all den Diskussionen um die sog. „Psycho-Somatik" treffen wir auf ein fundamentales sprachtheoretisches Problem. Da die Werkzeuge des Denkens Begriffe sind und diese sprachlichen Werkzeuge unweigerlich mit unseren abendländischen Denktraditionen verknüpft sind, wundert es nicht, dass wir die „Seele" als etwas vom Körper Losgelöstes, gleichsam Immaterielles denken. Dass dies ein primär semantisches Problem ist, ist zwar längst erkannt, dennoch weigert sich der naive Verstand anzuerkennen, dass alles, was ist, auf „Dinglichem" beruht – ja, dass letztendlich auch unser Denken und Fühlen aus den Elementen jenes Sternenstaubs, aus dem auch wir Menschen hervorgegangen sind, beruht (genauer: emergiert).

Es ist vor allem unser historisch gewachsenes Sprachsystem, das uns zwei Welten vorgaukelt (nämlich eine materielle und eine quasi Stoff-lose), wo es doch nur eine gibt. Es ist der Organismus mit seinen hochkomplexen nervösen Verschaltungspotenzialen, der uns zum Denken und Fühlen verhilft. Eine Dichotomie zwischen dem Physiologischen (Körper bzw. Gehirn) und Psychologischen (Denken, Fühlen) ist künstlich bzw. sprachlich vorgegeben, wenngleich dies für die Erforschung einzelner Detailbereiche immer wieder von Nutzen ist. Es bleibt aber dabei: Was wir besser mit den Gesetzten der Physik und Chemie beschreiben können, dürfen wir auch weiterhin als das „Materielle" oder „Körperliche" bezeichnen. Was aber besser mit den Regeln und Gesetzen der Psychologie zu beschreiben ist, sollten wir das „Seelische" nennen – wohlwissend, dass beides zu einem gemeinsamen Prozess des menschlichen Lebens gehört (vgl. Egger 2015).

Teamarbeit und multiprofessionelle Kooperation in der Humanmedizin

Immer wieder gibt es heftige Auseinandersetzungen zwischen den beteiligten Fachdisziplinen, deren Gründe recht vielfältig sind: Wie finden so unterschiedliche Berufsgruppen wie Ärzte (die in sich ja auch keine homogene Gruppe darstellen), Klinische Psychologen (deren gesetzlich abgesicherte „Tradition" erst einige Jahrzehnte währt) und Psychotherapeuten (eine äußerst heterogene Gruppe, die es als offiziellen Berufsstand in Österreich erst seit 1991 gibt) eine gemeinsame Basis für jene psychotherapeutische Arbeit, die sie innerhalb unseres Gesundheitssystems verrichten. Manche der Auseinandersetzungen haben fast kriegerischen Charakter mit heftigen Symptomen wie Terrainsicherung, überhöhten Kompetenzansprüchen und Verunglimpfung der jeweils anderen Gruppe. Die relativ neue Situation, dass wir in Österreich zwei akademische (Ärzte und Klinische Psychologen) und einen weiteren gemischt akademischen/nicht-akademischen heilkundlichen Beruf (Psychotherapeuten) haben, bringt zwangsläufig Bewegung in jene Landschaft, die sich mit der Beeinflussung von psychischen Problemen in Krankheit und Gesundheit befasst.

Gegenwärtig beansprucht jede Gruppe – also Psychotherapeuten, Ärzte, Klinische Psychologen und Gesundheitspsychologen – den offenbar wichtigsten und lukrativsten Teil jener angewandten Psychologie, die wir als Psychotherapie bezeichnen, für sich. Die neue Gruppe der Psychotherapeuten fühlt sich aufgrund ihres Bundesgesetzes von 1990 im Recht. Die Ärzte pochen auf ihre fakultative Zusatzausbildung und die wiederentdeckte „Ganzheitlichkeit" für die Patientenbehandlung und die Psychologen haben in ihrem obersten Gremium der wissenschaftlichen Psychologie im Deutsch sprechenden Europa die Position bekräftigt, dass Psychotherapie auch als Teilgebiet der Klinischen Psychologie zu verstehen ist (Baumann: Bericht des Präsidenten der „Deutschen Gesellschaft für Psychologie" zur Lage der Psychologie, „Psychologische Rundschau" 1/1995).

Möglicherweise haben alle Recht und doch auch nicht, denn es geht ja auch um das Zusammenwirken auf der Basis gültiger rechtlicher Normen und um eine sinnvolle Kooperation in Forschung und Praxis, wollte man nicht die Zeit zurückdrehen und damit wichtige Entwicklungen der letzten Jahrzehnte vergewaltigen. Vielleicht lässt sich die Situation auch so verstehen: Die Psychologie als Wissenschaft und die Medizin als Anwendungsfeld haben in einer latent konflikthaften Beziehung ein Kind hervorgebracht, das als „Psychotherapie" selbständig geworden ist. Den enttäuschten Elternteilen wird schmerzlich bewusst, dass dieses Kind eigene Wege geht und die elterlichen Vorstellungen – welche ihrerseits recht verschieden sind – hinsichtlich seiner zukünftigen Entwicklung entrüstet zurückweist. – Ein uns allen wohl vertrautes Drama, das aber doch Ansätze für einen anderen, weniger feindseligen Umgang miteinander aufzeigt.

Die „psychosomatische Betrachtungsweise" in der Medizin – Wie kommt das Subjektive *in das* Objektive *bei der Behandlung von Krankheiten?*

Am Beginn ihrer Entwicklung verstand sich die *psychosomatische Medizin* als eine eigene Subdisziplin innerhalb der anderen medizinischen Disziplinen. Ihr Schwerpunkt lag im Bereich der ätiologischen Forschung. Während andere Mediziner in Bakterien oder Viren die spezifischen Ursachen der von ihnen erforschten Krankheiten fanden, suchten die Psychosomatiker bei einigen ausgewählten Erkrankungen die Ursache in psychosozialen Konflikten. Wenn sich Korrelationen mit psycho-sozialen Faktoren vermuten oder gar festmachen ließen, wurden solche Erkrankungen dann *psychosomatische Krankheiten* genannt. Von einem derartigen reduktionistischen Ursache-Wirkungs-Modell hat sich die heutige Psychosomatik jedoch seit längerem getrennt.

Heute sollte man nicht mehr von psychosomatischen Erkrankungen, sondern nur mehr von einer *psychosomatischen Medizin* sprechen. Diese begreift sich als eine spezifische Betrachtungsweise die – unabhängig von der Art der Erkrankung – in jeder der klinischen-medizinischen Disziplinen berücksichtigt werden sollte. So wurde aus einer Subdisziplin ein Grundlagenfach für die gesamte Medizin. Ausgegangen wird dabei davon, dass bei jeder Erkrankung neben biologischen immer auch psychosoziale Aspekte zum Tragen kommen, welche gleichgewichtig mit anderen Wirkvariablen beachtet werden müssen. Es wird also konsequent berücksichtigt, dass der Mensch nicht nur ein (biologischer) Körper ist, sondern auch einen Körper hat, zu dem er erlebend, kognitiv und emotional Stellung bezieht. Das heißt, neben seiner biologischen hat der Mensch auch eine zu berücksichtigende psychosoziale Natur. Das menschliche Individuum ist (subjektiv) erlebend, intendierend und auf die Welt handelnd ausgerichtet. Da diese Subjektivität natürlicherweise auch den eigenen Körper mit einschließt, ist das Verhalten in der Krankheit nicht nur durch biologische Veränderungen bedingt, sondern immer auch durch die Bedeutung, die Gedanken und Gefühle, die der Mensch der Krankheit, der Behandlung, der Therapie, dem Arztverhalten usw. entgegenbringt, bestimmt. Der (biologische) *Befund* erklärt daher das *Befinden* nie zur Gänze.

Dieses Subjekthafte des Menschen, die Wechselbeziehungen zwischen seiner biologischen Natur, seiner psychischen Beschaffenheit und seiner öko-sozialen Umwelt bildet den Gegensand sog. psychosomatischer Diagnostik und Therapie. Das so genannte *bio-psycho-soziale Krankheitsmodell* berücksichtigt diese Gleichzeitigkeit von Wirkfaktoren und erhebt den Anspruch, ein neues Paradigma in der Humanmedizin zu verkörpern. Psychosoziale Gesichtspunkte werden dabei nicht additiv dem Biologischen hinzugefügt, sondern in die biologisch integrierte Medizin einbezogen. Somit versteht sich dieses Modell als Antwort auf das in den letzten Jahrzehnten zunehmende Erkennen der Grenzen und der Ergänzungsbedürftigkeit einer rein naturwissenschaftlich-technischen Medizin. Mit anderen Worten: Dieses Modell entspricht dem Übergang von einer krankheitszentrierten zu einer patientenzentrierten Medizin. Für die Gültigkeit dieses bio-psycho-sozialen Krankheitsmodells, d.h. für die Bedeutung psychosozialer Faktoren in Ätiologie, Pathogenese, Verlauf und Therapie vermeintlicher „reiner organischer" Krankheiten sind inzwischen von den verschiedensten Seiten überzeugende wissenschaftliche Beweise erbracht worden.

So konnte Hans Schäfer, der Doyen der deutschen Physiologie behaupten, dass die Bedeutung psychosozialer Faktoren ein auch naturwissenschaftlich erhärtetes Faktum ist. Wer dies leugnet, ist seiner Ansicht nach ein Ignorant. Es gäbe auch immer weniger Ärzte, die dem bio-psycho-sozialen Krankheitsmodell nicht zustimmen würden. Erstaunlich sei aber die Tatsache, dass die wenigsten dieser zustimmenden Ärzte in der Lage wären, eine solche Betrachtungsweise in ihrem medizinischen Alltag zu verwirklichen. Meistens zweifelten sie an der Realisierbarkeit eines solchen Vorgehens. So scheinen der Umsetzung der psychosomatischen Betrachtungsweise heutzutage nicht mehr – wie einstens – ideologisch gebrauchte „wissenschaftliche" Argumente entgegenzustehen, sondern Schwierigkeiten organisatorischer Art.

Im Bereich der niedergelassenen Ärzte konnte diese Schwierigkeit einigermaßen behoben werden. Die von Michael Balint eingeführten und nach ihm benannten Gruppen ergaben ein taugliches Modell dafür, dass psychotherapeutisch nicht vorgebildete Ärzte durch Besprechung der Probleme ihrer Patienten in einer von einem erfahrenen Psychotherapeuten betreuten Gruppe das Rüstzeug erwerben können, das sie für eine psychosomatische Betreuung ihrer Patienten in der Praxis brauchen. Für den Klinischen Bereich mit seiner komplexeren Organisation gibt es ein vergleichbar erfolgreiches Modell.

Derzeitige Organisationsformen in der therapeutischen Versorgung

Derzeit gibt es für die institutionelle Realisierung des „psychosomatischen Ansatzes" (besser: der biopsychosozialen Perspektive in der Medizin) mehrere Konzeptionen.

a) Der psychosomatische Konsiliardienst

Der Psychosomatiker stellt sich als spezialisierter Berater verschiedenen Kliniken zur Verfügung. Er übernimmt dabei vorwiegend selbst diagnostische und therapeutische Aufgaben am Patienten. Der Konsultationsdienst arbeitet also weitgehend unabhängig von den verschiedenen Stationen und steht diesen erst auf Anforderung zur Verfügung.

Durch diese Trennung zwischen Konsiliardienst und Stationsbetrieb werden hier psychosoziale Aspekte dem Biologischen eher additiv hinzugefügt. Die „überwiesenen" Patienten werden zusätzlich zum organmedizinischen Vorgehen mit psychotherapeutischen Techniken untersucht und behandelt. Die für die psychosomatische Betrachtungsweise so wichtigen Interaktionsprozesse können bei diesem Vorgehen kaum erfasst werden. Auch die Auswahl der Patienten erfolgt durch psychosomatisch nicht ausgebildete Ärzte, am ehesten nach dem Maß der Auffälligkeit der Patienten. Depressiv-zurückgezogene oder sozial-überangepasste Patienten werden so meist nicht gesehen. Die Erfahrung hat gezeigt, dass diese Form der Betreuung für alle Beteiligten eher unbefriedigend ist.

b) Der Liaison-Dienst

Dieses Konzept hat weitergefasste Arbeitsziele. Der Liaison-Psychosomatiker arbeitet enger mit den Ärzten und Schwestern einer definierten Abteilung (z. B. einer Station auf einer gynäkologischen Klinik oder einer internen Klinik usw.) zusammen. Er nimmt regelmäßig an verschiedenen Veranstaltungen – wie etwa Teambesprechungen – teil und ist für die Mitarbeiter der Station möglichst jederzeit erreichbar. Sein Schwerpunkt liegt weniger auf der direkten Patientenbetreuung, sondern er hat eher die Aufgabe, die psychosoziale Kompetenz der dort arbeitenden Schwestern und Ärzte zu fördern und das bio-psycho-soziale Krankheitsmodell vor Ort zu verwirklichen. Die dort Arbeitenden sollen selbst die psychosozialen Implikationen bei Krankheiten ihrer Patienten erkennen und – wenn der Sachverhalt nicht zu kompliziert ist – selbst damit umgehen können.

Obwohl dieses Konzept einige Nachteile des Konsiliardienstes zu vermeiden sucht, gelten in geringerem Ausmaß trotzdem die für den Konsiliardienst angeführten Bedenken. Auch der Liaison-Dienst ist abhängig von der Einstellung der Ärzte, auf deren Anforderungen er reagiert, er hat kaum Einfluss auf eine, nach seinem Verständnis möglicherweise notwendige Veränderung des klinischen Settings. Die Liaison-Psychosomatiker erkannten aber sehr bald, dass das zu ihrer Anforderung führende Problem nur in seltenen Fällen tatsächlich allein aus den beim Patienten zu erhebenden psychosozialen Befunden verstanden werden kann. Meist handelte es sich um eine „Interaktionskrise“, der eine Entfremdung innerhalb des Arzt-Patient-Verhältnisses vorausging.

Die hier arbeitenden Ärzte, Klinische Psychologen und Psychotherapeuten haben die schwierige Aufgabe zu meistern, die zahlreichen Widerstände aufseiten des angestammten klinischen Personals, die einer biopsychosozialen Betrachtungsweise entgegenstehen, zu überwinden und die Nützlichkeit dieses Ansatzes unter Beweis zu stellen. Sie müssen in großem Maße kooperationsbereit sein und in den ersten Jahren insbesondere auf alle therapeutischen Anforderungen um Hilfe bei Problempatienten schnell reagieren können. Erst wenn sowohl diese Phase eines vor allem patientenzentrierten Ansatzes erfolgreich bewerkstelligt und auch genügend Vertrautheit mit der Station und deren Mitarbeiter zustande gekommen sind, kann zunehmend auf einen arzt- bzw. teamzentrierten Ansatz übergegangen werden. Dieser erweiterte Ansatz beinhaltet dann auch die Entwicklung anderer Organisationsformen bzw. eine den verändernden Zielen entsprechende Weiterbildung des Personals. Dieser Umgestaltungsprozess sollte von begleitender Forschung dokumentiert und evaluiert werden, um spezifische Fragestellungen detailliert und adäquat bearbeiten zu können. Erfahrungsgemäß erweisen sich derartige gemeinsame Forschungsprojekte auch als förderlich für die Integration des psychosomatischen Ansatzes.

Benötigt wird weiters auch eine Stelle für eine Therapeutin bzw. Therapeuten für die gerade im Rahmen der Rehabilitation so wichtigen Themen wie Musiktherapie, Bewegungstherapie und Gymnastik. Unabdingbar erscheint auch ein(e) DokumentationsassistentIn für Verwaltung und Schreibdienst. An biopsychosozial orientierten Stationen ist der Aufwand an individueller Klartextdokumentation besonders groß und die Anwendung der sonst üblichen stark formalisierten Patientendokumentationen nur beschränkt einsetzbar. Weiters bringen auch die vorgesehenen Forschungsprojekte einen Aufwand mit sich, der von den bereits auf den Stationen vorhandenen Schreibkräften nicht zusätzlich erfüllbar wird.

Auch auf die Bedeutung einer derartigen integrierten Arbeitsweise für die Aus- und Weiterbildung von Studierenden und praktizierenden Ärzten soll hier hingewiesen werden. Die Erfahrung hat gezeigt, dass sich der biopsychosoziale Ansatz nicht von selbst einstellt. Die Praktiker wie die Auszubildenden brauchen die Anleitung sowohl vonseiten der „somatischen Experten" in biologischer Medizin als auch vonseiten der „psycho-sozialen Experten" in den psychosozialen Aspekten. Wird eine Integration dieser Gesichtspunkte in der Krankenbehandlung gewünscht, so muss sie auch vorgelebt werden. Die üblicherweise vorwiegend theoretisch vermittelten Konzepte können hier erlebbar gemacht werden. Eine Spaltung in eine Medizin für den Körper und in eine für die Seele sollte auf diese Weise erst gar nicht aufkommen. Aber auch für die Forschung bietet dieser Ansatz den Vorteil, bisher in der „Psychosomatik" wenig beachtete Krankheitsbilder auf deren psychosoziale Implikationen untersuchen zu können.

Trotz einiger Vorteile gegenüber dem Konsiliardienst bleibt auch im Modell des Liaison-Dienstes das Bündnis zur naturwissenschaftlich arbeitenden Medizin häufig labil und beruht – wo es funktioniert – auf guten persönlichen Beziehungen. Das bringt mit sich, dass personelle Veränderungen meist auch das Ende dieser Zusammenarbeit bedeuten.

c) Die psychosomatische Spezialstation

Hier erhalten hoch selektionierte Patienten, die aufgrund ihrer psychischen Beeinträchtigungen (psychodynamisch oft als „Ich-Schwäche" überschrieben) meist für eine ambulante Behandlung nicht geeignet sind, im sicherheitsgebenden Milieu eines Krankenhauses eine intensive psychotherapeutische Behandlung. Daneben kann die ganze Vielfalt der heute entwickelten häufig paraverbalen psychotherapeutischen Mittel eingesetzt werden, die eine spezifische Psychotherapie unterstützen. Das therapeutische Milieu der Station hat als alternative Umwelt zur Lebenswelt des Patienten ebenfalls eine heilungsfördernde Wirkung. Die hier behandelten Krankheiten könnte man noch am ehesten – aber vom theoretischen Verständnis her trotzdem obsolet! – als „psychosomatische Krankheiten" bezeichnen.

So notwendig solche Einrichtungen auch wären, haben sie jedoch einen entscheidenden Nachteil. Hier arbeiten Spezialisten für Psychosomatik isoliert von den übrigen Klinikern in einer Spezialklinik unter Bedingungen, die einen Transfer der dort gewonnenen Erkenntnisse auf die Bedingungen einer anderen medizinischen Abteilung kaum erlauben. Der Gedanke der Integration psychosozialer Aspekte in den medizinischen Alltagsbetrieb jeder Subdisziplin wird daher nicht verwirklicht.

d) Die integrierte psychosomatische Krankenstation

In diesem Konzept werden die psychosozialen Aspekte der Patienten in die klinische Routine einer Krankenstation integriert. Im Gegensatz zur Psychosomatischen Spezialstation handelt es sich um psychologisch nicht vorselektionierte Patienten. Dieses Modell entspricht somit am weitreichendsten der Idee eines bio-psycho-sozialen Krankheitsmodells und versucht die Nachteile der oben erwähnten Modelle zu vermeiden. Von zentraler Bedeutung ist hier die Erkenntnis, dass sich im klinischen Bereich alle Beteiligten in einer gemeinsamen „Situation“ befinden. Entsprechend einem zirkulären, kybernetischen Modell ist das Verhalten der Patienten in einem bestimmten Ausmaß immer auch eine Funktion des Verhaltens der Ärzte bzw. Schwestern und vice versa. Das Verhalten der einen beeinflusst die Erfahrung und damit das Verhalten der anderen. Neben diesem zwischenmenschlichen Verhalten bestimmen aber auch die jeweiligen institutionellen Bedingungen die Beziehungen zwischen Patient, Schwester und Arzt mit. Diese Interaktionen finden auf einer psychosomatischen Krankenstation konsequente Berücksichtigung. Die Nichtbeachtung dieser Prozesse stellt eine aktive Reduktion möglicher heilsamer bzw. eine Nichtbeachtung möglicher schädlicher Auswirkungen dar.

Die Reflexionen dieser zwischenmenschlichen und organisationspsychologischen Beziehungen haben neben therapeutischen auch diagnostische Konsequenzen. So haben besonders Patienten, bei denen psychosoziale Aspekte in Pathogenese und Krankheitsverlauf eine wesentliche Rolle spielen, üblicherweise kein ausreichendes Konfliktbewusstsein, da sie ihre Emotionen und Phantasien aufgrund tiefgehender Abwehrprozesse unterdrücken (tiefenpsychologisch begründbar). Der zugrunde liegende Konflikt ist aufgrund der psychologischen Abwehr nicht direkt erfragbar, sodass der Untersucher darauf angewiesen ist, diesen Konflikt in seiner Darstellung in den Beziehungen zum sozialen Feld der Krankenstation zu erfassen. Auf diese Weise kann ein Konflikt entweder direkt beobachtet werden oder er wird über die emotionalen Reaktionen, die bei den Ärzten und Schwestern durch das Verhalten des Patienten provoziert werden, erkenntlich. Um eine solche diffizile Diagnostik betreiben zu können, muss die Institution dementsprechend organisiert werden. Schwestern und Ärzte müssen bereit sein, sich – wie ein Resonanzkörper – vom Patienten emotional bewegen zu lassen, und über die Reflexion ihres Mitschwingens die vom Kranken unbewusst ausgehenden Impulse zu erkennen und zu verstehen. Ein derartiger Prozess wird von den Betreuern erfahrungsgemäß auch als Entlastung erfahren.

Nach K. Köhle et al. (2017, 1980) sind es vor allem vier sich ergänzende Fragestellungen, die den Bereich der *klinischen Psychosomatik* ausmachen:

1. Die Pathogeneseforschung, die sich mit der Bedeutung von Umwelteinflüssen, insbesondere der Bedeutung zwischenmenschlicher Beziehungsstörungen, für das Entstehen und den Verlauf von Erkrankungen befasst.
2. Die Krankheitsverarbeitung erforscht die psychische und soziale Verarbeitung der Erkrankung durch die betroffene Person und entwickelt Hilfestellungen für Patienten in diesem Prozess der Adaptation an die Krankheit.
3. Die Erforschung des Krankheitsverhaltens befasst sich mit den Verhaltensweisen der Patienten im Zusammenhang mit krankheitsbedingten Forderungen nach Veränderungen der Lebensweise. Das Krankheitsverhalten gewinnt vor allem mit der Zunahme langfristiger und technisch-apparativ aufwendiger Therapieverfahren in zahlreichen klinischen Fächern an Bedeutung. Es geht also um die Optimierung des therapeutischen Bündnisses.
4. Die Erforschung von psychischen Begleit- oder Folgeerkrankungen körperlicher Krankheitszustände, wie Durchgangssyndrome und Funktionspsychosen.

Dieser hier skizzierte Ansatz der klinischen Psychosomatik ist seinem Wesen nach tiefenpsychologisch. Dazu gibt es auch einen aktuelleren, empirisch-analytischen Ansatz der Psychologie, der sich *Verhaltensmedizin* nennt. Mit dieser erfahrungswissenschaftlich arbeitenden Verhaltensmedizin – innerhalb der psychosomatischen Wissenschaften auch als *Empirische Psychosomatik* bezeichnet – ergeben sich tatsächlich vielfältige Berührungspunkte und Überschneidungen sowohl auf inhaltlicher wie theoretischer Ebene. Auch die Verhaltensmedizin beschäftigt sich mit den Themen Krankheitsverhalten und Rehabilitation oder – allgemeiner formuliert – mit der konkreten Nutzung empirisch-psychologischer Erkenntnisse auf medizinische Problemstellungen. Ihr Ansatz ist stark handlungsbezogen und nicht in der Psychoanalyse, sondern in der Allgemeinen Psychologie verankert. Sie bedient sich schwerpunktmäßig der psychologischen Problem- und Verhaltensanalyse bzw. der systemtheoretisch arbeitenden „integrativen Verhaltenstherapie" mit dem Ziel der Kompetenzerweiterung aufseiten des Individuums und der betroffenen Gruppe (Egger 2015).

Zahlreiche Versuche, eine *integrierte psychosomatische Krankenstation* zu institutionalisieren, scheiterten daran, dass Erkenntnisse, die in der Wirtschaft und Verwaltung selbstverständlich sind, außer Acht gelassen wurden. Veränderungen der Arbeitsweise in Institutionen sind nämlich nur dann möglich, wenn gleichzeitig die Organisationsform weiterentwickelt, d. h. verändert wird, und eine den veränderten Arbeitszielen entsprechende Ausbildung der Mitarbeiter durchgeführt wird. Um also die psychosomatische Betrachtungsweise auf einer Krankenstation üblichen Zuschnitts einführen zu können, bedarf es eines großen Entgegenkommens der jeweiligen medizinischen Abteilung. Längerfristig müssen nämlich sämtliche klinische „Veranstaltungen" wie Anamneseerhebung, körperliche Untersuchung, Pflegemaßnahmen, Visiten, Teambesprechungen u.a. – entsprechend dem heutigen Kenntnisstand weiterentwickelt werden. Der Informationsaustausch und die Kooperation zwischen den Ärzten und auch zwischen Ärzteschaft und Pflege muss entsprechend gefördert werden. Dabei darf andererseits der Standard der naturwissenschaftlich-technischen Medizin nicht gefährdet werden.

Literatur (Kapitel A)

Adler, R.H. (2009). *Engel's biopsychosocial model is still relevant today*. Journal of Psychosomatic Research, 67, 607-611

Bertalanffy, L. v. (1949). General System Theory. *BiologiaGeneralis* 1, 114-129

Bertalanffy, L. v. (1968): General System Theory. New York: Braziller

Bertalanffy, L. v. (1972). *General System Theory. Foundations, development, applications*. New York: Braziller

BioPsychoSocialMedicine, Japanese Society of Psychosomatic Medicine, ISSN 1751-0759

bpsmedicine.biomedcentral.com

Danzinger, R. & Egger, J.W. (2013). Heilen komplementär-alternative Methoden? Psychologische Medizin, 24, 1, 3-15

Dirnberger, R. (2012). Aufgeklärte Spiritualität ohne Gott. Norderstedt: Books on demand

Egger, J.W (2005). Das biopsychosoziale Krankheitsmodell – Grundzüge eines wissenschaftlich begründeten ganzheitlichen Verständnisses von Krankheit. Psychologische Medizin, 16, 2, 3-12. Wien: Facultas

Egger, J.W. (2000) Die evolutionäre Erkenntnistheorie und der biopsychosoziale Krankheitsbegriff in der Medizin. In Pieringer, W. & Ebner, F. (Hrsg.) (2000). Zur Philosophie der Medizin. Wien/New York: Springer, 173-189

Egger, J.W. (2001) Der biopsychosoziale Krankheitsbegriff in der Praxis. Simultandiagnostik in der Verhaltensmedizin. Psychotherapeut, 5, 2001, 46, 309-316

Egger, J.W. (2008) Grundlagen der „Psychosomatik" – Zur Anwendung des biopsychosozialen Krankheitsmodells in der Praxis. Psychologische Medizin. 2008; 19, 2, 12-22

Egger, J.W. (2008). Theorie der Körper-Seele-Einheit: das erweiterte biopsychosoziale Krankheitsmodell – zu einem wissenschaftlich begründeten ganzheitlichen Verständnis von Krankheit. Integrative Therapie – Zeitschrift für Vergleichende Psychotherapie und Methodenintegration, Wien: Krammer / Edition Donau-Universität Krems, 33(4): 497-520

Egger, J.W. (2012). Biopsychosocial Medicine: The Theoretical Basis of Multidimensional Parallel Diagnosis and Therapy. Psychologische Medizin. 2012; 23(3): 45-49

Egger, J.W. (2014). Psychosomatische Krankheiten als solche gibt es nicht. Vortrag und internet-Präsentation, Österreichische Ärztekammer, Wien: Naturhistorisches Museum, 15.11.2014

Egger, J.W. (2015). Integrative Verhaltenstherapie und Psychotherapeutische Medizin – ein biopsychosoziales Modell. Wiesbaden: Springer

Egger, J.W. (2017). Theorie und Praxis der biopsychosozialen Medizin. Körper-Seele-Einheit und sprechende Medizin. Wien: Facultas

Engel, G.L. (1976). Psychisches Verhalten in Gesundheit und Krankheit. Bern: Huber

Engel, G.L. (1997). From biomedical to biopsychosocial. PsychotherPsychosom; 66:57-62

Fava, G.A., Sonino, N., Wise, T.N. (eds) (2012). *The Psychosomatic Assessment. Strategies to Improve Clinical Practice.* Adv Psychosom Med. Basel: Karger, 2012, vol 32, pp 1-18

Finger, E. (2013). Sehnsucht nach dem Selbst Die Renaissance der Unvernunft. Sehnsucht nach dem Selbst. WISSEN. 16. Mai 2013, DIE ZEIT Nr. 21, S. 34-35

Goodman, A. (1991). Organic unity theory. The mind-body problem revisited. *American Journal of Psychiatry* 148, 5, 553-563

Hayman, S. (2011). Helden der Aufklärung. Renegade 2011 / arte 2012

Kandel E. R. (2006). *Psychiatrie, Psychoanalyse und die neue Biologie des Geistes.* Frankfurt am Main: Suhrkamp

Köhle, K., Böck, D. & Grauhan, A. (1980): Angewandte Psychosomatik. Die internistisch-psychosomatische Krankenstation. Ein Werkstattbericht. Mit einem Geleitwort von Thure von Uexküll. Basel: Recom1980

Köhle, K. (2017): Integrierte Medizin. In: Karl Köhle, Wolfgang Herzog, Peter Joraschky, Johannes Kruse, Wolf Langewitz, Wolfgang Söllner (Hrsg.): Uexküll Psychosomatische Medizin. Theoretische Modelle und klinische Praxis. 8. Auflage. München: Elsevier 2017, ISBN 978-3-437-21833-0, S. 3-22

Kramer, B. (2013). Die Renaissance der Unvernunft. Draht zum Erzengel. 16. Mai 2013, Nr. 21, S. 35 und www.zeit.de/audio; s.a. Kramer, B. (2013) Erleuchtung gefällig? Ein esoterischer Selbstversuch. Verlag Links

Lesch, H. & Vossenkuhl, W. (2011). Die Großen Denker des Abendlandes. München: Komplett-Media

Lurija, A. R. (1992). *Das Gehirn in Aktion. Einführung in die Neuropsychologie* (6. Aufl.). Reinbek/Hamburg: Rowohlt

Malmgren H. (2005). The Theoretical Basis of the Psychosocial Model. In: White, P. (ed.). *Biopsychosocial Medicine.* Oxford: University Press 2005, p.21-35

Petzold, H.G, Sieper, S. & Orth, I. (2012). Psychotherapie und „spirituelle Interventionen“? – Differentielle Antworten aus integrativer Sicht für eine moderne psychotherapeutische Praxeologie auf „zivilgesellschaftlichem“ und „emergent-materialistisch monistischem“ Boden. Düsseldorf: Europäische Akademie für psychosoziale Gesundheit. www.fpi-publikationen.de

Petzold, H.G. (2001). *Integrative Therapie – Das „biopsychosoziale“ Modell kritischer Humantherapie und Kulturarbeit. Ein „lifespan developmental approach“.* Paderborn: Junfermann

Petzold, H.G. (2001): Integrative Therapie – Das „biopsychosoziale“ Modell kritischer Humantherapie und Kulturarbeit. Ein „lifespan developmental approach“. Paderborn: Junfermann

Petzold, H.G.; Leitner, A.; Orth, I & Sieper, J. (2008). Materialien und Konzepte zu Lehrtherapien und Selbsterfahrung in der Psychotherapie – Perspektiven der Integrativen Therapie. Integrative Therapie, 24

Pollack, D. (2013). Die Renaissance der Unvernunft. Der Glaube an und für sich. Wie die Esoterik zum modernen Leben passt. Ein Gespräch mit dem Religionssoziologen Detlef Pollack, 16. Mai 2013, DIE ZEIT Nr. 21, S. 35

Psychologische Medizin, Int. Soc. Biopsychosocial Medicine, Wien: Facultas Universitätsverlag, ISSN 1014-8167

Rauner, M. (2013). Channeling, Lichttherapie, Feng Shui, Wahrsagen und viele weitere esoterische Praktiken erleben einen Boom. Was steckt dahinter? Die Renaissance der Unvernunft. WISSEN, 16. Mai 2013, DIE ZEIT Nr. 21, S. 33-35

Schmidt, H. (2013). Die Zeit, Nr. 23, 29.5.2013, Buch: Politik, Seite 9

Schmitt, S. (2013). Die Renaissance der Unvernunft. Feinstoffliche Energiewende. Hokuspokus wird oft in wissenschaftliches Vokabular gehüllt – eine Jargonkritik. 16. Mai 2013, DIE ZEIT Nr. 21, S. 35

Uexküll, T. v. & Wesiack, W. (1988). Theorie der Humanmedizin. München: Urban & Schwarzenberg

Uexküll, T. v. & Wesiack, W. (2003). Integrierte Medizin als Gesamtkonzept der Heilkinde: ein biopsychosoziales Modell. In v. Uexküll – Psychosomatische Medizin. Modelle ärztlichen Denkens und Handelns. München: Urban & Fischer, 3-42

Van Spijk, P. (2018). Die Medizin: Auf der Suche nach einem neuen Menschenbild. Schweizerische Ärztezeitung 99, 19-20

Weiner, H. & Mayer, E. (1990). Der Organismus in Gesundheit und Krankheit. Auf dem Weg zu einem integrierten biomedizinischen Modell: Folgerungen für die Theorie der psychosomatischen Medizin. In *Psychother. Psychosom. med. Psychol.* 40 (1990) 81-101. Stuttgart: Thieme

Weiner, H. (1977). *Psychobiology and Human Disease*. Elsevier, New York u. a. 1977, ISBN 0-444-00212-X

Weiner, H. (1986). Die Geschichte der psychosomatischen Medizin und das Leib-Seele-Problem in der Medizin. In: *Psychotherapie und Medizinische Psychologie*. Bd. 36, 1986, S. 361-391

Weiner, H. (2001). Auf dem Weg zu einer integrierten Medizin. In Deter, H.-C. (Hrsg.). Psychosomatik am Beginn des 21. Jahrhunderts. Chancen einer biopsychosozialen Medizin. Bern

Whitehead, A.N. (1929/1979). *Prozess und Realität.* Übers. aus dem Engl. von Hans Günter Holl. 1. Auflage. Suhrkamp, Frankfurt am Main 1979. (1987, ISBN 3-518-28290-5)

Whitehead, A.N. (1929/1987). Process and Reality: An Essay in Cosmology. [Macmillan, New York 1929] korrigierte Ausgabe, hrsg. von David Ray Griffin und Donald W. Sherburne, The Free Press, New York 1979, dt. Prozess und Realität: Entwurf einer Kosmologie, Suhrkamp, Frankfurt 1987

Wikipedia: Sprechende Medizin

Wikipedia: Biopsychosoziale Medizin

www.bpsmed.net International Society of Biopsychosocial Medicine (BPS-Med), Internationale Gesellschaft für Biopsychosoziale Medizin

B Sprechende Medizin

Der Begriff *Sprechende Medizin* wird als Sammelbegriff für alle ärztlichen Interventionen verwendet, die die *Kommunikation* zwischen Arzt und Patient als Wirkfaktor nutzen. Damit wird eine Vielzahl von unterschiedlichen und zum Teil sich stark überschneidenden Themen zu umfassen versucht, wie z.B. *Arzt-Patient-Beziehung, Arzt-Patient-Kommunikation, Ärztliches Gespräch, Psychoedukation, Angehörigen-Information, Patienten-Aufklärung* (Erarbeiten adäquater Vorstellungen zu den beklagten Beschwerden bzw. gesundheitlichen Störungen, *breaking bad news*, Erwartungen zur Behandlung und Prognose), Erteilen von medizinischen Ratschlägen, Fragen der Therapietreue (Einwilligung und Befolgung von diagnostischen und therapeutischen Prozeduren; *compliance, adherence*), *Balint-Gruppen* (inkl. interaktionsbezogene Fallarbeit, „Beziehungsmedizin"). Im Rahmen der medizinischen Ausbildung und Patientenversorgung ergeben sich enge Überschneidungen zu den Begriffen *psychosoziale Medizin, psychosomatische Medizin* und *psychotherapeutische Medizin* (als Anwendung psychotherapeutischer Interventionen im ärztlichen Setting) und *Psychotherapie* (verstanden als Heilbehandlung mit psychologischen Mitteln).

In ihrer Gesamtheit versteht sich die sprechende Medizin als Gegenpol und zugleich Erweiterung der „Apparatemedizin" – gelegentlich auch als Reparaturmedizin oder „Ingenieursmedizin" bezeichnet –, welche auf dem strikt naturwissenschaftlich orientierten biomedizinischen Modell der Humanmedizin fußt. In dieser bis heute dominierenden Medizintheorie erscheint der Mensch nicht primär als (denkendes, fühlendes und gestaltendes) Subjekt, sondern als Objekt: der menschliche Organismus als komplexe Maschine, die im Schadensfall pharmakologisch oder chirurgisch-technisch zu reparieren ist.

Schon in der griechischen Antike war die sprachliche Kommunikation als Heilfaktor bekannt. Asklepios (lateinisch *Aesculapius*; deutsch *Äskulap*, englisch *Asclepius*) – in der griechischen Mythologie der Gott der Heilkunst – wird folgendes Motto für ärztliches Handeln zugeschrieben: „Zuerst heile mit dem WORT, dann mit der ARZNEI und zum Schluss mit dem MESSER" (sinngemäße Übertragung aus dem Altgriechischen, s.a. Egger 2015, 2017). Auch von Sokrates ist überliefert, dass er aufgrund einer besonderen Gesprächsführung wirkmächtig in Problemlösungen eingegriffen hat („sokratischer Dialog").

Die Bezeichnung „sprechende Medizin" als Umschreibung der kommunikativen Wirkmechanismen in der Humanmedizin wird von einigen Autoren auch mit dem dialogischen Denken in der sog. humanistischen Medizin in Verbindung gebracht und V. v. Weizsäcker zugeschrieben. Das „dialogische Denken" wurde in den Jahren um 1920 unter der weiteren Beteiligung von F. Ebner, M. Buber, F. Rosenzweig und G. Marcel entwickelt (s. Wikipedia: „sprechende Medizin"). Im Rahmen der sog. Humanistischen Psychologie und deren psychotherapeutischen

Ansatz ergeben sich plausiblerweise Verbindungen zur *Gesprächspsychotherapie* (bzw. klientenzentrierten Therapie) von C. Rogers sowie Tausch & Tausch, aber auch zur Hypnotherapie von Milton H. Erickson. Weitere Querverbindungen lassen sich auch zum Konzept der sog. *narrative based medicine* (Rita Charon) herstellen, wo es um eine kritische Auseinandersetzung mit der Evidenz basierten Medizin (*evidence based medicine*, Beweis gestützte Medizin) geht. Je mehr allerdings wissenschaftliche Belege für Art und Ausmaß jener Faktoren vorliegen, die in unterschiedlichen Aspekten der sprechenden Medizin wirksam sind, umso weniger sinnvoll wird auch die Abgrenzung zwischen evidenzbasierter und narrativer Medizin.

Der Arzt und Psychoanalytiker Michael Balint war der Meinung, das wichtigste Heilmittel sei der Arzt selbst. Nicht das Präparat sei ausschlaggebend, sondern die Art und Weise, wie der Arzt es verschreibe, die Atmosphäre, in der die Medizin verabreicht werde. Damit nimmt er Bezug auf Sokrates (nach Angaben Platons), als er Charmides mitteilte, das erbetene Heilmittel wirke nur dann, wenn es mit den richtigen Worten glaubhaft verabreicht werde(s. dazu Platons Dialog „Charmides" (Platon 1993) sowie die im neuen Testament erwähnten Wunder Jesu (s. z.B. LK 4, 31-42; Mk 2, 1-12) in Johann Caspar Rüegg (2014): *Gehirn, Psyche und Körper* – Wikipedia).

B1 Der Mensch als Subjekt in der Medizin

Die biopsychosozial orientierte Forschung basiert auf einem ganzheitlichen Verständnis von Krankheitsphänomenen. Hier geht es um möglichst intersubjektiv überprüfbare Bedingungen für das Entstehen, die Ausbildung und die Entwicklung von Ereignissen, die wir als *Krankheit* bezeichnen, sowie um die Einflussnahmen auf den Prozess des *Krankwerdens* bzw. *Krankseins*. Als die bisher nützlichste theoretische Basis für diese Bemühungen gilt das *erweiterte biopsychosoziale Modell* mit seiner systemtheoretischen Basis (Engel, Schwartz, Weiss, Weiner, Goodman, Egger u.a.) – jenes Modell, das in Erweiterung des epochalen biopsychosozialen Ansatzes inzwischen zu einer *organic unity-theory* bzw. *body mind unity-theory* weiterentwickelt wurde. Dieser theoretische Ansatz bezieht sich auf den Ausschnitt des sog. *Mesokosmus* (sensu Vollmer). Im Zentrum dieses Ansatzes steht das *reine psychophysische Ereignis* (dies entspricht der Welt an sich bzw. dem Ding als solches, was prinzipiell nicht direkt zugänglich ist). Von diesem als real angenommenen Ereignis kann der Mensch als *Subjekt* Phänomenales erleben, d.h. er erfährt die Welt als sinnliches Ereignis. Derselbe Mensch kann aber auch eine zweite Position einnehmen, nämlich die Position des Beobachters bzw. *Wissenschafters* mit all den technischen Erweiterungsmöglichkeiten der Wahrnehmung und gewinnt damit einen quasi objektiven Zugang zum primären Ereignis (= dem reinen psychophysischen Ereignis). Ist die erste Position (ich erfahre etwas als erlebendes Subjekt) eine zentrale Überlegung in allen

Bereichen der psychologischen Medizin, so ist die zweite Position (der Mensch als Materie, als hoch komplexe „Maschine") der typische Zugang der naturwissenschaftlichen Medizin zum gleichen Wirklichkeitsausschnitt.

Die grundlegende Frage, die daraus erwächst, ist: Was bildet das, was (vermutlich) real ist, besser ab, und zu welchem Zweck? Die allgemeine These dazu könnte lauten: Für die Beschreibung der *subjektiven Welt* (das, was ich als Mensch von der Welt erfahren und erleben kann) ist der phänomenologische Zugang ein idealer. Für die Beschreibung der *physiko-chemischen Ereignisse* ist allerdings der empirisch-analytische Zugang (also die Perspektive des Wissenschafters bzw. Forschers) deutlich überlegen.

In Bezug auf die Medizin als Anwendungswissenschaft stellt sich die Frage: Was hilft, nützt und bewirkt mehr? Die Einflussnahme auf die subjektive Welt – dies kommt dem Wirken durch das *Wort* gleich, wie dies beispielsweise in der Psychotherapie der Fall ist – oder ist es die Einflussnahme auf biologische Prozesse durch „Arznei" und „Messer", wie dies die biologistisch orientierte Medizin propagiert. Die allgemeine These dazu könnte lauten, nach allem, was wir wissen, ist beides hilfreich, nützlich und wirksam – allerdings in unterschiedlichem Maße bei unterschiedlichen Prozessphasen der Erkrankung. Erst aus einer metatheoretischen Position (aus einer Hochsitzperspektive) wird ersichtlich, dass beide Einflusswege denselben Prozess erreichen, wenn auch ihre Methoden (griechisch *methodos* = Weg) unterscheidbar sind.

Eine solche (erkenntnistheoretische) Grundhaltung würde uns dazu verpflichten, neben der allgemeinen wissenschaftlichen Annäherung und Beschäftigung mit dem Thema *das Subjekt in der Medizin* auch das Interesse für die Pragmatik dieses Ansatzes in der Umsetzung im Rahmen der praktischen Medizin wach zu halten. Denn nur dann, wenn dieser biopsychosoziale Ansatz einen erkennbaren Mehrwert ausweist, wird es genügend Unterstützung und Akzeptanz für eine solcherart erweiterte Medizin geben.

Im Zentrum des Themenkreises „der kranke Mensch" geht es also um die Position des *Subjekts in der Medizin*. Die Subjektivitätsforschung im Rahmen medizinpsychologischer Projekte verfolgt das Ziel, die Würde des Einzelmenschen und Achtsamkeit gegenüber seiner individuellen Lebenswelt in der westlichen, naturwissenschaftlich orientierten Medizin zu fördern. Die Verdinglichung des Subjekts zu einem materiellen Arbeitsobjekt ist wesentlich die Folge unseres stark reduktionistischen und auf das quasi Objektive, d.h. auf das Intersubjektive gerichtete Denk- und Handlungsmodells in der gegenwärtigen Medizin. Außer Streit stehen allerdings die Sinnhaftigkeit und Notwendigkeit der naturwissenschaftlich-empirischen Forschung: Wir benötigen zum Zwecke verallgemeinbarer Aussagen, wie dies z.B. für Richtwerte oder Gruppennormen gilt, das biomedizinische Forschungsparadigma. Die solcherart gewonnen Ergebnisse erfüllen den Anspruch an Objektivität, Validität und Reliabilität für Aussagen auf der Gruppenebene. Unbestreitbar sind auch die damit verknüpften technologischen bzw. pharmazeutischen Fortschritte im Rahmen medizinischer Eingriffsmöglichkeiten.

Der Preis für diese Einengung auf eine materialistische Wirklichkeitsauffassung ist allerdings die Vernachlässigung des Subjektiven und die Konzeption des individuellen Patienten-Erlebens als Fehlervarianz bzw. Störvariable. Damit einher geht eine Verengung der Wirklichkeitsaspekte auf Phänomene, die sich für die Gruppe bestätigen lassen, was im Einzelnen auch zu Fehleinschätzungen von Krankheitsaspekten und vor allem zu Fehlanwendungen bei medizinischen Eingriffen am Einzelpatienten führt. Die Marginalisierung der „subjektiven Welt" und das zunehmende Verschwinden des Psychischen hinter einem allumfassenden Biologismus sowie die Vernachlässigung der Innenperspektive von Krankheit und Leid lassen sich sowohl in der akademischen Ausbildung wie in der Handhabung medizinischer Interventionen seit mehr als hundert Jahren nachweisen.

An diesem Punkt will die Subjektivitätsforschung das Problembewusstsein fördern und wissenschaftliche Unterstützung anbieten: Als Ergänzung bzw. Erweiterung der auf Gruppenaussagen gerichteten empirisch-analytischen Forschungsmethodik sollen auch verstärkt idiographische Methoden herangezogen werden, die das Erleben und Verhalten des Einzelnen in seiner jeweils gegebenen Lebensumwelt berücksichtigt, seine Haltung und Einstellung zu Krankheit und deren Behandlungsmöglichkeiten. Darin sehen wir einen großen, aber wenig genützten Pool an Ressourcen für die Medizin der Zukunft. Die Verbindung von objektivistischen und subjektivistischen Ansätzen sollte idealerweise zu einem philosophisch vorgebildeten und psychologisch ausgebildeten Arzt führen, der im Umgang mit der subjektiven Wirklichkeit des Patienten kompetent agieren kann, ohne das Wissen des biomedizinischen Sachverhalts außer Acht zu lassen.

Die auf den ersten Blick unvereinbar nebeneinander stehenden Positionen der von subjektiver Einfärbung entkleideten abstrakten Wirklichkeit (im Sinne des objektiv Richtigen) und der Vielschichtigkeit der subjektiven Wirklichkeit des Patienten mit seinen affektiven und kognitiven Verstrickungen (subjektive Krankheitstheorien bzw. Laientheorien des Patienten) haben natürlich mit unterschiedlichen philosophischen Grundpositionen zu tun, was denn unter *Wirklichkeit* jeweils zu verstehen wäre. Das Zurückdrängen des Subjekts im Rahmen der technisch-pharmazeutischen Medizin spiegelt damit auch die dominante Konvention einer bestimmten Wirklichkeitsauffassung wider. *Evidence based medicine* und *narrative based medicine* scheinen allerdings aus einer Metaperspektive nicht unversöhnlich, sondern als zwei unterschiedliche Zugänge bzw. Methoden zum Phänomen Krankheit bzw. Kranksein.

In einem systemtheoretischen Modell von Gesundheit wird am besten verständlich, dass *Gesundheit* kein Zustand ist, sondern das jeweils aktuelle Produkt eines hochkomplexen dynamischen Prozesses: Aus dem erweiterten biopsychosozialen

Modell der Krankheit (bekannt auch als Theorie der Organischen Einheit oder Körper-Seele-Einheit bzw. *body mind unity-theory*) lässt sich konzeptuell erkennen, dass der subjektivistische Zugang nur für einen begrenzten Ausschnitt einer als hierarchisch geordnet erkennbaren Wirklichkeit (für den sog. Mesokosmos) gültig ist. Darüber und darunter (also für den Makrokosmos und den Mikrokosmos) sind die jeweiligen Systeme ausschließlich aus der Beobachterperspektive angehbar. Für den Mesokosmos *Mensch* bzw. *Patient* spielt allerdings das Subjekt mit seinen Möglichkeiten des Denkens, Fühlens und Handelns eine durchaus bedeutsame Rolle.

Im *biopsychosozialen Modell* bedeutet *Gesundheit* folgerichtig die ausreichende Kompetenz des Systems „Mensch“, beliebige Störungen auf beliebigen Systemebenen autoregulativ zu bewältigen. Nicht das Fehlen von pathogenen Keimen (Viren, Bakterien etc.) oder das Nichtvorhandensein von Störungen oder Auffälligkeiten auf den psycho-sozio-ökologischen Ebenen bedeuten demnach *Gesundheit*, sondern die Fähigkeit, diese pathogenen Faktoren ausreichend wirksam zu kontrollieren.

Krankheit stellt sich dann ein, wenn der Organismus die autoregulative Kompetenz zur Bewältigung von auftretenden Störungen auf beliebigen Ebenen des Systems *Mensch* nicht ausreichend zur Verfügung stellen kann und relevante Regelkreise für die Funktionstüchtigkeit dieses Systems überfordert sind bzw. ausfallen. Wegen der interdependenten Verschaltung der Systemebenen ist es nicht so bedeutsam, auf welcher Ebene eine Störung generiert oder augenscheinlich wird, sondern welchen Schaden diese auf einer Systemebene sowie auf den unter- oder übergeordneten Systemen zu bewirken imstande ist. Im erweiterten biopsychosozialen Modell kann – zumindest im Prinzip – auch der informative Wert, der in einer Regulationsstörung steckt, erkannt und für ein „besseres“ Leben genützt werden – es ergibt sich die potenzielle Chance, das Zusammenspiel von individueller Lebenshaltung und konkreter Lebensumwelt zu verstehen und darauf mit Änderungen im Erleben und Verhalten zu reagieren (vgl. Pieringer & Ebner 2000, Pieringer & Egger 1991).

Krankheit und Gesundheit erscheinen im biopsychosozialen Modell nicht als ein Zustand, sondern als ein *dynamisches Geschehen.* So gesehen muss *Gesundheit* in jeder Sekunde des Lebens auf allen relevanten Wirklichkeitsebenen (d.h. Systemen) „geschaffen“ werden.

Gründe für eine Forcierung der Subjektivitätsforschung sind zwar vielfältig, im Kern liegt aber der Input einer solchen Forschungskonzeption in der Optimierung bzw. Professionalisierung der Arzt-Patient-Beziehung durch Mithereinnahme der sogenannten subjektiven Wirklichkeit des Patienten zum Zwecke einer umfassenderen Diagnosestellung und einer breiteren Erklärung der in Frage stehenden Phänomene (Symptome, Wirkfaktoren, Krankheitsverständnis). Auch die Möglichkeit für Interventionen verbreitert sich wesentlich, weil sich diese nun nicht mehr auf technisch-chirurgische oder pharmazeutische Dimensionen beschränken, sondern auch Denken, Fühlen und Handeln als Wirkfaktoren nutzen (v.a. für ein verbessertes Gesundheits- und Krankheitsverhalten). Der Wert psychologischer Beiträge für die Humanmedizin wird mit diesem Ansatz gestärkt und trägt zugleich zu einem umfassenderen Verständnis von Gesundheit und Krankheit bei.

B2 Die Kunst der Arzt-Patient-Kommunikation

Sprechende Medizin als Wirkfaktor – neurowissenschaftliche Aspekte

Die Wirkelemente der *sprechenden Medizin* werden oft vereinfacht mit dem Symbol „Wort" (als Summe aller kommunikativen Wirkfaktoren) gekennzeichnet. „Heilende Worte" bilden neben den zwei Säulen „Arznei" (Summe aller medikamentösen Wirkfaktoren) und „Messer" (Summe aller technisch/chirurgischen Interventionen) das dritte Fundament der wissenschaftlichen Medizin. Die Vernetzung dieser drei Wirkbereiche wird über das sogenannte *biopsychosoziale Modell* von Krankheit bzw. Gesundheit erklärt (s. *biopsychosoziale Medizin*, Egger 2017). Die empirischen Belege für diese wissenschaftlich begründete „Ganzheitlichkeit" kommen aus vielen interdisziplinären medizinischen Forschungsbereichen, überwiegend aus der „Neurobiologie", „Psychoimmunologie" und „Neuropsychologie" und anderen interdisziplinär arbeitenden Fachbereichen. Hier wird deutlich, dass alles Leben auf Kommunikation (Austausch und Vernetzung) basiert.

Auch im menschlichen Organismus gibt es einen ständigen Informationsaustausch z.B. zwischen den Steuerungssystemen „Zentralnervensystem", „vegetatives Nervensystem", „Hormonsystem" und „Immunsystem". Es wird ersichtlich, dass auch Worte, sobald die Schallwellen (samt der szenischen Einbettung) im Innenohr in physiko-chemische Signale umgewandelt und des weiteren im Gehirn mit spezifischer Bedeutung versehen werden, eine physiologische Wirkung zu erzeugen imstande sind. Worte, die im Patienten eine positive Aktivierung hervorrufen (im Wesentlichen also positive Emotionen, die wiederum zur Erhöhung der Selbstwirksamkeit, Ressourcenaktivierung oder Beruhigung etc. beitragen), können solcherart prinzipiell als heilwirksam bezeichnet werden. Allerdings: Wie man mit Worten „heilen" kann, lässt sich mit ihnen auch „verletzen". – Auf der Grundlage dieser Erkenntnisse wird eine biopsychosoziale Ganzheitlichkeit für das medizinische Vorgehen begründet, welche die immerwährende Verschränkung von körperlichen, seelischen und ökosozialen Vorgängen innerhalb eines Prozesses betont (Egger 2015).

Erkenntnisse der Neurowissenschaften können die Wirkungsweise der Worte auf neurobiologischem Hintergrund verdeutlichen. Ausgehend von der individuellen genetischen Matrix prägen die Lebenserfahrungen eines Menschen seine Hirnstruktur, indem sie Synapsen und neuronale Netzwerke auf unterschiedliche

Weise im Wachstum formen. Das Gehirn befindet sich lebenslang in einem (allerdings zunehmend langsameren) Wachstumsprozess neuronaler Verschaltungen und ermöglicht Veränderung durch Lernprozesse.

Neurobiologische Vorgänge im Gehirn wirken sich wegen der Vernetzung der Steuerungssysteme auf den gesamten Organismus des Menschen aus. Eingehende Wahrnehmungsimpulse (z.B. Sehen, Hören, Riechen, Tasten ...) werden mit inneren Konzepten (Schemata) abgeglichen, entsprechend bewertet und das Ergebnis in Form von Nervensignalen weitergeleitet. In einem vielfältig verschalteten physiologischen Prozess (s. Stressforschung und Stressmedizin) bewirken diese Nervenimpulse in bedrohlich interpretierten Situationen (Gefahrensituationen, Stress-Situationen) beispielsweise die Ausschüttung von Aktivierungs- und Stresshormonen wie z.B. Adrenalin und Cortisol. Diese versetzen den Organismus in einen Erregungszustand, der Energie zum Angriff oder zur Flucht (*fight or flight*) bereitstellt. (Nur für den Fall, dass die Bedrohung als gänzlich unbewältigbar erlebt wird, wird – primär über Corticosteroide – der Totstellreflex (Erstarren, Ohnmacht) aktiviert. Dagegen werden in freundlich bewerteten Situationen beispielsweise die Neurotransmitter Serotonin und Dopamin vermehrt ausgeschüttet – aber auch Oxytocin, was neben einigen anderen (weniger erwünschten) Wirkungen Bindungsverhalten und Vertrauen fördert, Angst und Stress reduziert und Ausgeglichenheit fördert.

Die Fähigkeit des Gehirns, sich lebenslang – wenngleich mit dem Alter einhergehend abnehmender Fähigkeit – zu verändern („neuronale Plastizität") ist von wesentlicher Bedeutung für alle Lernprozesse. Worte, ein therapeutisches Gespräch, Gedanken, Autosuggestion bzw. die Kommunikation eines Menschen mit sich selbst (Selbstkommunikation, „Inneres Kind„) können synaptische Strukturen verändern und so Einfluss nehmen auf gesundheitliche Prozesse. Sind es anfangs meist funktionelle Störungen wie beispielsweise schmerzhafte chronische Muskelverspannungen, Herz-Kreislauf-Störungen, Beschwerden im Magen-Darm-Trakt oder Immunschwäche, können sich im weiteren Verlauf auch manifeste Krankheiten entwickeln. Wie Ergebnisse der Neuropsychoimmunologie belegen, lässt sich durch eine passgenaue „Sprechkur" (also durch „heilende Worte") eine günstigere Emotionsregulation aufbauen, welche eingefahrene (gebahnte) neuronale Verknüpfungen auch wieder abschwächen kann.

Am Prozess beteiligt ist immer der gesamte Organismus: insbesondere Gehirn, neuronale Vernetzung, Neurotransmitter, Hormone und Immunsystem – jeweils mit den Wechselwirkungen im Erleben, Denken und Verhalten. So wird erkennbar, dass der Mensch durch gesprochene Worte, Gedanken oder Vorstellungskraft und den damit ausgelösten Emotionen (die ja selbst im Kern physiologische Vorgänge darstellen) ständig auf das Funktionieren und in der Folge auch auf die materielle Struktur der neuronalen Netzwerke im Positiven wie im Negativen Einfluss nimmt (Egger 2015, 2017).

In einem besonderen Maße wird Kommunikation von der Psychotherapie genutzt (vgl. Gerhard Roth zu den neurobiologischen Aspekten von psychologischer Behandlung, 2001, 2003). Es scheint neurobiologisch gesichert, dass psychische Konflikte oder belastende frühkindliche Erfahrungen mit dem Entstehen dysfunktionaler Verknüpfungen in neuronalen Netzwerken des Limbischen Systems einhergehen. Solche unerwünschten Verknüpfungen sind durch psychotherapeutische Interventionen (wenigstens teilweise) korrigierbar, indem sich durch positive Erfahrungen in der Therapie „Ersatzschaltungen" im Mandelkern und in anderen Regionen des Gehirns herausbilden. *Sprechende Medizin* kann also das Gehirn (und wegen der parallelen Verschaltung mit den anderen Organsystemen den gesamten Organismus) verändern, ebenso wie Psychopharmaka – oft braucht es beides und noch mehr, um erfolgreich zu sein (vgl. Klaus Grawes Neuropsychotherapie-Konzept, 2004).

B3 Heilende Worte – das ärztliche Gespräch als Therapeutikum

Gesellschaftliche Veränderungen in Richtung eines verstärkten Bedürfnisses nach ausreichender Information zu Diagnose, Therapie und Prognose belegen, dass immer größere Teile der Bevölkerung aktiv in ihren Behandlungsprozess miteinbezogen werden wollen. Dies hat bereits bisher zu weitreichenden Modifikationen der *ärztlichen Aus- und Fortbildung* beigetragen und tut es weiterhin. Im gesamten deutschen Sprachraum (und in den meisten Ländern mit westlich orientierter wissenschaftlicher Medizin) gibt es mehr oder minder elaborierte Fort- und Weiterbildungsprogramme, die die Professionalisierung der Arzt-Patient-Kommunikation bzw. des ärztlichen Gesprächs zum Ziel haben. An der Grazer Medizinischen Universität wurde 2011 erstmals im deutschen Sprachraum eine eigene Professur dazu eingerichtet (s. Wikipedia: *Egger Josef W.*; Egger 2015).

Professionelle Arzt-Patienten-Kontakte werden zunehmend mehr als eigenständige ärztliche Aufgabe und als relevante medizinische Intervention gesehen. Dennoch ist die sprechende Medizin im Vergleich zum Mainstream der westlichen Medizin (Schlagwort „Reparaturmedizin", „Apparatemedizin", „Ingenieursmedizin") mit ihrem Fokus auf pharmazeutische und technisch-chirurgische Interventionen weiterhin unterbewertet. Es ist der Gesundheitspolitik bisher nicht ausreichend gelungen, ausreichend gute Rahmenbedingungen für die sprechende Medizin herzustellen. Die empirische Forschung zeigt jedoch, dass eine patientengerechte Information und adäquate Motivierung des Patienten zur aktiven Mitarbeit an der Verbesserung seiner Gesundheitsparameter sowie bei der Krankheitsbewältigung oder – ganz allgemein – für den erwünschten Behandlungserfolg unabdingbar sind. Ziel der sprechenden Medizin ist folgerichtig der informierte (aufgeklärte) Patient, der über seine Krankheit Bescheid weiß, ausreichend motiviert und auch in die Lage versetzt wird, beim jeweiligen Behandlungsprozess mitzuwirken.

Wer krank ist, hat häufig auch mehr oder minder sorgenvolle gesundheitliche Gedanken bzw. diagnostische oder therapeutische Befürchtungen. Hier ist es wichtig, einen Arzt zu finden, dem man vertraut, und an den man sich mit seinen angstbesetzten Fragen wenden kann. Aber die dafür erforderliche Arzt-Patient-Kommunikation erweist sich oft als schwierig.

Patienten beklagen sich immer wieder, dass Ärzte „nicht mit ihnen reden" und auch „nicht wirklich" auf ihre Probleme eingehen. Wieweit ist eine solche Kritik empirisch betrachtet berechtigt?

Wie die Untersuchungen zu diesem Thema zeigen, verbessert sich die Güte der Arzt-Patient-Kommunikation langsam, aber stetig von Jahrzehnt zu Jahrzehnt. Dies ist vorwiegend bedingt durch gesellschaftliche Veränderungen, die auch die Medizin mitverändert hat. Eine über Generationen hinweg relativ autoritäre Medizin wurde mehr und mehr abgelöst von einer eher partnerschaftlich orientierten Medizin. Um in komplexeren gesundheitlichen Problemstellungen erfolgreich zu sein, braucht es eine möglichst gute Arzt-Patient-Kommunikation, d.h. es braucht das Zusammenspiel beider Seiten, um Krankheit zu bekämpfen und Gesundheit aufrecht zu erhalten.

Der Arzt von heute benötigt eine gute kommunikative Ausbildung, damit er das ärztliche Gespräch so führen kann, dass er einerseits das medizinische Problem so rasch wie möglich in einer verständlichen Form mitteilen und andererseits die berechtigten Bedürfnisse des Patienten nach weiterer Information und Hilfe besprechen kann. Aufseiten des Patienten braucht es (außer im Akutfall) ein Vorbereitetsein auf das gemeinsame Gespräch, welche Fragen am vordringlichsten abzuklären sind („Was habe ich?", „Was soll jetzt konkret geschehen, was muss getan werden?", „Wie geht es weiter; was habe ich zu erwarten?")

Viele Patienten beklagen, dass sie „zu schnell abgefertigt" worden seien, und Ärzte kritisieren, dass sie zu wenig Zeit für ausreichende Gespräche hätten.

Auch in der Medizin gilt „Zeit ist Geld". Ein gutes ärztliches Gespräch braucht zwar am Beginn der Problemlösung etwas Zeit, aber diese erspart sich der Arzt im weiteren Verlauf der Behandlung. Das heißt, je besser der Arzt auf ein professionelles ärztliches Gespräch in seiner Ausbildung geschult ist, desto effektiver kann er die Zeit nützen. Ein kommunikativ kompetenter Arzt braucht – über den gesamten Behandlungsverlauf gesehen – wesentlich weniger Zeit für eine patientengerechte Besprechung als einer, der darin nicht geschult ist. Dies lernen Ärzte in der aktuellen Ausbildung kennen und verhalten sich zunehmend mehr in der gewünschten Weise. Dass es auch heutzutage noch gelegentlich „Fließbandmedizin" und fehlende Information und mangelhafte „Aufklärung" gibt, liegt nicht nur bei den Ärzten, sondern auch in der finanziellen Bevorzugung der „Apparatemedizin" gegenüber der „sprechenden Medizin".

Gibt es benennbare Gründe für das wiederholte Scheitern der Arzt-Patienten-Kommunikation?

Dafür gibt es ganz unterschiedliche Gründe. Der Arzt ist gewohnt, in seiner (in jeder Wissenschaft notwendigen) Fachsprache zu denken, zu handeln und zu sprechen. Diese Sprache ist weit weg von der Alltagssprache, sodass jeder Arzt dem nicht geschulten Patienten den vorgefundenen medizinischen Sachverhalt erst in eine verständliche Form übersetzen muss. Auch die jeweils eigenen Erwartungen von Arzt und Patient können ein Problem darstellen. Der Patient mag denken: „Wenn der Doktor etwas von mir wissen will, wird er mich schon fragen." Der Arzt kann denken „Wenn der Patient etwas wissen will, wird er mich schon fragen." – und beide bleiben stumm. Der kritische Punkt ist hier die fehlende aktive Kommunikation zwischen den beiden, sodass die für den Patienten wichtigen Fragen nicht auf den Tisch kommen. Es hilft hier, wenn entweder der Arzt nachfragt, ob die wichtigsten Punkte erörtert wurden oder ob noch Klärungsbedarf besteht oder wenn der Patient seine offenen Punkte direkt anspricht.

Was könnten Ärzte in der Kommunikation mit Patienten generell verbessern?

Das Informationsbedürfnis aufseiten der Patienten hat sich – nicht erst mit dem Zugang zum *Internet* – in den letzten Jahrzehnten dramatisch erhöht. Zusätzlich wollen immer mehr Patienten in die Entscheidung, was zu geschehen hat, einbezogen werden. Wenn dies aufseiten der Ärzte nicht berücksichtigt wird, macht sich Unzufriedenheit breit. Der Arzt von heute ist angehalten, zuallererst einmal den Patienten zusammenfassend berichten zu lassen, d.h. ihm dabei zuzuhören und nicht gleich zu unterbrechen. Dann gilt es, konkret medizinisch relevante Aspekte nachzufragen. Die gesammelten Informationen und Befunde sollten danach kurzgefasst und für den Patienten verständlich besprochen werden. Es schadet nie nachzufragen, ob der Patient den Sachverhalt und die daraus resultierenden Konsequenzen auch verstanden hat.

Gibt es weiterhin Veränderungsbedarf hinsichtlich der Ausbildung von Ärzten im kommunikativen Umgang mit Patienten?

Wir haben in Österreich seit 2004 eine komplett neue Studienordnung für die Ausbildung in Humanmedizin. An der Medizinischen Universität Graz wurde ein eigener Lehrstuhl mit der Aufgabe betraut, alle Medizinstudierenden verpflichtend in Lehrveranstaltungen zur Arzt-Patient-Kommunikation zu trainieren. Seit 2010/2011 sind bereits die ersten Jungärzte mit dieser verbesserten Kompetenz im Umgang mit Patienten berufstätig. Es dauert aber erfahrungsgemäß ein bis zwei Generationen von Ärzten, bis dies flächendeckend wirksam wird und wir als Patienten diese Veränderung auch spüren.

Was können die Patienten selbst zum Gelingen der Kommunikation beitragen?

Es gibt auch eine Bringschuld des Patienten, damit die Arzt-Patienten-Kontakte erfolgreich verlaufen. Hilfreich ist es z.B., wenn Patienten einen Stichwortzettel mitbringen, was sie mit dem Arzt als zentrale Punkte klären wollen. In der Aufregung werden nämlich immer wieder wichtige Punkte vergessen. Es hilft auch, dem Arzt verstehen zu geben, dass man an den medizinischen Informationen interessiert ist und in die jeweiligen Entscheidungen eingebunden werden möchte. Was das ärztliche Gespräch aber nicht leisten kann, ist das Anliegen einzelner Patienten nach umfassender sozialer Zuwendung, nach umfangreicher Aussprache über eigene Lebensprobleme oder „Tratsch", wie wir ihn im Kaffeehaus zelebrieren. Dafür gibt es ja andere Möglichkeiten.

Häufig wird kritisiert, dass die moderne Medizin zwar mit beachtenswerter Ingenieurskunst ans Werk geht, aber es gleichzeitig an Empathie der Ärzte für die Bedürfnisse der Patienten fehle.

Eine ausreichende Kompetenz des Arztes, sich in den Patienten hineinversetzen zu können (also Empathie) ist für den Arzt unabdingbar. Ein Zuviel an Mitfühlen ist aber genauso kontraproduktiv wie zu wenig Empathie. Schließlich ist der gute Arzt nicht nur ein medizinischer Ingenieur, der weiß, wie er was „reparieren" kann, sondern auch einer, der die Ängste, Nöte und Bedürfnisse des Patienten erfasst und dabei handlungsfähig bleibt. Der gute Arzt ist also einer, der nicht nur die „Reparaturmedizin", sondern der auch die „sprechende Medizin" beherrscht. Im Idealfall wird also das „Körperliche" nicht vom „Seelischen" getrennt, sondern gemeinsam angepackt. – Wir nennen das „biopsychosoziale Medizin". Sie steht für die wissenschaftlich begründete Ganzheitlichkeit in der Medizin. Hier auf eine möglichst einvernehmliche Sicht der Dinge zu kommen, ist durchaus nicht immer einfach.

Welche Wirkung hat eine gelungene Kommunikation auf die Compliance?

Eine gute Arzt-Patient-Beziehung hat gewaltige positive Auswirkungen, die wissenschaftlich belegt sind. Patienten zeigen eine wesentlich bessere Therapietreue (d.h. sie befolgen die notwendigen Schritte bei der Bekämpfung der Beschwerden bzw. Wiedererlangung von gesundheitlichen Kompetenzen deutlich besser), sie werden zuversichtlicher (d.h. sie sind weniger verzagt und erreichen die Therapieziele insgesamt schneller) und zeigen viel weniger Bereitschaft, sich auf obskure und unvernünftige Behandlungswege zu begeben (d.h. sie sind für Esoterik und Scharlatanerie viel weniger empfänglich).

Welche positiven Auswirkungen kann eine gelungene Arzt-Patienten-Kommunikation darüber hinaus erbringen?

Hier lassen sich die Patienten zentrierten, Arzt orientierten und die Gesellschaft betreffenden Aspekte voneinander unterscheiden: Was wir erfahrungswissenschaftlich belegen können ist, dass Patienten, die sich von ihren Ärzten verstanden fühlen, nicht nur eine bessere Therapietreue (Compliance) zeigen, sondern auch eine erfolgreichere Zusammenarbeit (Coherence) bei der medizinischen Problemlösung ermöglichen (z.B. bessere Blutdruckeinstellung, bessere Blutzuckereinstellung). Wenn der Informationsaustausch zwischen Arzt und Patient gut gelingt, gibt es weniger Fehlverschreibungen und weniger gesundheitsschädliches Verhalten auf Patientenseite. Bei einem guten Arzt-Patienten-Verhältnis werden sogar die Verweilzeiten in den stationären Einrichtungen verkürzt (und das öffentliche Gesundheitssystem dadurch entlastet), die „Wehleidigkeit" bei Bagatellsymptomen verringert und die Zufriedenheit mit der Medizin insgesamt erhöht.

Aus der Sicht des Arztes ist eine gelingende Beziehung zum Patienten häufig verbunden mit einem gegenseitigen besseren Vertrauen, was die ärztliche Tätigkeit erleichtert. Der Arzt gewinnt den Patienten als (oftmals notwendigen) mitverantwortenden Partner bei der gesundheitlichen Problemlösung. Amerikanische und kanadische Langzeitstudien haben auch ergeben, dass gut kommunizierende Ärzte insgesamt wesentlich weniger bei Ombudsstellen oder vor Gerichten geklagt werden. Letztendlich ist der zwischenmenschlich kompetente Arzt in vielen Fällen treffsicherer in seiner ärztlichen Tätigkeit und gewinnt durch die positive Rückmeldung vonseiten der Patienten auch Genugtuung und Freude am eigenen Schaffen. Dies ist in einem durchaus anstrengenden Berufsumfeld nicht zu vernachlässigen.

Aus dem Blickwinkel der Gesellschaft spielt der Kostenfaktor eine große Rolle: Es ist zwar forschungsmäßig erkennbar, dass Ärzte mit kommunikativer Kompetenz insgesamt – d.h. über den gesamten Behandlungsverlauf gesehen – effizienter sind. Gleichzeitig bringen die technischen bzw. pharmazeutischen Errungenschaften und damit verbundenen Möglichkeiten in Diagnostik und Therapie ständig neue Begehrlichkeiten mit sich, die finanziell geschultert werden wollen. Das Gesundheitssystem ist daher kostenseitig schwer unter Kontrolle zu halten. Hier gerät bei den verordneten Einsparungsversuchen die „sprechende Medizin" seit jeher ins Hintertreffen. Andererseits erwarten wir uns heute als Patienten, dass der Arzt achtsam mit unseren Klagen und Bedürfnissen umzugehen imstande ist. Eine basale kommunikative Kompetenz aufseiten des Arztes wird inzwischen als eine Art Selbstverständlichkeit in unserer Gesellschaft betrachtet.

B4 Jeder vierte Patient versteht seinen Arzt nicht

Gesundheitsseiten sind die meistgelesenen Rubriken in den Printmedien. Dies spiegelt einerseits das Interesse an gesundheitlichen Problemen wider, zeigt aber auch die Kenntnislage hinsichtlich medizinischer Sachverhalte auf. Trotz aller Aufklärung herrscht nach wie vor viel Unsicherheit aufseiten der Bevölkerung selbst bei Aspekten geläufiger Krankheitsphänomene.

Es ist empirisch gesichert, dass Patienten ein großes Informationsbedürfnis besitzen. Eine große Zahl von Untersuchungen mit Krebskranken hat beispielsweise gezeigt, dass zwischen 80% und 95% der Patienten über ihre Erkrankung, deren Behandlung und Prognose möglichst vollständig informiert werden wollen. Aber Zeit ist kostbar – auch in der Medizin! Im Vergleich zur Apparatemedizin wird die „sprechende Medizin“ sehr schlecht honoriert. Kein Wunder, dass Ärzte sich schon aus ökonomischen Gründen kurz halten müssen, wenn es um das gemeinsame Gespräch geht, das Klärung und Hinterfragen ermöglicht.

Eine vielzitierte aktuelle Studie aus einem Ludwig Boltzmann-Institut (Pelikan 2012) wonach jeder vierte Österreicher seinen Arzt nicht versteht, lässt zwar eine Reihe von methodischen Fragen offen, aber dessen ungeachtet ist die Hauptaussage diskussionswürdig. Wir kennen natürlich die Kluft zwischen medizinischem Wissen und Laienverständnis seit jeher, sie ist bis zu einem gewissen Grad gar nicht aufhebbar. Was wir allerdings verbessern können und auch verbessern müssen, ist die Kommunikation zwischen den Experten (den Ärzten) und den Laien (den Patienten).

Wie bei jeder Kommunikation sind dabei einige Grundregeln zu beachten. Zuallererst gilt es festzuhalten, dass die Kommunikation zwischen Arzt und Patient in einem gegenseitigen Austausch von Informationen besteht, sie ist keine Einbahnstraße. Arzt und Patient haben naturgemäß einen unterschiedlichen Blick auf das, was „relevant“ ist. Um ein möglichst gutes Ergebnis im Sinne von „Verstehen“ aufseiten des Patienten zu erreichen, haben beide Teile – Arzt und Patient – eine Bringschuld.

Es gibt gute empirische Gründe, warum die Kommunikation zwischen Arzt und Patient ein bedeutsamer Faktor in der ärztlichen Praxis ist. Ein Gesprächsverhalten, das es dem Patienten erleichtert, seine Fragen, Erwartungen und Befürchtungen zu äußern und sowohl die gewünschte Information als auch emotionale Unterstützung zu erhalten, hat nachgewiesenermaßen günstige Auswirkungen in vielen Bereichen. Es führt zur Verbesserung des Gesundheitszustandes, zur Symptomverminderung, zu verbesserter Schmerzkontrolle, zu besserem Funktionszustand und zu besseren physiologischen Ergebnissen bei der Blutdruck- und Blutzuckereinstellung.

Die Therapietreue (*compliance*) beträgt im Durchschnitt nur 50%, d.h. nur die Hälfte der Patienten nimmt ihre Medikamente wie vom Arzt verordnet ein oder folgt den Empfehlungen zur Änderung des Lebensstils. Eine individuell besser angepasste – und vor allem von Arzt und Patient gemeinsam verhandelte – Strategie zur Bekämpfung von Krankheit bzw. gesundheitlicher Risiken, verbessert diesen Prozentsatz signifikant (dies ist der Ansatz, der mit *adherence* und *coherence* umschrieben wird).

Beim Übermitteln von schwerwiegenden diagnostischen Informationen ist es wichtig, dass der Arzt nicht „mit der Tür ins Haus fällt“. Die Informationsvermittlung sollte als Prozess verstanden werden, also schrittweise und im Dialog erfolgen, und nicht als einmaliger Akt gesehen werden. Wir lehren hier, dass der Arzt sich an der Aufnahmebereitschaft des Patienten orientieren muss, und zwar sowohl in intellektueller Hinsicht („Hat er die mitgeteilte Information überhaupt verstanden?“) als auch in emotionaler Hinsicht („Hat er die Tragweite der Information gefühlsmäßig an sich herankommen lassen?“).

Es macht Sinn, den Patienten zu ermutigen, das Gesagte mit eigenen Worten zusammenzufassen, um sicherzustellen, ob die Mitteilung auch richtig verstanden wurde oder ob noch Klärungsbedarf besteht. Auch die Empfehlung „Wenn Sie zu Hause Ihrem Mann/ Ihrer Frau von unserem Gespräch erzählen, was werden Sie berichten?“ hilft nachzuprüfen, ob ein ausreichendes Verständnis gegeben ist oder noch weitere Klärung notwendig ist.

Aber auch aufseiten des Patienten gibt es eine Bringschuld! Wie soll der Arzt erkennen, dass die wichtigsten Fragen des Patienten beantwortet sind und der Patient diese verstanden hat, wenn keine entsprechende Rückmeldung kommt? Es gibt ein gut gesichertes Phänomen, das einen Teil des Verständnis-Problems aufklären kann: Der Patient denkt: „Der Doktor wird mich schon danach fragen, wenn er es für wichtig hält“ und der Arzt ist der Meinung „Der Patient wird mich schon fragen, wenn er etwas wissen will“. So spielen sich die beiden Seiten bei der Entstehung von „Nichtverstehen“ oder Missverständnissen in die Hände.

Was wir in der vor fast zwei Jahrzehnten begonnen neuen Ausbildungsordnung an den Medizinischen Universitäten den angehenden Ärzten lehren, ist daher: Für die Gesprächszeit ist der Rahmen im Vorhinein abzustecken. Wenn nur 5 oder 10 Minuten Zeit für ein Gespräch gegeben sind und der Patient das weiß, dann ist die Chance, dass die wesentlichen Fragen dennoch erörtert werden, größer, als wenn unklar bleibt, wie viel Zeit der Arzt für den Patientenkontakt erübrigen kann. So wird oft wertvolle Zeit mit „Nebenschauplätzen“ vergeudet und für das Wesentliche bleibt dann zu wenig übrig. Wir lehren daher z.B. in den sog. Patienten-Kontakt-Simulationen: *„Frau Maier, ich habe jetzt 10 Minuten Zeit für Ihre Anliegen, was wäre Ihnen heute das Wichtigste, was Sie mit mir klären möchten?“*

Was wir ebenfalls lehren, ist die Ermutigung von Patienten, sich auf den ärztlichen Kontakt – und insbesondere auf das ärztliche Gespräch – gut vorzubereiten. Dafür macht eine Stichwortliste mit den wesentlichen mit dem Arzt zu klärenden Punkten viel Sinn. Diese Notiz (im Idealfall auch noch geordnet nach der Wichtigkeit der Themen) zum Arzt-Gespräch mitzubringen, bewährt sich sehr und ist selbst für Visiten im Rahmen stationärer Aufenthalte zu empfehlen. Denn viele Patienten sind bei der tatsächlichen Konfrontation mit dem Arzt mehr oder weniger aufgeregt und vergessen leicht, was sie eigentlich klären wollten. Erst nachträglich wird ihnen bewusst, dass sie wieder keine ausreichende Antwort auf ihr Anliegen erwirkt haben. In den Gesprächs-Simulationen lehren wir daher beispielsweise: *„Herr Maier, ich möchte Sie ersuchen, dass Sie sich schon zu Hause überlegen und notieren, was Sie mit mir das nächste Mal besprechen wollen. Denken Sie daran, dass wir möglicherweise nicht für alle Punkte Zeit haben und bringen Sie die offenen Punkte in eine Reihe – das Wichtigste immer zuerst.“*

Natürlich werden vom Arzt vielfältige Standardinformationen auch über Schautafeln, Broschüren, Aufklärungsunterlagen und Flyers an die Patienten weitergegeben. Dies reicht nicht, weil damit nicht sichergestellt ist, ob die Patienten das lesen oder ob sie den Inhalt verstehen. Wir lehren daher: *„Ich gebe Ihnen jetzt diese Unterlagen zu Ihrem gesundheitlichen Problem mit. Ich bitte Sie, dies gut anzuschauen und Fragen, die Sie dazu haben, sich aufzuschreiben und mit mir zu besprechen. Sagen Sie ruhig, wenn Sie etwas nicht verstanden haben; es ist mir wichtig, dass Sie eine richtige Vorstellung von ... bekommen."*

Jüngere und insgesamt gebildetere Patientengruppen recherchieren Gesundheitsfragen seit Jahren und in zunehmendem Maße selbständig im *Internet.* Viele sind dennoch überfordert, weil sie dort zu viel und oft auch völlig widersprüchliche oder falsche Informationen finden. Die frei zugänglichen internet-Infos sind weder gewichtet noch in ihrer wissenschaftlichen Seriosität für die meisten Laien beurteilbar. Diese Informationen brauchen – um für den Patienten mit seiner individuellen Situation auch nutzbar sein – die Bewertung durch das persönliche Gespräch mit dem Vertrauensarzt.

Erheblichen Einfluss darauf, wie medizinische Informationen verstanden werden, haben auch die Rückmeldungen der sozialen Umgebung des Patienten. Gespräche in der Familie, mit Freunden oder Bekannten können hilfreich, aber auch desaströs sein, je nach Kenntnisstand der Angesprochenen. Gelegentlich hilft auch die Vermittlung zu Selbsthilfegruppen weiter, wenn es neben dem adäquaten Verständnis auch um den persönlichen Umgang mit einer Krankheit geht.

Die aktuell gültige Studienordnung *Humanmedizin* mit ihrer stärkeren Gewichtung auf die kommunikative Kompetenz der Medizinstudierenden kann natürlich erst nach und nach greifen. Es sind gerade die ersten Jahrgänge durch diese neue Ausbildung gegangen. Es wird also noch etliche Jahre brauchen, bis wir die Wirkung der verbesserten kommunikativen Kompetenz der Ärzte auch in den Praxen erkennen können. Beschleunigt werden kann dieser Prozess aber dadurch, dass die Patienten dem Arzt offener mitteilen, wenn sie etwas von den ärztlichen Informationen nicht verstehen – egal ob es sich um diagnostische, therapeutische oder prognostische Aspekte handelt. Denn wenn keine unmittelbare Nachfrage nach solchen Klärungen kommt, dann wird der herkömmlich ausgebildete Arzt auch keinen Grund sehen nachzuprüfen, ob und was der Patient von den übermittelten medizinischen Botschaften nun tatsächlich verstanden hat.

Die Menschen sind natürlich nicht dümmer geworden. Was sich verändert hat, das sind die Ansprüche an die Medizin von heute. In der sog. Wiener Medizinischen Schule vor ca. 100 Jahren war es üblich, dass die Patienten – wenn überhaupt – nur das Notwendigste erfahren haben (nach dem Motto: das versteht er ohnehin nicht, die medizinische Information könnte den Patienten psychisch überfordern, oder: er braucht diese Information gar nicht). Heute können wir nachweisen, dass nur ein gut informierter Patient auch ein guter Patient ist, weil er sein

Risikoprofil kennt, sich entsprechend vernünftig verhalten kann und bei notwendigen Entscheidungen besser mitreden kann.

B5 Das Überbringen bedrohlicher Botschaften

Wie sollen dem Patienten gravierende Diagnosen übermittelt werden? Anmerkungen zum Thema bringing bad news, zum „Aufklärungsgespräch“ und zur Begleitung unheilbar Kranker:

Als Lehrende werden wir immer wieder mit der Frage konfrontiert, wie denn eine zeitgemäße und fachlich korrekte „Aufklärung“ für schwer erkrankte PatientInnen zu erfolgen hätte. Dazu gibt es tatsächlich ein umfassendes Regelwerk, wenngleich diese Vorgaben eher als grobe und allgemeine Richtlinien und weniger als ein Kochrezept zu verstehen sind. Sie stellen eine Zusammenfassung der in der relevanten Literatur als wesentlich erkannten Aspekte im Umgang des Arztes mit schwierigen Aufklärungssituationen dar. Im Einzelfall kann oder muss von der einen oder anderen Regel abgewichen werden. Die nachfolgende Aufstellung gibt die wesentlichen Aspekte wieder.

Der Patient hat einen *gesetzlichen und moralischen Anspruch* auf Information (s. Patientenrechte, weiter unten). Abgesehen von diesem rechtlichen Aspekt des Patienten, über seine Krankheit informiert zu werden, hat das Vermitteln von Tatbeständen auch psychologische Vorteile. Nur wenn der Patient möglichst vollständig Bescheid weiß, kann er sich mit den Konsequenzen seiner Erkrankung auseinandersetzen. Mangelnde Offenheit hingegen unterminiert das Vertrauen in der Arzt-Patient-Beziehung, verhindert die Beteiligung des Patienten an Therapieentscheidungen und erhöht die Gefahr von *Non-Compliance*. Als zeitgemäßer Standard gilt daher, Patienten soweit wie möglich über ihre Krankheit zu informieren.

Das wichtigste Prinzip des *Aufklärungsgesprächs* ist es, nicht „mit der Tür ins Haus zu fallen“. Die Informationsvermittlung sollte schrittweise („*Aufklärung als Prozess*“ und nicht als einmalige Übermittlung der bedrohlichen Diagnose) und im Dialog erfolgen. Der Arzt orientiert sich dabei an der Aufnahmebereitschaft des Patienten, und zwar sowohl in *intellektueller* Hinsicht („Hat er die mitgeteilte Information überhaupt *verstanden*?“) als auch in *emotionaler* Hinsicht („Hat er die Tragweite der Information gefühlsmäßig an sich herankommen lassen?“).

Es sollte möglichst nur *eine* (verantwortliche) *Fachkraft* dafür zuständig sein, dem Patienten die schlechte Nachricht mitzuteilen. (Die Anwesenheit eines *zweiten Gesundheitsexperten* in der Aufklärungssituation ist dennoch oft hilfreich.)

Den Patienten nicht anlässlich des allerersten Gesprächs über die fatale Situation informieren, sondern womöglich zuvor ein persönliches *Vertrauensverhältnis* schaffen; ihn gegebenenfalls frühzeitig auf die Möglichkeit vorbereiten, eine schlechte Nachricht zu erhalten.

Schaffung von Vertraulichkeit und einer möglichst *stressarmen Atmosphäre*; falls möglich oder erwünscht (muss vorher abgeklärt werden) *Familienangehörige* oder andere emotional wichtige Bezugspersonen des Patienten mit einbeziehen.

Die *Mitteilung* der Diagnose an den Patienten sollte erfolgen, sobald diese sicher *feststeht*. Untersuchungsergebnisse nicht einzeln bzw. in Tranchen mitteilen (keine „Salamitechnik").

Im Informations- bzw. Aufklärungsgespräch zunächst den *subjektiven Informationsstand* des Patienten *ergründen*, um „ihn (gedanklich und gefühlsmäßig) dort abzuholen, wo er im Moment steht". Durch Fragen herausfinden, wie viel der Patient wissen möchte, d.h. der Patient sollte selbst bestimmen können, wie viel Information er im Moment bekommen möchte. Die Informationen genau und zuverlässig und dem *Verständnis* des Patienten *anpassen*.

Über Augenkontakt und Körpersprache dem Patienten *Verständnis* für seine Empfindungen oder Überlegungen vermitteln; *Ermutigung* für die nächsten Schritte (Handlungsmöglichkeiten) geben; prinzipielle *Zuversicht* unterstützen. Bei sprachlichen Problemen (oder sprachlicher Unterschiedlichkeit), wenn notwendig, einen entsprechenden Dolmetscher beiziehen. Den kulturellen, religiösen und sozialen Hintergrund des Patienten beachten.

Dem Patienten immer *Hoffnung* lassen, auch in hoffnungslosen Situationen – allerdings keine neuen Illusionen wecken, sondern die bestehende Hoffnung des Patienten achtsam aufgreifen, aber nicht verstärken.

Sofern hilfreich: Die diagnostizierte Erkrankung mit anderen ernsthaften Erkrankungen *vergleichen* oder einordnen; Plus-Minus-Überlegungen anstellen ...

Unerfüllte *Erwartungen* aufseiten der Patienten betreffen am häufigsten *diagnostische und prognostische Informationen*. Wenn Patienten hingegen diese Information erhalten, reagieren sie überwiegend mit Milderung der Symptome und verbessertem Funktionszustand. Generell gilt, dass Patienten, deren Erwartungen erfüllt werden, weniger Sorgen und größere Zufriedenheit zum Ausdruck bringen.

Überlebenszeit – idealtypisches Beispiel für eine Gesprächsführung im Rahmen der Übermittlung einer Lebenszeit vermindernden Erkrankung:

Pat.: *Wie lange, Herr Doktor/Frau Doktor, habe ich noch zu leben?*

Arzt: *Das kann wohl niemand genau vorhersagen. Fest steht, dass es sich um eine ernsthafte Krankheit handelt, die lebensbedrohend ist. ... Was wir noch nicht wissen ist, welche Widerstandskraft Ihr Körper nun aufbringen kann. Wie lange Sie leben, wird auch davon abhängen, wie gut die Therapie wirkt, und wohl auch davon, wie gut Sie selbst mit der Situation zurechtkommen können. Ich werde Sie jedenfalls bestmöglich unterstützen, Sie können auf mich zählen.*

Im Regelfall gilt: Nur *nach Absprache mit dem Patienten* die *Angehörigen informieren.*

Akzeptieren, wenn der Patient das Wissen um seine Erkrankung phasenweise verleugnet und zunächst nicht auf Konfrontation mit der Wahrheit insistieren; die *Schutzmechanismen* des Patienten *respektieren.*

Verständnis aufbringen, wenn der Patient in seiner Verzweiflung auch gegen Ärzte und andere Bezugspersonen *Aggressionen* entwickelt. Im klinischen Setting: Informieren Sie den Hausarzt des Patienten oder andere befasste medizinische Berater, wie der Patient die Diagnose aufgenommen hat (wie der Patient mit der Situation umgeht; vgl. subjektive „Krankheitsverarbeitung").

Falls notwendig, den Patienten vor hektischen Ratschlägen *schützen,* wenn vonseiten Angehöriger oder externer „Heiler" zu paramedizinischer Polypragmasie gedrängt wird.

Sich als Überbringer schlechter Nachrichten der *eigenen* Grenzen und *emotionalen Betroffenheit* bewusst sein. Nutzung von Aussprachen, Intervision oder Supervision.

Rechte, die jeder Patient geltend machen kann:

- *Recht auf Schmerzbehandlung!*
- *Recht auf Datenschutz!*
- *Recht auf Wahrung der Intimsphäre!*
- *Recht auf Einsicht in Dokumentation!*
- *Recht auf Anregung & Beschwerde!*
- *Recht auf Diagnoseaufklärung!*
- *Recht auf Besuch bzw. dessen Verweigerung!*
- *Recht auf umfassende Aufklärung!*
- *Recht auf Risikoaufklärung!*
- *Recht auf würdevolles Sterben!*

Da wir uns inmitten einer Informationsgesellschaft befinden und PatientInnen zunehmend mehr ihrer Fragen über das Internet zu beantworten suchen, rächen sich falsche oder irreführende Aussagen des Arztes meist rasch. Eine *unzureichende Aufklärung* über die Risiken z.B. einer Operation ist häufiger Anlass für einen *Kunstfehlerprozess.* Im Übrigen stellt juristisch gesehen eine Behandlungsmaßnahme, in die der Patient aufgrund unzureichender Information nicht rechtsgültig einwilligte, eine Körperverletzung dar.

Insgesamt bleibt die Übermittlung bzw. Konfrontation mit einer lebensbedrohenden Diagnose ein komplexes, auf die Arzt-Patient-Beziehung rückgebundenes Vorgehen, auf das die Medizinstudierenden in ihrer Ausbildung gut vorbereitet werden sollten (Faller & Lang 2006, Egger et al. 2007). Nach einer umfassenden empirischen Studie in den USA und Canada (JAMA 2007, s.a. Egger 2007) korrelieren die Noten in den Ausbildungseinheiten „ärztliche Kommunikation" während des Medizinstudiums hochsignifikant mit der Anzahl von *Klagen,* die von

Patienten *gegen* die *Ärzte* (in ihrem späteren Berufsleben) angestrengt werden. Es ist also nicht nur vom humanen oder psychologischen Blickwinkel, sondern auch aus der Perspektive des beruflich-wirtschaftlichen Erfolgs betrachtet zweckmäßig, dass Ärzte sich eine professionelle kommunikative Kompetenz aneignen.

B6 Bibliotherapie – das geschriebene Wort als Therapeutikum

Die Themenstellung ist uns allen geläufig. Es geht um die Heilkraft der Sprache und Kulturarbeit, konkret um die Nutzung von geschriebener Sprache als psychologische Interventionsstrategie (Bibliotherapie) – oder mit den Worten von H.G Petzold (2018): Es geht um „Poesie- und Bibliotherapie, kreatives Schreiben, Schreibwerkstätten, Bibliographiearbeit und Kreativitätstherapie". Psychologisch interessant bleibt die Erkenntnis, dass jedes Erleben, das in Sprache gefasst werden will, und erst dadurch in eine zwischenmenschlich verhandelbare Form gebracht wird, den Akt der Transformation von einer Empfindung (oder einem subjektiven Erleben) zu einer (konventionellen) syntaktischen und (intersubjektiven) semantischen Struktur durchlaufen muss. Alles Erlebbare muss für diesen versprachlichten kommunikativen Austausch verdichtet werden, weil es sonst keine kommunizierbare Aussage wird. Die Verdinglichung erfolgt hier über die Sprache, dem zweiten Signalsystem des Menschen – von einer zuerst gänzlich subjektiven Welterfahrung zu einer mittelbaren und damit kommunizierbaren (d.h. verhandelbaren) Aussage über das subjektive Ereignis.

So ist jede Versprachlichung schon ein Akt der Komprimierung von Information bzw. der Versuch einer „Ordnung" über das Angesprochene. Die Sprache verlangt zwangsläufig das Wirrwarr von Gefühlen und Gedanken und die Gleichzeitigkeit von Eindrücken und Empfindungen in eine Abfolge von Worten und Sätzen zu bringen, weil sonst der sprachliche Ausdruck ohne Verständnis beim Angesprochenen bliebe. Lässt sich also über etwas reden oder schreiben, dann ist dies bereits ein erster wichtiger Schritt bei der Arbeit am Verständnis für mich selbst, aber natürlich auch für alle Formen der auf Sprache basierten Behandlungsmethoden (sonst bliebe nur noch der Schritt über die nonverbale Kommunikation wie Mimik oder Gestik oder die symbolische Ent-Äußerung des Erlebten über kreatives Gestalten).

Die Chancen bzw. Möglichkeiten einer auf Sprache basierenden Medizin (auch als „sprechende Medizin" inzwischen geläufig) werden gegenwärtig auf wissenschaftlich breiter Ebene aufbereitet und evaluiert. Dieses Unterfangen will sich nicht durch die Grenzen des konventionellen Herangehens behindern lassen. Dies mag den einen oder anderen Vertreter der konventionellen psychologischen Heilkunde eventuell irritieren, weil sein jeweils eigener Ansatz in Relation dazu als „ärmer" erscheinen mag, oder weil er sich fragt, wie denn ein solches allumfassendes Arbeiten je gelingen soll. Es gilt, immer wieder den Blick darauf zu richten, wie vielfältig und kreativ mit „Sprache" (insbesondere auch mit dem Schreiben), mit „Kunst“ (schöpferisch tätig werden) und „Natur“ (physische Umwelt) als Interventionsspektrum umgegangen werden kann.

Behandlungen, die mit „gestaltender und heilender Sprache“ arbeiten (z.B. Poesietherapie, Bibliotherapie, Creative Writing ...) werden zu den sog. Neuen Kreativitätstherapien gezählt (Petzold et al. 2018). Die Heilkraft der Sprache gilt hier auch als wissenschaftlich anerkannt, wenngleich dies für den Laien trivial erscheinen mag. Denn im Erleben des Einzelnen war schon immer klar, dass ohne Gespräche, ohne Worte der Ermutigung, der Trauer und des Trostes, ohne emotional berührendes Sprechen viele Heilungsprozesse nicht gelingen.

B7 Hightech Medicine – arm an Sprache und Berührung?

In meiner Funktion als Inhaber des Lehrstuhls für Biopsychosoziale Medizin an der Medizinischen Universität Graz war ich über viele Jahre auch Ansprechstelle für alle möglichen Aspekte der „Kommunikation in der Medizin“. Es erreichten mich (und das bis heute) viele Anmerkungen – oft auch kritische Kommentare – dazu, dass die wissenschaftliche Medizin der Gegenwart nicht nur unempathisch und weitgehend inkompetent in der zwischenmenschlichen Kommunikation, sondern wegen ihrer Apparatezentriertheit auch weitgehend körperberührungsfeindlich sei. Eingehende manuelle ärztliche Untersuchungen seinen außerhalb der Allgemein- und physikalischen Medizin eine Mangelerscheinung geworden, jedenfalls aber hätten sie an Bedeutung verloren. Der Arzt-Patient-Kontakt sei insgesamt „technischer“ bzw. unpersönlicher geworden. Darauf soll skizzenhaft und aus der Sicht eines Medizinpsychologen eingegangen werden.

Im biopsychosozialen Modell der Medizin gibt es keine sinnvolle Trennung, was die Bedeutung von körperlichen, psychologischen oder Lebenswelt bezogenen Interventionen anlangt. Alle drei Einflussbereiche sind interdependent, je nach Problemlage bedeutsam und erfüllen ihren Zweck bei der Problemlösung. Der „gute Arzt“ diagnostiziert und therapiert mit WORT, ARZNEI und MESSER – in jeweils angepasster Weise, d.h. was für die Problembewältigung empirisch erprobt oder wissenschaftlich sinnvoll erscheint (Egger 2011, 2017). Eine körperliche Untersuchung steht fast immer am Anfang einer Arzt-Patient-Begegnung. Sie konstituiert auch das besondere Naheverhältnis zwischen Arzt und Patient: Wer sonst darf so ohne vorausgehende „Vertrautheitsarbeit“ am Körper des Anderen Hand anlegen. Hier muss die professionelle (moralisch-ethische) Haltung des Arztes den Patienten vor Übergriffigkeit schützen.

Die mancherorts aufkommende Klage, die moderne Medizin sei berührungsfeindlich oder vernachlässige zumindest das Bedürfnis der Patientenschaft nach Berührtwerden durch den Arzt, muss wohl etwas komplexer gesehen werden. Dass körperliche Berührung ein tiefsitzendes Grundbedürfnis des Menschen ist, bestreitet niemand. Die Forschung insbesondere zum Umgang mit Säuglingen, Kleinkindern, aber auch älteren Menschen zeigen deren Bedeutung für das seelische und körperliche Wohlergehen eindrucksvoll. Die Medizin ist aber weder aufgerufen noch kompetent, einen (möglichen) Mangel an körperlicher Berührung in unserer Lebenskultur auszugleichen.

Natürlich ist eine Folge der „Apparatemedizin“, dass viele Untersuchungen und etliche Behandlungen apparativ erfolgen und nicht mehr von Menschen durchgeführt werden. Die „diagnostische Schärfe“ ist weitgehend von der Hand des Arztes auf das Gerät übergegangen. Die meisten Patienten wünschen bzw. fordern heutzutage genau diese Apparatemedizin und vertrauen der ärztlichen Hand weit weniger als der *high tech medicine*. Die durch das Gerät ersetzte Hand ist tatsächlich in vielen Fällen – aber nicht immer – genauer, erfüllt mehr wissenschaftliche Anforderungen und gilt als zuverlässiger als die manuelle Untersuchung, wenngleich letztere auch weiterhin oft als Ausgangsinformation dient. Einerseits profitiert der Patient von der meist detailreicheren Auflösung der Befunde, andererseits gewinnt auch der Arzt ein umfangreicheres und genaueres Bild der körperlichen Gegebenheiten und kann für derartige Untersuchungen auch mehr Geld verlangen (die Maschinen müssen sich amortisieren). – Wir alle kennen das Problem, dass die Apparatemedizin gegenüber der „sprechenden“ Medizin (d.h. gegenüber jeder Art von kommunikativer Medizin) zu kurz kommt.

Jede Art von körperlicher Berührung hat aber immer auch einige inhärente Fallstricke. Es gibt einen interkulturell festgelegten zwischenmenschlichen Raum (ein Aspekt des Nähe-Distanz-Problems): Wie sehr man sich nahekommen darf, ist weitgehend spezifisch und in der eigenen Vorerfahrung von Beziehungsgestaltungen und damit gleichermaßen in der persönlichen Lerngeschichte wie subkulturellen Prägung festgelegt. Im Norden ist z.B. diese Distanz meist größer – in England gibt man sich nicht einmal die Hand zur Begrüßung, im Süden Europas berührt man sich oft gleich beim ersten Kontakt relativ intim, etwa mit Wangenkuss etc. Wenn also Arzt und Patient aus ganz unterschiedlichen Kulturen oder Subkulturen kommen, mag dies – schon aus dieser Gegebenheit heraus – zu Missverständnissen führen.

Am Beginn des Arzt-Patient-Kontakts wird der empathisch kompetente bzw. kommunikativ geschulte Arzt daher eher vorsichtig sein mit Berührung, Je mehr Vertrautheit entstanden ist, sind professionelle Körperkontakte bzw. Berührungen weniger problematisch. Ist schon am Beginn eine deutlich handgreifliche Aktion vonseiten des Arztes notwendig, dann wird er seine Aktionen dem Patienten verbal gut verständlich machen, sodass dieser die Art und Weise der körperlichen Manipulationen verstehen und akzeptieren kann. – Wenn es gut läuft, erfährt dies der Arzt gelegentlich auch, z.B. als „Das tut gut, wieder einmal gründlich untersucht worden zu sein!“.

Die professionelle Haltung des Arztes verlangt eine einfühlende Nähe und diese ist oft nur mit ausreichender empathischer Kompetenz feststellbar. Was braucht der Patient im Moment? Braucht er körperliche Nähe zur Beruhigung, als Trost oder sicherheitsvermittelndes Signal („der Arzt kümmert sich wirklich, was ich habe, er hat mich gut abgetastet" …) oder wird jede Art von Berührung im Moment als Grenzüberschreitung („Über-Griffigkeit"), nicht akzeptierte Manipulation oder gar Aggression erlebt?

Kann der Arzt nicht aber auch missbraucht werden, indem Patienten von ihm jenen Körperkontakt bzw. jene Hautberührung einfordern, den sie in ihrer eigenen sozialen Lebenswelt nicht mehr bekommen? Das kann zwar nicht ausgeschlossen werden; es gibt zumindest Patienten, die ihren Körper bereitwillig den kundigen Händen des Arztes anbieten. Dennoch wird diese Problematik m.E. häufig überschätzt. Patienten wissen um die Begrenztheit und professionelle Funktionalität der ärztlichen körperlichen Zuwendung recht gut Bescheid, eine darüberhinausgehende Erwartungshaltung ist jedenfalls nicht die Norm. Da lässt sich nicht viel an Streicheleinheiten holen. Dass dies im Einzelfall im Nichtbewussten und bei starkem Bedürfnis nach Berührtwerden dennoch eine Rolle spielen kann, ist natürlich nicht auszuschließen. Aber Liebe und zärtliche Zuwendung ist nicht das Ziel der ärztlichen Interventionen, sondern Hilfe bei der gesundheitlichen Problemlösung.

Unbestreitbar ist, dass wir für einige Gruppen in unserer Gesellschaft einen Mangel an berührender Zuwendung verzeichnen. Dies wird gelegentlich auch als ein beklagenswertes Zeichen eines speziellen sozialen Niedergangs gesehen: Viele Alte (und erst recht Hochbetagte) haben ihren Ort und Wert in der Leistungsgesellschaft verloren und werden in Heime abgeschoben, weil sie keiner ausreichend versorgen kann – dazu fehlen die früheren Großfamilienstrukturen. Auch verordnete Streicheleinheiten sind da nur ein schwacher Trost, wenngleich nicht unsinnig. Eine „Verpackung" als Massage, Maniküre, Pediküre, leichte Physiotherapie etc. ist meist viel unverfänglicher und für die meisten Menschen vor sich und er sozialen Welt leichter zu tolerieren. Hier muss darüber hinaus mit vielen Formen der Zuwendung gearbeitet werden: mit Kontakt zu erreichbaren Mitmenschen, zu Haustieren, zu Pflanzen usw.

Körperliche Nähe ist nicht immer erwünscht. Massenaufläufe bei Sport- und kulturellen Ereignissen gibt es so häufig wie nie zuvor, Gedränge in der täglichen U-Bahn, in Diskos, im Kundenkontakt, auf Straßen, Lokalen und in Geschäften … sättigt einem Gutteil der Menschen den täglichen Bedarf an „Berührungen". Was zu kurz kommt, ist meistens die erwünschte und gestaltende Berührung in Form von zuwendender Zärtlichkeit; sie gedeiht nach wie vor in privat abgezirkelten Räumen. Durch den Verlust von größeren Familienverbänden und der Erosion nachbarschaftlicher Bindungen in Wohnsilos sowie die damit einhergehende „Vereinzelung" entsteht natürlich ein relatives Manko an solchen Kontakten. Hunde, Katzen, Hamster… können dies für viele Menschen (die keine Kleinkinder haben oder aber gänzlich aus dem Produktionsprozess ausgeschieden sind, weil sie z.B. sehr alt und gebrechlich geworden sind) nur bedingt auffangen. Sexualwissenschafter glauben auch, eine Zunahme an Autoerotik feststellen zu können, die Selbstberührung bis hin zur Selbstverletzung scheinen zuzunehmen (wenngleich die empirischen Daten dazu außerhalb des wissenschaftlichen Kontexts oft übergeneralisiert werden). Wir benötigen jedenfalls auch die Distanz und leiden an *overcrowding* in höchstem Ausmaß, wenn wir mit (unerwünschten) sozialen Kontakten überfordert werden. Es ist die Dosis, die hier den *benefit* ausmacht – und diese ist nicht nur persönlichkeitsbedingt individuell unterschiedlich, sondern auch von der jeweiligen eigenen Stimmung abhängig. Zuviel und Zuwenig, zur falschen Zeit und in unpassender Einbettung bzw. Umgebung sind immer wiederkehrende Fallstricke. Jede Art von Generalisierung ist daher fehl am Platz.

Professionelle Berührer (z.B. Physiotherapeuten) sprechen – sofern sie ihr Handwerk verstehen – es an, wenn es unklar erscheint, wieweit der Patient im Moment eine Berührung als gut oder erträglich erlebt. So werden Grenzüberschreitungen eingedämmt oder ganz vermieden. Diese professionelle Nähe ist dann auch in der Regel unerotisch, weil sie nicht mit einer sexuellen Wunscherfüllung assoziiert wird. Eine körperliche Untersuchung beim Arzt wäre ohne diese Vorsichtsmaßnahme ja ein ziemlich gewagter Eingriff in die Intimsphäre des Menschen – davor schützt uns ein gemeinsames Verständnis, was hier zu welchem Zweck geschieht.

Interessant erscheint die Entwicklung, dass gegenwärtig ein zunehmendes Berührungs-Angebot über Internet verbreitet wird: Kuschelecken, Berührungsabende, Treffen von Menschen nur zum Zweck, Hautkontakt zu erleben ohne sexuellen Hintergrund. Man darf davon ausgehen, dass es dafür ein ausreichendes Bedürfnis gibt, sonst würden solche Initiativen nicht leben können. Der geschützte Rahmen einer Kleingruppe mit dort gültigen und von allen akzeptierten Normen lässt Art und Ausmaß des Berührungsaustausches offenbar in relativ sicherer Form zu. Was für einen Teil der Bevölkerung (schon in der Vorstellung) ein Gräuel ist, ist für einen anderen Teil ein willkommenes, erwünschtes Erlebnis. Das Problem liegt wieder in der Verallgemeinerung.

Evolutionspsychologisch ist der Mensch am besten als Kleingruppenwesen zu verstehen und diesbezüglich können solche Angebote, die Nähe und Kontakt in quasi-familiärerer Umgebung gestatten, einen Bedarf abdecken, wenn dies die eigene Lebensumwelt in einer aktuellen – oft kritischen – Lebenssituation oder überhaupt nicht bietet. Die latente Gefahr bei all diesen Angeboten liegt nicht nur darin, davon abhängig zu werden, sondern insbesondere auch darin, ausreichend Kontrolle über die Einhaltung der Regeln behalten zu können. Hinter den Bedürfnissen der Akteure können mehr oder weniger massive seelische „Eigentümlichkeiten" stecken, die der psychopathologisch nicht geschulte Mensch entweder nicht oder zu spät erkennt. Wenn daraus neue Konflikte entstehen, die man schon zuvor besser mit professioneller Hilfe angegangen wäre, dann ist nichts gewonnen. – Ein ähnliches Problem hatten wir schon vor vielen Jahren in der Diskussion, ob man sexuell deprivierte Menschen (z.B. Behinderte ohne Chancen, einen

Sexualpartner zu finden) nicht mit entsprechenden Angeboten helfen sollte, d.h. ihnen „professionelle" Sexualpartner vermitteln sollte, um dieses grundlegende Bedürfnis besser stillen zu können.

B8 Der Arzt als Orientierungshelfer im Krankheitsfall

In einer Zeit der „Totalinformation", in welcher den Menschen über das *world wide web* jede nur denkbare Information zur Verfügung steht, stellt sich die aufklärerische Frage „Was ist wahr und was ist falsch" auf eine bisher in der Menschheitsgeschichte noch nicht bekannte neue Art. *Glauben* und *Wissen* sind die beiden Polaritäten, die sich über die Jahrtausende nachzeichnen lassen, sie sind auch heute so relevant wie in Zeiten vor der abendländischen *Aufklärung* – dieser kultur- und geistesgeschichtlich wahrscheinlich imposantesten Errungenschaft für die Menschheit. Sie hat bekannterweise auch zur Trennung von Staat und Kirche geführt und damit die Vorherrschaft der Religionen gegenüber der Wissenschaft beendet. Mit dem Triumphzug der empirischen Wissenschaften ist jedoch übersehen worden, dass unser Denksystem (der so oft gepriesene *menschliche Verstand*) im Wesen „abergläubisch" geblieben ist. Das Anliegen der Aufklärung ist damit genau genommen nie zu Ende. Zu komplex ist die Welt, zu unübersichtlich die Faktenlage, zu groß die Wissensgebiete, als dass ein Einzelner dies heute auch nur annähernd überschauen könnte. Dieses Dilemma nutzen die gefährlich verführerischen Vereinfacher, die Wunder- und Geistheiler in allen Bereichen unseres Lebens. Was ist *wirklich*? Was ist *wahr*? Was ist *Aberglaube*? Was ist faktisch *falsch*? Das sind Fragen, die nicht nur im politischen Kontext von *fake news*, sondern auch in der Medizin bedeutsam sind.

Wissenschaft baut bekanntlich auf interindividuelle Methoden der Erkenntnisgewinnung, sie schafft also Wissen in Form von möglichst genauen Beschreibungen und überprüfbaren Erklärungen. Wissenschaft formuliert belastbare Hypothesen, weil es im wissenschaftstheoretischen Sinn keine immerwährenden, endgültigen oder nicht noch weiter präzisierbare „Wahrheiten" geben kann. Diese „Tatsachen" (besser: interindividuell ausreichend gut bestätigte Annahmen über die Wirklichkeit) sprechen leider nicht schon als solche für sich, sondern sie müssen erst interpretiert („bewertet") werden. D.h. sie werden in einen definierten Kontext gestellt und haben jeweils einen begrenzten Geltungsbereich, auf dessen Hintergrund natürlich auch Werte zu diskutieren sind (was an diesen Tatsachen ist gut bzw. schlecht, was ist erwünscht und was nicht?). Was sein soll, lässt sich nämlich nicht aus den Tatsachen ableiten. Erkenntnistheoretisch gilt es, das Axiom zu berücksichtigen, dass wir aus den Aussagesätzen über die Welt (wie die Welt ist, Beschreibungen von Sachverhalten) keine Soll-Sätze ableiten können (also wie die Welt sein soll)! Das geht nur über den dialektischen Prozess der „Auseinandersetzung", d.h. der kritischen Reflexion, was wir für wünschenswert halten. Und dies ist bekanntlich nicht nur zeitgeistig, sondern bedeutet einen immerwährenden Prozess des Abwägens und Vergleichens mit den verschiedenen Werthaltungen, Glaubenssätzen, Ideologien oder Gruppeninteressen ...

Für unseren Bereich der Gesundheitswissenschaften bedeutet dies unter anderem: Der gut ausgebildete Arzt hat in seinem fachlichen Wirkungsbereich einen informativen Vorsprung gegenüber dem medizinischen Laien. Der Arzt ist generell gesehen mit einem besseren „Wirklichkeitssinn" für krankhafte Phänomene ausgestattet, er kann mit dem Patienten auf Grundlage seines Wissens und seiner Erfahrung prinzipiell adäquatere „Wirklichkeitsentwürfe" über die jeweiligen gesundheitlichen Gegebenheiten zeichnen. Das allein genügt dem Patienten allerdings meist nicht bzw. wird seinen Bedürfnissen nicht ausreichend gerecht. Denn ihm geht es meist um die „Möglichkeitsentwürfe" (er baut mehr auf den „Möglichkeitssinn"), d.h. welche Alternativen in- und außerhalb der medizinischen Erklärungen und Interventionen sind in seinem speziellen Krankheitsfall denkbar bzw. nutzbar. Hier braucht der Arzt der Zukunft deutlich mehr kommunikative Kompetenz als bisher. Ohne eine ausreichende dialogische Kompetenz wird er diese Auseinandersetzung mit dem Pat. nicht professionell führen können, selbst wenn er die beste naturwissenschaftliche Kompetenz für eine gegebene Problemlage hätte.

Auch wenn dies vielen Ausbildnern in den universitären Curricula zur Humanmedizin noch nicht ausreichend bewusst ist: Der am Patienten arbeitende Arzt der Zukunft wird im Patientenkontakt in erster Linie ein *Wissens-* und *Informationsnavigator* sein. Es wird von ihm eine weitreichende Orientierungsleistung gefordert. Dass er dann auch die passenden Interventionen setzen kann, wird mehr oder minder als Selbstverständlichkeit gesehen. Es braucht also beides: Gute medizinische Fachkenntnisse auf der Höhe der wissenschaftlichen Medizin einerseits und ausreichend gute kommunikative Kompetenz im Arzt-Patient-Kontakt andererseits. Im Moment hoffen wir, dass die seit der letzten Studienreform der Humanmedizin eingeleitete verbesserte Ausbildung in der sog. Arzt-Patient-Kommunikation den aktuellen Anforderungen besser gerecht wird, als dies die bisher dominierende „Ingenieursmedizin" vermochte. Letztere wurde von vielen auch als *Apparatemedizin* tituliert, weil sie den Organismus als komplexe Maschine auffasst, der im Krankheitsfall nur „repariert" werden muss. Eine solche *Reparaturmedizin* wird dem Wesen des Menschen als denkendes, fühlendes und individuell handelndes Wesen naturgemäß wenig gerecht. Sie hat auch einen gravierenden Nachteil bei allen Bemühungen um Prävention und Rehabilitation, wo auch der Patient eine Bringschuld einzulösen hat: Die Verantwortung für die eigene Gesundheit oder auch den Umgang mit chronifizierten Störungen liegt eben nicht nur bei der Medizin.

B9 Sprechende Medizin – eine zentrale Säule der Humanmedizin

Als Resümee der bisherigen Ausführungen lässt sich festhalten: Nach wie vor gibt es ein reges Interesse der Medien am Thema „Arzt-Patient-Kommunikation". Dabei greifen die Medien nur die anhaltende Diskussion der Patientenschaft auf, worin eine gelungene Arzt-Patient-Beziehung besteht und welche Bedeutung die sprechende Medizin in einer hochtechnisierten wissenschaftlichen Medizin hat. In etlichen Einladungen zu TV- und Rundfunkbeiträgen sowie in einigen Printmedien habe ich dazu Stellung genommen. Ein paar Kernaussagen fasse ich im Folgenden zusammen.

Eine wichtige Grundposition besteht in der *Patientenorientierung*: Der Arzt sollte sich auf den Patienten einlassen, ihm etwas Zeit für die Darstellung seiner Anliegen geben und sich sowohl in seiner körperlichen Haltung als auch in seinem sprachlichen Verhalten dem Patienten zuwenden. Er sollte ausreichend einfühlend, offen und ehrlich sein und idealerweise rückfragen, ob und was der Patient von den ärztlichen Erklärungen verstanden hat. Damit wird eine ausreichend gute Arzt-Patient-Beziehung angestrebt und ein Arbeitsbündnis zwischen beiden unterstützt, das eine gemeinsame Problemlösung fördert.

Wenn im Durchschnitt nur 10 bis 15 Minuten Zeit bleiben, um ein gesundheitliches Problem anzupacken, dann muss der Arzt schon ausreichend gut in einer professionellen Gesprächsführung bewandert sein, um das zu bewältigen. In bestimmten Fällen ist zwar ein *ausführliches ärztliches diagnostisch-therapeutisches Gespräch* abrechenbar, aber diese Positionen sind vergleichsweise wenig lukrativ. Auch in der Medizin gilt: „Zeit ist Geld" – und daher ist der Zeitaufwand für die erforderliche Information der Patienten adäquat abzugelten. Medizinische Sachverhalte verständlich zu vermitteln, ist nicht immer einfach. Das Hauptproblem besteht meist darin, dass die Fachsprache der Medizin, die als Wissenschaft – wie jede andere Wissenschaft auch – über ein spezielles Begriffssystem verfügt, um ihre jeweiligen Phänomene exakt beschreiben zu können, erst in eine alltagssprachliche Form übersetzt werden muss. Nur so kann der Patient verstehen, worum es sich in seinem Fall handelt, was an weiterer Abklärung und Therapie notwendig ist und wie die Prognose eingeschätzt werden kann. Das ist wichtig, denn nur ein gut informierter und motivierter Patient ist ein guter Patient – also einer, der die ärztlichen Anweisungen oder Ratschläge versteht und danach handeln kann. – Wir erkennen hier eine eklatante Benachteiligung der sog. *sprechenden Medizin* gegenüber der Apparatemedizin, was die Wertschätzung und die Vergütung der Leistungen betrifft.

Die ärztliche Kommunikation – und im Kern das ärztliche Gespräch – ist nach wie vor das wichtigste Werkzeug des Arztes. Wie die entsprechenden Untersuchungen zeigen, können mit einem ausführlichen Anamnesegespräch etwa 50% der Diagnosen gestellt werden. Kommt noch eine adäquate körperliche Untersuchung dazu, gelingen ca. 80% aller Diagnosestellungen. Es verbleiben dann noch immer etwa 20%, wo weitere, meist aufwändigere und auch teurere medizinische Abklärungen bzw. Untersuchungen erforderlich sind. Diese Daten unterstreichen die Bedeutung der *sprechenden Medizin* auch im Bereich der Kostendämpfung im Gesundheitswesen. Dass wir dies nicht ausreichend nützen, hat wohl auch damit zu tun, dass sich ein über lange Zeit eingespieltes System nur schwer ändern lässt. Zudem ist das sog. *Biopsychosoziale Modell* für das Verständnis von Krankheit und Gesundheit – die wichtigste Grundlagentheorie für die wissenschaftlich Medizin der Gegenwart, mit der das bisher vorherrschende *biomedizinische Modell* erweitert wird – trotz Implementierung in die neuen Ausbildungsordnungen für Studierende der Humanmedizin noch nicht ausreichend bekannt. In der Biopsychosozialen Medizin gilt als ärztliche Grundhaltung:

„Finde gemeinsam mit deinem Patienten heraus, was ihm im jeweiligen Krankheitsstadium am besten hilft und unterstütze ihn dabei mit allen gebotenen Mitteln, d.h. mit Wort, Arznei und Messer" (mit *Wort* sind alle psychologischen Wirkfaktoren und damit auch die der Arzt-Patient-Kommunikation gemeint, mit *Arznei* im Wesentlichen die Medikamente und mit *Messer* alle technischen und chirurgischen Interventionen).

Das professionell geführte ärztliche Gespräch erfüllt zumindest 4 Funktionen. Zum einen sorgt es für eine optimierte Arzt-Patient-Kommunikation; es stellt eine möglichst tragfähige Beziehung zwischen Arzt und Patient her, sodass ein entsprechendes Arbeitsbündnis entwickelt werden kann, um die anstehenden gesundheitlichen Probleme zu lösen (Beziehung gestaltende oder kommunikative Funktion). Zum anderen gilt es im ärztlichen Gespräch, möglichst viele krankheitsrelevante Informationen zu sammeln, um zu einer Diagnose zu kommen (diagnostische Funktion). Des weiteren soll der Patient über die ärztlichen Untersuchungsergebnisse informiert werden, sodass er ausreichend aufgeklärt ist hinsichtlich „Was habe ich? Was ist zu tun? Wie geht es bezüglich der Krankheitsentwicklung wahrscheinlich weiter?" (informativ-beratende Funktion). Letztendlich erfüllt das ärztliche Gespräch auch noch eine darüber hinausreichende Funktion, wobei der Arzt auch längerfristig als beständiger Begleiter wirkt (Therapie begleitende Funktion). Bei der großen Gruppe an chronisch Kranken, wo schon definitionsgemäß keine Heilung zu erwarten ist – ist gerade diese Funktion wichtig. Sie reicht bis in die Sterbebegleitung hinein, sodass aus Sicht der biopsychosozialen Medizin es daher auch keinen „austherapierten Patienten" gibt.

Dass Patienten dennoch häufig unzufrieden mit ihrem Arztkontakt sind, hat unterschiedliche Gründe. Ein Problem liegt darin, dass der Arzt oft unter Zeitdruck steht und auch häufig nicht über alle notwendigen Informationen für eine Diagnosestellung verfügt. Auf Patientenseite ist es häufig die Aufgeregtheit und Nervosität im Kontakt mit dem Arzt, die eine angepasste Auseinandersetzung mit den wichtigsten Fragen erschwert. So kann der Patient denken „Der Doktor wird mich schon danach fragen, wenn er etwas für ihn Wichtiges wissen will". Auf der anderen Seite mag auch der Arzt denken „Wenn der Patient etwas wissen will, wird er mich schon danach fragen". Also fragt keiner der beiden. Eine solche Fehleinschätzung verhindert natürlich die Klärung offener Fragen und der Patient verlässt den Arzt mit Unzufriedenheit. Tatsächlich zeigen die Untersuchungen, dass die Klagen der Patienten hinsichtlich ihrer Arzt-Patienten-Begegnungen am häufigsten den Mangel an Aufklärung über Diagnose, Therapie und Prognose betreffen. Hier hilft es schon weiter, wenn Patienten angehalten werden, ihre wichtigsten zu klärenden Fragen schon zu Hause auf einer Stichwortliste zu notieren und diese zum Arztkontakt mitzubringen. Aufseiten des Arztes hilft hier ein Nachfragen, ob die wichtigsten Aspekte angesprochen bzw. zufriedenstellend beantwortet werden konnten.

Wir leben in einem Informationszeitalter. Die meisten Menschen in unserem Kulturkreis haben heute einen guten Zugang zum *Internet*. Sie konsultieren gern und häufig „Dr. Google". Von Jahrzehnt zu Jahrzehnt ist der Anteil derer gestiegen, die über ihre Diagnose, Therapie und Prognose Bescheid wissen wollen und die medizinische Herangehensweise eingebunden werden möchten (z.B. für KrebspatientInnen liegt dies gegenwärtig bei ca. 90% bis 95%). Diese vorausgehende oder begleitende Informationssuche aufseiten der Patienten ist prinzipiell nichts Schlechtes. Allerdings findet sich im *Internet* hochqualitatives wissenschaftliches Wissen neben dem größten Schrott und viel Aberglauben. Die Patienten sind durch solche Widersprüchlichkeiten, Unschärfen oder auch nur Detailauflösungen verständlicherweise irritiert und fachlich überfordert, diese uneinheitlichen Informationen zu verstehen oder zu werten. Hier braucht es den Vertrauensarzt als Gesprächspartner, der die unterschiedlichen Informationen gewichtet und für den Patienten auch überschaubar macht, sodass eine vernünftige Basis für die abzuleitenden medizinischen oder anderen Schritte erfolgen kann. In der Ausbildung unserer Medizinstudierenden macht dieser Aspekt bereits einen erkennbaren Lehranteil aus und er wird zukünftig an Bedeutung noch zunehmen. – Auch dies unterstreicht die Wichtigkeit der *sprechenden Medizin.*

Dass die Arzt-Pat-Kommunikation ein wichtiges Werkzeug – vielleicht sogar insgesamt das wichtigste – des Arztes ist, zeigen die Untersuchungsergebnisse an unterschiedlichen Parametern. So weisen Patienten, die eine gute Arzt-Patient-Beziehung erleben (und mit Ärzten konfrontiert waren, die über eine gute Kompetenz in der ärztlichen Gesprächsführung verfügten) signifikant geringere Verweildauer im Krankenhaus auf, sie wiesen im Durchschnitt eine bessere Blutzuckereinstellung und Blutdruckeinstellung auf, sie berichteten über geringere Schmerzen und waren insgesamt zufriedener mit den ärztlichen Handlungen und mit der Medizin insgesamt. Aber auch die betreffenden ÄrztInnen haben einen *benefit*, weil sie mehr positives Echo vonseiten dieser Patienten erhalten. Dies führt aufseiten der Ärzteschaft zu mehr Freude an der patientenorientierten Arbeit und hat zur Folge, dass diese Ärzte sich auch in Zukunft um eine den Patienten zugewandte Haltung bemühen. Derartige positive Rückmeldungen sind überdies ein Resilienzfaktor in einem Beruf, der durchaus als mit vielen Stressfaktoren assoziiert betrachtet werden muss.

Literatur (Kapitel B)

Adler, R. & Hemmeler, W. (1992). *Anamnese und Körperuntersuchung*. Stuttgart: Fischer

Ärztewoche „Adherence statt Compliance", Professor Dr. Josef W. Egger erhielt an der MedUniGraz die erste Professur für „Biopsychosoziale Medizin in der Lehre". Wien: Springer 16.11.2011

Berichte zur LBI-Studie „Jeder vierte versteht seinen Arzt nicht.", Standard, Presse, Kleine Zeitung, ORF-Interview (Pelikan), Sommer 2012

Biopsychosoziale Medizin – Psychosomatische Krankheiten als solche gibt es nicht. Vortrag von Prof. Dr. Josef W. Egger (Med. Univ. Graz), Billrothhaus Wien: http://www.billrothhaus.at/index.php?option=com_billrothtv & void= 3400

Charon, R. Narrative Medizin für Mainz. Vortrag an der Johannes Gutenberg-Universität Mainz (JGU, o.J.).

Der Standard „Vertrauen kann man nicht mit dem Messer schaffen", derStandard.at: Gesundheit-Leben-Menschlichkeit in der Medizin, 24.11.11 15:08

Der Standard „Biopsychosoziale Kompetenz – Kommunikation als Wirk- und Heilmittel in der Humanmedizin" 13. Oktober 2011

Egger, J.W. (2007). Fakten zur Bedeutung der Arzt-Patient-Kommunikation. Psychologische Medizin, 18, 4, 2-3

Egger, J.W. (2015). *Integrative Verhaltenstherapie und psychotherapeutische Medizin. Ein biopsychosoziales Modell.* Wiesbaden: Springer, ISBN 978-3-658-06802-8

Egger, J.W. Auf dem Weg zu einer Verständnis-Medizin. DerStandard.at, 30.8. 2012

Egger, J.W.; Pieringer, W. & Wisiak, U.V. (2007). Medizinische Psychologie, Psychosomatik und Psychotherapie in der aktuellen Diplomstudienordnung Humanmedizin an der Medizinischen Universität Graz. Psychologische Medizin, 18, 1, 44-52

Egger, Josef W. (2017). *Theorie und Praxis der biopsychosozialen Medizin. Körper-Seele-Einheit und sprechende Medizin.* Wien: Facultas, ISBN 978-3-7089-1498-5

Egger, Josef W. (2017). *Zuerst heile mit dem Wort? Zur Bedeutung der Kommunikation in der Humanmedizin.* In Egger J.W. *Theorie und Praxis der biopsychosozialen Medizin. Körper-Seele-Einheit und sprechende Medizin.* Wien: Facultas; ISBN 978-3-7089-1498-5

Faller H. & Lang H. (2006). Medizinische Psychologie und Soziologie. Heidelberg: Springer 2006

Geisler, L. (2008). *Arzt und Patient – Begegnung im Gespräch.* Frankfurt/Main: pmi

Grawe, Klaus (2004). *Neuropsychotherapie.* Stuttgart: Hogrefe

Greenhalgh, Trisha; Brian Hurwitz: *Narrative-based Medicine – Sprechende Medizin. Dialog und Diskurs im klinischen Alltag.* Verlag Huber, Bern 2005, ISBN 3-456-84110-8

Internationale Gesellschaft für Biopsychosoziale Medizin (BPS-Med): www.bps-med.net

JAMA-Studie (2007). www.rme/aerzteblatt.de ; s.a. Communication Skills and Patient Complaints. J Watch General 2007; 6; sowie Makoul, G. & Raymond H. Curry, R.H. (2007) The Value of Assessing and Addressing Communication Skills. JAMA 298:1057-1059.

Langer, T. & Schnell, M.W. (Hrsg.) (2009). *Das Arzt-Patient / Patient-Arzt-Gespräch.* München: Marseille

Manfred Spitzer, Wulf Bertram (Hrsg.): *Braintertainment. Expeditionen in die Welt von Geist & Gehirn.* Schattauer, Stuttgart 2006, ISBN 978-3-7945-2515-7

Medizinische Universität Graz. „Heilen mit Arznei, Messer und Wort. Seit 2011 gibt es einen eigenen Lehrstuhl für die Arzt-Patient-Kommunikation an der MUG, den der Medizinpsychologe Univ.-Prof. Dr. Josef Wilhelm Egger innehat.", Graz, Meditio Dezember 2011

Miller, W.R. & Rollnick S. (2009). *Motivierende Gesprächsführung.* Freiburg: Lambertus

Petzold H.G., Leeser B. & Klempnauer E (Hrsg.) (2018). Wenn Sprache heilt. Handbuch für Poesie und Bibliotherapie, Biographiearbeit und kreatives Schreiben. (Festschrift für Ilse Orth). Bielefeld: Aisthesis psyche 2018, S.1038

Psychologische Medizin, Wien: Facultas

Pieringer, W. & Egger, J. (1991). (Hrsg.). Psychotherapie im Wandel. Wien: WUV-Universitätsverlag.

Pieringer, W. & Ebner, F. (Hrsg.). (2000). Zur Philosophie der Medizin. Wien/ New York: Springer, 173-189

Rössler, Wulf (Hrsg.): *Die therapeutische Beziehung.* Springer Verlag, Berlin 2004, ISBN 3-540-21670-7

Roth, G. (2001). Wie das Gehirn die Seele macht. Lindau, Auditorium.

Roth, G. (2003). Fühlen, Denken, Handeln. Wie das Gehirn unser Verhalten steuert. Frankfurt/Main: Suhrkamp

Rüegg, Johann C. (2007): *Imagination-Die Kraft der Vorstellung*, S. 133-136, und *Neuronale Plastizität und „Sprechende Medizin"*, S. 137-156. In: Rüegg J.C. *Gehirn, Psyche und Körper. Neurobiologie von Psychosomatik und Psychotherapie.* 4. erw. akt. Aufl. Stuttgart: Schattauer, ISBN 978-3-7945-2573-7

Rüegg, Johann Caspar: *Gehirn, Psyche und Körper. Neurobiologie von Psychosomatik und Psychotherapie.* Schattauer, Stuttgart 2014, ISBN 978-3-7945-2652-9

Schulz von Thun, F. (2006). *Miteinander reden. Allgemeine Psychologie der Kommunikation.* Band 1-3, Reinbek/Hamburg: Rowohlt

Schweickhardt, A. & Kurt Fritzsche, K. (2009). *Kursbuch ärztliche Kommunikation: Grundlagen und Fallbeispiele aus Klinik und Praxis.* Deutscher Ärzteverlag

W. Schmidt „Wie behandle ich meinen Arzt. Aus Scheu verschweigen Patienten viele ihrer Probleme – Worauf es beim Gespräch ankommt." Frankfurter Rundschau, 12. Januar 2012, 68. Jahrgang, Nr. 10

C Gesundheit und Krankheit – Wohlbefinden und Leid

C1 Objektive Funktionstüchtigkeit und subjektives Wohlbefinden

Die Humanmedizin besitzt mit dem *biopsychosozialen* Modell eine umfassende Basistheorie (Metatheorie), die das bisherige biomedizinische Modell der letzten 100-150 Jahre (vor allem im Umgang mit Patienten auch als „Wiener Schule" bekannt) wesentlich ergänzt und die bisherige „Ingenieursmedizin", die etwas salopp auch als „Reparaturmedizin" bezeichnet wird, langsam aber erkennbar erweitert. Das konventionelle, weiterhin dominierende Modell der Humanmedizin „der Organismus als komplexe Maschine" hat zwar enorme Fortschritte im Verständnis und für die Einflussnahme auf körperliche Prozesse mit sich gebracht. Es hat aber auch eine Reduktion des Menschen auf seine Organe und Organfunktionen und eine Vernachlässigung seiner psychologischen und öko-sozialen Dimensionen zur Folge gehabt. Gänzlich überfordert erwies sich das herkömmliche biomedizinische Modell bei der Handhabung großer Krankheitsbereiche wie der *somatoformen Störungen*, wo offensichtliche Beschwerden vorliegen, aber keine ausreichenden organischen Begründungen dafür erhebbar sind. Auch bei der enorm anwachsenden Gruppe von Patienten mit *chronischen Krankheiten* (wo per definitionem keine Heilung möglich ist) kommt das traditionelle biomedizinische Modell schnell an seine Grenzen. Ein unübersehbares Manko ergibt sich auch im gesamten Bereich der *Gesundheitsförderung*, weil diese immer die Person mit ihrem Denken, Fühlen und Handeln sowie die spezifischen Lebenswelten einschließt – wofür in der biomedizinischen Perspektive keine tauglichen Instrumente zur Verfügung stehen.

Es war also nicht verwunderlich, dass sich schon früh eine Gegenbewegung entwickelt hat, die sich als „Psychosomatik" bezeichnet hat. Allerdings ist auch dieser Ansatz in einer Dichotomie von einerseits *Körper* (als materieller Erscheinung) und *Seele* (als Summe aller Phänomene des Denkens und Fühlens) stecken geblieben. Zumindest wurde aber in dieser Perspektive die Bedeutung seelischer Vorgänge bei körperlich manifesten Prozessen immer wieder in die Diskussion gebracht. Erst durch die Integration der Allgemeinen Systemtheorie in die Medizin war es möglich, diese Dichotomie weitestgehend zu überwinden und ein umfassendes Verständnis von Krankheit und Gesundheit zu entwickeln. So erwächst über die Jahrzehnte – aus der langen Tradition psychosomatischer bzw. grenzüberschreitender vernetzter Forschung – eine biopsychosoziale Perspektive für die wissenschaftliche Heilkunst, ohne die falschen Versprechungen von Esoterik und Aberglauben zurückgreifen zu müssen. Dafür brauchte es allerdings eine taugliche Neudefinition von *Gesundheit* (und vice versa von *Krankheit*)

Was bedeutet Gesundheit im biopsychosozialen Gesundheitsmodell?

Im *biopsychosozialen Modell* bedeutet **Gesundheit** die ausreichende Kompetenz des Systems „Mensch“, beliebige Störungen auf beliebigen Systemebenen *autoregulativ zu bewältigen.* Nicht das Fehlen von pathogenen Keimen (Viren, Bakterien etc.) oder das Nichtvorhandensein von Störungen/Auffälligkeiten auf der psycho-sozialen Ebene bedeuten demnach *Gesundheit*, sondern die Fähigkeit, diese pathogenen Faktoren ausreichend wirksam zu kontrollieren.

Krankheit stellt sich dann ein, wenn der Organismus die autoregulative Kompetenz zur Bewältigung von auftretenden Störungen auf beliebigen Ebenen des Systems „Mensch“ nicht ausreichend zur Verfügung stellen kann und relevante Regelkreise für die Funktionstüchtigkeit des Individuums überfordert sind bzw. ausfallen. Wegen der interdependenten Verschaltung der Systemebenen ist es nicht so bedeutsam, auf welcher Ebene eine Störung generiert oder augenscheinlich wird, sondern welchen Schaden diese auch auf den unter- oder übergeordneten Systemen zu bewirken imstande ist.

Krankheit und *Gesundheit* erscheinen hier nicht als ein Zustand, sondern als ein *dynamisches Geschehen.* So gesehen muss *Gesundheit* in jeder Sekunde des Lebens „geschaffen“ bzw. erarbeitet werden. Im Kern handelt es sich beim Konstrukt „Gesundheit“ um eine Bewältigungskompetenz – einerlei auf welcher Ebene diese gefordert ist: auf der immunologischen, der erlebnismäßigen, der handlungsorientierten oder der soziokulturellen Ebene, immer geht es darum, Störfaktoren unter Kontrolle zu halten und damit Funktionstüchtigkeit aufrechtzuerhalten.

Um welche Einflussfaktoren geht es dabei?

Bei der Gesundheit geht es zentral um das Zusammenwirken von 3 großen Faktorenbereichen innerhalb ein und desselben Geschehens:

(1) die individuelle genetische Disposition und physiologische Verfasstheit des Organismus (also um die organbiologischen / körperlichen Einflussgrößen),

(2) die individuellen psychologischen Faktoren bzw. die personsbezogenen Eigenheiten des Erlebens und Verhaltens (also um das für den Menschen typische Denken, Fühlen und Handeln) und

(3) die Lebenswelt bezogenen Einflussfaktoren bzw. die physiko-chemische und öko-soziale Umwelt, denen die Person ausgesetzt ist.

Diese drei Faktorenbereiche wirken immer und zwangsläufig in einem parallel ablaufenden Prozess zusammen, weil sich alles in einer einzigen Wirklichkeit abspielt. Welcher Wirkfaktoren zu welcher Zeit das Geschehen dominieren, kann allerdings sehr unterschiedlich sein. Jedenfalls gilt es, diese Einflussbereiche in einer simultanen, d.h. parallel zu organisierenden Diagnostik möglichst praktikabel zu erfassen und im Sinne einer Mehrebenen-Diagnostik zu integrieren – was ein multidimensionales Krankheitsverständnis generiert. Aus diesem leitet sich dann eine multidimensionale und multimodale Therapie ab, die wiederum als Simultantherapie möglichst parallel zu organisieren ist. Welche Eingriffe auf organbiologischer, psychologischer und/oder öko-sozialer Ebene notwendig oder sinnvoll erscheinen, hängt wiederum vom zuvor erarbeiteten (und wissenschaftlich tauglichen) Krankheitsverständnis ab und ist letztendlich auch immer mit dem betroffenen Menschen zu verhandeln (das wird als *coherence* bezeichnet und übersteigt das bisherige Modell der *compliance* bei Weitem, weil es nicht nur die Einwilligung des Pat. sondern auch seine Bereitschaft und Kompetenz einschließt, die erforderlichen Schritte zur Gesundung mitzuverantworten bzw. umzusetzen.)

Wenn auf jeder Ebene der Gesundheit Einflussfaktoren nachgewiesen sind, welche psychologischen Faktoren tragen nachweislich zur Gesundheit bei?

Die Palette von empirisch nachgewiesenen Einflussgrößen auf die Gesundheit ist groß. Wenn wir nur die *Gesundheit vermittelnden psychologischen Wirkfaktoren* ansehen, die wissenschaftlich einigermaßen zufriedenstellend geprüft sind – und die wir zugleich als *Quelle von Gesundheit* (also: „Wie Gesundheit gemacht wird“) betrachten könnten –, dann wären dies vorrangig folgende:

(a) ein ausreichend stabiles *Kohärenzerleben*: Wenn ich die Welt als ausreichend verstehbar, bedeutsam und kontrollierbar erlebe, dann fördert dies meine psychische Gesundheit in erheblichem Maße. Eine solche Lebenseinstellung ist überdies in hohem Maße korreliert mit einem Verhalten, welches die eigene organismische Gesundheit unterstützt.

(b) Ein ausreichendes Maß an *Selbstwirksamkeitserleben* vermittelt mir die Kompetenzerwartung, dass ich auf die Herausforderungen des Lebens (und damit auch auf meine Gesundheit) erkennbaren Einfluss habe und diese ausreichend gut schaffen kann. Dementsprechend werde ich mein Gesundheitsverhalten günstiger bzw. mit mehr Eigenverantwortung steuern können.

(c) Eine mittlere Ausprägung an dispositionellem *Optimismus* vermittelt mir einen angepassten, zupackenden Umgang mit der Realität und verhilft zu mehr Durchhaltevermögen auch in kritischen bzw. belastenden Situationen. Eine zu geringe positive Erwartungshaltung hinsichtlich der Bewältigungsmöglichkeiten (bzw. eine pessimistische Grundorientierung) ist genauso kontraproduktiv wie eine übertriebene irrationale positive Einstellung dazu.

(d) Die Fähigkeit zu *vernunftgeleitetem Denken* vermittelt mir ein adäquateres Gesundheitswissen und eine günstigere Gesundheitsmotivation sowie ein besser angepasstes Gesundheitsverhalten. Eine auf rationalen Erkenntnissen aufbauende Bildung hemmt zugleich verzerrtes, irrationales oder destruktives Denken und Handeln.

(e) Ein wahrgenommener ausreichender *sozialer Rückhalt* erweist sich als genereller Schutzfaktor gegenüber Stressoren und fördert damit die Resilienz (Widerstandsfähigkeit) bei Belastungen. Eine gute soziale Einbettung, die ich auch als solche erlebe, fördert zugleich mein soziales Wohlbefinden.

(f) Eine ausreichend gut entwickelte *Genussfähigkeit* (Euthymie) hat einen signifikanten Einfluss auf die Emotionsregulation und ist damit ein bedeutsamer Wirkfaktor im Bereich der psychologischen Gesundheit (Wohlbefinden).

(g) Heute werden die meisten der vorhin genannten Einflussgrößen im Konzept der „Weisheitskompetenz" zusammengefasst, wo es um die Frage nach dem „gelingenden Leben" oder um die „Lebenskunst" geht. Hier spielt z.B. auch die *Empathiefähigkeit* eine zentrale Rolle, d.h. ob ich mich in die Denk- und Gefühlswelt anderer Menschen hineinversetzen kann und ich damit ein interpersonelles „Verstehen" ermögliche. Auch der Aspekt der *Serenität* hat eine erkennbare Bedeutung, also inwieweit ich den unterschiedlichen Einstellungen bzw. Werthaltungen von Menschen mit emotionaler Ausgeglichenheit begegnen kann, ohne in eine (latente) Kampfhaltung zu verfallen. Zur Weisheitskompetenz zählt auch die *Ungewissheitstoleranz*, d.h. die Fähigkeit, Unsicherheit zu ertragen, dass die Welt prinzipiell nicht vollständig vorhersagbar und kontrollierbar ist.

Der wohl weitreichendste Ansatz findet sich in dem übergreifenden Konzept der *Weisheitskompetenz*, weil diese sehr viele Wirkbereiche für gesundheitliches Verhalten integriert. Das uralte Thema „Weisheit" wird hier neu gefasst und für die psychologische bzw. psychotherapeutische Nutzung aufbereitet. Der kleinste gemeinsame Nenner für die vielen historischen, alltagspsychologischen und wissenschaftlichen Ansätze zu diesem Thema kann darin gesehen werden, dass *Weisheit* als *Kompetenz* im Umgang und in der Bewältigung schwieriger Lebensfragen verstanden wird. Seit Jahrtausenden geht es um die Grundfrage, wie mit negativen Lebensereignissen – Tod, Trennung, Krankheit, Enttäuschung, Gesichtsverlust, sozialen Auseinandersetzungen, Heimatverlust oder Armut ... – umzugehen sei und wie diese erfolgreich bewältigt werden könnten. Plausiblerweise wurden für diesen Umgang bzw. deren Bewältigung eine Reihe von Kompetenzen erkannt, die wir heute als *Ressourcen* und *Resilienzfaktoren* beschreiben. Auch Weisheit wird als ein derartiger Resilienzfaktor im Rahmen der allgemeinen Strategien zur Lebensbewältigung konzipiert.

Kai Baumann und Michael Linden (2008) haben eine äußerst lehrreiche und gleichzeitig überschaubare Publikation verfasst, die einen guten Überblick zum aktuellen Stand dieser Forschung und auch den ersten praktischen Umsetzungen im Rahmen von psychologischen Behandlungen bietet. Sie beschreiben hier u.a. die relevanten Formen der Belastungsbewältigung, die empirischen Ergebnisse der Weisheitsforschung und die davon abgeleitete Weisheitstherapie. Im Kern der Darstellung liegen die sogenannten *Weisheitskompetenzen*. Sie umfassenden (1) die Fähigkeit zum Perspektivwechsel, (2) Empathiefähigkeit, (3) Emotionswahrnehmung und Emotionsakzeptanz, (4) Serenität (emotionale Ausgeglichenheit und Humor), (5) Faktenwissen und Problemlösewissen, (6) Kontextualismus, (7) Wertrelativismus, (8) Nachhaltigkeitsorientierung, (9) Ungewissheitstoleranz, (10) Selbstdistanz und Anspruchsrelativierung.

Wie sich zeigen lässt, haben weise Personen das gleiche Spektrum an Emotionen und die gleichen Sorgen wie andere Menschen auch. Sie unterscheiden sich auch nicht im Ausmaß der Angst oder in anderen wichtigen Lebensbedingungen. Sie sind allerdings in der Lage, Lebensprobleme durch eine bestimmte Sinnfindung besser zu bewältigen und dadurch ihre Lebenszufriedenheit zu steigern. Empirische Studien belegen, dass Weisheit im höheren Erwachsenenalter einen größeren Einfluss auf die Lebenszufriedenheit hat als körperliche Gesundheit, sozioökonomischer Status, finanzielle Situation, Umweltbedingungen oder soziales Engagement. Dies bedeutet, dass Weisheitskompetenzen für die Lebenszufriedenheit wichtiger sind als die objektiven Lebensbedingungen.

Krankheit ist nicht gleichzusetzen mit dem Ausschluss von krankmachenden Faktoren – wie lässt sich Krankheit im biopsychosozialen Modell definieren?

Wie schon erwähnt, bedeutet Krankheit das Fehlen einer ausreichenden autoregulativen Störungsbewältigungs-Kompetenz. Mit anderen Worten: Es herrscht ein Defizit der relevanten Regelkreise für die Aufrechterhaltung der Funktionstüchtigkeit (egal ob auf physiologischer, psychologischer oder öko-sozialer Eben) oder diese Mechanismen sind überfordert, wegen Überlastung zusammengebrochen oder auch gar nicht vorhanden gewesen. Um diesen Prozess besser verstehen zu können, macht es Sinn, von einem komplexen Wechselwirkungsgeschehen von Risikofaktoren und Schutzfaktoren auszugehen. Von diesem Wechselwirkungsprozess hängt es ab, ob, wann und wie stark ein Phänomen generiert wird, das wir als krankhaft bezeichnen.

Die herkömmliche Psychosomatik hat den alten Leib-Seele-Streit nicht gelöst. Das eigene Forschungsinteresse hat sich aus diesem Grund schon früh auf eine übergeordnete Perspektive ausgeweitet, die heute als Theorie der Körper-Seele-Einheit (body mind unity) bezeichnet wird.

Schon als Student habe ich mich auch mit Wissenschaftstheorie und Logik beschäftigt. Beim Begriff der „Seele“ war bald ersichtlich, dass uns die Sprache in die Irre führt, weil sie uns zwei Welten vorgaukelt, wo es nur eine gibt – so als ob das *Seelische* irgendwo im luftleeren Raum schweben würde, das aber zugleich einen sonderbaren Einfluss auf das Körperliche haben soll. Aus dieser Dichotomie, die aus sprachlichen Gründen fälschlicherweise einen festen Platz in unserem Denken hat, ist auch die sog. Psychosomatik entwickelt worden. Tatsächlich gibt es aber keine psychosomatischen Krankheiten, genauso wenig wie es nicht-psychosomatische Krankheiten gibt. Es handelt sich nämlich immer um das gemeinsame Zusammenspiel von biologischen, psychologischen und Lebenswelt bezogenen Wirkfaktoren, die eine Krankheit (besser das Kranksein) verständlich machen.

Wie uns die Hintergrundtheorie der biopsychosozialen Medizin (die sog. Theorie der Körper-Seele-Einheit oder *body mind unity-theory*, welche wiederum die die Allgemeine Systemtheorie zur Grundlage hat) lehrt, gibt es kein einziges seelisches Phänomen (keinen Gedanken, keine Empfindung, keinen Handlungsimpuls), das nicht zugleich ein physiologisches Ereignis ist. *Seelische Ereignisse* sind *emergente* Phänomene des materiellen Organismus (insbesondere des Gehirns), sie sind aber nicht mit den dort beobachtbaren Vorgängen ident, sondern bilden einen eigenen Phänomenbereich (sie sind *hervorgebracht / emergent*). Was wir mit den Gesetzen der *Physik* und *Chemie* beschreiben können, nennen wir das *Materielle*. Was wir besser mit den Gesetzen der *Psychologie* beschreiben, bezeichnen wir als das *Seelische*. Beide Aspekte gehören zu ein und derselben Wirklichkeit. Seelische Ereignisse sind zwar eigenständige Phänomene, aber sie sind undenkbar ohne physiologische Strukturen (d.h. sie sind ohne körperliche Prozesse nicht zu begreifen). Das, was wir wissenschaftlich als „Seele" bezeichnen können, ist als ein emergentes Phänomen des gesamten Organismus zu verstehen. Auf der körperlichen Ebene spielt dabei das Gehirn als Informationsverarbeitungszentrale die größte Rolle. Ohne entsprechende neurologische Strukturen sind seelische Funktionen nicht möglich.

Wie verändert die biopsychosoziale Orientierung die wissenschaftliche Medizin bzw. wie kann der herkömmliche streng naturwissenschaftliche Ansatz erweitert werden? Welchen Einfluss hat die breitere Perspektive der Biopsychosozialen Medizin auf die kurativ und präventiv ausgerichtete Arbeit?

Aus der Perspektive der herkömmlichen, streng naturwissenschaftlich ausgerichteten Medizin erscheint der *Mensch als komplexe Maschine*. Diese traditionelle biomedizinische Vorstellung hat trotz ihrer großartigen Leistungen und unverzichtbaren Fortschritte bei der Eindämmung von vielen Krankheiten leider auch zu einer Verengung geführt, die oftmals als *Ingenieursmedizin* oder *Reparaturmedizin* tituliert wird. Hier geht es primär um das Reparieren, wenn etwas „kaputt" ist. In dieser traditionellen Denkweise, die auch in der Bevölkerung sehr weit verbreitet ist, geht es also um das Feststellen von (organischen) Defekten und deren Behebung mittels physiko-chemischer Mitteln. Der Patient kann dabei relativ passiv bleiben, er überträgt die Verantwortung für die Reparatur an die Medizin und ist folgerichtig enttäuscht, wenn diese nicht in erwartetem Ausmaß bei der Wiederherstellung von Funktionstüchtigkeit („Gesundheit") erfolgreich ist.

Sobald man nicht nur das Krankheitsphänomen, sondern den Krankheitsprozess ins Auge fasst, wird allerdings verständlich, dass es der Krankheit vorausgehende Faktoren („Risikofaktoren") und auch Bedingungen für den Ausbruch der Störung sowie im weiteren Verlauf auch aufrechterhaltende Faktoren gibt, die sowohl auf der organischen, psychologischen wie Lebenswelt bezogenen Ebene liegen können. Die daraus abzuleitenden Interventionen wären damit wiederum auf allen drei Ebenen anzusetzen – allerdings in einer Verhandlung darüber, was nicht nur medizinisch bedeutsam, sondern auch vom Patienten annehmbar und in seiner Lebenswelt tragbar erscheint. So gesehen gibt es also nicht nur eine Bringschuld des Arztes (bzw. der heilkundig Tätigen), sondern auch eine des Patienten (bzw. der Bevölkerung). Der einzelne Mensch hat eine Mitverantwortung für seine Gesundheit, er braucht ein adäquates Gesundheitswissen, eine ausreichende Gesundheitsmotivation und auch genügend Handlungskompetenz, sich gesund zu verhalten. Gesundheit kann somit als gemeinsames Ziel verstanden werden, das es zu erreichen gilt. Die bestmögliche Gesundheit für möglichst viele Menschen gibt es nur in Kooperation der Gesundheitswissenschaften und ihren Praktikern einerseits und einer aufgeklärten, gesundheitsmotivierten und handlungskompetenten Bevölkerung andererseits. Biopsychosoziale Medizin schließt jedenfalls die *Prävention* immer mit ein, weil der beste Patient der informierte, handlungswillige und handlungsfähige Patient ist.

Es ist leicht einsehbar, dass aufseiten des medizinischen Arbeitsfeldes der Arzt neben seiner naturwissenschaftlich-technischen und pharmazeutischen Kompetenz auch eine ausreichende kommunikative Kompetenz benötigt. Der Arztberuf ist in weiten Teilen ein kommunikativer Beruf, ohne „sprechende Medizin" ist z.B. das Verständlichmachen von Befunden, das Übermitteln schwerwiegender Diagnosen, das Verhandeln und Festlegen von Interventionen oder gemeinsamen Gesundungsstrategien nicht erreichbar.

C2 Stress und Gesundheit – **Burn out** *in der Arbeitswelt*

Die zeitgeistige Diagnose „burn out" schwappt unübersehbar als riesige Welle über uns. Was das Phänomen „chronic fatigue syndrome" (chronische Müdigkeit), das bekannterweise über England auf Kontinentaleuropa zugekommen ist, nicht geschafft hat, gelingt nun offenbar dem schillernden „burn out syndrome" (Erschöpfungssyndrom). Abgesehen von der größeren Akzeptanz in der Bevölkerung für den Begriff *burn out* werden auch objektive Veränderungen in den aktuellen Lebensbedingungen – insbesondere in der Arbeitswelt – dafür verantwortlich gemacht. Eine zunehmend als Belastung empfundene, vom Einzelnen eingeforderte Geschwindigkeit bei der Erledigung von Aufgaben, die permanente Kontrolle bzw. Überwachung von Leistungen in vielen Bereichen unserer Arbeitswelt und die immer wiederkehrenden Anpassungsleistungen bei den häufiger werdenden betrieblichen Umstellungen mit gleichzeitig deutlich geringerer Arbeitsplatzsicherheit halten nicht Schritt mit der erlebten Gratifikation für diese Anstrengungen.

Unüberhörbar ist nun der Ruf nach psychologischer Hilfe in Form von Supervision, Intervision, Coaching, Mentoring u. dgl., wobei diesen Interventionsformen eine Reparaturfunktion zugeschrieben wird. Bezüglich der Einflussnahme auf gesellschaftliche Gegebenheiten wie dem Arbeitsmarkt kommt die Psychotherapie – als (primär individuelle) heilkundliche Behandlung mit psychologischen Mitteln – an ihre inhärenten Grenzen. Wenngleich sie vielen wie eine Zauberformel für die Lösung sowohl persönlicher als auch institutioneller Probleme, Konflikte, Belastungen oder Leidenszustände erscheint, hat die Psychotherapie tatsächlich einen engeren Indikationsbereich. Psychotherapie kann nämlich keine Organisationen „behandeln". Organisationen können nicht aus der Dynamik von Einzelindividuen (allein) verstanden werden. Ihre Entwicklung und ihr Verhalten brauchen andere Erklärungsmuster, daher ist das Individualisieren von Problemen in Organisationen nicht die korrekte Arbeitsform im Umgang mit Organisationen.

In Organisationen geht es um Funktionen. Menschen kommen darin nur als Funktionsträger vor. Im Gegensatz dazu geht es in sozialen Systemen (wie in einer Familie und dgl.) primär um den Menschen an sich, der nicht ersetzbar ist, ohne dieses System (gravierend) zu verändern. In einer Organisation ist dagegen jeder Mensch prinzipiell ersetzbar, da es hier nicht um sein Mensch-Sein, sondern primär um seine Funktion geht. Damit ist die Ersetzbarkeit ein Prinzip jeder Organisation. Genau das aber kränkt den einzelnen Menschen, der in seiner Sozialisation (zumindest in unserer Kultur) die Unersetzbarkeit und Einzigartigkeit lebt, entsprechend denkt und fühlt. Daher muss die Organisation für diesen zwischenmenschlichen Bereich eigens Vorsorge treffen – z. B. über gewerkschaftliche Arbeit. Obwohl Organisationen von Einzelnen als „unmenschlich" erlebt werden können („Betriebe lieben nicht!", Egger 2015), sind sie es dem Wesen nach nicht. Es liegt vielmehr in ihrer Natur, dass sie sich durch ein Zusammenspiel von unterscheidbaren Funktionen bzw. Arbeitsbereichen definieren.

Würde in einer Organisation eine zu starke Personalisierung in ihren Funktionen erfolgen, dann würde diese Organisation beim Ausscheiden der betreffenden Personen zerbrechen. Organisationen befriedigen nicht unser menschliches Bedürfnis nach Verständnis, Zuwendung und Liebe, sondern sie befriedigen unser Bedürfnis nach existentieller Sicherung (Gelderwerb) und sozialer Anerkennung (Prestige). Das nicht abgedeckte Bedürfnis nach menschlicher Nähe muss daneben in informellen Strukturen, wie Familie, Partnerschaft, Verwandtschaft oder Freundeskreis befriedigt werden. Damit steht fest, dass Organisationen nicht mit psychotherapeutischen Mitteln, sondern mit organisationspsychologischen Eingriffen zu verändern sind. Das heißt, es müssen auf der Struktur-Ebene (sozialpolitische) Lösungen gefunden werden, auf welche die Funktionsträger in der Folge psychologisch im erwünschten Sinne reagieren.

Die Hoffnung, dass ein Betrieb meinen persönlichen Arbeitseinsatz und meine fortwährende Bereitschaft zur Anpassung an immer schneller werdende Zyklen der betrieblichen Veränderung durch persönliche Wertschätzung, Zuwendung und Liebe honoriert, ist zwar menschlich verständlich, bleibt aber illusionär. Aus dieser Erkenntnis können stimmigere Einstellungen und Arbeitshaltungen für den beruflichen Alltag abgeleitet werden, die auch einen Lebensstil mit mehr Resilienz gegenüber derartigen Stressoren entwickeln helfen. In weiterer Folge wären damit weniger „burn out"-Phänomene bei gleichzeitig mehr subjektiver Lebensqualität zu erwarten. Ohne Werte-Diskussion – ob individuell oder kollektiv – wird es aber wohl nicht gehen. Und dazu kann auch die Psychotherapie mit ihren Werkzeugen erheblich beitragen (Egger 2011).

C3 Erschöpfung und Gegenregulation durch Urlauben

Reif für die Insel – Erschöpfung und die Kunst des Urlaubens. Gesundheitspsychologische Aspekte der individuellen Spannungsregulation

„In der einen Hälfte unseres Lebens opfern wir die Gesundheit, um Geld zu erwerben – in der anderen opfern wir Geld, um die Gesundheit wieder zu erlangen. Und während dieser Zeit gehen Gesundheit und Leben von dannen!" (Voltaire, 1694-1778)

Die folgenden Ausführungen beziehen sich auf skizzenhafte Auszüge aus der gesundheitspsychologischen Forschung zum Thema Erschöpfungs-Regulation und Urlaub. Sie können Denkanstöße für den eigenen Umgang mit Alltagsbelastungen und zur Nutzung von „Freizeit" bzw. Urlaub für die Wiedererlangung von Vitalität liefern. Der angesprochene Themenbereich *Urlaub machen* bezieht sich übrigens auf ein relativ junges Phänomen in der Geschichte des Menschen und kann der Erholungsforschung (oder dem Konstrukt *Salutogenese*) zugerechnet werden. Im Rahmen eines biopsychosozialen Verständnisses von Krankheit und Gesundheit gilt, dass Gesundheit kein Zustand ist, den man *hat,* sondern dass Gesundheit in jeder Sekunde des Lebens geschaffen werden muss. Gesundheit ist demnach das jeweils aktuelle Ergebnis oder Produkt eines komplexen Prozesses, den wir jedenfalls – bewusst oder nicht bewusst, günstig oder ungünstig – mitgestalten.

Krankheit und Gesundheit sind keine sich ausschließenden Phänomene

Im *biopsychosozialen Modell* – der zur Zeit mächtigsten Grundlagentheorie in den medizinischen Wissenschaften – bedeutet GESUNDHEIT die ausreichende Kompetenz des Systems „Mensch", beliebige Störungen auf beliebigen Systemebenen autoregulativ zu bewältigen. Nicht das Fehlen von pathogenen Keimen (Viren, Bakterien etc.) oder das Fehlen von Störungen auf der psycho-sozialen Ebene bedeuten demnach *Gesundheit*, sondern die Fähigkeit, diese pathogenen Faktoren ausreichend wirksam zu kontrollieren.

KRANKHEIT stellt sich dann ein, wenn der Organismus die autoregulative Kompetenz zur Bewältigung von auftretenden Störungen auf beliebigen Ebenen des Systems „Mensch" nicht ausreichend zur Verfügung stellen kann und relevante

Regelkreise für die Funktionstüchtigkeit des Individuums überfordert sind bzw. ausfallen. Wegen der immerwährenden wechselseitigen Verschaltung der Systemebenen ist es nicht so bedeutsam, auf welcher Ebene eine Störung generiert oder augenscheinlich wird, sondern welchen Schaden diese – auch auf den unter- oder übergeordneten Systemen – zu bewirken imstande ist.

Krankheit und *Gesundheit* erscheinen in der systemtheoretisch begründeten *biopsychosozialen Theorie* weder als Gegensatz noch als ein Zustand, sondern als ein *dynamisches Geschehen.* So gesehen muss *Gesundheit* in jeder Sekunde des Lebens hergestellt werden (s. Egger 2005). – Erstaunlich ist, dass es für einen überwiegenden Teil der Bevölkerung eine Denkgewohnheit darstellt, dass Gesundheit und Krankheit keine sich ausschließenden Kategorien sind und sie damit dem wissenschaftlichen Erkenntnisstand zumindest prinzipiell näher kommen, während noch viele Ärzte dem biomedizinischen, dichotomen Krankheitsbegriff anhängen, wonach ein Mensch entweder gesund oder krank sein sollte (Reinbacher et al. 2000, Freiberger et al. 2002).

Ermüdungsneigung, chronische Erschöpfung, Vitalitätsverlust und Urlaubsreife

Aus der Belastungsforschung („Stressforschung") ist inzwischen geläufig, dass nicht nur hochpotente akute Stressoren den Organismus schädigen, sondern dass auch latent im Hintergrund schwelende oder immer wieder kehrende kleinere Stressoren (wie etwa *daily hassles* oder Alltagsärgernisse) durch akkumulierende Effekte eine signifikant schädigende Potenz – auch bis zur histologisch nachweisbaren Schädigung von Gewebe – erlangen können. (Einige der bekanntesten Forschungsmodelle in diesem Bereich konnten hier die entsprechende Entwicklung von ischämischen Herzerkrankungen, Magenulcera, aber auch von arterieller Hypertonie oder chronifizierter myogener Schmerzen aufzeigen; s. Zusammenfassung in Egger 1993).

Latente oder immer wiederkehrende physiko-chemische oder psychosoziale Stressoren provozieren im Organismus Bewältigungsreaktionen. Stehen diese dem Individuum nicht in ausreichender Qualität bzw. Quantität (und erforderlicher zeitlicher Länge) zur Verfügung, kommt es zu einem Defizit der Abwehrkräfte, deren empfindungsmäßiges „Echo" Symptome der Erschöpfung und einhergehender Verlust an Vitalität sind. Der Mensch verspürt im Regelfall ein Bedürfnis nach Ruhe, Erholung, Ausspannen oder Distanzierung.

Wie aber baut man Vitalität wieder auf? Gibt es so etwas wie individuell passgenaue Erholung? Wenn wir davon ausgehen, dass die Rückmeldung über den körperlichen Zustand über die Befindlichkeit läuft, dann könnten wir folgern, dass jeder selbst am besten spürt, was ihm bei psychophysischer Dauerbelastung oder Überlastung gut tut. Braucht es dann dazu noch differenzierende Forschung? Und: Welchen Wert könnte das Phänomen Urlaub für die Belastungsregulation bzw. Stresspufferung haben?

„Urlaub“ ist ein in der Geschichte der Menschheit sehr junges Phänomen. Wahrscheinlich gibt es auch unter uns noch welche, die einen Menschen kennen, der von sich erzählt, er habe noch nie Urlaub gemacht. – Woher kommt das Bedürfnis (oder auch das massive Begehren), Urlaub zu machen? Abgesehen von der dahinterstehenden Industrie mit ihren unübersehbaren Angeboten bildet die Art und Weise, wie wir unseren (Berufs)Alltag verbringen und welchen Lebensstil wir pflegen, eine der wesentlichen Aspekte. Häufig ist durch eine anhaltende Leistungsanforderung in der Arbeitswelt eine latente Anspannung verbunden, die medizinpsychologisch als relativ erhöhtes psychovegetatives Erregungsniveau („Hochtourigkeit“) imponiert. Durch die zunehmende Komplexität auch in der verbleibenden Zeit (der sog. „Freizeit“ bzw. den außerberuflichen Zeiten, dem privaten Leben in Familie und Gesellschaft) finden wir auch hier oft keine ausreichende Gegenregulation, die als Stresspuffer dienen könnte – ganz im Gegenteil kann dieser Bereich noch zur weiteren Ausbeutung von individuellen Erholungsressourcen führen.

Allerdings: Psychophysiologisch ist es kein (gesundheitlich relevantes) Problem, zur Bewältigung von Arbeit körperliche oder seelische Energie einzusetzen. Arbeit an sich und auch Anstrengung sind nicht schon per se krankheitserzeugend. Das Problem beginnt erst, wenn ein uns evolutionsgenetisch eingeprägter Wechsel von Anspannung und Erholung verloren geht oder unmöglich gemacht wird – oder anders ausgedrückt, wenn die energetische Aktivierung (a) entweder zu stark ist oder (b) zu lange anhält bzw. (c) immer wiederkehrend notwendig wird – erst dies führt dann zur Erschöpfung der psychophysischen Widerstandskraft (Egger 1995).

Ein wichtiger Befund aus der psychophysiologischen Belastungsforschung ist auch, zwischen *zwei Arten von Belastung* zu unterscheiden (s. Egger 1992, Noack 1994):

a) *Effort*: bedeutet eine Anstrengungshaltung, vor allem in Form von körperlicher Belastung (physische Arbeit) und

b) *Distress*: ist eine mehr oder minder stark unangenehm erlebte oder angstprovozierende Belastungssituation (seelische Arbeit).

Daraus ergeben sich folgende Kombinationen:

1. Effort *und* Distress treten gemeinsam auf: Hier kommt es zu einer Erhöhung der Katecholamine (Aktivierungshormone) und der Cortisolausschüttung (Kortikoide können als die eigentlichen „Stresshormone“ interpretiert werden). Inhaltlich handelt es sich hauptsächlich um eine anstrengende Arbeit, die mit deutlicher Unlust verrichtet wird. – Die Gesamtbelastung für den Organismus ist hier vergleichsweise die höchste, die Erholungszeiten deutlich prolongiert.

2. Effort *ohne* Distress: Hier kommt es im Wesentlichen nur zu einer Katecholaminausschüttung, Cortisol wird weitgehend unterdrückt. Beobachtet wird dieses

Phänomen z. B. bei einer anstrengenden (körperlichen) Arbeit, die Freude macht. – Die Erholung gelingt üblicherweise relativ rasch.

3. Distress *ohne* Effort: Hier kommt es zu einer starken Cortisolausschüttung, die die Bedeutung der Katecholamine wesentlich übersteigt. Dies tritt z.B. in Situationen der Hoffnungslosigkeit auf, wenn die Möglichkeit von Kampf oder Flucht unmöglich erscheinen. – Obwohl die Belastung „nur" von seelischer Natur ist, können sich durch das Fortbestehen dieser emotionalen Stressreaktion psychophysiologische Regelkreisstörungen entwickeln, die krankheitswertig werden und sogar zum Untergang des Organismus führen können.

Der entscheidende Faktor für die Pathogenität besteht offenbar in der (hohen oder niedrigen) Kontrolle des Organismus über die Anforderungsbedingungen. Im psychologischen Bereich ist es die subjektive *Kontrollierbarkeit* – genauer: die *Einschätzung der eigenen Bewältigungskompetenz* – einer gegebenen äußeren oder inneren Situation, die zur Drehscheibe der psychobiologischen Prozesse wird. Die Bedeutung dieser individuellen Einschätzung für die Entwicklung der Angstreaktion ist in Abbildung 1 gut erkennbar (nach Hoyer 2003), in der auch der primäre Ansatz der psychologischen Therapie ersichtlich ist.

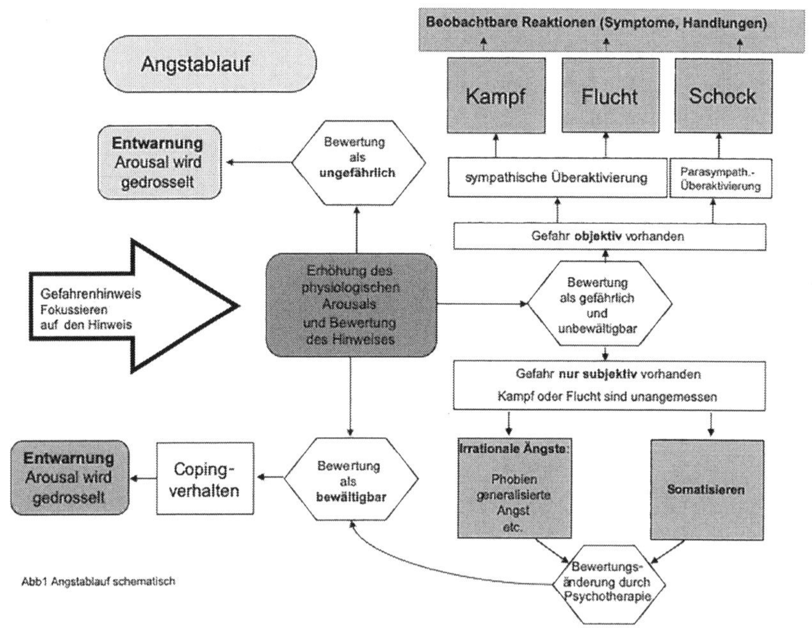

Abb.1: schematisierter Ablauf einer Angstreaktionskette

Exkurs:

Die Erkenntnis, dass Wohlbefinden und psychische Gesundheit nicht allein durch eine Reduzierung von negativem Befinden zu erreichen ist, führte zu Forschungsbemühungen, vorzugsweise im Rahmen der „Gesundheitspsychologie“ (Schwarzer 1992, 1997, Antonovsky 1981), welche sich um Konstrukte wie *well being* und *Glück* konzentrieren. Entsprechende Literaturrecherchen zeigen dabei auf, dass die psychologischen Konzepte zu *Glück*, *Zufriedenheit* und *Lebensqualität* nach wie vor theoretisch wenig ausgereift und die empirischen Beiträge insbesondere zum Thema *Lebenszufriedenheit* und *Glück* als eher dürftig einzuschätzen sind (Freiberger & Egger 2002). Wie die bisherigen Daten erkennen lassen, leisten soziodemographische Merkmale wie *Alter*, *Schulbildung* oder *Geschlecht* keinen signifikanten Beitrag zur Aufklärung des Glückserlebens; die Güte von Sozialkontakten (wahrscheinlich als psychologisches Antidepressivum wirkend) und insbesondere das Ausmaß an Depressivität sind vergleichsweise wesentlich bedeutsamer. Nicht die objektiven Gegebenheiten im Leben eines Menschen scheinen für sein Glückserleben primär Ausschlag gebend, sondern deren individuelle psychische Verarbeitung und den davon abhängigen Ausbildungen von Erwartungen.

Die oftmals gestellte Frage, warum die Stresshormone (Corticosteroide) eine – prima vista schwer verständliche – deutlich immunsuppressive Wirkung haben, lässt sich am besten mit einem kybernetischen Modell beantworten: Würde der Abwehrkampf des Organismus keine negative Rückkoppelung eingebaut haben, würde sich der (anfänglich lebenserhaltende) Bewältigungsprozess recht bald zu einem zerstörenden (weil ungebremsten und damit kontraproduktiven) Prozess entwickeln.

Ein weiterer Aspekt betrifft die *Akkumulation von Belastungsreaktionen*:

Chronische Stresssituationen, z. B. jahrzehntelange Belastung in Form von Schichtarbeit, wurde von mehreren Forschergruppen untersucht (s. Egger 1993, 1998):

1. In der sog. *Adaptationsphase* ergibt sich eine noch relativ geringe Korrelation zwischen den psychosozialen Faktoren bzw. Arbeitsbelastungsfaktoren einerseits und Gesundheitsfaktoren andererseits.

2. Im weiteren Verlauf des Längsschnittes – z. B. nach 10 bis 20 Jahren – korrelieren psychosoziale Faktoren und Arbeitsbelastungsfaktoren bereits hoch mit Gesundheitsfaktoren. Man nennt dies die *Sensibilisierungsphase.*

3. Im Anschluss an die Sensibilisierungsphase dominieren nun bereits die klassischen *Risikofaktoren*, etwa pathologische Erhöhung des arteriellen Drucks, Fettstoffwechselstörungen, Diabetes mellitus, Hyperurikämie stehen nun phänomenologisch im Vordergrund. In der Genese der nun auffällig gewordenen krankheitswertigen Regulationsstörung bzw. Krankheit ist eindeutig eine lange Akku-

mulationsphase nachweisbar ist, die oft das ganze Leben lang von Relevanz ist und für die gilt, dass chronische Stressbedingungen diese *Akkumulationsphase* erheblich verkürzen und das Auftreten von Regulationsstörungen und Krankheiten signifikant beschleunigen. Die *morphologische Veränderung* steht praktisch am Ende dieser Entwicklung.

Interessanterweise führt auch Unterforderung, die mit Monotonie, Langeweile, Desinteresse und mangelnder Identifikation mit der Arbeit verbunden ist, zu gesundheitsrelevanten Störungen – zuerst auf der Ebene der Befindlichkeit, später aber auch in Form von physiologischen Regelkreisstörungen, die krankheitswertig werden können.

Stress- und Angstreaktionen im Alltagsleben

Beispiel Schmerzerleben: Die Schmerzschwelle sinkt mit dem Grad der sonstigen Belastungsfaktoren. z.B. verstärken Angst und Depression die Schmerzwahrnehmung, Ablenkung bzw. Aufmerksamkeitsbindung v.a. an euthyme (emotional positiv erlebte) Ereignisse lindern dagegen die Schmerzsensibilität. Allgemeines therapeutisches Ziel ist daher (a) die Reduktion des individuellen psycho-physiologischen Risikoprofils (z.B. Verminderung von Stressoren verringert die "allgemeine Anspannung", d.h. organismische Beanspruchung) und (b) die gleichzeitige Förderung von positiven Emotionen (idealiter z.B. über ein multimodales "Genusstraining").

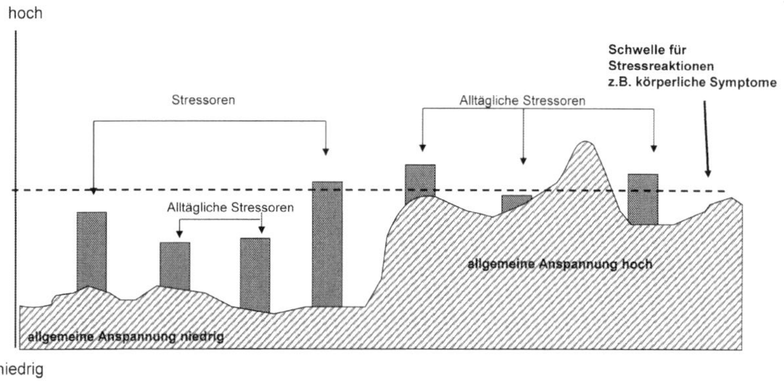

Stressmodell-Grafik (sensu Falloon et al. 1984)zum Verständnis des subjektiven Erlebens von Symptomen

Abb. 2: „Erregungskurve" – schematische Darstellung der psychophysiologischen „Anspannung"

In dieser symbolischen Grafik (Abb. 2) soll verdeutlicht werden, dass der Organismus bei guter Stresspufferung – wenn also aktuell ausreichend gute Bewältigungsmöglichkeiten vorhanden sind und das allgemeine Erregungs- bzw. Aktivierungsniveau noch ausreichend Reserven zur Verfügung hat – kleine und mittelgradige Stressoren gut abfangen kann, ohne symptomatisch zu werden (linke Hälfte der Grafik). Es braucht hier schon eine massive Zusatzbelastung, um die Bewältigungskompetenz zu überfordern und damit symptomatisch zu werden. Liegt dagegen das allgemeine Belastungsniveau recht hoch, reichen bereits geringe zusätzliche Stressoren aus, um den Organismus krankheitsrelevante Regelkreisstörungen zu provozieren (rechte Hälfte der Grafik in Abb. 2).

Ein Verbleiben in der Anspannungsphase bzw. der psychophysiologischen Hochtourigkeit führt einerseits auf der psychologischen Ebene zu Erschöpfungszuständen, depressiven Verstimmungen und Unlust. Auf der physiologischen Ebene kommt es zu einer Vielfalt von vegetativen Störungen sowie neurohumoralen Auffälligkeiten, die in der Folge auch Beeinträchtigungen der Immunreaktionen nach sich ziehen (die sich wiederum als Vorstufen zu Krankheiten verdichten können oder als Risikopotential für den Ausbruch von organisch manifesten Erkrankungen zu betrachten sind). Auf der Handlungsebene kommt es nicht selten zu fehleranfälliger Arbeitsleistung und (objektivem wie subjektivem) Versagen. An diesem Punkt des Prozesses kann die Immunokompetenz des Organismus so geschwächt sein, dass pathogene Keime (Viren, Bakterien oder andere umgebungsbedingte potenziell pathogene bzw. toxische Reize) vom Organismus nicht mehr ausreichend abgewehrt bzw. kontrolliert werden können und Krankheitssymptome auftreten. Immer wieder sind Menschen erstaunt, dass sie nach solchen Phasen der Erschöpfung gerade dann, wenn sie sich endlich in den Urlaub zurückziehen konnten, krank werden.

Interventive Möglichkeiten: Formen der Gegenregulation

Um solchen Erschöpfungsreaktionen vorzubeugen, bieten sich eine Reihe von *Gegenregulationen* an.

(1) Der Königsweg unter den Alternativen ist das sogenannte *Musterunterbrechen.* Hier geht es darum, immer wieder, d.h. schon während der Arbeitszeit bzw. im Arbeitsalltag aus der Routine herauszutreten und etwas anderes zu unternehmen, was mit positiven Gefühlen assoziiert ist. Dieses Andere kann natürlich auch darin liegen, nichts Konkretes zu tun d.h. sich zu erholen durch Ausruhen oder Faulenzen. Die Bedeutung dieser einfachen Regel liegt darin, dass die gesundheitspsychologische Forschung eindrucksvoll nachweist, dass diese vielen kleinen Schritte wesentlich besser in der Lage sind, eine über das Jahr anhaltende Arbeitslast auszugleichen als dies ein zwei- oder auch dreiwöchiger Einzel-Urlaub vermag.

Tabelle 1 gibt eine (natürlich unvollständige) Sammlung von Beispielen zu Aktivitäten, die daraufhin geprüft werden können, ob sie im individuellen Fall geeignet erscheinen, positive Gefühle zu provozieren. Aus dem so erstellten eigenen Katalog von potenziell stimmungsverändernden Tätigkeiten kann die Person nun jene auswählen, die für die aktuelle Situation tatsächlich nutzbar ist. Diese Aktivität wird gleichsam als „Psycho-Pille“ zur psychophysiologischen Musterunterbrechung eingesetzt.

	a)	b)	c)		a)	b)	c)
• Fernsehen	O	O	O	• Tanzen gehen, Disco	O	O	O
• Zeitung/Illustrierte Lesen	O	O	O	• Gottesdienst/Kirche besuchen	O	O	O
• sich mit der Familie beschäftigen	O	O	O	• sich weiterbilden	O	O	O
• Radio hören	O	O	O	• mit Computer/EDV beschäftigen	O	O	O
• Kuscheln	O	O	O	• bei Sportveranstaltungen zusehen	O	O	O
• Sex haben	O	O	O	• Gesellschaftsspiele/Kartenspiele	O	O	O
• Telefonieren	O	O	O	• selber Musik machen	O	O	O
• mit Freunden etwas unternehmen	O	O	O	• ins Kino gehen	O	O	O
• Musik hören	O	O	O	• Volksfest/Jahrmarkt besuchen	O	O	O
• Faulenzen, Nichtstun	O	O	O	• Handarbeiten/Stricken/Nähen	O	O	O
• Buch lesen	O	O	O	• im Lexikon/Nachschlagwerk lesen	O	O	O
• einladen/eingeladen werden	O	O	O	• Hund ausführen	O	O	O
• wandern, spazieren gehen	O	O	O	• mit Katze/Haustier spielen	O	O	O
• über wichtige Dinge reden	O	O	O	• auf Flohmarkt/Basare gehen	O	O	O
• Einkaufsbummel machen	O	O	O	• Brief oder Karte schreiben	O	O	O
• ins Gasthaus/Restaurant gehen	O	O	O	• bei Freunden handwerkl. tätig sein	O	O	O
• Gartenarbeit machen	O	O	O	• Museum/Ausstellungen besuchen	O	O	O
• Heimwerken (Wohnung/Haus)	O	O	O	• Freizeitpark besuchen	O	O	O
• baden gehen, Therme	O	O	O	• in den Zoo/Tierpark gehen	O	O	O
• selbst Sport treiben	O	O	O	• Rock-/Pop-/Jazzkonzerte besuchen	O	O	O
• seinen Gedanken nachgehen	O	O	O	• in Kirche oder Verein mitarbeiten	O	O	O
• Fahrrad fahren	O	O	O	• Videospiele machen	O	O	O
• sich in Ruhe pflegen	O	O	O	• Oper/Konzert/Theater besuchen	O	O	O
• mit Auto/Motorrad herumfahren	O	O	O	• bei Bürgerinitiative engagieren	O	O	O
• einen Ausflug machen	O	O	O	• in Spielhalle gehen	O	O	O
• Videofilme sehen	O	O	O	• Nickerchen machen	O	O	O
• Feste oder Partys feiern	O	O	O	• Partyspiele spielen	O	O	O
• ins Grüne fahren	O	O	O	• mich schön machen, schminken	O	O	O
• an einer Gruppenreise teilnehmen	O	O	O	• schminken, das Haar richten	O	O	O
• ein Nickerchen machen	O	O	O	• Leute beobachten	O	O	O
• teure / exklusive Kleidung tragen	O	O	O	• etwas Gutes essen oder trinken	O	O	O
• die Sterne / den Mond betrachten	O	O	O	• Ausschlafen	O	O	O
• für einen guten Zweck spenden	O	O	O	• Witze anhören	O	O	O
• barfuß laufen	O	O	O	• Tagebuch schreiben	O	O	O
• Tabak rauchen	O	O	O	• diskutieren	O	O	O
• massiert werden, Massage	O	O	O	• ein Feuer anzünden/Feuer machen	O	O	O
• zu einem Pop-Konzert gehen	O	O	O	• Essen kochen	O	O	O
• verschiedene Dinge sammeln	O	O	O	• eigensinnig sein, sich durchsetzen	O	O	O
• Federball spielen, Ball spielen	O	O	O	• Freunde besuchen	O	O	O
• Bibel, religiöse Schriften lesen	O	O	O	• beten	O	O	O
• einen Spaziergang machen	O	O	O	• eine sexuelle Beziehung haben	O	O	O
• Zimmer/Wohnung aufräumen	O	O	O	• Telefongespräche führen	O	O	O
• über andere Leute reden	O	O	O	• lange Strecken fahren	O	O	O

• eine Dusche nehmen	O	O	O	• etwas Gutes kochen	O	O	O
• um Hilfe oder Rat bitten	O	O	O	•	O	O	O
• z. Friseur gehen, d. Haare richten	O	O	O	•	O	O	O

Tabelle 1: Aktivitätenliste – „die psychologische Apotheke" (emotional positiv assoziierte Aktivitäten):
Freizeit-Aktivitäten – wodurch ich mich in eine gute Stimmung versetzen kann bzw. könnte (Aktivitäten zur Veränderung von Stimmungen / psycho-physiologische Musterunterbrechung)
(a) Was ich gegenwärtig gerne mache; (b) was ich früher einmal gerne gemacht habe; (c) was ich einmal gerne probieren würde

(2) Anders – als häufig geübt – wäre es übrigens für viele Menschen günstiger, einen langsameren Übergang vom Arbeitsalltag in den Urlaub zu planen. Das Nachhängen beruflicher oder privater Belastungen verzögert den Erholungscharakter, weil der Organismus eine Umstimmungsphase benötigt. Nur jene, denen das „Abschalten" rasch gelingt, sind hier im Vorteil.

(3) Für das Urlauben selbst gilt es, sich von überzogenen Erwartungen freizumachen. Unsere Urlaubsassoziationen sind üblicherweise überfrachtet mit Wünschen bzw. positiven Vorstellungen, welche dann an der vorgefundenen Realität fast zwangsläufig scheitern müssen. In der Mehrheit der Fälle ginge es in unserer Art Urlaub zu machen darum, sich in neuer Umgebung auch ein wenig neu erfahren und damit auch den Rhythmus des Alltags an die subjektiven Bedürfnisse anpassen zu können.

Prinzipiell ist es nicht leicht, ein Regelwerk für richtiges Urlaubmachen zu entwerfen, da sich hier einerseits jeder selbst als Experte erlebt und andererseits auch deshalb, weil die individuellen physischen und psychischen Ausgangsbedingungen recht unterschiedlich sind. Wer z.B. in seinem Berufsalltag *Monotonie* erlebt, für den würde eine urlaubsbezogene Musterunterbrechung wohl mehr darin liegen, neue Aktivitäten zu setzen, Anreize aufzugreifen und ein buntes Kaleidoskop von v.a. aktiven wie passiven Ereignissen zu nützen. Wer dagegen aus einer Phase der *Übererregung* und seelisch- körperlicher *Erschöpfung* in die Urlaubszeit kommt, dem ist vermehrt durch *Entschleunigung* geholfen, d.h. zuerst einmal durch Ruhe und Erholung (oder Stille), bevor wiederum aktivierende Tätigkeiten positive Gefühle erzeugen können.

Zum Begriff des *Musterunterbrechens* (also der Gegenregulation bei Erschöpfung) ist anzumerken, dass diese Umstimmung parallel auf vier Ebenen zu realisieren wäre:

Denken: Anders denken d.h. sich mit anderen als den gewöhnlichen Inhalten des bisherigen Alltags beschäftigen; der konkrete Inhalt ist dabei von relativ geringer Bedeutung, sofern er nicht emotional negativ besetzt ist.

Fühlen: Sinnliches bewusst erleben, d.h. sich von neuen Eindrücken positiv berühren lassen, sich einlassen auf eine erweiterte Erfahrungswelt.

Handeln: Neues (oder erwünschtes Altes) ausprobieren und sich im Handeln erfahren, sich wie ein kleiner Abenteurer quasi in die Welt hinauszuwagen, ohne sich dabei zu gefährden, und schließlich

Körperliches: Auf der physiologisch-körperlichen Ebene empfindsam sein, um zu spüren, was einem gut tut (entweder mehr Ruhe oder mehr Aktivität bzw. einen angepassten Wechsel von Erholung und Anspannung anstreben).

Von der Gegenregulation zum Genuss

Die „Oberstufe" oder „hohe Schule" der Regulation von Gefühlen stellt die Kultivierung des *Genießens* dar. Einen Einblick in diesen weiten Bereich des Gefühlsmanagements gibt hier die *Kleine Schule des Genießens*, wie sie in der modernen Verhaltenstherapie und Verhaltensmedizin propagiert wird (Koppenhöfer 2006, Tab. 2)

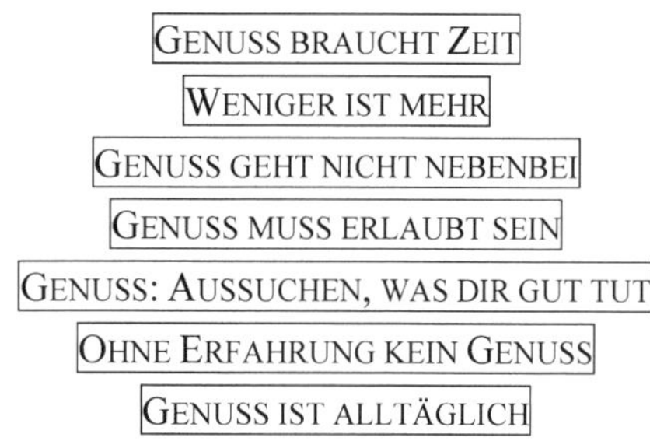

Genuss braucht Zeit

Weniger ist mehr

Genuss geht nicht nebenbei

Genuss muss erlaubt sein

Genuss: Aussuchen, was dir gut tut

Ohne Erfahrung kein Genuss

Genuss ist alltäglich

Tabelle 2: Die 7 wichtigsten Genussregeln

Wie jeder von uns aus eigener Erfahrung weiß, sind wir hier zeitlebens *on the road*: Die Integration derartiger Erkenntnisse in unseren privaten Lebensstil und in unsere eigene Lebensphilosophie kollidiert oder konkurriert häufig mit anderen Motiven und will immer wieder einer Werte-Abwägung unterzogen bzw. in ihr aktualisiert werden. So gilt wohl für die meisten von uns das alte asiatische Motto „der Weg ist das Ziel".

C4 Gesundheit vermittelnde psychologische Einflussgrößen gezeigt am Beispiel von Essstörungen des Typs **Anorexia Nervosa**

Zur Veranschaulichung, welche Herausforderung auf eine biopsychosozial orientierte Therapie zukommen kann, wenn auch der psychosoziale Anteil an einer Krankheit ernsthaft miteingeschlossen wird, soll hier das Beispiel einer chronifizierten Anorexia Nervosa (Magersucht) genutzt werden. Der Beitrag stellt einen exemplarischen Ausschnitt aus der interdisziplinären Arbeit zur Behandlung von schweren Essstörungen dar. Die betroffenen PatientInnen stellen bekanntermaßen eine sehr schwierig zu behandelnde Gruppe von Kranken dar. Aus wissenschaftlicher Sicht hat nur eine interdisziplinäre Forschung Aussicht auf einen therapeutischen Erfolg und auf praktischer Ebene eine davon abgeleitete mehrdimensionale Behandlungsstrategie, für die es eine interdisziplinäre therapeutische Teamarbeit braucht.

Schwere, chronifizierte Essstörungen wie die Anorexia Nervosa fordern alle beteiligten therapeutischen Helfer außerordentlich stark heraus. Üblicherweise sind wir es im klinischen Alltag gewohnt, sehr schnell mit der Pathologie einer Störung zu starten und die salutogenen Aspekte der Betroffenen kaum ins Kalkül zu ziehen. Bei den psychopathogenen Faktoren fehlt uns z.B. schnell auf, dass die Betroffenen an den eigenen Ansprüchen zu scheitern scheinen – aber diese überzogene *Anspruchshaltung* und das Auseinanderdriften von Wunsch und Wirklichkeit unterscheidet diese Patientengruppe kaum von vielen anderen schweren Süchten. Es ist dies also nicht ein spezifisches Merkmal der Hungersucht. Was weiters auffällt, ist das Streben nach Autonomie um fasst jeden Preis bei gleichzeitigem Einfordern von massiver Rücksichtnahme auf ihre Bedürfnisse, was für ihre Familien in den allermeisten Fällen extrem schwer auszuhalten ist und das gesamte Familiengefüge aufs Stärkste bedroht.

Wir erkennen weiter die defizitäre *Emotionsregulation*, d. h. das nicht Fertigwerden oder nicht ausreichende Tolerieren von aversiven Stimmungen und Stimmungsschwankungen. Die Betroffenen versuchen über ihr pathologisches Hungern Macht über sich selbst zu bekommen. Durch das Verzichten, durch die Härte gegen sich selbst, das Sich-Kasteien und gegen eigene Bedürfnisse bestehen zu können, wird als subjektiver *Benefit* und als Stärke erlebt. Dies ist zugleich verbunden mit einem Machtzuwachs gegenüber anderen, insbesondere nahestehenden Bezugspersonen (Familienmitglieder, Therapeuten) und macht dieselben oft weitestgehend hilflos. „Ich bin stärker, härter, besser als ihr Weichlinge“ – eine Form der Selbstkontrolle, die bis zum Auslöschen des eigenen Lebens gehen kann.

Interessant ist auch das Versagen der *Autoregulation* bei den Betroffenen. Hunger (bzw. das Hungergefühl) führt evolutionsbiologisch bedingt zum Essen bzw. Nahrungsaufnahme. Bei den Betroffenen ist dies nicht der Fall. Eine (zumindest vorübergehende) *eingeschränkte Selbstverantwortungskompetenz* hält ein destruktives bzw. autoaggressives Verhalten aufrecht. In den schwierigsten und bedrohlichsten Phasen der Krankheitsentwicklung, wo es um das Überleben an sich geht, muss nun der massiv eingeschränkte bzw. fehlende Selbstschutz von außen bereitgestellt werden, er muss gleichsam von außen verordnet, auferlegt und aufgezwungen werden, weil sich die Betroffenen aus sich selbst heraus nicht mehr zu helfen im Stande sind. In dieser Phase zeigt sich relativ klar, dass mit noch so umfassender Zuwendung, einem Verstehenwollen und mit empathischer Grundhaltung den Betroffenen nicht wirksam geholfen werden kann. Es braucht hier eine Zugehensweise, die Liebe *und* Strenge gleichzeitig zu vermitteln im Stande ist.

Eine solche therapeutische Haltung ist hoch kompatibel mit dem Arbeitsmodell der biopsychosozialen Medizin. Auch im Fall der schweren chronifizierten Störung vom Typ Anorexia Nervosa braucht es also den Therapeuten bzw. die Therapeutin, der oder die einerseits Problemlöser ist, aber auch Hilfe zur Selbsthilfe anzubieten imstande und gleichzeitig die Krankheitsphasen zu begleiten imstande ist. Dass es dafür nicht nur eine naturwissenschaftliche, sondern auch eine kommunikative Kompetenz und im speziellen Fall auch eine psychotherapeutische Grundkompetenz braucht, wird leicht verständlich. Entscheidend ist allerdings die parallele Nutzung der Wirkfaktoren nach dem Prinzip „hilf gleichzeitig mit Wort, Arznei und Messer".

Die dafür notwendige *Simultandiagnostik* bedeutet, dass organbiologische, Erlebnis- und Verhaltensdaten sowie lebensumweltbezogene Daten parallel erfasst und integriert werden und eine entsprechende multimodale Therapie, die wiederum als *Simultantherapie* zu verstehen ist, abgeleitet wird: Die Eingriffe erfolgen also auf körperlicher, psychologischer und lebensweltenbezogener Ebene in abgestimmter und paralleler Art und Weise.

Um einer einseitigen Psychologisierung entgegenzutreten, ist die Erkenntnis von Nutzen, dass hinter jeder psychologischen Persönlichkeit immer auch eine spezifische *physiologische Persönlichkeit* steckt. Damit ist gemeint, dass die auf der psychologischen Ebene erscheinenden Gewohnheiten oder Routinen zugleich immer auch physiologische Muster (auf der Basis genetischer Gegebenheiten bzw. erworbener Prägungen; vgl. Henning und Netter 2005) zur Grundlage haben. Diese von der physiologischen Persönlichkeit vermittelten Reaktionsformen können in gewisser Weise auch ein „Eigenleben" führen. Schon aus dieser Tatsache heraus ist die Kombination von *Wort, Arznei und Messer*, also die Zuhilfenahme aller jeweils relevanten psychologischen, pharmakologischen und *hardcore*-medizinischen Wirkfaktoren – allerdings in jeweils angepasster Art und Weise – für die Therapie von größter Relevanz.

Versucht man zur pathologischen Sichtweise auch eine salutogenetische Sicht auf die Anorexie-Patienten, dann stellt uns der Forschungsbereich der Gesundheitspsychologie eine Reihe von empirisch mehr oder minder gut abgesicherten Konstrukten zur Verfügung, wo und wie therapeutisch angesetzt werden kann (siehe Tab. 3).

„Quellen von Gesundheit" oder „Wie Gesundheit psychologisch gemacht wird" (Konstrukte mit empirischer Überprüfung, Auswahl, vgl. Beutel 1989, Hoyer 2003) und entsprechende Beobachtungen bei Pat. mit schwerer, chronifizierter Anorexia Nervosa (Magersucht).

Gesundheitspsychologische Konstrukte	Pat. mit gravierender Anorexia Nervosa
Kohärenzerleben *sense of coherence*, Antonovsky: Welt = prinzipiell verstehbar, bewältigbar, bedeutsam/motivierend	eigenes Leben erscheint wie ein anhaltender Kampf, Hadern mit den Lebensumständen
Kontrollüberzeugung *LOC intern/extern*, Rotter; *health locus of control*, Muthny & Tausch	über sich Kasteien Kontrolle über den eigenen Körper erlangen
Selbstwirksamkeit /Kompetenzerwartung Bandura, Schwarzer	cleverer als andere, Härte gegen sich selbst gibt auch Macht über andere
Selbstregulation / Selbstkontrolle Kanfer u.a.	Kontrollambition auf Nahrungsaufnahme und Körpergewicht fixiert
dispositioneller Optimismus positive Erwartungshaltung, Carver & Scheier	wenig Zuversicht, oft verzweifelt
Widerstandsfähigkeit / Resilienz *hardiness*, Kobasa	übertriebene bis zur Selbstaufgabe gehende Hartnäckigkeit
Selbstachtsamkeit /Selbstwert *mindfulness*, Langer, Kabat-Zinn	unsicher, zweifelnd
Gesundheitsbewusstsein /vernunftgeleitetes Denken Nutzung relevanter Erkenntnisse für eigenes Gesundheitsverhalten (*healthy thinking*, Kendall, Epstein & Meier	verzerrt (Körperschemastörung), irrational, destruktiv
wahrgenommener sozialer Rückhalt (soz. Unterstützung) *perceived social support*, Siegrist	Autonomiestreben um fast jeden Preis bei gleichzeitiger massiver Einforderung von Zuwendung und Rücksichtnahme
positive Selbstverbalisation positiver innerer Dialog, positive Selbstkommentierung, *automatic cognition*, Ingram & Wisnicki	eher negativ, vorwurfsvoll (Scheitern an eigenen Ansprüchen), anklagend

Wohlbefinden / Selbstaktualisierung / Wertschätzung *seelische Gesundheit*, Becker	eher autoaggressiver Umgang mit sich selbst
Euthymie / Genussfähigkeit Emotionsregulation	wenig entwickelte Genussfähigkeit, ungünstige Emotionsregulationsregulationskompetenz
Weisheitskompetenz 10 Dimensionen für eine gelingende Lebensführung, Baumann & Linden	gering ausgeprägte „Lebenskunst“

Tabelle 3: Gesundheit vermittelnde psychologische Einflussgrößen

Wir könnten uns daher auch fragen: Was sind die Phänomene, die Anorexie-PatientInnen womöglich nicht ausreichend gut entwickeln konnten? Oder: Was wären Ressourcen, die es bei ihnen zu erkennen und auszubauen gilt? Wenn diese psychologischen bzw. psychosozialen Einflussgrößen auf die Verbesserung oder Entwicklung von Gesundheit zusammen mit den Erkenntnissen aus den genetischen Prädispositionen und Lebenswelt bezogenen Einflussgrößen in der Therapie Berücksichtigung finden könnten, dann hätten wir das relativ bestmögliche theoretische Wirkungsgefüge im Auge, gleichzeitig aber auch die umfangreichste Palette an Interventionsstrategien an der Hand. Dass dies natürlich nicht nur für die Therapie chronifizierter schwerer Essstörungen von Bedeutung ist, ist selbstredend.

C5 Vernunft und Lebenskunst

William James (1842-1910) – einer der Gründerväter der wissenschaftlichen Psychologie – hat eine nach wie vor gültige Feststellung getroffen: *„Durch die Art, wie Menschen aufmerksam sind, treffen sie eine Wahl, welche Art von Welt es sein soll, in der sie leben wollen.“*

Worauf richtet sich die Aufmerksamkeit, wenn es darum geht, mit dem Leben als solches zurechtzukommen? Da kann man den Eindruck gewinnen, dass es weniger die (zum Teil unverbundenen oderinhomogenen)wissenschaftlichen Erkenntnisse sind, als vielmehr die einfachen, generalisierenden und unhinterfragten Behauptungen von Esoterik und Aberglauben, an die sich so viele Menschen zu halten scheinen. Das „Vernünftige“ scheint keine guten Karten gegen die Heilsversprechen von Ideologien und einfach gestrickten Glaubensbekenntnissen zu haben (s.a. Danzinger & Egger 2012). Und dennoch gilt nach wie vor: *scientia potentia est* – denn nur in dieser Sicht, dass alles Wissen verbesserungsbedürftig ist, liegt der eigentliche kulturelle Fortschritt der Menschheit. Überheblichkeit ist also auch im wissenschaftlichen Bereich gänzlich fehl am Platz, wenngleich die Vernunft hier ihre eigentliche Heimat hat.

„Zweifellos gibt es Dinge, die unsere Vernunft *übersteigen; aber ich verwerfe kühn alles, was ihr widerstreitet, und alles, was gegen sie verstößt"* sagte Denis Diderot (1713-1784), und der Priester Jean Meslier (1664-1729, auch unter Jean Mellier bekannt) schrieb unter Pseudonym, um sein Leben vor dem Scheiterhaufen oder Galgen zu retten, dass er überzeugt ist, dass es keinen Gott gibt, keine unsterbliche Seele, weder Himmel, noch Hölle, und dass dies alles nichts als Irrtum, Täuschung, Einbildung und Betrug ist – alles aufrechterhalten durch die Mächtigen dieser Erde, die sich solcher Erfindungen bedienen, um das Volk leichter im Zaum zu halten. Aber seit der Antike gibt es Zeugnisse für ein Aufbegehren der Vernunft gegen vorgekaute Glaubenssätze und natürlich starke, neuzeitliche Zeugnisse eines erwachenden intellektuellen Geistes im Abendland, welche wir heute rückblickend als *Aufklärung* bezeichnen. Diese geistige Revolution hat letztendlich die Trennung von Kirche und Staat bzw. von Religion und Wissenschaft erkämpft – eine Errungenschaft, die in einigen Teilen der Welt noch nicht angekommen ist, wie wir gerade in diesen Tagen wieder schmerzlich zur Kenntnis nehmen müssen.

Es gilt allerdings auch anzuerkennen, dass die Tendenz des Menschen, all das, was er nicht ausreichend zu verstehen vermag, irgendwelchen virtuellen Realitäten („höheren Mächten") zuzuordnen, sehr stark ist. So sind beispielsweise Phänomene der Dissoziation (sich ganz oder teilweise außerhalb seines eigenen Körpers befindlich erleben) im Bereich psychotischer Erkrankungen sehr gut bekannt und zu einem guten Teil auch neurophysiologisch entschlüsselt. Dafür braucht es keinerlei Spiritismus – wenngleich dieser in seiner Vagheit für viele etwas Erklärendes abzugeben scheint, ohne dass sie sich, wie im Falle der psychophysiologischen Prozesse, um die tatsächlichen komplexen neurobiologischen Vorgänge kümmern müssen. Welches Erklärungsmodell für den einzelnen überzeugend wirkt, hängt letztlich von dessen weltanschaulichem Grundbezugssystem ab. Und wenn wir die menschliche Seele darin verstehen wollen, dass sie virtuelle Welten (und hier insbesondere religiöse Vorstellungen) braucht, um mit der Situation klar zu kommen, dass das Leben über sich hinaus keinen weiteren Sinn hat und selbst alles Leben unseres Sonnensystems – nach unserem heutigen Erkenntnisstand – auch wieder verschwinden wird, dann mögen archaische oder übersinnliche Erklärungen ihren Platz haben. Sie sollen uns aber nicht davon abhalten, alternative und überprüfbare Erklärungen zu erarbeiten. Diese helfen uns letztlich beim Bewältigen konkreter Alltagsprobleme (wie der Wiedererlangung von körperlicher und psychischer Funktionstüchtigkeit) wesentlich weiter.

Eine solche „Menschheitsbildung" verläuft alles andere als zeitlich linear und übersteigt das individuell Erlebbare um Jahrhunderte (das hat schon Norbert Elias für die kulturelle bzw. zivilisatorische Entwicklung treffend beschrieben). Man könnte mit Nestroysagen:

Überhaupt hat der Fortschritt das an sich, dass er viel größer ausschaut, als er wirklich ist.

Erstaunlich ist die oftmals zu vernehmende Haltung gegenüber der Vernunft, dass diese „schnöde“ oder „langweilig“ sei, währenddessen das Unvernünftige überwiegend als „lebendig“ und „lebensfroh“ oder „bunt“ etikettiert wird. Möglicherweise resultiert dies aus der Vermarktung von empirischen Einzelerkenntnissen als generalisierte Forderungen der Vernunft an die individuelle Lebensführung („tu dies“, „lass jenes“, „sei auf der Hut“...). Dabei gerät oft aus dem Blick, dass alles Wissenschaftliche hilfreiches Beiwerk für die Gestaltung des Lebens ist, aber niemals schon für sich ein gelingendes Leben zu erwirken imstande ist. Das bleibt weiterhin „Lebenskunst“ – und in dieser ist Genuss genauso zuhause wie Verzicht. Oder wie es Harald Martenstein (2014) in Anspielung auf den genussfeindlichen Zeitgeist ausgedrückt hat:

... *Das Leben ist kurz und sollte genossen werden. So verstehe ich meine heilige Verantwortung der Schöpfung gegenüber. ... Ist es möglich, durch rigorosen Verzicht auf alles, was Spaß macht, die Welt zu retten? Nun, wenn es so ist, dann bin ich vielleicht dafür, dass die Welt untergeht.*

Wenn man schon nach einem Ratgeber für ein „vernünftiges Leben“ sucht, dann wird man eher fündig in dem, was wir heute „Weisheitstheorie“ nennen (Baumann & Linden 2008). Ihre Wurzeln reichen Jahrtausende zurück und haben vielfältigste Bewährungsproben über Generationen hinweg bestanden. Die unten zitierten Wortestammen aus der altgriechischen Kultur vor über 2500 Jahren von Archilochos (680-645 v. Chr.). Es ist nicht schwer, die hier verwendeten symbolkräftigen Begriffe in unsere heutige Zeit zu übertragen – aber wir verstehen den Text selbst heute noch auch im Original ganz gut:

Sei getrost im Leid, welches du nicht wendest,
doch sei beherzt, mit Schild und Speer, zu wehren deinem Feind.
Nur Starkmut kann bestehn.
Als Sieger jauchze nicht vor der Gemeinde,
und bist besiegt du, weine nicht haltlos an deinem Herd!
Der Freude freue dich,
und bekümmert sei im Schmerz,
jedoch bewahre Maß,
denn wandelbar ist Menschenlos und unverbürgt.

Selbstwirksamkeitserwartung und gesundheitliches Verhalten

Die Selbstwirksamkeitserwartung (d.h. die Erwartung an die eigene Wirksamkeit, *self efficacy belief, perceived self efficacy)* bezeichnet die Überzeugung, durch eigene Fähigkeiten Handlungen ausführen zu können, die zu den gewünschten Zielen führen. Untersuchungen zeigen, dass Menschen mit starkem Glauben an die eigene Kompetenz und Effizienz eine größere Ausdauer bei Aufgaben, eine niedrigere Anfälligkeit für Angststörungen und Depressionen und mehr Erfolge im Berufsleben aufweisen. Zudem ist das Ausmaß der Selbstwirksamkeit ein guter Prädiktor für die Arbeitsleistung. Selbstwirksamkeit und Handlungsergebnisse wirken dabei oft zirkulär: Eine hohe Selbstwirksamkeit führt zu höheren Ansprüchen an die eigene Person, weshalb man eher anspruchsvolle, schwierige Herausforderungen sucht. Eine gute Leistung bei diesen Herausforderungen führt dann wieder zur Bestätigung bzw. Erhöhung der eigenen Selbstwirksamkeit.

Das Konstrukt der Selbstwirksamkeit geht ursprünglich auf die sozial-kognitive Lerntheorie von A. Bandura (1977) zurück, ist inzwischen eines der bedeutendsten Konstrukte der kognitiven Psychologie und weist viele Überschneidungen zu verwandten Konzepten auf (z.B. Attributionstheorie, Kontrollüberzeugungen bzw. *locus of control*, Selbstregulations-Modell, erlernte Hilflosigkeit, Optimismus u.a.). Die Nutzung dieses relativ gut erforschten Konstrukts erfolgt bisher überwiegend in den verhaltenstheoretischen Psychotherapien (insbesondere in den kognitiv-behavioralen Behandlungskonzepten). In den medizinischen Wissenschaften erlebt dieses Konzept mit der zunehmenden Verbreitung des „erweiterten biopsychosozialen Modells" – Gesundheit ist darin kein Zustand, sondern muss fortwährend geschaffen werden – eine stärkere Beachtung als individuelle Ressource und weitreichender Wirkfaktor.

C6 Naturerleben als Heilfaktor

Der Mensch bevorzugt nicht die originäre, wilde Natur als Lebensumwelt. Er kann dies gar nicht, da er für die Befriedigung seiner komplexen Bedürfnisse einen fortdauernden Einfluss auf alles, was ihn umgibt, ausüben muss. Am wohlsten scheint er sich in einer naturnah umgestalteten und von ihm kontrollierbaren Umwelt zu fühlen. In ihr meint er, die archaischen Ängste gezähmt zu haben, und aus ihr vermag er vielfältige Kraft zu schöpfen. So oszilliert das Naturerleben zwischen Angst und Bedrohung einerseits und Freude und Trost andererseits.

Natur und Kultur

Wie bei jeder ernsthaften Diskussion muss man sich zuvor einigen, was man unter den Begriffen verstehen will, mit denen man operiert. So ist es auch für dieses Thema wichtig, den Begriff *Natur* zu definieren, da er sehr unterschiedlich gebraucht wird.

Für unseren Zweck am einfachsten wäre es, unter *Natur* die vom Menschen unbeeinflusste Entwicklung der physikalisch-chemischen und biologischen Welt zu verstehen. In der Umgangssprache meinen wir mit *Natur* meist die natürlich gewachsene Erdoberfläche mit ihrer Fauna und Flora. *Kultur* dagegen wäre die Gesamtheit der vom Menschen mit seinen geistigen und materiellen Werkzeugen geschaffene Umgestaltung des menschlichen Lebensraumes. Es ist leicht zu sehen, dass es auf unserem Planeten kaum noch Räume gibt, die nach dieser Definition vollkommen *natürlich* sind, also gänzlich vom Menschen unberührt geblieben wären. Auch die Meere und die Atmosphäre werden zusehendes vom Menschen verändert, zumeist „verschmutzt". So geht es heute mehr um das *Ausmaß* der Einflussnahme des Menschen auf seine irdische Umwelt.

Die Begriffe Kultur und Zivilisation werden in unterschiedlichen Sprachfamilien unterschiedlich verwendet. Für den deutschsprachigen Bereich gilt, dass man unter Kultur sich auf geistige, künstlerische oder religiöse Fakten bezieht, Leistungen, auf die man als Angehöriger einer Nation stolz ist und welche andererseits auch die politischen, wirtschaftlichen und gesellschaftlichen Fakten einschließen. Das Etikett *kulturell* zeichnet auch Wert und Charakter bestimmter menschlicher Produkte aus, während *kultiviert* die höchste Form des Zivilisiertseins benennt. Dabei ist Zivilisation als Prozess oder zumindest als Resultat eines Prozesses zu verstehen. Der Zivilisationsbegriff betont, was allen Menschen gemeinsam ist, während der Kulturbegriff eher die nationalen Unterschiede oder Eigenarten von Gruppen hervorhebt (siehe z.B. Elias, 1976).

Der Mensch als Teil der Natur und seine Rückwirkung auf dieselbe

Nun ist aber der Mensch selbst Teil dieser Natur, er ist ein Produkt dieser Natur und wirkt als deren „Ergebnis" offensichtlich massiv auf dieselbe zurück. Psychologisch interessant ist dabei, dass dort, wo die Natur noch Natur ist – beispielsweise in den (noch weitestgehend) unberührten Teilen eines alten Urwaldes oder in den Tiefen eines Meeres – sie für den Menschen gleichermaßen *bedrohlich* wie unwiderstehlich *anziehend* ist. Die Geschichte des Säugetiers Mensch zeigt, dass sein Aufstieg mit einem beständigen Streben verknüpft ist, sich die Natur anzueignen. Es scheint, als ob der Mensch (der *homo sapiens sapiens* der Gegenwart) seinem Wesen nach die Natur erobern, verwerten (d.h. nutzbringend ausbeuten) und damit zerstören muss, um dann an den Folgen dieser Zerstörung zu erkennen, welche Bedeutung eine weitgehend naturbelassene Umwelt für sein körperliches, seelisches und soziales Wohlergehen hat. – Die Flucht in eine Romantisierung der Natur oder eine spät einsetzende Trauerreaktion über den Verlust sind hier auffällig. – Es ist trivial, aber offenkundig ein psychologisches Faktum: Was der Mensch woran gehabt hat, merkt er offenbar erst, wenn er es nicht mehr hat.

Die gegenwärtige, unerhört rasante Bevölkerungsexplosion auf dieser Erde wird die Natur so dramatisch verändern, wie dies sonst nur ganz große Naturkatastrophen in Jahrtausenden und Jahrmillionen vollbracht haben. Angesichts dieser berechenbaren Katastrophe benötigt die Menschheit eine neue Ethik, die nicht den Menschen, sondern das Leben auf dieser Erde in das Zentrum stellt. Dass die westlichen Weltreligionen dabei größte Schwierigkeiten haben, wurde oftmals, im großen Stil seit der 1994 abgehaltenen Kairo-Tagung („Wie viel Menschen verträgt die Erde?") sichtbar.

Wenn ein Mensch ein Stück originäres, d.h. „wildes" Land in Besitz nimmt, beginnt er es nach seinen Vorstellungen zu verändern. Mit Hilfe seiner technischen Möglichkeiten kann er dieses Stück Natur mit Beharrlichkeit und technischer Gewalt in eine sog. Kulturlandschaft umbrechen, er kann Bagger anrücken lassen und ein künstliches Stück Land schaffen und vielleicht Gebäude darauf errichten. Handelt es sich beispielsweise um die Nutzung als Wohnareal, wird er – kaum, dass die Wunden an der Erdoberfläche geschlossen sind – sich nun bemühen, Grünflächen, Sträucher oder Bäume zu züchten, um so eine *Natur aus zweiter Hand* zu schaffen, welche ihm genehm ist. Jetzt erst stellt sich Zufriedenheit ein, er mag sich geborgen fühlen, denn es ist seine von ihm gestaltete Natur, also gezähmte Natur. (Marc Augé spricht hier von einer unbändigen *Ästhetisierungstendenz* des Menschen.) Der Mensch versteht sich nicht als Gast, Pächter oder Verwalter, der die vorgefundene Natur zu schützen oder zu besorgen trachtet; nein, er muss sie – soweit er es jeweils kann – als „Bewohner" bezwingen und nach seinem Willen formen, um sich darin wohlzufühlen.

Stadt und Natur

Eine plakative Gegenüberstellung macht deutlich, dass die *Stadt* im Vergleich zur ländlichen Wohnumgebung möglichst alles bieten soll: Versorgung an Arbeitsmöglichkeiten, Freizeitmöglichkeiten, Nahrungsversorgung und Wohnraum mit einem zunehmenden Anspruch an positivem Wohngefühl. Viele fordern eine „menschliche Stadt". Was aber ist eine menschliche Stadt? Dies ist sehr stark zeitgeistabhängig und muss von jeder Zeit aufs Neue definiert werden. (Denken wir bspw. an die Schlagworte von der *autogerechten Stadt* der 60er und 70er Jahre des vorigen Jahrhunderts oder die *menschengerechte Stadt* der Gegenwart). Welche Aspekte dabei an Wichtigkeit gewinnen, hängt von den Leitideen einer Gesellschaft ab. Sind es Kinder, ältere Menschen oder Kranke oder ist es die Wirtschaft bzw. die Industrie und der Verkehr oder ist es der Wohnbau, die Gestaltung von Wohnumwelten oder die Freizeitkultur – in jedem Fall entsteht die Verwirklichung aus dem Spiel der mächtigsten Interessen und wird so zur konkretisierten Weltanschauung.

Die Psychologie als akademische Disziplin an unseren Universitäten ist die Wissenschaft vom Erleben und Verhalten des Menschen. Zwar wird die Welt – als persönliche Erfahrung – von jedem Einzelnen von uns individuell erlebt, der größte Teil der Welterfahrung ist aber durch angeborene Wahrnehmungsmöglichkeiten des Menschen bestimmt (a priori-Anschauungsformen nach Kant). Die große Ähnlichkeit zwischen Menschen in der Interpretation, was „wirklich" ist, liegt maßgeblich zuerst im Jahrmillionen langen evolutionären Prozess der Anpassung unserer Vorfahren an vorgefundene Lebensbedingungen begründet (dies macht uns die evolutionäre Erkenntnistheorie sehr anschaulich klar) und andererseits im aktuellen sozialen Anpassungsprozess (der Sozialisation). Dort aber, wo Menschen die gleichen Bedingungen unterschiedlich erleben oder sich unterschiedlich darauf verhalten, liegt das primäre Arbeitsgebiet der Psychologie. So ist auch die Frage, was dem Menschen adäquat ist oder ihm guttut, nicht einfach zu beantworten, sondern muss auf mehreren Dimensionen angegangen werden. Eine Ebene wäre die evolutionsbiologische, sie meint die genetische Programmierung des Menschen auf bestimmte Umweltgegebenheiten, so wie die Gattung Mensch dies aus ihrer Geschichte erfahren hat und mit erblichen Anpassungsleistungen (bestimmte Ausrüstung mit Sinnen und Fähigkeiten) beantworten konnte. Eine zweite Ebene wäre die allgemeinpsychologische, welche die Grundbedürfnisse der meisten Menschen umfasst, eine dritte Ebene wäre die individuelle Ebene, d. h. die persönlichkeitsspezifischen und situativ-aktuellen Bedürfnisse des einzelnen. Maslow, ein Vertreter der sog. humanistischen Psychologie, hat dazu eine Bedürfnispyramide entwickelt: Zuerst drängen die primären Bedürfnisse, das sind die physiologischen bzw. psychobiologischen Grundbedürfnisse wie Essen, Trinken, Schlafen nach Befriedigung. Dann kommen die Bedürfnisse nach Gruppenzugehörigkeit und sozialer Integration, nach Schutz vor Wetter oder vor Bedrohung durch andere Lebewesen. Erst wenn diese Bedürfnisse halbwegs gesättigt sind, entwickelt sich normalerweise die Motivation zur Entfaltung der eigenen Welt i.S. von „Selbstverwirklichung“ und individueller Sinngebung für das eigene Leben.

Fragt man die Menschen nach ihren Vorlieben an *Wohnumwelten*, so sieht man, dass sie überwiegend in überschaubaren Einheiten wohnen möchten (Albrecht, 1994). Das Maß der Dinge ist hier der Mensch: Er bevorzugt Größenordnungen und strukturelle Anordnungen, die er überschauen kann. Er will nicht von den Strukturen überfordert werden, sondern erleben können, dass er dazugehört. Handelt es sich um größere Einheiten, dann gilt, dass auch hier das *Dorf in der Stadt* bevorzugt wird. Erst die Substrukturen, d.h. Gebiete mit überschaubaren und funktional gegliederten Wohneinheiten, zusammengefasst in kleinen Bezirken vermitteln Heimatgefühle. Zusammen mit einer menschenfreundlichen Architektur und einem sinnstiftenden sozialen Leben können uns auch das Grün der Pflanzen, Wiesen, Parks und Wasser jenes archaische Erleben vermitteln, dass es so stimmt.

Ein psychologisches Grundprinzip des menschlichen Erlebens besteht darin, dass der Mensch *Kontraste* wahrnimmt. Lebt er über längere Zeit in einer ruhigen, nur in gewohnten Jahreszeiten sich verändernden (relativ monotonen) Umgebung, so entwickelt sich ein Bedürfnis nach Begegnung, nach Sinnestaumel, nach Lärm oder Licht, wie dies alles etwa die Stadt bieten kann. Lebt der Mensch aber in einer lauten, hektischen, ständig sich ändernden Umgebung mit hoher sozialer Dichte (deutlich vermehrte menschliche Kontakte) entsteht in ihm die Sehnsucht nach Ruhe, Erholung, Geborgenheit und Sicherheit im Sinne des Beständigen, wie dies etwa im Gegensatz zur Stadt die ländliche Landschaft vermitteln kann. Alle diese Dinge sind in einer Dynamik zwischen Spannung und Entspannung eingebettet: Nervenkitzel, Aufregung und Stress stehen der Erholung, der Ruhe, des kreativen Nichtstuns und dem Trost in der Natur gegenüber.

So bedeutet die *Verstädterung* nicht nur ein (soziologisches) Zusammenwachsen von Menschen unter einem künstlichen Dach (Augé, 1994), sondern paradoxerweise auch eine (psychologische) Isolierung des Einzelnen von früher gewohnten Beziehungsmöglichkeiten. Dennoch: Bereits mehr als die Hälfte der gesamten Menschheit lebt in Städten oder städteähnlichen Zusammenballungen (Menschenansammlungen). Die Vorhersagen für die nächsten hundert Jahre lauten, dass bis zu 80% aller Menschen in städteähnlichen Strukturen leben werden.

Nun ist der Mensch – als Gattung – extrem anpassungsfähig. Wenn man nicht in Zeiträumen eines menschlichen Lebens, sondern in evolutionären Räumen, d. h. in Jahrhunderten und Jahrtausenden rechnet, so lässt sich sagen, dass der Mensch sich praktisch alle Lebensräume erobert hat. (Selbst große Städte sind uns mindestens seit dem Mittelalter bekannt, der Preis dafür allerdings ebenfalls, bspw. Seuchen und in deren Gefolge eine vorübergehende Dezimierung der Bevölkerung.) Diese Anpassungsfähigkeit muss allerdings in Zusammenhang mit der Bedürfnisstruktur des Menschen gesehen werden. Dabei muss er sich anfänglich an Lebensbedingungen anpassen, die er vorfindet und schafft sich in der Folge nach eigenen Vorstellungen Lebensumwelten, an die er sich wiederum anzupassen hat.

Natur als Quelle von Angst und Trost

Dass gewaltige Emotionen provoziert werden können, wenn sich die Natur nicht den Wünschen des Menschen gefügig zeigt und durch Erdbeben, Erdrutschungen, Verwüstungen und Überschwemmungen bemerkbar macht, ist offenkundig. Die in den letzten Jahren zunehmende Erfahrung mit solchen Ereignissen (und deren schnelle Informationsverbreitung) macht uns erlebbar: Erst eine gezähmte Natur wird zu einer menschlichen oder menschenfreundlichen Natur. Der Mensch versucht fortwährend – und aus seiner Sicht des Lebens verständlich –, seine Ängste, die aus den Bedrohungen durch Naturgewalten resultieren, mit seinen Techniken zu vertreiben (siehe beispielsweise die Zerstörung der letzten Urwälder auf dieser Erde, die „Nutzbarmachung“ bzw. Ausbeutung der Naturschätze sowie die Urbanisierung großer Landflächen). Auch die entferntesten Gegenden der Erde werden durch irdische oder Luftstraßen, durch Aufstiegshilfen und sonstige infrastrukturelle Einrichtungen zugängig bzw. gefügig gemacht. Es scheint, als ob er fortwährend und auch den letzten Winkel der Erde umgestalten und seinen Vorstellungen anpassen muss.

In den letzten 10 000 Jahren hat der Mensch ungefähr gleichviel an Umgestaltung bewirkt wie allein im letzten Jahrhundert und die Spirale dreht sich dramatisch schnell weiter, da neben der unerhört rasanten Vermehrung der Weltbevölkerung und der riskanten technischen Entwicklungen nun auch über die vom Menschen gesteuerte Beeinflussung der Gene eine neue Dimension der Umgestaltung von Lebensmöglichkeiten beginnt.

Dieses Phänomen mag u.a. daher rühren, dass die Entwicklung des Menschen untrennbar mit seinen natürlichen Umgebungsbedingungen verbunden ist, ja seine *Evolutionsbiologie* nur in der Wechselwirkung zwischen genetischer Ausstattung und irdischen Lebensbedingungen zu verstehen ist. Die Natur – als vom Menschen nicht gebändigte, unberührte Natur zu verstehen – war über die längste Zeit der Menschheitsgeschichte auch eine Quelle von Bedrohungen und Ängsten. Gerade die nicht überschaubare Umwelt, der dunkle Wald, die tiefen Schluchten, die hohen Berge oder die weiten Meere wurden als Orte unzähliger Gefahren erlebt. Witterungsbedingungen, Raubtiere, Schlangen, Insekten oder Artgenossen haben dem Menschen das Territorium streitig gemacht und dieser war aufgrund seiner schwachen Ausstattung in Bezug auf körperliche Kraft, Geschwindigkeit, Zähne und Krallen – zumindest als Einzellebewesen – oftmals nicht imstande, die Auseinandersetzung als Sieger zu bestehen (Albrecht, 1994).

So ist es evolutionsbiologisch gut verständlich, dass noch heute ein Großteil der Menschen sich in buschsavannenartigen Gegenden und auf erhöhter Position im leicht übersehbaren hügeligen Gelände am wohlsten fühlt. Diese landschaftliche Konfiguration – mit ihrer dem Menschen zuvorkommenden Kontrollmöglichkeit seiner äußeren Umwelt – stellt gleichsam den Archetypus einer wohlempfundenen Naturlandschaft dar. Bei den meisten Menschen stellt sich in solchen Lebensumwelten ein unbändiges, archaisches euthymes Erleben ein. Hier ist die Natur – primär genetisch bzw. evolutionsbedingt – eine echte Quelle von Trost und Freude für den Menschen.

Erst die Zusammenrottung zu Gruppen und die Nutzbarmachung von Techniken brachten eine dramatische Änderung von der ursprünglichen Notwendigkeit zur Anpassung hin zur aktiven Umgestaltung von Umwelten.

Noch bis ins vorige Jahrhundert lesen wir von den weit verbreiteten *Ängsten* der Menschen – auch in unseren Breitengraden – vor der Durchquerung von unbewohnten Gebieten. In diesen Berichten ist keine Spur von verträumten Naturerlebnissen, von romantischen Naturvorstellungen oder von der Natur als Quelle des Lebens. Vielmehr lauerten unzählige und vielgestaltige Gefahren in Form von wilden Tieren, Räubern, Hilflosigkeit durch Verirren oder Verletzungen oder von anderen tödlichen Bedrohungen (wie wir z.B. bei Elias, 1976, eindrucksvoll nachlesen können).

Naturerleben im heutigen Sinne ist untrennbar verbunden mit der Reduktion dieser Ängste auf ein erträgliches Ausmaß durch unsere *Technologien*. Die Hingabe an romantische Phantasien ist geknüpft an eine Einstellung oder ein Wissen, dass der Mensch sich mit seinen technischen Möglichkeiten der Natur gegenüber behaupten kann und dass sie ihn nicht „verschlingen wird“. Dies ist eine relativ neue Erfahrung in der Geschichte des Menschen (Albrecht, 1994, Augé, 1994). Extrem-Abenteurer suchen weiterhin jene Angstlust, die sich einstellt, wenn sie sich den Gefahren in den letzten verbleibenden Winkeln unberührter Natur auf dieser Erde aussetzen.

Natur als neuer Wert

Auf Dauer scheint es keinen unschuldigen Genuss an der Natur zu geben. (Alles, was viele gleichzeitig wollen, hat eine ungewollt destruktive Komponente.) Es ist heute ein Grad der Zerstörung erreicht, der immer mehr Menschen dazu bringt, die natürlich gewachsenen Umwelten (Natur als nicht-artifizielle Welt) als ein sehr hohes – wenn nicht höchstes Gut – zu schätzen. Eine neue Form von *Naturreligion* ist denkbar – eine Geisteshaltung, in der nicht der Mensch das Maß aller Dinge ist, sondern in der der Mensch sich wieder der Natur unterordnet – oder besser: sich ihr anpasst! – und seine Bedürfnisse am langsamen Puls der Natur orientiert. Eine solche Geisteshaltung, wie sie sich in Ansätzen in den grün-ideologischen Bewegungen unserer politischen Kultur und in nationalen wie internationalen Initiativen zum *Naturschutz* niederschlägt, wäre in ihrer erdumspannenden Umsetzung tatsächlich für das Überleben der Menschheit und für das Gedeihen des Lebens auf diesem Planeten gleichermaßen sinnvoll. Bis dahin werden wir unsere hauchdünne, lebensnotwendige Erdkruste wohl weiter schinden und zu einem gigantischen Müllhaufen umformen, wie dies Albrecht schon 1994 ausgedrückt hat.

Auf der anderen Seite beobachten wir auch extreme Formen einer Vergötterung von Natur. Darin kann man psychologisch eine Sehnsucht des Menschen nach einem höheren als dem menschlichen Wirken und nach Beständigkeit erkennen – allerdings nur in menschlichen Zeiträumen gemeint; in Wirklichkeit ist (auch) die Erdoberfläche, wie wir wissen, in einem andauernden, gewaltigen Umbruch. Nichts wird so bleiben, wie es uns geläufig ist, alles ist in Bewegung (pantha rhei), wenngleich diese Veränderungen über Jahrhunderte, Jahrtausende und Jahrmillionen – und damit jenseits unserer Erlebniswelt – vonstattengehen. Aber auch eine Sehnsucht nach vermeintlicher Geborgenheit und nach archaischer Gewissheit über den Lauf des Lebens kann in der Naturanbetung verborgen sein, sowie Schuldgefühle gegenüber dieser malträtierten Natur, welche nach Wiedergutmachung und Sühne schreien.

Wenn wir den zuständigen Experten glauben dürfen, war für viele alte Naturvölker die *Natur* eben *Natur* sowie die *Zeit* eben *Zeit* ist und keine anbetungswürdige Besonderheit an sich, wenngleich bestimmte Gegebenheiten aufgrund ihres wahrnehmbaren oder vermuteten Einflusses eine Sonderstellung haben konnten, wie etwa die Sonne, der Regen, bestimmte Pflanzen oder eine Wasserstelle.

Der Mensch bleibt eingespannt in die Dichotomie, wonach die Natur sowohl lebensspendend als auch gleichzeitig lebensbedrohend ist. Unverschuldete und verschuldete Umweltkatastrophen machen dies auch heute immer wieder erlebbar. Die Idee, jede beliebige Umwelt wäre durch die menschliche Technik zugunsten seiner Bedürfnisse zu kontrollieren, ist naiv. Verwüstung, Erdbeben, Sturmfluten oder großflächige Feuer trotzen diesen Allmachtsfantasien des Menschen. Wer könnte das angesichts der letzten Katastrophen leugnen? Hat man in alten Zeiten versucht, die Natur mit abergläubischen Riten (Mythen) zu zähmen, so versuchen wir es heute mit unserer Technik. Damit sind wir im Kleinen und im Einzelnen tatsächlich erfolgreich, lassen uns aber gleichzeitig von der irrealen Vorstellung verleiten, wir hätten die Erde im Griff, d.h. unter unserer willentlichen Kontrolle. Richtig ist, dass der Mensch imstande ist, auf praktisch alle Lebensräume auf der Erdoberfläche einzugreifen, ohne dass er aber dabei seine mittel- und langfristigen Folgen wirklich abschätzen und erst recht verantworten könnte. Die aktuelle Auseinandersetzung zum Problem „Klimawandel“ lassen uns weltweit die gespaltene Haltung der Menschen gegenüber der „Natur“ und ihren Klimafaktoren in dramatischer Weise bewusst werden.

Natur aus zweiter Hand

Mit der Globalisierung der menschlichen Einflussnahme wächst allerdings auch das Bedürfnis nach dem Erleben von ursprünglicher, unberührter Natur – was sich bei genauerer Betrachtung als ein Bedürfnis nach einer *Natur aus zweiter Hand* im Sinne von naturnahen Reservaten und überschaubaren Biotopen herausstellt. Dies mag uns zwar beruhigen, aber die Erfahrung mit den Reservaten für Eingeborenenstämme oder Wildtieren lässt uns vermuten, was auch das mittelfristige Schicksal unserer Naturreservate sein könnte. Einzelne Stücke heiler Welten als Minimundus zu bewahren wird schwer möglich sein, wenn die Welt rundherum massive destruktive Veränderungen erfährt. (Die Erkenntnis, dass die Erde ein funktional geschlossenes System ist, lässt uns erwarten, dass *alles*, was wir an konkreten Einflussnahmen setzen, auch seine Auswirkungen hat, egal, ob wir sie erkennen können oder nicht. Und „blinde Flecken“ in der menschlichen Wahrnehmung werden sichtbar: die unverschämte Bevölkerungsexplosion, die globale Luft- und Gewässerverschmutzung, die Zerstörung der letzten Urwälder u.v.m.

Es darf die Prognose gewagt werden, dass der Mensch als technisch höchst versiertes Raubtier die Erde weiter umformen wird, dabei aber vermehrt ein Bewusstwerden von unwiederbringlichen natürlichen Lebensräumen entwickelt und als Gegenreaktion auf diese Erkenntnis vermehrt einzelne wenige Schöpfungen der Natur, die von wissenschaftlichen, geschichtlichen oder volkskundlichen Bedeutung sind, als Naturdenkmäler in Kleinstform zu schützen beabsichtigt. So werden in diesen Reservaten einzelne Naturgebilde, die durch eigenartige Entwicklung, Seltenheit oder als Zeugnis der Vergangenheit bemerkenswert sind und erhalten werden sollen (wie z.B. Felsen, Wasserfälle oder seltene alte Bäume usw.) – wie schon bisher – nun vermehrt unter sog. *Naturschutz* gestellt werden. Wir werden in Zukunft also vermehrt Freilandmuseen aufsuchen müssen, um historisch gewachsene Naturdenkmäler bestaunen zu können.

Dabei ist der Wert einer biologisch intakten Umwelt nichts Abstraktes, sondern vielmehr etwas konkret Erlebbares: Als Medizinpsychologe ist es für mich beständige Berufserfahrung, dass angesichts von Krisen, Krankheit, Leid und Sterben die Natur als Trost-Quelle von überragender Bedeutung ist – nur vergleichbar mit einer liebenden sozialen Umgebung oder einer ermutigenden Lebensphilosophie. Die meisten kranken Menschen schöpfen Kraft und Zuversicht, Versöhnung und Beruhigung dann, wenn sie – bspw. als Kranke in einem Spital – aus dem Fenster schauen können und dort (blühende) Sträucher und Bäume sehen, Vögel zwitschern hören und den Lauf des Wetters mitverfolgen können (vgl. auch Petzold & Hömberg, 2014).

Wir können resümierend festhalten, dass der Mensch nicht die originäre, wilde Natur als Lebensumwelt bevorzugt. Er kann dies gar nicht, da er für die Befriedigung seiner komplexen Bedürfnisse einen fortdauernden Einfluss auf alles, was ihn umgibt, ausüben muss. Am wohlsten scheint er sich in einer naturnah umgestalteten (von ihm kontrollierbaren) Umwelt zu fühlen. In ihr hat er die archaischen Ängste gezähmt und aus ihr vermag er vielfältige Kraft zu schöpfen.

Literatur (Kapitel C)

Albrecht, J. (1994). Zukunft: Stadt. Hamburg: Die Zeit, Magazin, 12-20

Antonovsky, A. (1981) in Becker, P. (1982). *Psychologie der seelischen Gesundheit.* Göttingen: Verlag für Psychologie (Hogrefe)

Augé, Marc (1994). Orte und Nichtorte. Fischer

Baumann, K. & Linden, M. (2008). Weisheitskompetenzen und Weisheitstherapie: Die Bewältigung von Lebensbelastungen und Anpassungsstörungen. Lengerich: Pabst 2008

Beutel, M. (1989). Was schützt Gesundheit? Zum Forschungsstand und der Bedeutung von personalen Ressourcen in der Bewältigung von Alltagsbelastungen und Lebensereignissen. Psychotherapie, Psychosomatik, Medizinische Psychologie, 39, 452-462.

Danzinger, R. & Egger, J.W. (2013). Heilen komplementär-alternative Methoden? Psychologische Medizin, 24, 1, 3-15.

Egger, J. (1992). Von der psychobiologischen Stressforschung zur Neuropsychoimmunologie. *Pädiatrie und Pädologie*, *27*, 91-96

Egger, J. (1993). Empirische Psychosomatik. Zusammenhänge zwischen Stress, Angst und Krankheit. In Egger, J. (Hrsg.). (1993). *Psychologie in der Medizin.*

Medizinische Psychologie, Psychotherapie, Psychosomatik. Wien: Wiener Universitätsverlag WUV, 123-176

Egger, J. (1995). Gesundheitspsychologie. In Frischenschlager, O., Hexel, M., Kantner-Rumplmair, W., Ringler, M., Söllner, W. & Wisiak, U.V. (Hrsg.). (1995). *Lehrbuch der Psychosozialen Medizin.* Grundlagen der Medizinischen Psychologie, Psychosomatik, Psychotherapie und Medizinischen Soziologie. Wien: Springer-Verlag, 47-58

Egger, J.W. (1994). Naturerleben – zwischen Angst und Geborgenheit. Psychologie in der Medizin, 5, 4, 37-40 (Facultas Universitätsverlag Wien)

Egger, J.W. (1998). Gesundheitsverhalten und Motivation. (1998). In Kryspin-Exner, I.; Lueger-Schuster, B. & Weber, G. (Hrsg.). (1998). *Klinische Psychologie und Gesundheitspsychologie.* Wien: Wiener Universitätsverlag WUV, S. 120-142

Egger, J.W. (2005) Das Subjekt in der Medizin. Editorial. Psychologische Medizin 16, 1, 2

Egger, J.W. (2005). Das biopsychosoziale Krankheitsmodell – Grundzüge eines wissenschaftlich begründeten ganzheitlichen Verständnisses von Krankheit. *Psychologische Medizin*, 16, 2, 3-12

Egger, J.W. (2008). Grundlagen der „Psychosomatik". Zur Anwendung des biopsychosozialen Krankheitsmodells in der Praxis. Psychologische Medizin 19, 2, 12-22

Egger, J.W. (2011) burnout in der Arbeitswelt – Betriebe lieben nicht! *Psychologische Medizin* 22, 1, 1-2

Egger, J.W. (2015). Integrative Verhaltenstherapie und psychotherapeutische Medizin. Ein biopsychosoziales Modell. Wiesbaden: Springer

Egger, J.W. (2017). Theorie und Praxis der biopsychosozialen Medizin. Körper-Seele-Einheit und sprechende Medizin. Wien: Facultas

Egger, JW (2012a). Theorie der Körper-Seele-Einheit. Folgerungen für die biopsychosozial orientierte Forschung. Psychologische Medizin. 2012; 23(1): 24-30

Egger, JW (2012b). Quellen von Gesundheit aus psychologischer Perspektive – Wie Gesundheit erschaffen wird. Psychologische Medizin. 2012; 23(2): 11-20

Elias, Norbert (1976). Über den Prozess der Zivilisation, Frankfurt/Main: Suhrkamp

Freiberger, E. & Egger, J.W. (2002). Glück und Gesundheit – Emotionale und kognitive Aspekte des Konstrukts Glück bei Kranken und Gesunden. *Psychologische Medizin*, 2002, *13*, 2, 4-12. Wien: Facultas Universitätsverlag, ISSN 1014-8167

Henning, J. & Netter, P. (2005). Biopsychologische Grundlagen der Persönlichkeit. München: Elsevier / Spektrum, S.451

Hoyer, J, (2003). *Gesundheitspsychologie.* www.ppt-Folien zur Vorlesung. Universität München

James, W. zit. n. Hagner, M. (2011). Gegen die Ohnmacht. Die Zeit, Buch: Wissen, Nr.18, S. 41, 28.4.2011.

Martenstein, H., Die Zeit, Dossier, Hamburg, 12.6.2014

Koppenhöfer, E. (2006). Euthyme Behandlungsverfahren in der Verhaltenstherapie – Kleine Schule des Genießens. *Psychologische Medizin*, 17, 2, 4-7

MUG-homepage: www.medunigraz.at

Noack H. (1994). *Gesundheit: medizinische, psychologische und soziologische Konzepte*, Institut f. Sozialmedizin, Univ. Graz

Petzold, H.G.; Hömberg, R. (2014) Naturtherapie in der „Dritten Welle" Integrativer Therapie – ein „Bündel" tiergestützter, garten- und landschaftstherapeutischer Interventionen

Reinbacher, C. & Egger, J.W. (2000). Vorstellungen zu Gesundheit und Krankheit bei Gesunden und Kranken bzw. bei Gesundheitsexperten und Laien. *Psychologische Medizin, 11*, 1, 21-33

Schwarzer, R. (1992). *Psychologie des Gesundheitsverhaltens*. Göttingen: Hogrefe

Schwarzer, R. (1997). (Hrsg.). *Gesundheitspsychologie*. Ein Lehrbuch. Göttingen: Hogrefe

D Das weite Land der Psychotherapie

D1 Zur aktuellen Entwicklung der Psychotherapie

Mit der Zunahme von grenzüberschreitender Forschung zu den Wirkelementen von Psychotherapie wird immer klarer, dass es sich nicht nur langfristig, sondern bereits mittelfristig als falsch oder zumindest wenig sinnvoll herausstellen wird, Psychotherapie in Form von „Schulen" zu organisieren. Obwohl diese Schulenstruktur aus historischer Perspektive verständlich ist und diese Entwicklung auch eine gewisse Verselbständigung erfahren hat (Schulenkämpfe als Folge territorialer Machtansprüche und einseitiger Zuständigkeitszuschreibungen, sektenähnliche Abgrenzung und Identifikationsangebote usw.), muss sich bei einer wissenschaftlichen Betrachtung dieses Gegenstandes eine den jeweiligen Schulen übergeordnete, kritisch distante Haltung herausbilden können, wenn sich nicht auch die Universität zu Anhängern oder Gegnern der einen oder anderen „Sekte" machen will. Es ist nicht zu erwarten, dass die jeweilige Psychotherapieschule grenzüberschreitende (d. h. ihre eigene Theorie überschreitende) Sichtweisen entwickelt, wenngleich einzelne Vertreter sehr wohl und schon frühzeitig solche Überlegungen angestellt haben. Es wäre Aufgabe der Universität (universitas!), das Gemeinsame aller psychotherapeutischen Richtungen wie auch das jeweils Trennende zu ergründen und damit einen Beitrag zu einem besseren Verständnis dessen zu leisten, was Elemente der Psychotherapie sind.

Diese Sichtweise sollte nicht als Gegnerschaft zu den Bestrebungen des „Dachverbandes Österreichischer Psychotherapeutischer Vereinigungen" gesehen werden, der aus einer historischen Situation heraus einen Zusammenschluss von „Schulen" ermöglicht und über diese Vereinskonstruktion auch einen ersten umfassenden Dialog zwischen den Schulenvertretern ermöglicht hat. Es muss aber erlaubt sein zu fragen, ob die Festschreibung des momentanen Zustandes in Forschung und Praxis auf dem Gebiet der Psychotherapie die zukünftig möglichen Entwicklungen in wissenschaftlicher und patientenversorgender Sicht vernünftig ist. Eine solche Fixierung des Status quo käme wohl einer Inauguration von Fürstentümern gleich, die ihre meiste Energie in die Organisation, Ausbreitung und Erhaltung ihrer „Schule" investieren würden.

Sollte deshalb nicht parallel zu den momentanen Bestrebungen für eine bessere Regulierung von Psychotherapie auch ein weitergehendes Ziel angestrebt werden? Könnte dieses darin bestehen, die über den Dachverband möglich erscheinende „Konföderation von Fürstentümern" dazu zu nützen, Psychotherapie insgesamt und als wissenschaftliches wie praktisches Werkzeug zu fördern? Dies würde aber bedeuten, dass die „Schulen" in dem Maße, wie sie Macht abgeben und sich damit selbst als einen Baustein zur Psychotherapie begreifen, mehr Augenmerk auf die Gesamtentwicklung der Psychotherapie lenken und dadurch vielleicht das erste Mal den Blick freigeben für eine grenzüberschreitende „allgemeine, integrative Psychotherapie“ als „Behandlungsform mit psychologischen Mitteln“. In der Folge wäre es dann für jeden Psychotherapeuten selbstverständlich, alle bekannten basalen Wirkfaktoren zu kennen und sie im Prinzip auch anwenden zu können. Lernprozesse, Beziehungsmuster, Kommunikationsebenen sowie Erleben und Reflexion im Sinne der persönlichen Innensicht des Therapeuten könnten Mosaiksteine dieser allgemeinen Psychotherapie sein. Die jeweilige historische Tradition und insbesondere die zugrunde gelegten Theorien wären in diesem Lichte nur Sprachregelungen, die für bestimmte Phänomene ein mehr oder minder hohes Differenzierungs- bzw. Auflösungsvermögen besitzen und für die Bearbeitung bestimmter Ausschnitte der Wirklichkeit mehr oder weniger praktikabel sind.

In konsequenter Weiterführung dieser Ideen wäre es auch denkbar, das eine zukünftige Konstruktion gefunden werden kann, in der sich der heutige Dachverband zu einer allgemeinen Psychotherapieinstitution wandelt, in der diese basalen Einsichten, Erkenntnisse und Fertigkeiten vermittelt werden. Eine solche Institution müsste in enger Kooperation mit den Universitäten stehen, um Offenheit und Fortentwicklung soweit wie möglich zu garantieren. Die Schulen herkömmlicher Provenienz würden ihre besten Lehrtherapeuten in diese übergeordnete Institution schicken, um eine zur jeweiligen Zeit bestmögliche Gesamtschau zu gewährleisten.

Andererseits darf angenommen werden, dass für den Fall, dass sich eine solche Sichtweise einer allgemeinen, basalen und integrativen Psychotherapie mittelfristig nicht durchsetzen lässt, es zu einer Diversifizierung der psychotherapeutischen Theorien und Praktiken kommen wird, die ins Uferlose führen muss. Wie sich aus der Entwicklung psychotherapeutischer Ideen der letzten Jahrzehnte sehr leicht beweisen lässt, haben auch kleine und kleinste psychotherapeutische Ideen die Tendenz, sich zu verselbständigen mit dem höchst unerfreulichen aber notwendigen Effekt, dass jede dieser Strömungen im Laufe ihres Reifungsprozesses die Psychotherapie für sich selbst neu entdecken muss. Es müssen hier im weiteren Entwicklungsprozess alle jene grundlegenden Elemente psychotherapeutischen Wirkens noch erarbeitet werden, welche andernorts schon längst bekannt sind – wenngleich (in der vorherrschenden allgemeinen Sprachverwirrung) diese Phänomene in einer anderen Terminologie beschrieben werden.

Es ist verblüffend, wie ähnlich der Prozess für eine Schulen übergreifende Psychotherapie verläuft, wenn er mit dem großen politischen Projekt der Europäischen Union verglichen wird. Hier wie dort gibt es vehemente Pro- und Kontrastimmen. Hier wie dort sind Partikularinteressen wirksam, die ein Zusammenwachsen erschweren, obwohl das erreichbare gemeinsame Ganze einen Mehrwert erzeugt, der den Verlust an regionalen Eigenständigkeiten bei weitem übertrifft.

Zum (Selbst)Verständnis der Psychotherapie

Zentrale Aufgabe der Psychotherapie ist die (möglichst wertneutrale, aber empathische) Begleitung des in einem krankhaften psychischen Ausnahmezustand befindlichen Menschen. Schulen unabhängig wird diese Begleitung einmal mehr als Erkenntnisprozess, wie innerhalb der tiefenpsychologischen Schulen, oder mehr als Lern- und erfahrungsabhängiger Wachstumsprozess, wie in den vielen Verhaltenstherapien, oder als Zentrierungsprozess, wie in den hypnotherapeutischen Ansätzen, definiert. Diese Ansätze sind auch mit unterschiedlichen Handlungstheorien verknüpft, obwohl die wissenschaftstheoretische Basis dafür nicht so verschieden ist.

Da in den meisten europäischen Ländern (so auch in Österreich) die „Psychotherapie“ noch nicht als eigenständige Disziplin an den Hochschulen gelehrt wird, sind auch die Eingangsbedingungen und Ausbildungscurricula der Veranstalter sehr heterogen. Mediziner, Psychologen, aber eben auch Pädagogen, Soziologen, Theologen und Aspiranten ohne akademische Vorbildung streben eine psychotherapeutische Ausbildung an. Eine Länder übergreifende Regulierung für den Zugang und die Ausbildung selbst ist noch nicht in Sicht.

Die Diskussion um basale Denkmodelle von wissenschaftlichen Disziplinen führte auch innerhalb der Psychotherapiebewegung zunächst zu heftigen Streitgesprächen, kritischen Abgrenzungsbemühungen und vielfachen Schulenbildungen. Sie führte aber auch, wie z. B. in Österreich, zum erstmaligen Zusammenschluss psychotherapeutischer Vereinigungen in einem Dachverband. Der berühmt-berüchtigte Vorwurf der frühen Verhaltenstherapeuten gegen die Psychoanalyse war, dass letztere nach konventionell-wissenschaftlichen Kriterien nicht die Bedingungen einer Wissenschaft erfülle. Rappaport reagierte 1960 sehr zurückhaltend, indem er eingestand, dass die Psychoanalyse tatsächlich bislang die so genannten klassischen Kriterien einer Wissenschaft nicht erfülle, aber sich doch in Richtung dorthin befände. Heute besteht längst, vor allem in Fortführung der Kuhnschen Argumente, Einigkeit, dass es keine allgemeingültigen wissenschaftlichen Paradigmen gibt, dass Paradigmenwechsel in der Geschichte von Kulturkreisen und in der von Einzelpersonen auftritt, und dass unter diesen Paradigmen eine Unverträglichkeit und damit auch Unvergleichbarkeit besteht. Kuhn erweiterte in seinem Buch „Die Struktur der wissenschaftlichen Revolution“ den Paradigmenbegriff auf vier Punkte der disziplinären Matrix und hebt die Bedeutung von Symbolen, Werten, Modellen, Analogien und Metaphern für die Identität einer Wissenschaft hervor. In seinem „Postscript“ zu seinem Buch führt er schließlich auch noch die Notwendigkeit der historischen Geschichte einer Theorie und die Existenz einer realen Gruppe also genauso wichtige Kriterien für die Wissenschaftlichkeit einer Disziplin an wie die konventionellen Bedingungen. Damit wurden (in Anlehnung an Keupp und Kraiker) drei problematische Illusionen in der Wissenschaftsdiskussion aufgehoben:

1. der Glaube an die Möglichkeit eines eindeutigen Sinn- bzw. Signifikanzkriteriums für theoretische Begriffe,

2. der Glaube an die Möglichkeit einer Theorie-neutralen allgemeingültigen Sprache, und

3. der Glaube, dass die Gültigkeit einer Theorie auch Aussage über deren Wertigkeit beinhalte.

Im Folgenden sollen nun die gemeinsamen basalen, hinter den vielen psychotherapeutischen Schulen stehenden Denkmodelle – geschichtlichen Vorbildern entsprechend – auf drei basale Paradigmen bzw. disziplinäre Matrizes reduziert werden. Bei dem Ordnungsversuch basaler Denkmodelle therapeutischer Disziplinen soll nach der klassischen, bei Platon auftauchenden Dreiteilung, die sich bei Jaspers und Uexküll, ja sogar bei Popper wiederfindet, vorgegangen werden. Diese Gliederung basaler Denkmodelle beschränkt sich aber nicht nur die Theoriediskussion in der Psychotherapie, sondern ist gleichzeitig eine Ordnung von Wirklichkeitsvorstellungen bzw. von Theorien der Welt und damit von Modellen der Leib-Seele-Beziehung. Sie alle haben ihre Geschichte, ihre Vertreter, ihre Gültigkeit, ihre Sprache und ihre Modelle.

Platon verwies in seiner Schrift „Der Staat" bildhaft auf diese drei Denkmodelle, und meinte, dass im Menschen sowohl die vegetative Natur der Pflanze, als auch die sensitive Natur des Tieres und auch die ethische Natur des Menschen konkret wirkten und der Pflege – nach jeweils eigenen Gesetzen und Regeln – bedürfen. K. Jaspers und Th. v. Uexküll beziehen sich auch auf das gleiche Unterteilungsprinzip und sprechen von der physikalischen, der biologischen und der humanistischen Dimension im Menschen. Auch K. Popper verwendet im Prinzip das gleiche Gliederungsprinzip, indem er drei Wirklichkeitsvorstellungen des Menschen bzw. drei Welten unterscheidet.

Die folgende Darstellung gibt eine Übersicht zu diesen klassischen therapeutischen Paradigmen, ihre geschichtlichen Wurzeln aufzeigen und ihre therapeutischen Strategien anführen (s.a. Egger 2015).

Leib-Seele-Theorien (= Materie-Geist-Theorien oder Gehirn-Seele-Modelle) – zum Streit über die „richtige" Theorie für die psychosomatischen Wissenschaften (Egger 2004)

psychophysischer Parallelismus

(1) Leibniz war der Ansicht, dass Geist und Körper zwei ganz verschiedene Formen der Existenz darstellen und sich gleichsam in einer vorgegebenen Harmonie ohne Einfluss aufeinander verhalten. Dieser PSYCHOPHYSISCHE PARALLELISMUS konnte sich wegen der offensichtlichen gegenseitigen Beeinflussbarkeit bzw. Wechselwirkungen von physischen und psychischen Ereignissen nicht halten.

psychophysischer Dualismus

(2) Descartes formulierte den PSYCHOPHYSISCHEN DUALISMUS, der ebenfalls von zwei verschiedenen Formen der Existenz von Körper und Seele ausgeht, welche sich seiner Ansicht nach allerdings interaktiv verhielten und sich gegenseitig beeinflussten. Gilt ebenfalls als überholt.

Materialismus

(3) Hobbes vertrat die Theorie des MATERIALISMUS, wonach die Wirklichkeit immer eine physische Wirklichkeit sei und eine davon losgelöste, andere Realität wie die von mentalen Phänomenen nicht existiere. Diese materialistische philosophische Grundorientierung – die Basis unserer Naturwissenschaften – hat wiederum *drei* Subtheorien hervorgebracht:

a. den *Reduktionismus*, wonach das Mentale auf das Physikalische reduziert werden könne und somit vollkommen durch die Analyse der zugrunde liegenden physischen Prozesse erklärbar sei (gilt als zu eingeschränkt),

b. geistige Phänomene seien nur *Epiphänomene*, also sekundäre oder zufällige Effekte von physischen Prozessen (gilt als wenig überzeugend) und

c. den *emergenten Materialismus*, die zur Zeit mächtigste erkenntnistheoretische Grundposition: geistige Phänomene entstünden bzw. erwüchsen aus physischen Phänomenen – gleichsam als *systemische Ganzheiten*, hervorgebracht aus der Interaktion von physischen Prozessen; geistige Prozesse hätten danach systemische Eigenschaften, die nicht auf die Eigenschaften ihrer Konstituenten reduziert werden könnten – wie dies in der Allgemeinen Systemtheorie propagiert wird (vgl. L. v. Bertalanffy, G.L. Engel, H. Weiner, „biopsychosoziales" Modell).

Leib-Seele-Identitäts-Theorie

(4) Neben dem psychophysischen *Parallelismus,* dem psychophysischen *Dualismus* und dem *Materialismus* gibt es noch eine vierte fundamentale Theorie zum Leib-Seele-Problem, nämlich die LEIB-SEELE-IDENTITÄT von Spinoza. Er postuliert, dass Gehirnprozesse und Geisteszustand ein und dasselbe sind oder – anders formuliert – dass diese bloß verschiedene Arten des Verstehens des an sich gleichen Gegenstandes sind.

Eine Synthese des *emergenten Materialismus* und der *Leib-Seele-Identitätstheorie* ermöglicht gegenwärtig erstmals eine integrative Rahmentheorie für die „psychosomatischen" Wissenschaften („body mind unity-theory"), welche geistige und physische Phänomene in einer vereinheitlichten Sicht erkennen lässt (vgl. Goodman 1990, Egger 1993).

Tabelle 4: Theorien zum Leib-Seele-Problem – Paradigmen zur Wirklichkeit

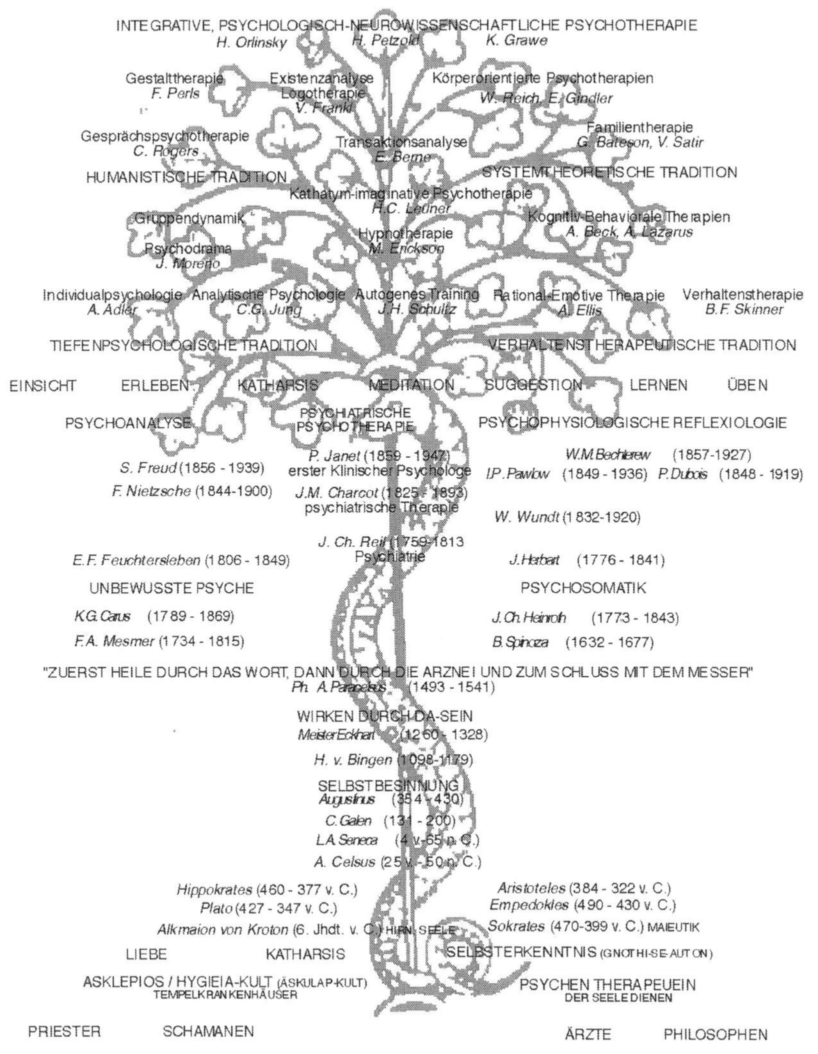

Abb. 3: Wurzeln und Schulen der Psychotherapie

PSYCHOTHERAPEUTISCHE TRADITIONEN – die 4 theoretischen Basiskonzepte (Richtungen) oder historische „Schulen“ der Psychotherapie (1-4) und deren aktueller Überwindungsversuch (5) (Egger 2006)

1. DIE TIEFENPSYCHOLOGISCHE SCHULE

Psychoanalyse (von Freud ursprünglich als Erkenntnisinstrument und nicht als Behandlungsform konzipiert) und daraus entwickelte psychodynamische bzw. "tiefenpsychologische" Therapien; erste Konzeption vor etwa hundert Jahren; Wegbereiter dessen, was wir heute unter „Psychotherapie“ verstehen; das menschliche Wesen ist primär evolutionär-biologischer, d.h. insbesondere triebhafter Natur; der Mensch ist aber prinzipiell in der Lage, diese Triebe durch einen einsichtsgenerierenden Prozess auf bewusster Ebene zu „zähmen“ und eine moralisch-ethische Orientierung zu begründen; Fokus: Aufdecken von "Unbewusstem" und spezifische, langfristige Patient-Therapeut-Beziehung; vielerlei Ausformungen in tiefenpsychologischen Therapiekonzeptionen

2. DIE VERHALTENSTHEORETISCHE SCHULE

kognitiv-behaviorale Psychotherapien bzw. „Verhaltenstherapien“ (auch: psychologische Psychotherapie); auf der erfahrungswissenschaftlichen Psychologie aufbauend; *Verhaltensanalyse* (als Teil einer komplexen *Problemanalyse*); erste theoretische Ansätze vor ca. 100 Jahren (ursprünglich auf genaue Beobachtung & Experiment basierend, behavioristisch orientiert); der Mensch ist seinem Wesen nach weder gut noch schlecht; er ist das jeweilige Produkt seiner genetischen Ausstattung und spezifischen Lebensbedingungen; evolutionsbiologisch/genetische und öko-soziale Determinanten begründen sein „Verhalten“ (Dimensionen des Verhaltens sind dabei: Gedanken, Gefühle, physiologische Reaktionen und Handeln); Fokus: konkrete Änderung von intrapsychischen *und* beobachtbaren Verhaltensaspekten; der Patient erlernt in einem transparentem Therapie-Setting seine eigene Behandlung („Hilfe zur Selbsthilfe“)

3. DIE HUMANISTISCHE SCHULE

auf sog. Wachstumspsychologie („dritte Kraft“) aufbauend; z.B. "Gesprächspsychotherapie"; kein Krankheitsbegriff (bis auf „Inkongruenzanalyse“ sensu Speierer); ab zweiter Hälfte des 20. Jahrhunderts; der Mensch ist prinzipiell "gut", er strebt nach Selbstverwirklichung / Selbstaktualisierung, d.h. er entwickelt sich – bei entsprechender Förderung – *emanativ*; Fokus: Selbstaktualisierung; Sinn- & Werte-Orientierung; spezifische Klient-Therapeut-Beziehung: Empathie / Authentizität / Kongruenz; viele und theoretisch nicht vereinheitlichte Ausformungen für psychotherapeutisches Handeln, starke Wirkung auf andere Richtungen bezüglich Therapeut-Patient-Interaktion

4. DIE SYSTEMISCHE PERSPEKTIVE

Anlehnung an die Allgemeine Systemtheorie (Analogiemodell), konstruktivistisches Konzept; z.B. systemische "Familientherapie"; relativ junge Entwicklung mit Strahlkraft auf die bereits erprobten „traditionellen" Psychotherapietheorien; der Mensch muss als Teil eines sozialen Systems - d.h. einer sozialen "Ganzheit" mit ihrem komplexen Beziehungsgefüge - verstanden werden; Erweiterung der allg. psychotherapeutischen Perspektive mit Fokus auf „System"; dazu eigenständige Entwicklung von therapeutischen Techniken; insgesamt in theoretischer wie praktischer Weiterentwicklung begriffen

5. DIE INTEGRATIVE PERSPEKTIVE

aktuellste Entwicklung in der wissenschaftlichen Psychotherapie, über primär empirisch vorgehende Wirksamkeitsforschung (Selektion von vorgefundenen effektiven Konzepten) werden synoptische Ansätze entworfen, welche auf erweiterter systemtheoretisch-biopsychosozialer Grundlage aufbauen, Weiterentwicklung zu einer allgemeinen theoretischen Plattform für Psychotherapie (unter Vermeidung eines Eklektizismus), Nutzung insbesondere auch von aktuellen *evolutionspsychologischen* und *neurobiologischen Kenntnissen* („Allgemeine Psychotherapie", Orlinsky, „Psychologische Therapie" und „Neuropsychotherapie" / Grawe, „Integrative Therapie" / Petzold, „Psychologische Psychotherapie" Egger u.a. ...); Versuche zur Überwindung des „Schulendenkens" der herkömmlichen Psychotherapie durch metatheoretische Fundierung

Quelle: Egger, J.W. (2006), Menschenbildannahmen in der verhaltenstheoretischen Psychotherapie. Integrative Therapie (Zeitschrift für Vergleichende Psychotherapie und Methodenintegration) 32, 1/2, 181-219, Wien: Krammer / Edition Donau-Universität Krems

Therapeutische Paradigmen

Hinter den Praxeologien der einzelnen therapeutischen „Schulen" lassen sich grundlegende, wissenschaftstheoretisch beschreibbare Denkmodelle und Wirkprinzipien erkennen (Pieringer et al. 1985, 1991). Eine kurze Übersicht soll diese unterschiedlichen theoretischen Konzepte skizzieren. Es gilt dabei festzuhalten, dass es sich hierbei um eine Vereinfachung handelt, weil es inzwischen zu teilweise gravierenden Überschneidungen gekommen ist. Eine solche Vermischung von Prinzipien ist primär den in den letzten Jahrzehnten zunehmenden „Grenzüberschreitungen" geschuldet, d.h. dass Therapiekonzepte entworfen wurden, die starke Anleihen außerhalb des eigenen, ursprünglichen Denkmodells genommen haben.

a. Das kausal-lineare Paradigma und dessen therapeutisches Prinzip

Das kausal-lineare Paradigma, welches Platon für den Menschen am ehesten mit dem Bild der vegetativen Natur der Pflanze vergleichbar sah und das Jaspers wie Uexküll und auch Popper mit der einfach-physikalischen Natur von Gegenständen skizzieren, hat als therapeutisches Konzept das *allopathische Prinzip: contraria contrarius curentur*.

Die Gesetze dieses Paradigmas entsprechen den Gesetzen der Schwerkraft bzw. der kausal-linearen bzw. monopolaren Logik. Therapeutische Handlungen innerhalb dieses Paradigmas entsprechen eben dem allopathischen Leitprinzip, welches sich durch Zu- oder Abfuhr, durch Bestrafung oder Belohnung, durch Gegenmittel (Antibiotika, Antiphlogistika) oder „Promittel" darstellt. Die typischen Strategien innerhalb der Psychotherapie sind Bestrafung oder Belohnung im Rahmen der Verhaltenstherapie *(der Therapeut als Techniker)* oder die kausale Deutung im Rahmen der Psychoanalyse. Dieses Paradigma bzw. diese Wirklichkeitsvorstellung wird von vielen, so auch von C.F. Weizsäcker, als die heute in den Industriestaaten vorherrschende Wirklichkeitsvorstellung angesehen.

b. Das systemische Paradigma und dessen therapeutisches Prinzip

Das System-biologische Paradigma, welches nach Platon am klarsten am Bild der sensitiven Natur des Tieres zu erkennen sei, erweist sich als dualistisches Weltbild und dualistisches Modell der Leib-Seele-Beziehung und entspricht der klassischen bipolaren (biologischen) Logik.

Während Krankheiten innerhalb des kausal-linearen Weltbildes monopolar als Folge übersteigerter physikalischer Minus- oder Plussituationen aufgefasst werden, sind Störungen oder Krankheiten innerhalb des systemischen Paradigmas als biologische Regelkreisänderungen anzusehen. Das typische therapeutische Prinzip innerhalb dieses biologischen Paradigmas wäre z. B. das *homöopathische Konzept* mit dem Leitsatz *„similia similibus curentur"*. Typische therapeutische Schritte innerhalb dieses Paradigmas sind z. B. die aktive Impfung in der Allgemeinmedizin und die systemische Intervention, die paradoxe Intervention oder das Vorbildverhalten des Therapeuten *(der Therapeut als Katalysator)* innerhalb der Psychotherapie.

c. Das ethische Paradigma und dessen therapeutisches Prinzip

Das ethische Paradigma schließlich entspricht dem humanistischen Konzept der Einheit über der Polarität (Pieringer 1985). Wirklichkeitsvorstellungen bzw. Leib-Seele-Modelle sind hier nondualistischer bzw. holistischer Natur und entsprechen der ontischen Logik, welche sich nicht mehr bipolar-dialektisch, sondern wie die kosmische Zeit- und Raumsituation, ohne polare Vorbestimmung, verhält. Innerhalb dieses Paradigmas bzw. innerhalb dieser Wirklichkeitsvorstellung ist jeder Mensch Teil des Ganzen und Symbol des Ganzen zugleich. Das

Erkennen des Einen (z. B. des Arztes) ist gleichzeitig Erleben des Anderen (des Patienten). Das klassische Prinzip des „gnothi se-auton" – *erkenne dich selbst* – ist hier nicht nur Erkenntnis des Selbst, sondern auch Freiheitsgewinn des Anderen. So wird der Arzt, der in der Begegnung mit dem Kranken sich selbst erkennt, durch sich und in sich auch zum therapeutischen Prozess des Patienten. Das Prinzip der Liebe bzw. der Urform der Liebe nach Balint wird hier konkret zur therapeutischen Dimension. Paracelsus formulierte dieses Prinzip, indem er davon sprach, „der Arzt selbst sei die beste Arznei". Innerhalb dieses Paradigmas ist therapeutische Hilfe nicht durch physikalische oder biochemische Intervention gegeben, sondern durch das *humanistische Prinzip* des „Wirkens durch Nicht-Handeln" (Meister Ekkehard, Tao, Staehelin: *der Therapeut als Begleiter)*. Hier geht es nicht um äußere Aktivität, sondern um innere Präsenz und um Erkenntnis („Wirken durch Da-Sein").

Therapeutische Hilfen, die diesem Paradigma entsprechen, werden derzeit in der westlichen Welt meist nur in der Begegnung mit existentiell Erkrankten und Sterbenden gutgeheißen. Typische Beispiele finden wir in der Sterbebegleitung, wo das Wesentlichste im „Da –Sein" des Arztes oder einer zentralen Bezugsperson besteht. Innerhalb der Psychotherapie wurde für dieses Paradigma vor allem von A. Adler, C.G. Jung, V. Frankl und C. Rogers Charakteristisches formuliert, indem die Echtheit und die Selbsterkenntnis des Therapeuten als entscheidendes therapeutisches Prinzip hervorgehoben wurden.

Während uns heute therapeutische Schritte innerhalb des ersten Paradigmas selbstverständlich erscheinen und auch innerhalb des zweiten Paradigmas geläufig sind, haben wir mit Vorstellungen dieses dritten Paradigmas Probleme. C.F. Weizsäcker, dem es in vielen seiner Arbeiten vor allem um die Wiederbeachtung dieses Parameters als Wirkprinzip und als Vorstellungsprinzip der Welt geht, führt dazu an, dass gerade die moderne Physik uns viele Hilfen liefert, um dieses dem kausal-linearen Paradigma gegenüber paradoxe Prinzip erkennen zu können. In dem Maß, als sich der erwähnte Schulenstreit als Paradigmenstreit erwies, wurden erstmals auch basale Denkmodelle innerhalb der Schulen erkannt und in ihrer einseitigen Priorität einigermaßen wahrgenommen. Es kam gelegentlich zu einem Wandel innerhalb der Schulen oder zu einer Rochade ihrer Vertreter – Verhaltenstherapeuten machten eine tiefenpsychologische Ausbildung und Tiefenpsychologen wandten sich der Familientherapie zu.

Es gibt Bestrebungen innerhalb der verschiedenen psychotherapeutischen Schulen, wonach jede Therapie – als *Kunst der Begleitung des leidenden Menschen* – sich aller drei basalen Denkmodelle, bedienen soll, um den kranken Menschen in seiner Ausnahmesituation (in die er durch das einseitige Vorherrschen eines der oben beschriebenen Paradigmen in seinem Leben geraten ist) verstehen, annehmen und begleiten zu können. Das irdische Dilemma dabei bleibt, dass wir nie wissen werden, was das Ganze (oder die Ganzheitlichkeit) ist, oder – wie es schon

Kant formulierte – dass des Menschen Verstand nicht umfassend all das begreift, was ihn verändert. Damit verbunden ist die Einsicht, dass auch zukünftig die Ausarbeitung eines konkreten Behandlungsansatzes vorerst reduktionistisch erfolgt. Erst wo der Erlebnisraum durch die Fixierung auf ein Paradigma bzw. durch die Begrenzung auf eine Wirklichkeitsvorstellung als zu eng oder als insuffizient erfahren wird, erschließt sich – meist über eine Krise – der Zugang zu einem erweiterten Ansatz bzw. ergänzenden Paradigma. Die *Aufgabe der Kultur,* wie auch der Auftrag der Heilkunst, ist es, die wissenschaftlich nicht zu vereinbarenden, zueinander paradox-komplementär sich verhaltenden Erkenntnisse aus den einzelnen Paradigmen, und damit aus den einzelnen Wirklichkeitsvorstellungen und basalen Denkmodellen, zu integrieren. Hier erwächst die Möglichkeit oder gar der Auftrag zu einer erkenntniserweiternden Entwicklung mit dem Ziel der methodischen Integration. Für unseren Gegenstand lautet die Folgerung, dass das Selbstverständnis der Psychotherapie weder ein naturwissenschaftlich kausal-lineares, noch ein biologisch-systemisches und auch nicht ein rein ethisch-holistisches sein kann. Das Selbstverständnis der gegenwärtigen Psychotherapie, formuliert Pieringer, egal welcher schulischen Provenienz, kann nur in der kunstvollen Integration aller drei Paradigmen liegen.

D2 Formale Strukturen für die Nutzung von Psychotherapie als Heilkunst

Klinische Psychotherapie

Zur Diskussion um verbesserte Strukturen für die Organisation der Psychotherapie in Österreich soll auf einen prinzipiellen Aspekt hingewiesen werden, der – aus meiner Sicht – für die zukünftige Entwicklung der Psychotherapie in Österreich von großer Bedeutung zu sein scheint. Das seit 1.1.1991 geltende österreichische Psychotherapiegesetz ist durch die Arbeit des Psychotherapiebeirates im Gesundheitsministerium sowie anderen Gremien mit ihren strukturgebenden Möglichkeiten Realität in der österreichischen Gesundheitspolitik geworden. Durch Schaffung von Rahmenbedingungen, Erlässen und gesetzlichen Durchführungsbestimmungen kann der jeweils gegebene Spielraum bei der Verwirklichung des Psychotherapiegesetzes in recht unterschiedlicher Form genützt werden, weswegen die Standpunkte der Verhandlungspartner so konkret wie möglich in ihren Konsequenzen reflektiert werden sollten. Dabei zeigen sich zwei prinzipielle Problembereiche für die Umsetzung des aktuellen Psychotherapiegesetzes:

1. die Vernachlässigung der „allgemeinen Psychotherapie", sowie

2. die unzureichende Beachtung der spezifischen Anforderungen an eine psychotherapeutische Tätigkeit im Rahmen der klinisch-medizinischen Versorgung unserer Bevölkerung.

Allgemeine Psychotherapie

Die im sog. Psychotherapeutischen Propädeutikum vorgesehene Grundausbildung von PsychotherapeutInnen vermag nur oberflächlich einen allgemeinen Zugang zur Psychotherapie zu bieten. Die Identifikation als Psychotherapeutin erhält die Ausbildungskandidatin auch in Zukunft von seiner jeweiligen „Schule" (theoretisch einseitig ausgerichtete Ausbildungsinstitution). Damit wird eine Festschreibung einer historischen Entwicklung bewirkt, die aus aktueller wissenschaftlicher Perspektive abgelehnt werden muss. Auch nach einer knapp hundertjährigen Entwicklung der Psychotherapie im heutigen Sinne sind wir – wissenschaftlich betrachtet – nicht ausreichend in der Lage, die relevanten Wirkfaktoren im komplexen psychotherapeutischen Prozess in einer wissenschaftlich neutralen Sprache zu beschreiben, erklären und vorherzusagen oder sie gezielt einzusetzen. Um dieses wissenschaftliche Manko zu verringern, ist eine theoriekritische Auseinandersetzung und fortlaufende Reflexion der psychotherapeutischen Praxis notwendig, welche aus guten Gründen nur an der Universität gedeihen kann.

Psychotherapie ist eine Näherungsform an menschliches Leiden und kann niemals losgelöst sein von der Reflexion und Distanz zur eigenen Psychotherapie-Theorie (Schulen-Philosophie), weil keine singuläre Theorie ein ausreichendes Verständnis der komplexen Wirklichkeit im betreffenden Realitätsausschnitt (hier: Leid und Leiden bzw. Krankheit und Kranksein) sicherstellen kann. Wo sonst, wenn nicht an der Universität mit ihren dafür geschaffenen Institutionen, sollte eine mehrdimensionale theoriekritische Auseinandersetzung mit der Psychotherapie möglich sein, welche nicht nur in der Forschung zu den Wirkelementen Einsichten vermitteln kann, sondern insbesondere auch für die Gestaltungsform psychotherapeutischen Handelns den experimentellen Boden bereitet. Wird diese interdisziplinäre Auseinandersetzung behindert, werden naturgemäß zeitgeistabhängige und marktpolitisch orientierte Ansichten zu einzelnen Psychotherapieformen den Wert einer Schule bestimmen.

Psychotherapie in der Medizin

Anders als in der herkömmlichen psychotherapeutischen Praxis kann die Handhabung von Psychotherapie innerhalb medizinischer Aufgabenstellung nicht von einer spezifischen Schulrichtung (d.h. von einer singulären theoretischen Position aus) erfolgen. Die vielschichtigen menschlichen Leidensaspekte brauchen sowohl von der Quantität als auch von der Qualität durchaus differente Zugehensmöglichkeiten, wobei hier neben den physikalischen, chemischen und chirurgisch-technischen Eingriffsmöglichkeiten auch psychologische bzw. psychotherapeutische Hilfen oftmals kombiniert werden müssen. Auch für diese Kombinationen gilt es, aus dem Gesamtspektrum der psychotherapeutischen Möglichkeiten jene herauszufinden, welche dem Kranken akute Stütze, Hilfe zur Selbsthilfe oder längerfristige Begleitung in seinem Leidenszustand ermöglichen. Hier bedarf es also einer anwendungsorientierten Ausbildung, welche in einer singulären Psychotherapie-Schulrichtung bisher nicht verwirklicht oder überhaupt nicht zu verwirklichen ist.

Eine konkrete Organisationsform für eine Psychotherapieausbildung im Rahmen der medizinischen Anwendungsbereiche ist in den so genannten PSY-Diplomen geschaffen worden, welche – aus berufspolitischer, Theorieschulen orientierter oder auch ausbildungszeitlicher Perspektive mit Recht anfänglich von vielen kritisiert bzw. abgelehnt worden ist – aber in ihrem schulenübergreifenden Ansatz immer mehr zu einer Herausforderung für die im österreichischen Psychotherapie-Gesetz vorgesehene Schulenausbildung wird. So mag es sein, dass aus einem Nebenast der Psychotherapieentwicklung jene Formation erwächst, die uns durch ihre Praxis der Überwindung von (bislang weitgehend unversöhnlichen) Therapieschulen und der Integration von Therapietheorien den Weg in die Zukunft weist. Wir wollen diesen allgemeinen Ansatz für eine Psychotherapie „klinische Psychotherapie" nennen.

Psychotherapie und psychotherapeutische Medizin

Wie schwierig ein Unterfangen war, die einzelnen Positionen, wie psychotherapeutisches Handeln berufsgruppenmäßig organisiert werden soll, zeigten die Diskussionen um die Regelungen für eine zeitgemäße Psychotherapie in unserem Land. Erst nach langen Auseinandersetzungen wurde ein Kompromiss gefunden: Der Titel *Psychotherapeut/Psychotherapeutin* bleibt jenen, die eine Ausbildung gemäß geltenden Psychotherapiegesetzes absolviert haben, vorbehalten. Ärzte können jedoch mit einem vergleichsweise akzeptablen Ausbildungsaufwand zu einem Diplom der Österreichischen Ärztekammer für *psychotherapeutische Medizin* gelangen und auf diese Weise psychotherapeutische Kompetenz direkt in den ärztlichen Alltag einbringen und auch als solche ausweisen.

Diese Zweigleisigkeit im Zugang zur Psychotherapie hat durchaus auch positive Seiten. So ist damit die Hoffnung verbunden, dass diese „klinische (ärztliche) Psychotherapie" der Wegbereiter für eine Psychotherapie sein könnte, in der nicht mehr nach Psychotherapieschulen gefragt wird, sondern nach dem zeitlichen und ökonomischen Aufwand in Relation zur Wirksamkeit jeden psychotherapeutischen Handelns. Eine solche integrative Psychotherapietheorie mit ihren integrativen Anwendungskonzepten in der Medizin ist gegenwärtig nur in Umrissen sichtbar. Noch sind die sprachlichen und an Glaubenssätze gebundenen Eigenheiten der einzelnen psychotherapeutischen Schulen zu stark ausgeprägt, als dass eine Zusammenschau möglich wäre.

Auch die *Psychosomatik* ist in die Jahre gekommen. Eine kritische Bestandsaufnahme ihrer Leistungen fällt nicht gerade schmeichelhaft aus. Und dennoch: Eine neue Dynamik ist aus der Kontroverse zwischen der herkömmlichen, tiefenpsychologisch orientierten Psychosomatik einerseits und der neueren, integrativ arbeitenden empirischen Psychosomatik („behavioral medicine", Verhaltensmedizin) andererseits erwachsen. Dies könnte einen echten Fortschritt bringen, wenn beide Seiten auf einen Glaubenskrieg verzichten, aber dafür in einen Dialog eintreten, der nicht die jeweils eigene Position, sondern die gemeinsame Sache zum Ziel hat.

Psychotherapie und Psycho-Markt

Aus der Perspektive eines Universitätslehrers scheint es mit der Zunahme von grenzüberschreitender, schulenneutraler Forschung zu den Wirkelementen von Psychotherapie langsam klarer zu werden, dass es für die zukünftige Entwicklung der *Psychotherapie als ein zusammengehörendes Fach* wenig sinnvoll ist, sie nur in der bisher in Schulen organisierten Form voranzutreiben. Genau dies ist aber durch einen politischen Akt in der Gestalt des österreichischen Psychotherapiegesetzes zumindest für eine gewisse Zeit festgeschrieben worden. Unbestritten bleibt, dass dieser Weg auch zu einigen spürbaren klimatischen Verbesserungen am „Psycho-Markt" beigetragen hat. Die unterschiedlichen wissenschaftlichen und sozialpolitischen Strömungen, die im Laufe der letzten Jahrzehnte in den jeweiligen Schulen gleichsam gesintert sind und im freien Wechselspiel der Ideologien zu Kämpfen, territorialen Machtansprüchen in Form von Zuständigkeitsbereichen mit z.T. sektenähnlichen Verwaltungen und Identifikationsangeboten geführt haben, erhielten mit ihrer Verselbständigung unter einem gemeinsamen verwaltungsrechtlichen Dach eine neue organisatorische Basis, die zumindest eine fachspezifisch-übergreifende strukturelle Weiterentwicklung erlaubt.

Obwohl also diese Schulenstruktur der Psychotherapie aus historischer Perspektive verständlich ist, muss sich bei einer wissenschaftlichen Betrachtung dieses Gegenstandes an der Universität eine den jeweiligen Schulen übergeordnete, kritisch distante Haltung herausbilden können, wenn sich nicht auch die Universität zu Anhängern oder Gegnern der einen oder anderen „Schule" (d. h. Denkrichtung, Ideologie oder Wissenschaftsverständnis) machen will. Es ist nicht zu erwarten, dass die jeweilige Psychotherapieschule grenzüberschreitende, d. h. ihre eigene Theorie überschreitende Sichtweisen entwickelt, wenngleich einzelne Vertreter sehr wohl und schon frühzeitig solche Überlegungen angestellt haben. Es wäre Aufgabe der Universität (universitas!), das Gemeinsame aller psychotherapeutischen Richtungen wie auch das jeweils Trennende durch Analyse und Abstraktion zu ergründen und damit einen Beitrag zu einem besseren Verständnis dessen zu leisten, was die Elemente der Psychotherapie und ihre Axiome sind.

Diese Sichtweise sollte nicht als Gegnerschaft zu den Bemühungen um eine relative Autonomie der einzelnen Psychotherapieschulen und deren gemeinsame Verwaltung im Österreichischen Bundesverband für Psychotherapie (ÖBVP) gesehen werden. Es ist unbestritten, dass dieser Weg den Zusammenschluss von Schulen und auch einen ersten umfassenden Dialog zwischen den Schulenvertretern ermöglicht hat. Aus akademischer Perspektive muss aber erlaubt sein zu fragen, ob die Festschreibung des momentanen Zustandes in Forschung und Praxis vernünftig und ob dies den weiteren Entwicklungen in wissenschaftlicher wie patientenversorgender Hinsicht dienlich ist. Kritiker argumentieren, dass eine Fixierung des Status quo einer Inauguration von Fürstentümern gleichkäme, welche ihre Energie primär in die Organisation und Ausbreitung bzw. Erhaltung ihrer Einflusssphäre investieren würden – so wie dies nach den Regeln der „freien Marktwirtschaft" zu befürchten ist.

Es entspricht dem akademischen Selbstverständnis, sich auf der Basis der Analyse des bereits Vorhandenen zu Neuem vorzuwagen. Die den PSY-Modulen der ärztlichen Fortbildung in psychotherapeutischer Kompetenz zugrunde liegende Haltung zeugt von diesem forscherischen Interesse für eine unkonventionelle, d. h. in dieser Form noch nicht dagewesene Praxis von Psychotherapie. Die enge Bindung an die wissenschaftliche Kontrolle (insbesondere durch die universitären Institute für Medizinische Psychologie und Psychotherapie) verhindert einerseits einen eklektischen Pragmatismus – obwohl auch dieser sehr erfolgreich sein kann, wie beispielsweise Arnold A. Lazarus mit seiner „multimodalen Therapie" über Jahrzehnte hinweg bewiesen hat. Sie ermöglicht aber auch jenes dringend notwendige, quasi-experimentelle Setting für die Weiterentwicklung psychotherapeutischer Basiskonzepte, wie sie innerhalb medizinischer Anwendungsfelder gebraucht werden.

Diese nicht-schulengebundene aber doch schwerpunktsetzende Orientierung in der PSY-Diplomfortbildung kann als ein – die rein theoretische Bearbeitung integrativer Ansätze – ergänzender, anwendungsbetonter Weg in der Weiterentwicklung der Psychotherapie als Lehr- und Praxisfach begriffen werden. Vielleicht wird hier das erste Mal innerhalb der konventionellen Heilkunde der Blick freigegeben für eine breitbandige „Behandlungsform mit psychologischen Mitteln". Es könnte eines Tages für jeden Psychotherapeuten selbstverständlich werden, alle bekannten basalen Wirkfaktoren zu kennen und sie im Prinzip auch anwenden zu können, ohne gleich in einem semantischen Esperanto zu versinken. Lernprozesse, Beziehungsmuster, Kommunikationsebenen sowie Erleben und Reflexion könnten einige Mosaiksteine dieser allgemeinen Grundorientierung sein. Die jeweilige historische Tradition und insbesondere die ihr zugrunde gelegten Theorien wären in diesem Lichte in erster Linie Sprachregelungen, die für bestimmte Phänomene ein mehr oder minder hohes Differenzierungs- bzw. Auflösungsvermögen besitzen und damit bestimmte Ausschnitte der Wirklichkeit verschieden stark berücksichtigen.

Für den Fall, dass keine schulenübergreifenden Grundlagen für eine allgemeine Psychotherapie Anerkennung finden, muss mit einer weiteren Diversifizierung der psychotherapeutischen Theorien und Praktiken gerechnet werden, die logisch keine Grenzen hat. Wie sich aus der Entwicklung psychotherapeutischer Ideen der letzten Jahrzehnte sehr leicht beweisen lässt, haben auch kleine und kleinste psychotherapeutische Ideen die Tendenz, sich zu verselbständigen. Damit untrennbar verbunden ist ein höchst unerfreulicher, aber notwendiger Effekt, dass nämlich jeder dieser Mini-Ansätze im Laufe seines Reifungsprozesses die Grundlagen der Psychotherapie jeweils für sich neu entdecken, d. h. alle jene grundlegenden Elemente psychotherapeutischen Wirkens sich erarbeiten muss, welche andernorts schon längst bekannt sind. Um diese „Entdeckungen" überhaupt als solche verkaufen zu können, bedarf es natürlich einer jeweils eigenen Terminologie, die uns bereits Bekanntes als etwas Neues anzubieten vermag. Es wird sehr viel wissenschaftlicher und organisatorischer Anstrengungen bedürfen, diese bereits laufende Entwicklung zu korrigieren.

D3 Neurobiologie und Psychotherapie

Neurobiologische Grundlagen haben unser Verständnis für Art und Umfang psychologischer Interventionen in erheblichem Umfang erweitert. Dies ist nicht verwunderlich, wenn man bedenkt, dass zur Zeit Freuds wesentliche Grundlagen der Hirnforschung nicht vorhanden waren, wie etwa die Konnektivität, die elektrophysiologischen Vorgänge, die neurophysiologischen Verbindungen oder die Hirnzentren-Tätigkeiten. Gerhard Roth, einer der prominenten deutschen Neurobiologen aus Bremen (Roth 2001, 2003) hat in einem Buch und in einem Plenarvortrag im Rahmen der Lindauer Psychotherapiewochen ausführlich darauf hingewiesen. Erstaunlich ist viel mehr, dass weite Teile der Psychotherapie bisher kein update ihrer Theorien vorgenommen haben und weiterhin mit den tradierten Konstrukten und Begrifflichkeiten arbeiten.

Denken wir beispielsweise an das Konstrukt *Unbewusstes*: Wenn es einen physiologischen Sitz für das sogenannte Unbewusste gibt, sagt die Neurobiologie, dann am ehesten im Hypothalamus, wo die affektiven Automatismen, die Reaktionen auf Schmerz, zur Sexualität oder zur Lust genetisch programmiert sind. In diesem Zusammenhang muss eine Reihe von Vorgängen mitberücksichtigt werden, die wir als psychophysiologischen *Stressprozess* bezeichnen. Unter Stress wird nicht nur der Hypothalamus und die Achse corticotropes Releasinghormon-Nebennierenrindenaktivität-Cortisol aktiviert, sondern auch über dem Hippokampus die Herabregelung bzw. Hemmung organisiert – ein Prozess, der über die Hypophyse und die Nebennierenrinde mitgesteuert wird. Im Hippokampus liegt das entsprechende Gedächtnis dafür. Für den affektiven Zustand sind die physiologischen Reaktionen über die Amygdala und über den Hypothalamus mit seiner Verschaltung bis zur Großhirnrinde wichtig. Im Temporallappen wird zusammen mit dem autobiographischen Gedächtnis (im Hippokampus erfolgt im Wechselspiel mit dem Kortex die Aufbereitung der Detailhaftigkeit) die emotionale Einfärbung über die Amygdala erreicht (dort allerdings ohne jegliches Detail). D.h. für die emotionale Tönung ist im Wesentlichen die Amygdala verantwortlich, für die Detailinformation der Hippokampus.

Befindlichkeiten und *Stimmungen* werden in ihrer physiologischen Bedingung heute wesentlich besser verstanden als noch vor zwei, drei Jahrzehnten, wozu auch die Neurotransmitter-Forschung viel beigetragen hat. Wie Roth zusammenfasst, wirkt Dopamin (substantia nigra) antreibend, belohnend, die Neugierde unterstützend und sagt Belohnung vorher („Tu das, wenn Du belohnt werden willst!), während Noradrenalin die Erregung und damit auch die unspezifische Aufmerksamkeit steuert (wenn Neues, Interessantes auftritt). Der cholinerge Prozess vermittelt die gezielte Aufmerksamkeit und stellt die Verbindung zur Gedächtnisleistung her und Serotonin hat die Aufgabe zu beruhigen und Wohlempfindung zu vermitteln.

Für das Verständnis von *Gedächtnisleistungen* hat sich das Wissen als hilfreich erwiesen, zwischen dem deklarativen Gedächtnis, das die Verbindung zu Bekanntem und Vertrautem herstellt und dem autobiographischen Gedächtnis, das den jeweiligen Kontext liefert, zu unterscheiden. Das episodische Gedächtnis (Hippokampus) ist eine weitere Kategorie und zeigt, dass die Ablage im Kortex erforderlich ist, da sonst keine Bewusstseinsfähigkeit erreicht wird. Eine erlernte (d.h. konditionierte) Emotion läuft über die Amygdala, olfaktorische Informationen gehen direkt ins limbische System.

Es scheint inzwischen auch klar zu sein, dass das *Ich* modular aufgebaut ist. Es entspricht einer Summe von Funktionen und ist ein Konstrukt (d.h. es kommt als Entität an sich nicht vor). Das was wir mit diesem Phänomen beschreiben, wird im Wesentlichen in der Großhirnrinde konstruiert. Der Kortex führt dabei ungefähr 100.000-mal mehr „Selbstgespräche" als er mit den anderen (darunter liegenden) Systemen interagiert.

Wünsche durchlaufen Schleifen über den Hippokampus (Detailarbeit), Amygdala (emotionale Einfärbung) und basalen Vorderhirn (emotionales Erfahrungsgedächtnis), der präfrontale Kortex erkennt den Wunsch als solchen. Das Tun wird erst im Basalgangliom in seinen Konsequenzen überprüft und wenn die Antwort JA lautet, an die Motorik vermittelt. Hier spielt wiederum Dopamin eine wichtige Rolle als Mutmacher. Emotionale Erfahrung ist nachhaltig, Cortico-Hippokampus-Abläufe sind für schnelles Lernen zuständig. Prozedurales Lernen ist im Wesentlichen emotionales Lernen (Herausbildung von Automatismen, Gewohnheiten). Ansätze zur Veränderung von Automatismen liegen daher in der Wiederholung und entsprechendem Einspeichern. (Nicht umsonst sind die psychologischen „Lerntheorien" (zu verstehen als „Erfahrungslernen") fixe Bestandteile des psychotherapeutischen Wissens geworden.) Das Bewusstsein wird nur gefragt, wenn neues Problemlösen notwendig wird. Es hat auch nur Beratungsfunktion und entspricht einem Beratungsgremium, das keine Entscheidungsgewalt hat. Die Entscheidung fällt primär nicht im Bewusstsein. Diese neurobiologische Erkenntnis hat weitreichende Konsequenzen für jede psychologische Therapie, da Logik und Reden für eine bleibende Veränderung wenig helfen kann, wenn nicht die entsprechende emotionale Einfärbung den Boden für eine Änderung bereitstellt.

Gerald Hüther, ebenfalls renommierter Neurobiologe an der Universität Göttingen, beschäftigt sich insbesondere mit der neurobiologischen Verankerung von Stress. In seiner Zusammenfassung (Hüther 1998, 1999) wird deutlich, dass der stresshormonelle Ablauf auf zwei Schienen läuft: Ist die Situation kontrollierbar, läuft die Erregung über Katecholamine. Ist dagegen die Situation nicht kontrollierbar (wird sie als unkontrollierbar erlebt), wird diese Belastung über Kortikosteroide gesteuert. Ein weiteres neurobiologisches Ergebnis ist, dass Serotonin (Hirnstamm) sich in allen Bereichen des Gehirns findet und mit einem Rhythmus von etwa drei bis fünfmal pro Sekunde, außer in der Nacht, aktiv ist. In der Nacht kann die Rhythmik auf ein bis zweimal pro Sekunde absinken und im Traumschlaf auf null reduziert werden, was auch die Ungeordnetheit der Traumlogik erklären hilft. Serotonin entspricht einem harmonisierenden Netzwerk, es kann z.B. über Extasy, Kohlenhydrate oder auch über Fasten provoziert werden. Therapeutisch ist eine derartige Beeinflussung in folgender Potenz-Rangreihe möglich:

(1) über Drogen (ist prinzipiell der weniger günstige Weg),

(2) über Rhythmus,

(3) über Entspannung und

(4) über Bewältigung (aus psychologischer Sicht der günstigste Weg).

Interessant ist auch die neurobiologische Stützung für die psychologische Erfahrung, dass eine Umpolung von Angst in Lust über Konfrontation möglich ist – genutzt z.B. in der international erfolgreichen verhaltenstherapeutischen Konfrontationstherapie: Hier ist die Kaskade

(1) Angst,

(2) Überraschung,

(3) Neugier,

(4) neugierige Spannung,

(5) Freude und

(6) Lust

wohlbekannt. Für den operationalen Teil der Therapie bedeutet dies,

1. eine entsprechende Herausforderung schaffen,
2. eine adäquate emotionale Sicherheit vermitteln und
3. Bewältigungsstrategien vermitteln, die zum Erfolg führen.

Es handelt sich also um ein dynamisches Geschehen, welches psychotherapeutisch von größter Bedeutung ist. Auf Patientenseite gilt es primär, eine Förderung der Handlungsfähigkeit und damit der Kontrollierbarkeit von Stressoren zu erreichen. Eine solche Kontrollierbarkeit ist nicht nur durch die äußere Aktion (im Sinne des beobachtbaren Handelns), sondern auch durch „innere Bewegung“ wie Nachgeben und Innehalten (Veränderung von kognitiven Plänen, Überzeugungen oder Einstellungen) möglich und erreichbar.

Das aus meiner Sicht Entscheidende an der noch relativ jungen Diskussion zwischen Neurobiologie und Psychotherapie ist, dass wir uns auf der Basis der biopsychosozialen Theorie Folgendes klar machen: Die Phänomene, die sich neurobiologisch untersuchen lassen (materielle Grundlagen des Gehirns, Neurotransmitter ...) bilden eine Ganzheit, ein System oder eine eigene Wirklichkeit. Die Phänomene, mit denen sich die Psychotherapie beschäftigt (Erleben und Verhalten) bilden ebenfalls eine Ganzheit, ein System oder eine Wirklichkeit für sich. Diese beiden Wirklichkeiten sind nicht ident, vielmehr sind die seelischen Phänomene den physiologischen Gegebenheiten gegenüber emergent, d.h. es sind keine seelischen Phänomene vorstellbar ohne diese physiologischen Prozesse und dennoch stellen seelische Phänomene auf der Ebene der Psyche eine eigenständige Wirklichkeit dar, die auf systemtheoretischer Grundlage prinzipiell niemals auf physiologische Prozesse reduzierbar sind (Egger 2017).

Psychotherapie im Spannungsfeld der Neurobiologie

Im weiten Feld der Psychotherapie lassen sich weiterhin etwa zwei große Strömungen beobachten: Einerseits sind die einzelnen therapeutischen Richtungen mit Innenschau und Strukturierungsfragen beschäftigt, angetrieben durch den Motor des Verdrängungswettbewerbs am Ausbildungsmarkt. Andererseits lassen sich die – zum Zwecke der Ergebnisoptimierung – noch eher zaghaften Versuche um grenzüberschreitende Erweiterungen des jeweils eigenen Theorie- und Praxiskanons erkennen, verbunden mit zum Teil heftigen Auseinandersetzungen zwischen den orthodoxen, beharrenden Positionen einerseits und den kreativen und eher pragmatisch orientierten Haltungen andererseits.

Wie so oft kommt aber die größte Schubkraft für zwingende Weiterentwicklungen auch hier von außen. Es sind dies die Auseinandersetzungen zwischen den psychotherapeutischen Richtungen einerseits und den Einzelwissenschaften, die sich im Umkreis zur Psychotherapie befinden, andererseits. Solche Streitgespräche haben in den letzten Jahrzehnten an Häufigkeit und Intensität eher zugenommen. Am meisten Aufmerksamkeit provozieren dabei die Neurobiologen, die mit ihren teilweise markanten empirischen Ergebnissen lieb gewonnenen psychotherapeutischen Denkschemata zu Leibe rücken und im Lager der Psychotherapeuten alle Schattierungen von Bewunderung über Ignoranz bis zu aggressiver Feindseligkeit auslösen.

Die auf der empirischen Psychologie aufbauende psychologische Psychotherapie (die heute schwerpunktmäßig als „kognitiv-behaviorale Psychotherapie“ und in erweiterter Form auch als „integrative Verhaltenstherapie“ firmiert, aber aus historischen Gründen einfach unkorrekt verkürzt weiterhin als „Verhaltenstherapie“ bezeichnet wird) ist eine der wenigen großen Therapierichtungen, die sich über die neurobiologische Forschung ungeteilt freut. (Aber auch für diese Therapierichtung ist kritisch anzumerken, dass sich erst langsam die Erkenntnis durchgesetzt hat, dass deren *Therapiemanuale* – welche als verdichtetes störungsspezifisches Wissen zu verstehen sind und einerlei, ob sie sich neurobiologischer Kenntnisse bedienen oder nicht, nur so etwas wie eine „psychologische Apotheke“ darstellen, die nicht schon für sich alle Wirkung entfaltet, sondern erst in der kunstvollen Anwendung dieser Ingredienzien auf das individuelle Störungsbild eines Patienten einen optimierten Erfolg ergibt!)

Der Grund für diese Freude ist einleuchtend: Das bis zur Mitte des 20. Jahrhunderts durch jahrzehntelange ehrgeizige psychologische Forschung zusammen getragene Lehrgebäude der „Lerngesetze“ (dem Ur-Kern der verhaltensorientierten Tradition) findet nämlich in den aktuellen neurobiologischen Befunden eine derart gute physiologische Bestätigung, dass zu erwarten ist, dass diese beiden Fachgebiete zu einem gemeinsamen *psycho-physiologischen Erkenntnismodell der Psychotherapie* zusammenwachsen. Klaus Grawe (2004) hat vor seinem unerwartet frühen Tod in seinem letzten Buch „Neuropsychotherapie“ diese Perspektive bereits skizziert. Es häufen sich die Publikationen zu dieser Grenzüberschreitung (z.B. Rensing et al 2005, Lehrner et al. 2006, Roth 2003, Hüther 2003, Singer 2003, Ruegg 2003, Egger 2015), die erkennen lassen, dass die Verwissenschaftlichung der Psychotherapie tatsächlich voran schreitet – allerdings nicht ganz im Sinne der meisten psychotherapeutischen Schulen, die ihr Lehrgebäude weiterhin gegen eine „unbotmäßige“ Kritik aus der neurobiologischen Ecke zu verteidigen versuchen.

Zu übertriebener Sorge oder gar Angst, die Neurobiologie könnte die Psychotherapie aushebeln, besteht aus meiner Sicht allerdings kein Grund, sind doch die neurobiologischen Fakten auf der Ebene des Materiellen angesiedelt und die psychologischen auf der Ebene des Erlebens und Verhaltens – ein Reduktionismus auf die materielle Ebene wäre noch kein Gewinn, ja er würde das metatheoretische Modell des epochalen *biopsychosozialen* Verständnisses boykottieren (Egger 2017) und sich damit selbst entlarven. Angesagt ist vielmehr eine kritische Reflexion von Begriffen und theoretischen Vorstellungen, mit denen wir in der Psychotherapie nach wie vor operieren, obwohl deren Fundierung sich als falsch, ungenügend oder überholt erwiesen hat.

Interessiert, aber logisch kritisierend äußert sich auch Petzold (2013) zur unreflektierten Übernahme neurobiologischer Ergebnisse in die Psychotherapie. So entlarvt er die auf einer Überinterpretation beruhende Euphorie, die die sog. Spiegelneuronen bei vielen PsychotherapeutInnen ausgelöst haben, als wissenschaftstheoretischen Kategorienfehler:

„Genauso begeistert wurde von PsychotherapeutInnen die Spiegelneuronenforschung von Rizzolatti und seiner Gruppe (2008) aufgenommen, ohne indes die aufgekommene kritische Diskussion (Heyes 2009; Hickok 2009) zur Kenntnis zu nehmen und zu berücksichtigen (so Staemmler 2009a). Aufgrund forschungsethischer Hindernisse konnten zunächst nur indirekte Belege für das Vorhandensein von Spiegelneuronen (SN) beim Menschen gegeben werden. Christian Keyser und Valeria Gazzola (2010) haben dann aber im Rahmen medizinisch notwendiger Untersuchungen mit Zustimmung der Patienten auch „Single Neuron-Nachweise" erbracht. Es sind inzwischen aber noch sehr viele Grundsatzfragen aufgekommen, nach Herkommen, Entstehen, Funktion, Arbeitsweise und Einflussbereichen der SN. Hier ist noch vieles offen. Für den neuromotorischen Bereich hat die SN-Forschung jedoch durchaus Relevanz und ist von mir als einem der ersten Anwender klinisch genutzt worden, z.B. für Aufgaben motorischer Imitation und Synchronisation (Petzold 2002j).

Als Kernmodell zur Erklärung komplexer wechselseitiger empathischer Leistungen zwischen Menschen, wie von Bauer (2005), Staemmler (2009a) u.a. die empirischen Befunde überstrapazierend propagiert wurden, reichen die SN-Annahmen aber nicht aus. Sie bieten nur Erklärungsmöglichkeiten für Teilbereiche der Prozesse und Phänomene und wenig harte Fakten. Das ist nicht genug, um darauf Interventionsmodelle für komplexe Störungen aufzubauen. Es kommen bei so differenzierten Prozessen wie bei der Empathie auch angrenzende Phänomene wie das der „emotionalen Ansteckung" zum Tragen, deren Mechanismen kaum weniger kompliziert und auch noch nicht vollständig verstanden sind und in denen selbstverständlich auch kulturspezifische, biographische Erfahrungen wirksam werden. Auch das Konzept der transversalen Vernunft, als eine komplexe, vielfältige zerebrale und mentale Leistungen synthetisierende Steuerungsgröße, muss in diesem Zusammenhang mit reflektiert werden. Differenzierte empathische Prozesse sind in ihrer Wechselseitigkeit (mein Empathieren bleibt ja nicht ohne Resonanz, sondern wird in der Regel durch ko-respondierende Empathie des Anderen beantwortet) ein transversales Geschehen, in dem höhere kognitiv-emotive Prozesse („sophisticated reasoning") zum Tragen kommen, Qualitäten, die in vielen Empathiekonzepten unberücksichtigt bleiben (so bei Staemmler 2009a).

Auf jeden Fall muss in diesem Kontext die Kritik der Neurophilosophin Patricia Churchland (2011) an den so häufig in der Literatur – der psychotherapeutischen zumal – aufzufindenden Unschärfen beachtet werden, und es müssen „Kategorienfehler", die Vermischung kategorial verschiedener Ebenen, vermieden werden . Für gelingende Kommunikation und empathische Interaktionen in Dyaden und Polyaden geht es immer um ein Geschehen zwischen Subjekten mit biographisch erworbener „interpretativer Kompetenz". Natürlich hat eine solche Hermeneutik eine neurozerebrale Grundlage, sodass man von Interaktionen zwischen „subjects with brains" und „subjects with brains" sprechen kann. Die modische Rede von „social brains" (Fuchs 2010) ist an den Grenzen des Reduktionismus. Es muss immer von „brain and subject" gesprochen werden oder von „subject with brain" (Petzold, Sieper 2012), deren Miteinander sinnvoll werden kann. Besonders wenn ähnliches kulturelles Wissen vorhanden ist, kommt es zu einem hinreichenden oder einem gut einvernehmenden Verstehen" (Literaturangaben dazu in Petzold 2013).

Ein anderes Beispiel zur Demonstration, wie hartnäckig sich einmal eingeführte Begrifflichkeiten auch im wissenschaftlichen und noch mehr im Laienverständnis halten: Die Funktion des Bewusstseins (oder der Begriff des *Ichs*) erscheint nach heutiger Datenlage ganz anders, als dies Freud gesehen hat. Bewusstsein – und das belegen die empirischen Forschungen ohne Zweifel – stellt eine besondere Form der Informationsverarbeitung dar (s. dazu Perrig, Wippich & Perrig-Chielo *Unbewusste Informationsverarbeitung*, Bern: Huber 1993). Bewusste Aktionen werden dann eingeschaltet, wenn das Gehirn mit einer Situation oder einem Problem konfrontiert ist, für die das emotionale Erfahrungsgedächtnis (oder auch das nicht-emotionale prozedurale Gedächtnis) offensichtlich keine „Antworten" parat hat. Mit den Worten Gerhard Roths (2001): „Dem Cortex wird signalisiert, da sind Details, da sind neue Dinge, auf die habe ich keine Antwort: Nun lieber Cortex, liebes Bewusstsein, befasse dich detaillierter damit. Das Bewusstsein muss man in ganz dramatischer Weise sehen – ob uns das gefällt oder nicht – als ein Beratungsgremium, welches der eigentliche Entscheider (also die subcorticalen Zentren) konsultiert, weil dieser selbst den detaillierten Überblick nicht hat."

Der international renommierte Neurobiologe LeDoux (1998, 2001) geht noch weiter und fragt, wie angesichts der vorliegenden neurobiologischen Erkenntnisse *Psychotherapie* überhaupt funktionieren soll. Er fordert die Psychotherapie insgesamt heraus – meint aber im Wesentlichen die psychoanalytische Behandlungsstrategie. Dazu Roth (2001):

„Die psychoanalytische Therapie gilt als der wichtigste und zugleich umstrittenste Teil der Lehre Freuds und als derjenige Teil, bei dem die Neurowissenschaften die größten Schwierigkeiten haben … Aus den bisher vorgestellten Erkenntnissen der Hirnforschung lässt sich schließen, dass das *bewusste Ich* nur sehr geringe oder gar keine Möglichkeit hat, sich selbst zu therapieren. Das *Ich* hat nämlich keine oder keine korrekten Einsichten für die unbewussten Faktoren, die es bestimmen – es unterliegt Fehldeutungen und Konfabulationen. Der Therapeut hingegen hat Zugang zur bewussten Ebene des Individuums, wie insbesondere zur unbewussten Ebene, was der Patient selber nicht hat, auch gar nicht haben kann. Und er kann zumindest im Prinzip auf beide Ebenen einwirken. Er kann sich an das sprachliche, bewusste Ich wenden, das ein sozial vermitteltes Ich ist, und er kann – wenn er ein guter Therapeut ist – sich an das Unbewusste wenden. Aus neurowissenschaftlicher Sicht kann es aber bei den Therapien im Wesentlichen *nicht* um das Bewusstmachen von bisher unbewussten, weil verdrängten Inhalten des Trieblebens gehen. Dies würde nämlich bei der Bewusstmachung die kortikalen Netzwerke ansprechen, auf die es bei der Handlungsentscheidung überhaupt nicht ankommt und eben nicht auf die Persönlichkeit, die in subkortikalen Netzwerken verankert ist, zielen, wie: Amygdala, Limbisches System, Hypothalamus. Vielmehr muss es in der Therapie … darum gehen, subkortikale, unbewusste limbische Netzwerke zu verändern, in welchem unser emotionales Erfahrungsgedächtnis lokalisiert ist. – In welchem Maße dies aber überhaupt möglich ist, ist umstritten … Die kortikalen Netzwerke sind für Analyse, für Details, für schnelles Lernen und schnelles Umlernen zuständig. Die subkortikalen Netzwerke können das nicht, und deshalb hat sich ja das Bewusstseinsnetzwerk bei uns Menschen (und vor uns bei anderen Tieren) entwickelt. Aber wer entscheidet, das sind die subkortikalen Netzwerke."

Aber auch diese Position steht unter Kritik (vgl. Kornhuber & Deecke in Petzold & Sieper 2008c): Begriffe wie das „bewusste Ich" sind neurobiologisch nicht auszumachen, die dafür verantwortlichen Phänomene sind selbst emergente Produkte darunterliegender neuraler Strukturen und das Ergebnis dort ablaufender hochkomplexer Prozesse. Roth scheint hier im Begriffssystem der Psychoanalyse verhaftet, und dieses ist eben nicht neurobiologisch-strukturell abbildbar (es gibt z.B. keinen Ort, wo das *Es*, *Ich* oder *Überich* „sitzt"). Daraus resultieren epistemologische Unschärfen oder Fehlinterpretationen. Wir haben keinen direkten bzw. „objektiven" Zugang zur unbewussten Ebene, auch nicht mit dem fMRT, wenngleich diese einige neue Erkenntnisse bringt. Es wäre günstiger, von *nicht bewusstseinsfähiger Informationsverarbeitung* zu sprechen. Das, was der Therapeut „macht", zeitigt möglicherweise Effekte, aber darüber besitzt er keine direkte Kontrolle, kann dies aber teilweise in bildgebenden Verfahren oder neuroendokrinologischer Untersuchungsanordnung abbilden. Auf psychologischer Ebene ergeben sich dabei wesentlich günstigere bzw. adäquatere Optionen für die Darstellung entsprechender Effekte, wie z.B. auch Petzold anmerkt (Petzold 2012f: Die Menschenbilder in der Psychotherapie. Interdisziplinäre Perspektiven und die Modelle der Therapieschulen. Wien: Krammer).

Die Therapie-pessimistischen Forscher bezweifeln, ob das limbische Erfahrungsgedächtnis überhaupt „vergessen" und umlernen kann (z.B. LeDoux 1998, 2001). Sie meinen, was die psychologische Therapie tun kann, ist, dass das Bewusstsein einen Bogen um das limbische Unbewusste schlägt hin zu den verhaltenssteuernden Systemen und mit sozialen Reaktionen übertüncht. Wer einmal Fahrradfahren oder Klavierspielen oder sonst eine Fertigkeit gut gelernt hat, verlernt es nicht mehr. So deutet Vieles darauf hin, dass das emotionale subkortikale Lernen ein solches prozedurales Lernen ist. Das Bewusstmachen durch den Therapeuten kann zweifellos diesen Vorgang der Automatisierung etwas unterstützen oder verstärken, ersetzen kann das Bewusstmachen nichts. Um dauerhaft funktionstüchtig und effektiv zu sein, muss der Prozess offensichtlich in den limbischen Netzwerken verankert sein.

Roths Schlussfolgerungen (2001, 2003): Das Unbewusste bestimmt weitgehend unsere Wünsche, Motive und Handlungspläne. Persönlichkeit bzw. Charakter des Menschen entwickeln sich in ihren Grundzügen weit vor dem bewussten Ich – also ca. bis zum dritten Lebensjahr – und werden durch bewusste Späterfahrung nur in geringem Maße verändert, und wenn, dann meist durch markante Erschütterungen (durch „emotionalen Aufruhr"). In diesen Krisen liegt die Chance des Therapeuten. Bewusste Handlungsplanung und Handlungssteuerung geht durch die Zensur des unbewussten Erfahrungsgedächtnisses, dies hat bei all unserem Tun das letzte Wort. Und schließlich: Das „bewusste Ich" hat nur geringe Kenntnisse von seiner weit gehenden Determination durch das Unbewusste. Es unterliegt der Illusion der Selbststeuerung und bringt dieses sprachlich argumentativ zum Ausdruck. Erklärungen des eigenen Handelns sind in der Regel unzulänglich bis unzutreffend (Roth 2001 „Wie das Gehirn die Seele macht"). Zur Kritik an dieser neurobiologischen Interpretation, die aktuell noch anhält, sei auf Perrig et al (1993) und Petzold (2012f) verwiesen.

Was aus methodischen Gründen in der neurobiologischen Forschung in den allermeisten Fällen nicht berücksichtigt wird, ist das Faktum, dass das menschliche Gehirn auch ein sozial entwickeltes ist und damit ohne Kenntnis seiner individuellen sozio-ökologischen Entwicklungsbedingungen nicht ausreichend verstehbar ist. In dem lesenswerten Beitrag von Hüther und Petzold (2012, S. 226) heißt es dazu:

„In sozialen Gruppen entwickeln sich in dichter Kommunikation differenziere Gehirne als Basis komplexer Subjekte, welche die kulturellen Prozesse der sozialen Gruppe weiter verfeinern, was wiederum zerebrale Weiterentwicklung zur Folge hat, wodurch Subjekthaftigkeit wächst usw." („Auf der Suche nach einem neurowissenschaftlich begründbaren Menschenbild" in Petzold H.G. „Die Menschenbilder in der Psychotherapie".)

Wenngleich die Diskussion zu den neurobiologischen Ergebnissen und erst recht zu deren Interpretationen sehr heterogen ist, sodass sich keine einheitliche Position dazu festmachen lässt, wird doch klar, dass die empirisch-psychologische Forschung der letzten 100 Jahre und die langjährigen Erfahrungen mit den grenzüberschreitenden psychologischen Interventionsansätzen zu einer deutlicheren Ausdifferenzierung von bisher recht grob und spekulativ formulierten seelischen Phänomenen (wie etwa dem „Unbewussten") beigetragen haben. Die neurobiologischen Methoden und ihre Ergebnisse sind dabei wohl mehr als ein formalistisch stützendes Konzept denn als „letzte Begründung" zu verstehen. Und auch wenn wir uns erst in einem beginnenden Prozess der Synthese von psychotherapeutischen und neurobiologischen Erkenntnissen befinden, lässt sich vielleicht doch erahnen, dass es nicht mehr gänzlich ausgeschlossen ist, dass wir eines Tages eine „allgemeine Psychotherapie“ werden entwerfen können, die die meisten Erkenntnisse aus den beteiligten Wissenschaften zu integrieren imstande ist. Und diese Therapie wird wohl ein wenig anders aussehen als das, was wir heute als *state of the art* ansehen.

D4 Balintgruppen – lässt sich Empathie trainieren?

Das Arbeitsmodell *Balintarbeit* ist als berufsbegleitende Supervision in der europäischen Ärzteschaft relativ gut bekannt und – wie ich in meinen eigenen Ausbildungsgruppen Ende der 70er und Anfang der 80er Jahre des vorigen Jahrhunderts in Ascona, Lindau oder München kennen gelernt habe – eine praktikable und effektive Methode zum Sichtbarmachen von nicht augenscheinlichen Aspekten in der zwischenmenschlichen Begegnung. Die inzwischen weit über die Medizin hinausreichende Methode schafft mit ihrem *setting* einen hervorragenden Zugang zum Erkennen von Hintergründen, warum z. B. ein bestimmter Patient von einem bestimmten Therapeuten als „schwierig“ oder „belastend“ usw. erlebt wird. Ich bin mit Interesse und Neugier an diese tiefenpsychologisch verstandene Arbeitstechnik herangegangen und war – als empirisch orientierter Psychotherapeut – von der relativ unaufwändigen Prozedur fasziniert. Aber sie ist für das angestrebte Ziel nur *eine* Methode unter mehreren (vgl. interaktionsbezogene Fallarbeit, *reflecting team*, beziehungsorientiertes *brainstorming* in der Gruppe, themenzentrierte Supervisionsrunden, Einzel- und Gruppensupervision, Qualitätszirkel ...). Und wie mir schon die frühen Erfahrungen gezeigt haben, ist die Methode durchaus nicht so einheitlich, wie der Begriff „Balintgruppe“ es vermuten ließe – jeder Balintgruppenleiter hat seine spezifischen Eigenheiten in der Ausgestaltung dieser Gruppenarbeit.

Über viele Jahre habe ich selbst mit unterschiedlichen Varianten experimentiert und zusammen mit Kollegen erfahren, dass Balints Ansatz durchaus weiter entwickelbar ist. Als besonders fruchtbar erscheint mir dabei die Erweiterung in der Dimensionalität dessen, was man als primäres Ziel einer Balintarbeit versteht. Nicht nur *Erkennen,* sondern auch erkenntnisgeleitetes *Handeln* ist im ärztlichen bzw. therapeutischen Alltag gefragt. Die Annahme, dass die Einsicht schon die erwünschte Verhaltensänderung generieren würde, hat sich bekanntlich als falsch erwiesen, sie gilt nur als Sonderfall.

Die verhaltenstheoretische Perspektive fokussiert folgerichtig auf vier Dimensionen des menschlichen Verhaltens, nämlich auf den *kognitiven* Bereich, den *emotionalen* Bereich, den *physiologischen* Bereich und den *Handlungsbereich.* Die gleichzeitige Beachtung aller vier Dimensionen bei jeglichen interessierenden menschlichen Äußerungen ergibt nicht nur ein differenzierteres Bild, sondern eröffnet auch mehr Ansatzpunkte für mögliche therapeutische Interventionen. Jedenfalls stellt ein möglicher *input* der empirisch orientierten oder psychologischen Psychotherapie eine intellektuelle und praktische Herausforderung für die Weiterentwicklung der Balintarbeit dar.

Die beiden Teilnehmern *begehrtesten Balintgruppen,* die wir bei unseren jährlichen Psychotherapieseminaren in *Bad Gleichenberg* angeboten haben, waren jene von Walter Pontzen und Elisabeth Kitt (Nürnberg), wobei Kollege Pontzen mehr den traditionellen Ansatz in der Balintarbeit vertreten und seine Frau zusätzlich gestaltpsychotherapeutische Elemente bis hin zu Rollenspielen in die Gruppenarbeit eingebracht hat. Wie die Evaluierung zeigte, sind die teilnehmenden Ärzte dankbar für die über den sonst üblichen Erkenntnisgewinn einer Balintgruppe hinausgehenden Ansätze und melden zurück, dass sie derartige Balintgruppen den traditionellen Ansätzen vorziehen würden.

Peter Stix und ich haben im Rahmen der Grazer PSY-Diplom-Curricula versuchsweise eine eigenständige Runde im Anschluss an das traditionelle Setting der Balintarbeit eingebaut, in der die weitere Begegnung mit dem jeweiligen Patienten zumindest auf der Basis des *Ärztlichen Gesprächs* konkretisiert wird. Die Praxis des Ärztlichen Gesprächs im Anschluss an die klassische Balintarbeit hat sich erwartungsgemäß als Bereicherung für die Teilnehmer herausgestellt. Im Sinne des übergeordneten Ziels, dass wir mit dieser Art von Arbeit nicht nur die Introspektion bzw. Selbstreflexion fördern wollen, sondern auch die praktische Kompetenz im Umgang mit Patienten verbessern möchten, scheinen solche Erweiterungen durchaus sinnvoll.

Aus wissenschaftlicher Perspektive ergibt sich ohnedies, dass der Versuch, eine Art „Reinheit der Lehre" aufrechterhalten zu wollen, in sich wissenschaftsfeindlich ist. Dieses mag zwar ideologischen Zielen entsprechen, aber für die Weiterentwicklung jeglicher wissenschaftlicher Positionen gilt, dass das Prinzip der Überprüfbarkeit und Modifikation entsprechend der Erkenntnislage das höherwertige Prinzip ist. Andernfalls werden wir nie eine *Allgemeine* oder *Integrative Psychotherapie* entwickeln können.

Daraus ergibt sich weiters, dass wir das Ziel, welches wir mit der Methode der Balintgruppe zu realisieren beabsichtigen, nicht ausschließlich unter traditionellen Rahmenbedingungen erreichen müssen (d. h. diese Aufgabe kann nicht ausschließlich Psychoanalytikern vorbehalten sein). Es darf weiters angenommen werden, dass wir mit dieser Art von Supervisionsarbeit nicht schon das Optimum an Supervisionstechniken erreicht haben. Gefragt sind vielmehr kreative Weiterentwicklungen und kritische empirische Überprüfungen zu den Effekten dieser Supervisionsmodelle und den jeweiligen Erneuerungen, ohne dass wir die historisch wertvollen Wurzeln deswegen gering achten oder gar verleugnen.

D5 Körper-Psychotherapie

Erwartungsgemäß gab ein Internationales Seminar für körperbezogene Psychotherapiemethoden in Bad Gleichenberg Anlass für die Auseinandersetzung der inzwischen etablierten (kognitiv-verbal orientierten) Psychotherapie mit jenen therapeutischen Ansätzen, die offensichtlich keine Scheu vor der körperlichen Berührung im Behandlungsvollzug haben. In der zentralen Plenarveranstaltung wurden einige recht deutliche Konturen zu diesem Thema sichtbar: Vor und neben der Psychoanalyse werden und wurden immer schon psychologisch orientierte Be-*Hand*-lungen zur Beeinflussung von Leidenszuständen angewendet. (So hat die verhaltenstherapeutische Schule z. B. mit der „ganzheitlichen" psychologischen Entspannungsmethode nach Jacobson ein Therapieinstrument, das hervorragend geeignet ist, den „beseelten Leib" zu beeinflussen.) Es geht – so die Hauptaussage – nicht mehr darum, OB der Therapeut den Patienten angreifen darf oder nicht, sondern WIE und WOZU er dies tut. Dies bedarf einer klaren und verbindlichen ethisch-normativen Basis für körperbezogene Verfahren in der psychologischen Intervention – und eine solche fehlt tatsächlich weitgehend. Zu viele von uns sind noch vertraut mit den Anfängen körperorientierter Therapieversuche in den 60er und 70er Jahren des vorigen Jahrhunderts, die – aus heutiger Sicht – durch Übergriffe in die Intimsphäre des Patienten gekennzeichnet waren und die die psychoanalytisch fundierte Abstinenzregel als nur allzu notwendig und sinnvoll erscheinen hat lassen.

Verwundert über die körperkontaktlose Beziehung der herkömmlichen Psychotherapie zeigten sich besonders jene Ärzte, die seit Jahren in der praktischen Medizin tätig sind und die sehr gut wissen, welchen Schutz für Arzt und Patient ein normierter Umgang mit Körper oder Entblößung bietet. Dass die Psychotherapie einen solchen Schutz im Sinne einer von beiden Teilen akzeptierten Norm noch nicht ausgebildet hat, war für viele dieser KollegInnen vorerst befremdlich („als Leibarzt darf ich ein und denselben Patienten angreifen, aber als Seelenarzt nicht?"). Fest steht, dass dieses Manko nicht aus Ignoranz, sondern als das wohlüberlegte Ergebnis einer besonderen Art der Beziehung in der psychotherapeutischen Praxis entstanden ist. Will die Psychotherapie aber den Fehler der Organmedizin vermeiden und will sie „Leib" und „Seele" in ihrem Tun integrierend beachten, so muss sie sich den körperbezogenen Behandlungsmethoden stellen – auch wenn eine methodische und ethische Nachschulung dafür notwendig ist.

Als Veranstalter dieser oben erwähnten körperpsychotherapeutischen Seminare war es unser Wunsch, einen Impuls für einen die kognitiven Grenzen der Psychotherapie überschreitenden Prozess zu setzen. Aus der Teilnehmerrückmeldung war gut abzulesen, dass die eigene Erfahrung mit derartigen Ansätzen als „bereichernd", „positiv provozierend" und auch „unbedingt notwendig" beschrieben wird – erstaunlicherweise auch von sehr erfahrenen Psychotherapeuten mit langjähriger Berufspraxis, die bisher keine körperorientierten Verfahren in ihrem

Praxisrepertoire hatten. Das soll nicht heißen, dass die in vielen Bereichen noch experimentierende „Körperpsychotherapie“ als solche schon eine ausreichende wissenschaftliche Begründung und kritische Prüfung erfahren hätte oder gar ein ausgereiftes Lehrgebäude besäße. Es kann aber heißen, dass doch weit mehr Wege nach Rom führen, als wir dies in unseren privaten Glaubenssätzen verankert haben.

D6 Von der Psychotherapie zur integrativen Humantherapie

Die Notwendigkeit für eine schulenübergreifende, integrierte Behandlung mit psychologischen Mitteln (alias Psychotherapie) ist angesichts des herrschenden Wildwuchses leicht erkennbar, steht in der Realisierung jedoch vor großen Hindernissen. Für die Vertreter einer schulenspezifischen Psychotherapie bedeuten die in den letzten Jahrzehnten verstärkt beobachtbaren Versuche einer theoretischen wie praktischen *Integration* von unterschiedlichen Ansätzen der psychologischen Behandlung einen „Verrat“ an den jeweiligen Grundsätzen oder zumindest das Aufgeben historischer Denk- und Handlungsweisen. Sie mögen sich nicht vorzustellen, dass durch die Überwindung der gegenwärtigen unversöhnlichen Positionen psychotherapeutischer Ansätze eine Entwicklung eingeleitet wurde, die einmal eine *Weltsprache der Psychotherapie* zustande bringen könnte. Ganz anders ist die Haltung der Vertreter von integrativen Psychotherapieansätzen. Diese würdigen zwar die einzelnen Therapietraditionen mit ihrer jeweiligen historischen und theoretischen Verwurzelung durchaus, sehen aber diese mehr als begrenzte „Glaubensbekenntnisse“ und für eine Weiterentwicklung des Forschungs- und Anwendungsgegenstandes *Psychotherapie* als hinderlich an. Diese integrativen Bestrebungen sind mit der Hoffnung oder Zuversicht verbunden, dass wir mit solchen grenzüberschreitenden Ansätzen der großen Komplexität menschlichen Seins und seiner Bewältigung viel besser gerecht werden können als dies jede einzelne Tradition für sich schaffen kann.

Eine der inzwischen weit gediehenen Bewegungen zur Überwindung einzelner Psychotherapietraditionen wird mit dem Begriff *integrative Therapie* überschrieben. Schon die Benennung dieses Ansatzes provoziert in weiten Bereichen der Psychotherapie Widerstand, weil damit eine übertriebene (semantische) Vereinnahmung oder Ausgrenzung der anderen Therapieansätze assoziiert werden könnte. Abgesehen davon gebührt dieser Initiative, die die Psychotherapie zu einer so genannten *Humantherapie* (Petzold, in Leitner 2010) weiter zu entwickeln verhelfen soll, Respekt. Was dem Ansatz an sich große Bedeutung zukommen lässt, ist das lange überfällige Zurechtrücken, aus welchen Wurzeln die aktuelle Psychotherapie erwächst. In einem großen Teil der herkömmlichen Schriften wird immer wieder – historisch zu Unrecht – Freud als Begründer der Psychotherapie dargestellt. Viele andere, für das heutige Verständnis von psychologischer Behandlung wichtige Persönlichkeiten wurden von Freud schon zu seinen Lebzeiten und auch später von seinen Schülern zum Zwecke der eigenen Mächtigkeit bzw. Bedeutsamkeit abgewertet oder überhaupt übergangen. Insbesondere gilt dies auch für Janet (1855-1947), der als Philosoph, Arzt, Psychologe und Psychotherapeut ein exzellenter Vordenker für viele Ansätze der zeitgenössischen verhaltenstheoretischen Psychotherapien, aber auch der integrativen Therapie zu bewerten ist (Leitner 2010, Hoffmann 1998).

Petzold, ein Mensch mit enzyklopädischer Perspektive, der möglichst alle *Wissenschaften des Lebens* für seine Vorliebe des Integrierens nutzen möchte, kommt zwangsläufig zu einem integrativen Ansatz für die Psychotherapie. Dieser umfassende Anspruch, den Petzold als „Humantherapie" bezeichnet, braucht im Theoretischen natürlich auch ein entsprechendes multifaktorielles wie multidimensionales Theoriekonzept, das im potentesten aller gegenwärtigen Grundlagentheorien, nämlich dem systemtheoretisch begründeten bio-psycho-sozialen Modell (inklusive der immer mitzudenkenden öko-kulturellen Perspektiven) seine Heimat findet. Selbstredend kann so ein weit gefasster Ansatz auf keinen der vier Erkenntniswege – also phänomenologische, hermeneutische, dialektische und empirische Methode – verzichten, sondern muss sich offen dazu bekennen.

Petzolds Ansatz überschneidet sich in vielfacher Hinsicht mit der aktuellen Entwicklung, die die klassische Verhaltenstherapie in den letzten 50 Jahren durchlaufen hat. Auch sie stellt inzwischen als „integrative Verhaltenstherapie" (Egger 2015) ein hoch differenziertes, schulenübergreifendes, und am neuesten Stand der Neurowissenschaften ausgerichtetes Konzept für eine empirisch überprüfbare Psychotherapie dar (vgl. Grawe 2004). Das Ziel ist eine psychologische Heilkunde, die in guter Verschränkung mit den biomedizinischen Erkenntnissen wirksam wird. Sie sollte damit nicht nur integraler Bestandteil einer zeitgemäßen wissenschaftlichen Medizin mit multidimensionaler Perspektive und multiprofessioneller Arbeitsweise sein, sondern darüber hinaus einen unverzichtbaren Beitrag für eine übergeordnete Gesundheitswissenschaft leisten.

Bis dahin scheint es noch ein weiter Weg zu sein: Es sind nicht nur berufspolitische Machtansprüche und das unglaubliche Beharrungsvermögen bei Änderungen im Gesundheitswesen. Es sind auch der Mangel an theoretischer Kenntnis der biopsychosozialen Grundlagen einerseits und das Defizit einer gemeinsamen Sprache andererseits, sodass wir weiterhin das körperlich Fassbare mit materiellen Begriffen und alles Seelische mit psychologischen Begriffen beschreiben. Dabei wird übersehen, dass es gar nichts Seelische geben kann ohne die physischen Gegebenheiten unseres Organismus. Unsere Jahrtausende alte Sprache – und damit unser Denkwerkzeug – ist nicht vorbereitet auf die Erkenntnis, dass das Seelische aus dem Organischen entspringt (emergiert).Es ist unser komplexer Organismus, der Gefühle und Gedankenhervorbringt, welche in einem einzigen psycho-physiologischen Prozess generiert werden. Dieser Prozess lässt sich zwar phänomenologisch aufspalten in körperliche und seelische Aspekte, es bleibt aber dennoch immer ein und dasselbe psychophysiologische Ereignis. Genau dafür fehlt uns aber bis heute eine wissenschaftlich handhabbare Terminologie, wenngleich wir in vielen interdisziplinären Gruppen daran arbeiten.

Bis zu einer brauchbaren Sprachregelung zur Überwindung der Dichotomie von „Körpersprache“ und „Seelensprache“ – was eine enorme wissenschaftliche Anstrengung für Jahrzehnte darstellt – benötigen wir auch Erprobungsfelder für die Alltagstauglichkeit des biopsychosozialen Ansatzes im Gesundheitswesen. Es geht also um die Praxeologie zur Körper-Seele-Einheit. Mit der Realisierung des ÖÄK-Diplom-Curriculums *Psychotherapeutische Medizin* („PSY3“ als postgraduelle Ausbildung nach den Richtlinien der Österreichischen Ärztekammer) seit Mitte der 90er Jahre des vorigen Jahrhunderts haben wir ein solches Projekt für den Bereich der psychologischen Heilkunde gestartet. Nach Meinung der damaligen (zahlreichen, insbesondere auch aus den eigenen Reihen stammenden) Kritiker hätten wir als Konzept-Ersteller und Organisatoren ein zum Scheitern verurteiltes Unterfangen begonnen oder seien zumindest ein großes Wagnis eingegangen. Es war nämlich unser Bestreben, entgegen der österreichischen Psychotherapie-Szene die strenge Schulenorientierung hinter uns zu lassen und den Forschungsergebnissen der vergleichenden Psychotherapieforschung Rechnung zu tragen. Danach gibt es keinen einzigen singulären Ansatz der Psychotherapie, der für sich genommen die Vielfalt der erkennbaren Wirkfaktoren in adäquater Weise zu nutzen versteht (vgl. Grawe 1994). Natürlich ist ein solcher schulenübergreifender Ansatz kein leichtes Unterfangen – weder für den Theoretiker noch für den Lehrenden und erst recht nicht für den Lernenden.

Die *Theoretiker* erkennen den Zustand der Psychotherapie wie jenen der Physik vor Newton: keine gemeinsame theoretische Basis, keine vereinheitlichte Sprache, keine Festlegung auf den empirischen Datensatz ... Die *Lehrenden* vermissen einen verbindlichen Kanon an zu vermittelnden Wissensanteilen, praktischen Fertigkeiten und auch Haltungen (z.B. höchst unterschiedliche Therapie-Ziel-Definitionen oder Menschenbild-Annahmen, die wie Glaubensbekenntnisse und nicht wie zu prüfende Annahmen behandelt werden). Sie bleiben deswegen bei der ihnen jeweils vertrauten Sprache samt dazugehörender Praxis. Die *Lernenden* erfahren die unterschiedlichen Denkweisen und Zugehensweisen mitunter als das Esperanto der Behandlung mit psychologischen Mitteln. Sie suchen sich, den jeweiligen privaten Lebenseinstellungen und Neigungen entsprechend, jene Teile heraus, die ihnen zusagen – ungeachtet der wissenschaftlichen Evaluierung und nachgewiesenen Bedeutung für die therapeutische Arbeit.

Um diesen erkennbaren Schwierigkeiten einigermaßen zu entgehen, haben wir für die Ausbildung in *psychotherapeutischer Medizin* als ersten Schritt zur Überwindung der schulenspezifischen Vorgehensweisen das Konzept des (die Ausbildung dominierenden) Hauptfaches, des Ergänzungsfachs und der beiden Nebenfächer eingeführt (vgl. Wesiack, Pieringer, Egger, Stix, Söllner, Schüßler u.a., s. Egger

2015). In Ermangelung einer vereinheitlichten Sprachregelung innerhalb der Psychotherapietheorien muss also weiterhin eine „Muttersprache“ erlernt werden. Zusammen mit den verpflichtenden Ergänzungs- und Nebenfächern wird sichergestellt, dass aus allen vier Haupttraditionen der Psychotherapie (psychodynamische, verhaltenstheoretische, humanistische und systemische Ansätze) Kenntnisse und Praktiken erworben werden. Mit dieser Konzeption soll eine theoretische wie praktische Blickfelderweiterung möglich werden, die dem medizinischen Alltag wesentlich besser gerecht wird, als dies ein dogmatisches Vorgehen schafft. Zudem fordert der Erkenntnisstand der vergleichenden Psychotherapieforschung eine derartige Weiterentwicklung der arg zersplitterten „Psychotherapie“ geradezu heraus (vgl. Grawe 1997).

Langsam soll eine neue Form des Problemlösens erwachsen, die der Realität der medizinischen Versorgung adäquat ist: Ich kann nicht wissen, wer als nächster Patient mit welchem Problem bei der Tür herein kommt. Es ist daher zweckmäßig, wenigstens Grundkenntnisse aller maßgeblichen Problemlöse-Ansätze zu besitzen, um dem Patienten weiterhelfen zu können – entweder durch eigenes Tun oder durch passgenaue Weiterverweisung. Jedenfalls benötige ich hierfür ein Instrumentarium, das sowohl die *innere Welt* des Patienten (sein Erleben und Denken), seinen Organismus (das Materielle seiner leiblichen Existenz) und seine Lebensbedingungen (die ihn umgebende öko-soziale Welt) zu erfassen versteht. Andernfalls besteht die Gefahr, dass aus dem komplexen Wechselwirkungsgefüge, aus dem ein „Problem“ hervorkommt, wieder nur einzelne und aus ihren (Lebens)Zusammenhängen gerissene Faktoren thematisiert werden – eine Gefahr, die auf dem Hintergrund des erweiterten bio-psycho-sozialen Denkmodells inzwischen durchaus vermeidbar erscheint.

Aber selbst dieser eben skizzierte Minimalkonsens ist bis heute nicht bei allen Dozenten der PSY-Diplom-Lehrgänge erreichbar. Nach wie vor sind etliche Lehrende so sehr in ihrer eigenen schulenspezifischen Ausbildung verhaftet, dass es für sie Verrat an und Preisgabe der eigenen Anschauungen bedeuten würde, wagten sie den wertschätzenden Blick über die eigenen theoretischen wie praktischen Grenzen hinaus. Und tatsächlich würden sie damit den status quo der Psychotherapie in Frage stellen. Erst durch dieses Sich–in-Frage-Stellen ist eine echte Weiterentwicklung zu erwarten. Dass eine orthodoxe Haltung fortwährend mehr vom Gleichen produziert und wissenschaftlich wenig fruchtbar ist, braucht keine große Erläuterung.

Einer der inzwischen schon merkbar angewachsenen Schar von Rufern für das Aufgeben von starren Positionen und für die Hinwendung zu neuen, grenzüberschreitenden Haltungen ist auch Hilarion Petzold. Es ist ihm zuzustimmen, wenn er sagt, dass *Psychotherapie als Konzept aus dem 19. Jahrhundert* stammt – ein Konzept, das schon in seinem Begriff den abendländischen Körper-Seele-Dualismus fortschreibt. Obwohl wir inzwischen wissen, dass es um den „ganzen Menschen" geht, um Männer und Frauen in ihren jeweiligen komplexen Lebenskontexten, begrenzen wir die herkömmliche Psychotherapie auf einen zu engen Bereich. Es braucht auch Leibtherapie, Sozialtherapie und ökologische Interventionen, wie Petzold argumentiert: „Das *Psychische* wird heute als Zusammenwirken von Denken/Kognitionen, Fühlen/Emotionen, Wollen/Volitionen auf der Grundlage von Hirnprozessen, evolutionären Programmen und Entwicklungsprozessen (beschädigenden und protektiven Prozessen) verstanden und verlangt breitere Ansätze der Behandlung und Hilfen. Neurobiologische Hirnforschung, moderne Psychotherapie- und Sozialforschung arbeiten einander zu, und so sind wir auf dem Wege zu „biopsychosozialen Modellen" für eine Humantherapie" (Petzold 2007).

Diese die Psychotherapie selbst überwindende *integrative Humantherapie*, wie es Petzold bezeichnet, würde wieder in Einklang mit der fundamentalen Theorie der Körper-Seele-Einheit stehen, jener Theorie, die uns auf systemtheoretischer Basis ein Verständnis des immerwährenden multiplen Zusammenwirkens von Innenwelt und Außenwelt vermittelt. Hier wird der Mensch als *kulturschaffendes Wesen* erkannt, das als solches auch die Wissenschaft selbst als Kulturleistung hervorgebracht hat. „Das darf der naturwissenschaftliche Blick der Forschung – so unverzichtbar er ist – nicht aus dem Auge verlieren, damit einer „Biologie des Geistes" nicht das *Menschliche des Menschen*, das Ethische, Ästhetische, das politisch-humanitäre Engagement verloren geht. Auch hier muss die Psycho-Therapie sich weiten, denn in ihren Lehrbüchern ist von Würde und Gerechtigkeit, von Verzeihen und Trost, von Frieden und Heiterkeit – den „sanften Gefühlen" – nichts zu lesen, und das Herz, der Wille, die Tugenden und die Lebenskunst sind ausgeblendet" (Petzold 2007).

Dass sich auch zwischen den etablierten Therapieorientierungen eine teilweise noch zaghafte, aber seit etlichen Jahren zunehmende Bereitschaft zum Austausch von Wissen und Fertigkeiten entwickelt hat, ist unverkennbar. Ein Schrittmacher für diese interdisziplinären Begegnungen stellen die seit über vier Jahrzehnten (Herbst-Seminar) bzw. zwei Jahrzehnten (Frühjahrs-Seminar) stattfindenden Bad *Gleichenberger Psychotherapieseminare* dar (s. Internet). Sie bieten ein für den deutschen Sprachraum ganz seltenes Forum für derartige theoretische wie praktische Auseinandersetzungen.

Literatur (Kapitel D)

Bad Gleichenberger Psychotherapie-Seminare http://www.uni-graz.at/pthpwww/gleichenberg/

Egger, J. (1990). Anmerkungen zur Entwicklung der Psychotherapie in Österreich. Psychologie in der Medizin, 1, 1, 22-24

Egger, J.W. & Moser, V. (2002). Postpromotionelle PSY-Diplom-Fortbildung zur Förderung der psychosozialen, psychosomatischen und psychotherapeutischen Kompetenz von Ärzten – Grazer Evaluationsstudie zu den PSY-Diplom-Curricula. *Psychologische Medizin*, 2002, *13*, 1, 4-17

Egger, J.W. & Singer, M. (2007). Über PSY-Curricula erworbene psychologische Kompetenzen von Ärztinnen – Evaluationsstudie zu den Grazer ÖÄK-PSY-Diplom-Lehrgängen. *Psychologische Medizin*, 2007; 18(2): 48-62

Egger, J.W. (1997): Empirische Wissenschaft und Evolutionäre Erkenntnistheorie. Psychologie in der Medizin, 8, 1, 22-29

Egger, J.W. (2000). Die evolutionäre Erkenntnistheorie und der biopsychosoziale Krankheitsbegriff in der Medizin. In Pieringer, W. & Ebner, F. (Hrsg.). (2000). Zur Philosophie der Medizin. Wien/New York: Springer, 173-189

Egger, J.W. (2007). Der „freie Wille" aus neurobiologischer und alltagspsychologischer Sicht. Psychologische Medizin, Editorial, 18, 2, 2-3

Egger, J.W. (2008) Theorie der Körper-Seele-Einheit: Das erweiterte biopsychosoziale Krankheitsmodell. Integrative Therapie; 33(4): 497-520

Egger, J.W. (2009). Das Phänomen der Emergenz im Verständnis von Gesundheit und Krankheit. Psychologische Medizin, 20, 4, 10-16

Egger, J.W. (2015). Integrative Verhaltenstherapie und psychotherapeutische Medizin. Ein biopsychosoziales Modell. Wiesbaden: Springer

Egger, J.W. (2017). Theorie und Praxis der biopsychosozialen Medizin. Körper-Seele-Einheit und sprechende Medizin. Wien: Facultas

Egger, J.W., Stix, P. & Pieringer, W. (1994). Integrative Psychotherapie. *Psychologie in der Medizin*, *5*, 3, 31-33

Egger, J.W., Stix, P. & Pieringer, W. (2000). Evaluation der PSY-Diplom-Lehrgänge in der Steiermark. *Psychologische Medizin*, *11*, 1, 52-59

Grawe, K. (1997). Psychologische Therapie. Göttingen: Hogrefe

Grawe, K. (2004). Neuropsychotherapie. Göttingen: Hogrefe

Grawe, K., Donati, R. & Bernauer, F. (1994). Psychotherapie im Wandel: Von der Konfession zur Profession. Göttingen. Hogrefe

Herzog, W. (2010). DIE ZEIT 2010, Nr. 6, Buch Feuilleton 4.2.2010, S. 45

Hoffmann, N. (1998). Zwänge und Depressionen. Pierre Janet und die Verhaltenstherapie. Berlin: Springer

Hüther G: Wie aus Stress Gefühle werden. Göttingen: Vandenhoeck & Ruprecht 1998

Hüther, G. (1998): Bedienungsanleitung für ein menschliches Gehirn. Göttingen (Vandenhoeck & Ruprecht)

Hüther, G. (2003). Perspektiven einer Synthese zwischen Hirnforschung und Psychotherapie. Lindau: Auditorium

Hüther, G. (2004). Neurobiologische Erkenntnisse und ihre Nutzung für die Psychotherapie. Müllheim: Auditorium

Hüther, G. (2004). Neurowissenschaft als Grundlage der Psychotherapie? Müllheim: Auditorium

Hüther, G. (2004): Die Macht der inneren Bilder. Göttingen (Vandenhoeck & Ruprecht)

Hüther, G.; Petzold, H.G. (2012) Auf der Suche nach einem neurowissenschaftlich begründbaren Menschenbild. In Petzold, H.G. Die Menschenbilder in der Psychotherapie. Wien: Krammer

Kandel E. R. (2006). Psychiatrie, Psychoanalyse und die neue Biologie des Geistes. Suhrkamp, Frankfurt am Main

Kandel, E.R. (2006). Psychiatrie, Psychoanalyse und die Biologie des Geistes. Frankfurt/Main: Suhrkamp

Kandel, E.R. (2006). Psychiatrie, Psychoanalyse und die Biologie des Geistes. Frankfurt/Main: Suhrkamp

LeDoux, J. (2006). Das Netz der Persönlichkeit. Wie unser Selbst entsteht. München: dtv

LeDoux, J.E. (1998): Das Gedächtnis für Angst. In Güntürkyn, O. (Hrsg.): Biopsychologie. Heidelberg: Spektrum/Akademischer Verlag, 96-103

LeDoux, J.E. (2001): Das Netz der Gefühle. München: Deutscher Taschenbuch Verlag

Lehrner, J.; Pusswald, G.; Fertl, E.; Strubreither, W. & Kryspin-Exner, I. (Hrsg.) (2006). Klinische Neuropsychologie. Wien: Springer

Leitner, A. (2010). Handbuch der integrativen Therapie. Wien: Springer

Perrig, W., Wippich, W., Perrig-Chielo, P. (1993) Unbewusste Informationsverarbeitung, Huber, Bern

Petzold – Textarchiv 2008. http://www.fpi-publikation.de/artikel/textarchiv-h-g-petzold-et-al-/index.php

Petzold, H. G., Sieper, J. (2008c): Integrative Willenstherapie. Perspektiven zur Praxis des diagnostischen und therapeutischen Umgangs mit Wille und Wollen. In Petzold, Sieper (2008a): Der Wille, die Neurobiologie und die Psychotherapie. 2 Bände, (Bd. 1 Freiheitsproblem, Bd. 2 Klinische Praxis) Bielefeld: Aisthesis, Sirius, S.473-592

Petzold, H.G. (2007) Auf dem Wege zu einer „Integrativen Humantherapie" – warum Psycho-Therapie sich weiten muss. Vortrag, Universität Graz, 20.

November 2007; s.a. H.G. Petzold Gesamtbibliographie 1958-2007: www.FPI-Publikationen.de/materialien.htm

Petzold, H.G. (2012f): Die Menschenbilder in der Psychotherapie. Interdisziplinäre Perspektiven und die Modelle der Therapieschulen. Wien: Krammer

Petzold, H.G. (2013, in: Ko-respondenz mit Johanna Sieper und Ilse Orth). Integrative Therapie in der „dritten Welle" – Innovation und Vertiefung durch „transversale Vernunft", interdisziplinäre Theoriekonzepte und differentielle Praxeologie und Praxis „Komplexer Humantherapie" (III)

Pieringer, W. & Egger, J. (1991). Psychotherapie im Wandel. – Vorwort. In Pieringer, W. & Egger, J. (Hrsg.). Psychotherapie im Wandel. Wien: WUV-Universitätsverlag

Pieringer, W. & Egger, J.W. (2000). Psychotherapeutische Medizin: unterschiedliche Nutzung von basalen Erkenntnismethoden in den Traditionen. *Psychologische Medizin, 11*, 2, 3-11

Pieringer, W., Egger, J. & Stix, P. (1985). Wessen Selbstverständnis ist die Psychotherapie. Österreichische Hochschulzeitung. Wien

Pieringer, W., Egger, J.W. & Stix, P. (1991). Zum Selbstverständnis der Psychotherapie. *Psychologie in der Medizin, 2*, 1, 3-5

Rensing, L.; Koch, M.; Rippe, B. & Rippe, V. (2005). Mensch im Stress: Psyche, Körper, Moleküle. München: Elsevier/Spektrum

Roth, G. (1996, 1997): Das Gehirn und seine Wirklichkeit. Kognitive Neurobiologie und ihre philosophischen Konsequenzen. Frankfurt/Main: Suhrkamp

Roth, G. (2001). Wie das Gehirn die Seele macht. Lindau, Auditorium

Roth, G. (2003). Fühlen, Denken, Handeln. Wie das Gehirn unser Verhalten steuert. Frankfurt/Main: Suhrkamp

Roth, G. (2010). Das kooperative Gehirn. Interview. Die Presse 07.11.2010, Buch Wissen, 24

Rüegg, J.C. (2003): Psychosomatik, Psychotherapie und Gehirn. Neuronale Plastizität als Grundlage einer biopsychosozialen Medizin. Stuttgart: Schattauer

Schüßler, G. (2011). Psychodynamische Aspekte des Unbewussten – hilft uns die Neurobiologie? In Aichhorn W. et al. Neurobiologie der Psychotherapie. Perspektiven und systemtherapeutische Innovationen. Paracelsus Medizinische Privatuniversität Salzburg. Abstract-Band 2011

Singer, W. (2003). Bindungsprobleme. Neurobiologische Überlegungen. Köln: Supposé

Singer, W. (2003). Ein neues Menschenbild? – Gespräche über Hirnforschung. Frankfurt: Suhrkamp (ISBN 3-518-29196-3)

Singer, W. Der Beobachter im Gehirn – Essays zur Hirnforschung. Frankfurt: Suhrkamp ISBN 3-518-29171-8

Weiner, H. (1991). Der Organismus als leib-seelische Funktionseinheit – Folgerungen für eine psychosomatische Medizin. Psychotherapie, Psychosomatik, Medizinische Psychologie, 41, 465-481

E Willensfreiheit, Nichtbewusstes und Gewohnheiten

E1 Sind wir in unserem Wollen und Tun frei oder festgelegt?

Willensfreiheit, *Handlungsfreiheit* und das sogenannte *Unbewusste* – eine neuropsychologische Annäherung

Neurobiologische Methoden und die damit gewonnenen Erkenntnisse lassen Phänomene, die bisher getrennt als biologische oder psychologische Vorgänge konzipiert wurden, als zusammengehörende psycho-physiologische Prozesse (als ein „Gleichzeitigkeitsgeschehen“) verstehen. Es gibt keine psychologischen Phänomene (keine Gedanken, keine Gefühle und auch keine Handlungsimpulse), die nicht zugleich immer auch als physiologische Prozesse sind. Vice versa lassen sich auch viele physiologische Vorgänge – gleichsam als „Echo“ körperlichen Geschehens – auf der seelischen Ebene mehr oder minder bewusst erleben. Im Folgenden werden Konstrukte wie *Willensfreiheit*, *Handlungsfreiheit* und auch der schillernde Begriff des *Unbewussten* neuro-psychologisch diskutiert.

Der „freie Wille“ aus neurobiologischer und alltagspsychologischer Sicht

Die Debatte um das Konstrukt des „freien Willens“ ist in den letzten Jahrzehnten recht weit gediehen. Die Positionen der beteiligten Wissenschaften (und Wissenschaftern) sind einigermaßen abgesteckt und die Aufregung rund um das Thema ist geringer geworden. Für viele Beobachter erstaunlich ist, dass auch die wissenschaftliche Psychologie die Kernaussage der Neurobiologie – die als provokante Antwort auf ein altes Leib-Seele-Problem verstanden wurde – zu stützen scheint, wonach der Mensch sich nicht nur seine (subjektive) Wirklichkeit, sondern auch das „Ich“ konstruiert (vgl. Roth 2001, 2003). *Willensfreiheit* sei schon methodologisch mit den experimentellen Wissenschaften vom Menschen nicht zu vereinbaren, belegt z.B. die Debatte von Henrik (2004) und Tetens (2004).

„Hinter der traditionellen Sicht der Willensfreiheit steht eine Tatsache, die erklärt werden muss: Jeder von uns kommentiert sein eigenes Verhalten durch äußere Beobachter. Problematisch bleibt, in welchem Sinne die Selbstkommentare verhaltenswirksam sind.“ Hier prallen also „Erkenntnisse“ der Alltagspsychologie (alltagspsychologischer Fremdkommentar, alltagspsychologische Verhaltenserklärung, alltagspsychologischer Selbstkommentar) einerseits und die wissenschaftlichen Konzepte wie *Beobachterperspektive* (= Dritte-Person-Perspektive), *Ich-Perspektive* (= Erste-Person-Perspektive) sowie *Kausalität* als methodologische Maxime andererseits beim Thema Willensfreiheit aufeinander.

Wissenschafter beschreiben die Welt aus der Perspektive quasi-objektiver Beobachter. Was ich als Wissenschafter direkt beobachte, kann ein anderer (unter den gleichen Bedingungen) ebenso gut direkt beobachten. In den Worten Wolf Singers:

„Wir kennen den naturwissenschaftlichen Bereich, der aus der Dritte-Person-Perspektive erschlossen wird, und den soziokulturellen, in dem sinnhafte Zuschreibungen diskutiert werden: Wertesysteme, soziale Realitäten, die nur in der Erste-Person-Perspektive erfahrbar und darstellbar sind. Da die Inhalte des einen Bereichs aus den Prozessen des anderen hervorgehen, muss das – aus der Beobachter-Perspektive betrachtet –, was die Erste-Person-Perspektive als „freien Willen“ beschreibt, als Illusion definiert werden. Aber „Illusion“ ist, glaube ich, nicht das richtige Wort, denn wir erfahren uns ja tatsächlich als frei. [...] Ich habe gerade jetzt das Gefühl, dass ich auch aufstehen könnte. Ich tue es aber aus bestimmten Gründen nicht. Beim freien Willen ist es doch so, dass wohl fast alle Menschen unseres Kulturkreises die Erfahrung teilen, wir hätten ihn. Solcher Konsens gilt im Allgemeinen als hinreichend, einen Sachverhalt als zutreffend zu beurteilen. Genauso zutreffend ist aber die konsensfähige Feststellung der Neurobiologen, dass alle Prozesse im Gehirn deterministisch sind und Ursache für eine jegliche Handlung der unmittelbar vorangehende Gesamtzustand des Gehirns ist“ (Singer, 2003, S. 32f).

Wie entsteht die Ich-Perspektive? Hier deckt sich die Erkenntnishaltung der Neurobiologie und Psychologie weitestgehend (vgl. Hüther 2004): Was wir über uns selbst und über unser Handeln sagen können, haben wir von anderen aus ihrer Beobachtungsperspektive heraus im Laufe unserer sprachlichen Sozialisation gelernt. Von frühester Kindheit an ist jeder von uns umgeben von anderen Personen, die ständig in unserer Gegenwart uns und unser Verhalten kommentieren. Hüther (2003): „... die Evolution hat eine andere Strategie „gewählt“: Personen lernen ihr Verhalten von anderen. Dazu bringen die Individuen Sensorien für die Umwelt, für den eigenen Organismus, wie er auch den anderen zugänglich ist, für die Organismen und für das Verhalten der anderen mit. Neben der direkten physischen Einwirkung (z. B. ein Kind auf dem Arm sicher über den Fluss tragen oder einen anderen durch körperliche Gewalt wegdrängen), wirken Menschen vor allem durch symbolische Interaktion, insbesondere durch Sprache aufeinander ein. Die Sprache, in der Menschen vom ersten Augenblick der Sozialisation an aufeinander einwirken, ist die Sprache der Alltagspsychologie. Vom Standpunkt der Hirnforschung ist die symbolische Interaktion mittels der Sprache die wichtigste Form, in der Menschen auf das für sie „unsichtbare“ Gehirn einer anderen Person so einwirken, dass es schließlich ein Verhalten hervorbringt, wie es für die Kooperation von Menschen verlangt ist.“

Neurobiologische Aspekte der Willensentscheidung

Für diese Kompatibilität erscheint der Begriff der *Emergenz* zentral. Mit ihm könnten tatsächlich beide Phänomene gleichzeitig gefasst werden: das Hirn mit seinen neurobiologisch-materiellen Ereignissen *und* das Erleben des mit eben diesem Hirn ausgestatteten Menschen (also seine Gedanken oder subjektiven

Empfindungen etc.). Emergenz meint nämlich das Hervorbringen von Phänomenen (hier: seelische Ereignisse wie Denken oder Fühlen), die auf der jeweils darunter liegenden Systemebene (hier: neuronales Netzwerk, materielles Hirn) als solche nicht vorhanden sind und damit dort auch nicht als Erklärungsgrundlagen zur Verfügung stehen bzw. hinreichend verstanden werden können (Egger 1997, 2017). Dies steht in Übereinstimmung mit Gödels Beweis (s. Hofstadter 1985), wonach es einen höher liegenden Weg – quasi einen „Hochsitz" – der Betrachtung von Geist und Hirn geben könnte, von wo Konzepte auszumachen sind, welche auf hierarchisch niedrigeren Stufen nicht aufscheinen, und dass dieses Niveau eine Erklärungsfähigkeit besitzt, welche auf niedrigeren Ebenen nicht einmal im Prinzip existiert.

Die damit verbundene wichtigste Erkenntnis ist, dass eine noch so genaue Klärung der Bestandteile und ihrer Beziehungen untereinander auf jeweils einer Systemebene keine ausreichende Klärung der Phänomene auf der nächsthöheren Ebene der Systemhierarchie erbringt. Oder anders formuliert: Die größten Anstrengungen auf neurologischer oder biochemischer Ebene werden es nicht schaffen, die Erlebens- und Verhaltensphänomene aufzuklären und vice versa – und zwar aus prinzipiellen Gründen, da das jeweils höher liegende System Phänomene produziert, die auf der darunter liegenden Ebene noch gar nicht existieren. Ein psychologisches Konstrukt wie etwa „Selbstunsicherheit" oder „Hilfsbereitschaft" werden wir auf physiologischer Ebene vergeblich suchen. Was wir dort davon finden, sind vielfältige nervöse, humorale bzw. biochemische Erregungsmuster, die ohne Kenntnis der übergeordneten Funktion in ihrer psychologischen Bedeutung nicht zu verstehen sind.

„Das *Ich* ist nicht das Subjekt der Welt, sondern ein Konstrukt in ihr" postuliert Gerhard Roth (2003). Gefühle, Bewusstsein, das „Ich" sind für Neurobiologen physikalische Zustände im Gehirn, in einem „nicht-reduktionistischen Physikalismus" verstanden, wonach nicht alle Phänomene auf die Gesetze der bekannten Physik zurückgeführt werden können bzw. müssen, weil die Physik selbst letztendlich nicht-reduktionistisch ist und aus Bereichstheorien besteht, die nicht aus einer fundamentalen Theorie abgeleitet werden können (etwa die makroskopische Physik und die Quantentheorie). Warum sollte das, was in der Physik möglich ist – nämlich, dass Physiker mit beiden (bisher) nicht in Übereinstimmung zu bringenden theoretischen Bereichen und den Verbindungen zwischen ihnen weitgehend widerspruchsfrei umgehen können – nicht auch für die Psycho-Physik gelten? Die Welt des Geistes und die dahinter liegenden physikalischen Vorgänge im Gehirn könnten doch trotz ihrer offensichtlichen phänomenologischen Unterschiedlichkeit vorerst als zwei sich nicht widersprechende Bereiche ein und derselben „Wirklichkeit" gesehen werden.

Dies gilt selbstverständlich auch für die neuesten Erkenntnisse der Neurobiologie (auch wenn deren Publikationen mit Recht große Aufmerksamkeit erfahren). Die

Ergebnisse der aktuellen Hirnforschung zeigen die neurologischen Geschehnisse von psychischen Vorgängen in bisher nicht gekannter Qualität, aber sie vermögen aus Prinzip nicht ausreichend zu zeigen, welche phänomenale Bedeutung diese biochemischen Muster für das Subjekt in seinem Erleben und Verhalten haben. D.h. sie können die Komplexität der seelischen Phänomene niemals adäquat erklären. – Und dies gilt selbstverständlich auch für das Konstrukt des „freien Willens".

Erkenntnistheoretisch bietet sich für diese Position z. B. der funktionale Konstruktivismus an. Das Gehirn kann demnach die Welt grundsätzlich nicht abbilden, sondern konstruiert sie sich – nach dem Prinzip, dass ein Verhalten erzeugt wird, mit dem ein Organismus in seiner Umwelt überleben kann. Allerdings: Die Wirklichkeit ist nicht ein Konstrukt meines ICH, denn dieses ICH ist selbst ein Konstrukt, das sich aus einer Vielzahl von Modulen zusammensetzt – etwa das „Körper-Ich", das „Ich als Erlebnis-Subjekt", das „Kontroll-Ich" oder das „ethische Ich" – welche sich im besten Fall zu einer Ich-Empfindung integrieren lassen (Roth). Aus dem Studium von Gehirnerkrankungen und -verletzungen kann man die verschiedenen „Ichs" bestimmten Netzwerken von Hirnarealen einigermaßen sicher zuordnen. (An bewussten Empfindungen sind zumindest die *formatio reticularis* im Hirnstamm beteiligt, das limbische System als „Gefühlszentrum" mit seiner Aufgabe der primären Bewertung, und die Großhirnrinde.) Dieses „Ich" wird im Laufe der menschlichen Entwicklung aus angeborenen Strukturen geformt mit zeitlicher Dominanz der letzten Schwangerschaftswochen bis hinein in die ersten Lebensjahre und insbesondere auch durch die Entwicklung der Sprache.

Die Illusion des freien Willens

Das Gefühl, einen freien Willen zu haben, muss also als eine Konstruktion des Gehirns verstanden werden. Mit der Konstruktion eines Ich-Empfindens sind für das Gehirn offensichtlich einige Vorteile verbunden, so etwa, dass komplexe Informationen verarbeitet, neue Situationen gemeistert oder langfristige Planungen vorgenommen werden können. Zugleich gehört es zu den Eigentümlichkeiten dieses Ichs, dass es „die Existenz seines Produzenten, nämlich die des Gehirns, hartnäckig leugnet" (Roth 2001, 2003). Für die aktuelle Debatte zum Problem der Willensfreiheit sind die Forschungsergebnisse von Benjamin Libet aus dem Jahr 1983 wichtig. Libet hat in einem Experiment Versuchspersonen aufgefordert, innerhalb von drei Sekunden den spontanen Entschluss zu fassen, einen Finger der rechten Hand zu beugen. Dabei sollten sie auf eine rotierende Scheibe blicken und sich merken, wo sich eine Markierung zum Zeitpunkt des Entschlusses befand. Mittels EEG wurden die Bereitschaftspotentiale im Gehirn gemessen, durch die die Bewegung ausgelöst wird. Das verblüffende (und für Libets ursprüngliche Hypothese negative) Ergebnis: Das Bereitschaftspotential ging der Willensentscheidung um etwa 350 Millisekunden voraus. Das Gehirn hat den Entschluss zur

Bewegung gefasst, bevor dies der Versuchsperson bewusst geworden ist. – Gegen dieses Experiment wurden viele Einwände erhoben, weshalb es 1999 von zwei Forschern modifiziert wurde. Unter anderem wurde eine Wahlmöglichkeit zwischen zwei Tasten geschaffen, wodurch zusätzlich zur Entscheidung, dass eine Bewegung stattfinden soll, auch eine Entscheidung kommt, welche Bewegung die Versuchsperson ausführen will. Das Ergebnis änderte sich nicht: Unabhängig von der Art der Entscheidung trat das Bereitschaftspotential wieder gut 300 Millisekunden vor der „bewussten Entscheidung" auf.

Für die Neurobiologie ist damit klar, dass es die Willensfreiheit als solche nicht geben kann. Vielmehr wird der Vorgang so interpretiert, dass das Gehirn die für die Bewegung nötigen Bereitschaftspotentiale aufbaut, und erst wenn diese stark genug sind, tritt das Bewusstsein auf, etwas zu wollen. Das Gefühl des Willensentschlusses wird daher als eine Begleiterscheinung der Prozesse im Gehirn gesehen. Die gemessene Verzögerung von 300 bis 400 Millisekunden stimmt tatsächlich gut mit der Zeit überein, die in der Großhirnrinde nötig ist, um etwa eine Sinneswahrnehmung bewusst werden zu lassen (zit. nach Kugler 2002).

In guter Übereinstimmung mit frühen emotionspsychologischen Untersuchungen zur Interpretation von physischen Erregungen und deren subjektiver Interpretation werden diese Erkenntnisse für die Frage, warum wir überhaupt den Eindruck der Willensfreiheit als solche erleben, so interpretiert, dass uns die kausalen Ursprünge unserer Handlungen nicht einsichtig sind, und wir deshalb selbst Gründe dafür zuschreiben, die uns das Erlebnis vermitteln, etwas frei zu wollen. Wir konstruieren uns Schein-Erklärungen, weil wir die „eigentlichen" (innengesteuerten) Ziele nicht durchschauen. Eine dieser Pseudo-Erklärungen ist eben der freie Wille. Und hier beginnt die ethische Diskussion, die allerdings nicht auf die neurobiologische Dimension eingegrenzt werden kann. Sekundäre fördernde oder hemmende Impulse (aktuelle kognitiv-emotionale Reaktionen, verinnerlichte Regeln bzw. Normen usw.) können auf die dem Bewussten anfangs nicht zugänglichen Regelkreise – wenngleich verzögert, aber eben doch – Einfluss nehmen. Die schnelle Folgerung, dass wir zu eigenständigen Handlungen unfähig sind, stimmt zumindest *psychologisch* nicht. „Autonom" bleiben wir allerdings nur im übertragenen Sinn. Mit „Autonomie" meint auch Roth hier die Fähigkeit unseres ganzen Wesens (was Bewusstsein, Unbewusstes, Gehirn sowie den ganzen Körper einschließt) innengeleitet und aus individueller Erfahrung heraus zu handeln. Damit wird das gesamte Gehirn (oder besser der beseelte Körper bzw. ganze Mensch) zum autonomen System, nicht das empfindende ICH. „Freiheit" oder „Autonomie" muss demnach vom ICH auf das GEHIRN (besser: auf das System des menschlichen Organismus) verlagert werden, denn es ist das Gehirn, welches das Phänomen eines ICH erst hervorbringt.

So neu sind diese Überlegungen allerdings nicht, dass wir gänzlich unvorbereitet sein müssten (s.a. Kugler 2002, Egger 2000): Baruch Spinoza definiert in seiner

Leib-Seele-Identitätstheorie bereits im 17. Jahrhundert, dass diejenige Sache als frei angesehen werden müsse, die allein aus der Notwendigkeit ihrer Natur existiert und nur durch sich allein zum Handeln bestimmt werde. Und auch der Positivist Rudolf Carnap formulierte vor einem halben Jahrhundert: Wenn eine Person eine Wahl trifft, dann sei diese Wahl ein Teil einer kausalen Kette. Sofern kein Zwang im Spiel ist – was bedeutet, dass die Wahl dem eigenen Wunsch entspricht – dann gibt es keinen Grund, nicht von einer freien Wahl zu sprechen. Die frühen Reflexologen der empirischen Psychosomatik kannten ebenfalls die Position, dass der autonome Mensch innengesteuert sei, diesem aber nur ein kleiner Bruchteil dieser inneren Vorgänge bewusst wird. Dies stimmt wieder recht gut mit dem Konzept des Unbewussten von Sigmund Freud überein, der zusätzlich die herausragende Bedeutung der frühkindlichen Erfahrung und der Neigung zu Pseudo-Erklärungen erkennt. Dem Erkenntnisfortschritt gerecht werdend müssen Konstrukte wie „Unbewusstes" oder auch „Prägung" heute selbstverständlich differenzierter gefasst werden (Kandel 2006), aber die prinzipielle Übereinstimmung dieser Konzepte ist doch einigermaßen verblüffend.

Hat also der Konstruktivismus gesiegt? Wenn sich jeder Mensch seine eigene Wirklichkeit erschafft und es deshalb so viele individuelle Wirklichkeiten gibt wie reale Gehirne, wie kann dann überhaupt eine Theorie Anspruch auf Allgemeingültigkeit erheben? Ist damit wissenschaftliche Erkenntnis – im Sinne interindividueller Erfassung von Realität – überhaupt möglich? Offenbar ist dies kein echtes Problem für die empirischen Wissenschaften, zumindest solange man keinen absoluten, immerwährenden Anspruch auf die objektive Gültigkeit einer Aussage erhebt. Der springende Punkt ist, dass wir unsere subjektive Wirklichkeit (a) im Laufe unserer Sozialisation gegeneinander abgleichen, um uns überhaupt verständigen und zusammen wirken zu können und (b) dass diese subjektive Wirklichkeit soweit mit der – prinzipiell als solche nicht direkt erfahrbaren – Realität abgleichen müssen, dass wir mit unseren Konstrukten in unserem Mesokosmos überleben können. D. h. unsere Konstrukte über die Wirklichkeit müssen mit der „Welt an sich" wenigstens soweit übereinstimmen, dass wir nicht daran scheitern (Egger 1997, 2017).

Willensfreiheit und Handlungsfreiheit

Die Debatte zum freien Willen – ausgelöst von Äußerungen namhafter Neurobiologen wie Gerhard Roth, Wolf Singer oder Joseph LeDoux u.a. – hält nach wie vor an. Sie hat zumindest eines schon bewirkt: Die Grenzen für den Zuständigkeitsbereich von Aussagen der Einzelwissenschaften wird deutlicher und die Notwendigkeit von Präzisierungen von Begriffen offenkundig. Es stellt jedenfalls ein ziemliches Wagnis dar, sich auf ein derart weitläufiges Thema einzulassen. Auch die folgenden Ausführungen sind mehr als Anmerkungen denn als eine ausreichende Antwort zu verstehen.

Inzwischen sind umfassende und lesenswerte Publikationen zu diesem Topic erschienen, wie z.B. von Kuhl: Wille und Freiheitserleben: Formen der Selbststeuerung; in Kuhl, J. & Heckhausen, H. (Hrsg.) 1996: Motivation, Volition und Handlung. Göttingen; oder Kornhuber & Deecke, in Petzold, H. G., Sieper, J. (2008c): Integrative Willenstherapie. Perspektiven zur Praxis des diagnostischen und therapeutischen Umgangs mit Wille und Wollen; in Petzold & Sieper (2008a): Der Wille, die Neurobiologie und die Psychotherapie. 2 Bände (Bd. 1 Freiheitsproblem; beschäftigt sich etwa mit Libet, Kornhuber u.a., Bd. 2 Klinische Praxis) Bielefeld: Aisthesis/Sirius, S.473-592; oder auch Petzold – Textarchiv 2008: http://www.fpi-publikation.de/artikel/textarchiv-h-g-petzold-et-al-/index.php oder Bieri (2001): Das Handwerk der Freiheit. Über die Entdeckung des eigenen Willens. München: Hanser.

Freiheit ist kein Begriff der dinglichen Welt. Freiheit ist ein Konstrukt aus der gesellschaftlichen und psychologischen Welt des Menschen. Freiheit definiert sich prinzipiell im Kontrast zu seinem Gegenteil, der Unfreiheit, Unselbständigkeit, Unterdrückung oder Determiniertheit. Mit der „Freiheit“ verhält es sich ähnlich wie mit dem Begriff des „Guten“, das ebenfalls nur im Kontrast zum Schlechten bzw. Bösen seine Bedeutung erhält. Freiheit ist also definiert als ein relationaler Begriff, immer im Kontext des jeweils möglichen oder erkennbaren Spielraums für das Agieren bzw. Reagieren unter bestimmten kontextuellen Bedingungen.

Nützlich ist hier die Unterscheidung zwischen Handlungsfreiheit und Willensfreiheit. Während die Willensfreiheit die Option des Menschen beschreibt, willentlich zu handeln, meint die Handlungsfreiheit die Möglichkeit des Menschen, ein auf eigenem Willen basierendes selbstbestimmtes Leben zu führen – was wiederum der Vernunft und der Fähigkeit zu rationalen Entscheidungen bedarf (s. dazu den für die gesamte Menschheit epochalen Prozess der abendländischen Aufklärung, der wir die Trennung von Staat und Kirche bzw. von Wissenschaft und Religion, oder das politische Motto „Freiheit, Gleichheit, Brüderlichkeit“ sowie die Entwicklung der Menschenrechte verdanken).

Die elementaren biologischen Strukturen unserer Handlungen, sagen die Neurobiologen, sind determiniert, also unfrei (vgl. Roth 2003, 2010, Singer 2003). Sie sind determiniert durch genetische und erfahrungsabhängige Prägungen, gesintert in einer Art psychobiologischer Automatik und daher streng genommen nicht frei, sondern solchermaßen eben determiniert. Der „freie Wille“ ist demnach eine Fiktion. Selbst unter der Einschränkung, dass damit der Handlungswille gemeint ist – also, dass verschiedene Alternativen des Handelns abgewogen und danach eine Entscheidung für eine bestimmte Handlung gefällt wird – bleibt diese Bedingtheit aufrecht und gültig. Wer dies leugnet, leugnet zugleich auch Konstrukte wie „Unbewusstes“ oder „konditionierte Verhaltensmuster“ etc. Außerdem teilen wir diese Phänomene mit einer Reihe anderer Tiere, sie sind nichts spezifisch

Menschliches. Der Mensch ist evolutionsbiologisch betrachtet nicht einzigartig, Ausformungen von Bewusstsein, Denken oder sogar moralischem Argumentieren gibt es auch bei etlichen anderen („höheren") Tieren.

Der *common sense* vermittelt uns den Eindruck, dass wir dann frei sind, wenn wir tun können, was wir wollen. Handlungsfreiheit besteht demnach darin, dem eigenen Willen ohne äußeren und inneren Zwang folgen zu können. Aber genau hier haken die Neurobiologen ein: Wir Menschen können die Willensbildung selbst nicht willentlich steuern. Dies meint, dass wir zwar einen „Willen" haben, und wenn wir der Willensbildung folgen, so fühlen wir uns in diesem Sinn frei, aber es gelingt uns nicht, diesen Willen zu beeinflussen – sagt Roth –, weil die Anlagen dafür zum einen in unseren genetischen Verschaltungen, in frühen Prägungen sowie in unserer gesamten Lebenserfahrung verankert sind und uns solcherart die Möglichkeiten für das Reagieren vorgeben – und diese Möglichkeiten sind definitiv *nicht* bedingungslos bzw. „frei".

Allerdings – so ist anzumerken – kann der Mensch seine Impulse über reflexive Strategien einigermaßen kontrollierend verändern, was dann nicht zum „freien Willen" in der strengen Bedeutung führt, wohl aber zu einem subjektiven Willen bzw. einem erlebten Wollen (vgl. Egger 2007). Dies wird psychologisch u. a. auch unter dem Aspekt der „Selbstkommentierung" von (eigenen) Handlungen diskutiert (Tetens 2004). Im psychologischen Sinn steht dieses Potenzial der neurobiologischen These des vollkommen determinierten Menschen entgegen. Andernfalls würde uns auch unsere wichtigste theoretische Basis für eine mitzuverantwortende Lebensgestaltung abhandenkommen (Egger 1997, 2000). Vielmehr geht es um den Grad der Determiniertheit – ein Problem, das wir ja aus der Rechtsprechung z. B. unter den Begriffen Zurechnungsfähigkeit, Eigenverantwortlichkeit, Schuldeinsichtsvermögen etc. kennen.

Konzeptuell macht es Sinn, zwischen einer *äußeren* und *inneren Freiheit* zu unterscheiden. Zur äußeren Freiheit zählen der Umgang mit physiko-chemischen, wirtschaftlichen und sozialpolitischen Lebensbedingungen. Mit innerer Freiheit ist die Möglichkeit gemeint, als Einzelmensch mit diesen Bedingungen auf individueller Weise umgehen zu können, selbst wenn klar ist, dass auch dieses Reagieren wiederum durch die eigene „Persönlichkeit" determiniert ist. Es mag z. B. sein, dass ich ein bestimmtes, stark aversiv erlebtes äußeres Ereignis nicht als solches zu beeinflussen vermag. Dennoch könnte ich durch eine Änderung meiner Haltung diesem Ereignis gegenüber persönliche Entlastung oder Freiheit zurückgewinnen. Nicht nur durch kollektive, sondern insbesondere auch durch individuelle Umgangs- bzw. Bewältigungsformen kann es dem Menschen gelingen, mit erlebten Einschränkungen von Freiheit zurechtzukommen. Dies ist ja auch einer der primären Ansatzpunkte in der psychotherapeutischen Arbeit.

Für einen Bauern im Mittelalter, der Leibeigener eines Großgrundbesitzers bzw. Aristokraten war, mag schon die Bestellung eines einzigen Feldes zur eigenen

Verwendung ein großes Stück erlebbarer Freiheit bedeutet haben. In unserem heutigen Empfinden würde dies dennoch Ungerechtigkeit, Ausbeutung und Unfreiheit hervorrufen. In meinem Verständnis des Begriffes Freiheit braucht das Erleben von Freiheit daher ein Bewusstsein und ein Erkennen von Grenzen. Freiheit ohne Grenzen wird nämlich keineswegs als Freiheit erlebt, sondern als Desorientierung, Chaos, Verlassensein, Sinnlosigkeit, Bedeutungslosigkeit. Freiheit verwirklicht sich nicht in einer Grenzenlosigkeit, sondern innerhalb erkennbarer Grenzen im Sinne von Nutzbarmachen von (begrenzten) Möglichkeiten oder Potentialen. Es geht darum, Optionen zu erkennen und zu nutzen, so oder anders entscheiden bzw. handeln zu können, ohne sich (existentiell) bedroht zu erleben oder zu gefährden.

Das emotionale Pendant zu Unfreiheit ist die erlebte Angst. Wenn sich Freiheit im Sozialen verwirklichen soll, dann ist der Nächste mein Grenzstein für diese Verwirklichung. Meine persönliche Freiheit endet dort, wo ich den Freiraum des Nächsten beschneide. Um Chaos zu verhindern, braucht es hier verbindliche Regeln. Der kategorische Imperativ Kants ist dabei – nach dem Aufgeben eines Gott gewollten Regelwerks – die Richtschnur für unser Handeln. Im Sinne Kants steht der zur Vernunft begabte Mensch in der unhinterfragbaren Verpflichtung, gut zu handeln. Moralisches Handeln ist daher als „freies Handeln" und „freier Wille" als guter Wille zu verstehen.

In den Lebenswissenschaften geht es weniger um die biologische Begrenztheit von jeglicher Freiheit des Menschen, sondern mehr um Fragen wie „frei sein wovon?" und „frei sein wozu?". Dass Freiheit ohne Grenzen aus vielerlei Gründen auch hier nicht realisierbar ist, zumindest nicht auf Dauer, hat z. B. vor etlichen Jahrzehnten das sozialpädagogische englische Experiment von Summerhill gezeigt. Dessen humanistischer Ansatz, wonach die Kinder nur gefördert werden und ihre Grenzen selbst bestimmen sollten, um das jeweils maximal erreichbare Glück sowie Erfolg im Leben zu erreichen, ist längst als pseudoreligiöse Haltung entlarvt und falsifiziert worden und gilt heute als gescheitert. Vielmehr gilt, vereinfacht formuliert, die eigenen Möglichkeiten zur „Selbstverwirklichung" immer in Abstimmung mit meiner mich umgebenden Welt zu erkennen und dialektisch zu verwerten. Auf diese Weise lässt sich die Wahrscheinlichkeit für eine „win-win"-Situation zwischen mir und meiner sozialen Umwelt erhöhen.

E2 Das Konstrukt des Unbewussten

Der Begriff des *Unbewussten* wird seit Jahrzehnten mit dem Freudschen psychoanalytischen Konzept assoziiert und ist von daher semantisch festgelegt. Um der wissenschaftstheoretischen Falle von Kategorienfehlern zu entgehen, sollte der Begriff des Unbewussten nur dort, nicht aber in anderen Denksystemen verwendet werden. So wird im Folgenden in Abgrenzung zu bewusstseinsfähigen

Phänomenen der Terminus *Nichtbewusstes* als neutraler für die Diskussion dieses Phänomens vorgeschlagen.

Das Unbewusste in den verhaltenstheoretischen Psychotherapien

Das *Unbewusste* ist kein Phänomen der dinglichen Welt, sondern ein Konstrukt (wie z.B. auch *Persönlichkeit* oder *Intelligenz* oder das *Ich* als Konstrukte zu verstehen sind). Über derart komplexe Konstrukte lässt sich natürlich vortrefflich streiten, und solange man keine klaren bzw. überprüfbaren Annahmen formuliert hat, die auch widerlegbar sind, sind solche Dispute grenzenlos. Das der psychoanalytischen Lehre zuzuordnende Konstrukt des Unbewussten sollte außerhalb dieser Schule besser als *Nichtbewusstes* gefasst werden, um sog. Kategorienfehlern zu entgehen. Dazu kommt, dass das Konstrukt des Unbewussten nicht nur auf der psychologischen Ebene, sondern auch auf neurophysiologischer bzw. neurobiologischer Ebene Korrelate zeigt, die eine grenzüberschreitende Diskussion erforderlich machen.

Die *Verhaltenstherapie* von heute ist eine historisch begründete Bezeichnung für eine Psychotherapie-Orientierung, die wir besser *psychologische Psychotherapie* nennen sollten – also eine erfahrungswissenschaftliche Psychotherapie, deren Grundlagen und Interventionsstrategien empirisch-wissenschaftlichen Kriterien genügen müssen. So gesehen ist die „Verhaltenstherapie" keine Schule, sondern ein offenes wissenschaftliches Projekt. Sie kann vielmehr als eine Orientierung gesehen werden, worunter sich sehr unterschiedliche therapeutische Konzepte versammeln wie beispielsweise das weite Feld der *kognitiv-behavioralen Therapien*, aber auch spezielle Ansätze wie die *dialektisch-behaviorale Therapie* für Borderline-Patienten bzw. psychotische Störungsbilder (Linehan), die *Schematherapie* (Young), das *cognitive based analysis system of psychotherapy* für chronifizierte schwere Depressionen (CBASP, McCullough), die *achtsamkeitsorientierten* und *körperorientierten* verhaltenstheoretischen Psychotherapien oder die *emotionsfokussierten* verhaltenstheoretischen Behandlungsansätze und Vieles mehr (s. z.B. Egger 2015).

Was die verhaltenstheoretischen Psychotherapien über das Nichtbewusste wissen, stammt im Wesentlichen aus der Kognitionsforschung, der Neuropsychologie und Neurobiologie bzw. der Emotionsforschung sowie anderen angrenzenden Wissenschaftsbereichen. Das Hauptergebnis dieser Erkenntnisse liegt darin, dass – im Gegensatz zur konventionellen Ansicht – das *Nichtbewusste* das Allgegenwärtige und Typische darstellt und das Bewusstsein bzw. die Bewusstheit nur einen Sonderfall menschlichen Erlebens ausmacht. Man könnte demnach das Nichtbewusste als die Summe aller Routinen bezeichnen, die für Standardoperationen unseres Organismus zuständig sind – und dies ist unbestreitbar das Allermeiste.

Die Matrix für dieses Reaktionspotential ist angeboren (das grundlegende Potenzial an humoralen, vegetativen, immunologischen und zentralnervösen Steuerungen ist vererbt), aber das jeweils aktuelle individuelle Reaktionspotential ist als ein Ergebnis der Lebens- bzw. Erfahrungsgeschichte des einzelnen Menschen zu verstehen: Im Nichtbewussten können wir so etwas wie das Museum der eigenen Lebensgeschichte sehen, was dem Terminus der *physiologischen Persönlichkeit* entspricht. Natürlich sind auch bedeutsame Vorgänge im Nichtbewussten zumindest teilweise bewusstseinsfähig, wir können das „Echo" dieser Prozesse als Stimmungen oder Befindlichkeiten erleben. Im Rahmen der *brain mind unity-theory* (Theorie der Gehirn-Geist-Einheit, vgl. Egger 2008, 2017) wird verständlich, dass es sich hier nicht um Wechselwirkungen im engeren Sinn handelt, sondern um Gleichzeitigkeitsereignisse oder – technisch ausgedrückt – um parallele Prozesse auf der physiologischen und psychologischen Ebene. Jeder Gedanke und jedes Gefühl ist somit nicht nur ein psychologisches Ereignis, sondern gleichzeitig immer auch ein physiologisches Ereignis. Im Rahmen dieses biopsychosozialen Modells wird auch verständlich, dass jede Änderung, die im Verhalten und Erleben eines Menschen mit psychologischen Mitteln erreicht wird, immer auch einen physiologischen Prozess darstellt.

Es ist hilfreich, den Organismus als informationsverarbeitendes System zu verstehen, wie dies Herbert Weiner (1991) vorgeschlagen hat: In jedem Moment trifft eine riesige Menge von Informationen sowohl von außen wie auch vom Körperinneren auf die für die Verarbeitung dieser Informationen zuständigen Strukturen und werden dort pausenlos physiologisch verarbeitet. Nur ein kleiner Bruchteil wird nach komplexen Rechenprozessen davon auch bewusst: Es ist dies im Wesentlichen das Besondere, das Neue, das Bedeutsame, das Abweichende, das Aufmerksamkeitsfordernde, das Irritierende oder Bedrohliche, das Chancen auf bewusstes Erleben hat.

Das Nichtbewusste ist offensichtlich modular aufgebaut. Wenngleich die allermeisten Informationsverarbeitungsprozesse völlig unbewusst – quasi als Automatik – ablaufen, können einige Prozessanteile auch rudimentär bewusst bzw. teilbewusst werden (z. B. über Stimmungen, Befindlichkeiten etc.). Nur dort, wo das Nichtbewusste keine Standardantworten zur Verfügung hat, bzw. die Automatik keine ausreichende vorgefertigte Lösung anbieten kann, kommt die Anfrage an den Neokortex und das infrage stehende Thema erlangt Bewusstheit („Was ist jetzt zu tun?"). Auch hier wird deutlich, dass das Nichtbewusste das Normale ist, das Bewusste stellt die Ausnahme bzw. das Besondere dar.

Fasst man den gegenwärtigen Stand der Neurobiologie und Neuropsychologie grob zusammen (Gerhard Roth 2001, 2003, Wolf Singer 2004, Joseph LeDoux 1998, Herbert Weiner 1991, Eric Kandel 2006, Klaus Grawe 2004, u.a., s.a. Schüßler 2011) so ist für einen Großteil der Phänomene, die wir mit dem Nichtbewussten verbinden, auf neurophysiologischer Ebene der *Hypothalamus* als wichtigstes Zentrum anzusehen. Dort sind die affektiven Automatismen wie die Reaktionen auf Schmerz, zur Sexualität und zur Lust etc. genetisch programmiert.

Die affektive Einfärbung erfolgt im Wesentlichen über die *Amygdala* – allerdings in grober Form und ohne Detail. Das Gedächtnis für den prozesshaften Ablauf inklusive des Detailreichtums liegt im *Hippokampus*. Eine Verschaltung mit der *Großhirnrinde* ist prinzipiell jederzeit möglich, allerdings kommuniziert die Großhirnrinde ca. 100.000-mal mehr mit sich selbst als mit den subkortikalen Zentren, wenngleich in diesen subkortikalen Zentren die (Vor)Entscheidungen getroffen werden.

Festzustehen scheint auch, dass körperliche bzw. feinmotorische Fertigkeiten, wenn sie einmal gelernt wurden, vollständig aus dem Bewussten verschwinden und im so genannten *prozeduralen Gedächtnis* abgelegt sind. Sie stehen dort als unbewusster Automatismus zur Verfügung (z. B. Klavier spielen, Rad fahren...). Im *episodisch-deklarativen-autobiographischen Gedächtnis* sind dagegen unsere konkreten Erfahrungen abgelegt (wann, was, wo), aber die Bedeutung dieser Fakten ist im semantischen Wissensspeicher bzw. *semantischen Gedächtnis* geparkt. Für die Psychotherapie von großer Wichtigkeit ist die Erkenntnis, dass prozedurales Lernen überwiegend emotionales Lernen bedeutet, was letztendlich zur Herausbildung von Automatismen führt. Dieses Nichtbewusste bestimmt weitgehend unsere Wünsche, Motive und auch unsere Handlungspläne (Roth 2001).

Wenn wir also das *Nichtbewusste* als die Sammlung unserer Routinen betrachten, die für Standardoperationen (für „gewöhnliche" Situationen) die im Speicher abgelegten Reaktionsautomatismen zur Verfügung stellen, dann wird nachvollziehbar, wie bedeutsam dieses Konstrukt für das Verständnis des menschlichen Erlebens und Verhaltens ist. Haben wir einmal durch viele Wiederholungen (durch Üben) das Gangwechseln, das Treten von Gas- und Kupplungspedal sowie das Bremsen und den Lenkradeinschlag gelernt, wandert diese gesamte Prozedur vom Bewussten ins Unbewusste, d.h. ins prozedurale Gedächtnis. Dort erfolgt die Speicherung auch komplexer Muster von Verhaltens- und Erlebenspotentialen. Werden diese Muster über spezifische Hinweisreize (cues) abgerufen, erfolgt die Problemlösung – sofern keine Komplikationen auftreten – mehr oder minder ohne Bewusstseinsbeteiligung.

Hier ist es wichtig zu berücksichtigen, dass in diesem Speicher auch alle inadäquaten Routinen, alle fehlgeleiteten Programme und durch spezifische Erfahrungen engrammierte Reaktionsmuster (die jeweils auf eine individuelle genetische Matrix aufsetzen) gespeichert sind. Die Vorstellung, man könne sich auf das „Unbewusste" (Nichtbewusste) verlassen, denn dort würden schon alle erforderlichen Antworten zur Lebensbewältigung vorhanden sein, führt in die Irre bzw. ist definitiv falsch.

Das Unbewusste aus der Sicht der Neurobiologie

Aus neurobiologischer Perspektive hat Gerhard Roth (2001) zum Konstrukt *Unbewusstes* wie folgt Stellung bezogen:

„Die Funktion des Bewusstseins, das Ich, wird von Freud zum Teil falsch gesehen. Bewusstsein ist eine besondere Form von Informationsverarbeitung, die dann eingeschaltet wird, wenn das Gehirn mit einer Situation oder einem Problem konfrontiert ist, für die das emotionale Erfahrungsgedächtnis (auch das prozedurale Gedächtnis) keine Antworten kennt. Dem Kortex wird signalisiert: „Da sind Details, da sind neue Dinge, auf die habe ich keine Antwort. Nun, Kortex – liebes Bewusstsein – befasse dich detaillierter damit!" – Das Bewusstsein muss man in ganz pragmatischer Weise sehen – ob uns das gefällt oder nicht – als ein Beratungsgremium, das der eigentliche Entscheider (also die subkortikalen Zentren) konsultiert, weil er den detaillierten Überblick nicht hat. ... Aus den bisher vorgestellten Erkenntnissen der Hirnforschung lässt sich schließen, dass das bewusste Ich nur sehr geringe oder gar keine Möglichkeit hat, sich selbst zu therapieren. Das Ich hat nämlich keine oder keine korrekten Einsichten für die unbewussten Faktoren, die es bestimmen – es unterliegt Fehldeutungen und Konfabulationen. ... Aus neurowissenschaftlicher Sicht kann es bei den Therapien im Wesentlichen *nicht* um das Bewusstmachen von bisher Unbewussten, weil verdrängten Inhalten des Trieblebens gehen; dieses Bewusstmachen würde nämlich die kortikalen Netzwerke ansprechen, auf die es bei der Handlungsentscheidung überhaupt nicht ankommt. Worauf es ankommt wäre die Persönlichkeit, die in subkortikalen Netzwerken verankert ist, wie Amygdala, Limbische System, Hypothalamus. Vielmehr muss es in der Therapie also darum gehen, subkortikale, unbewusste limbische Netzwerke zu verändern, in welchen unser emotionales Erfahrungsgedächtnis lokalisiert ist. In welchem Maße dies aber überhaupt möglich ist, ist umstritten."

Roths Schlussfolgerungen (2001, 2003): Das Unbewusste bestimmt weitgehend unsere Wünsche, Motive und Handlungspläne. Persönlichkeit bzw. Charakter des Menschen entwickeln sich in ihren Grundzügen weit vor dem bewussten Ich – also ca. bis zum 3. Lebensjahr – und werden durch bewusste Späterfahrung nur in geringem Ausmaße verändert, und wenn, dann meist durch markante Erschütterungen (durch „emotionalen Aufruhr"). In diesen Krisen liegt die Chance des Therapeuten. Bewusste Handlungsplanung und Handlungssteuerung geht durch die Zensur des unbewussten Erfahrungsgedächtnisses, dieses hat bei all unserem Tun das letzte Wort. Schließlich: Das bewusste Ich hat nur geringe Kenntnisse von diesen subkortikalen Prozessen.

Für den therapeutischen Prozess bedeuten diese Erkenntnisse, dass wir einerseits diese inadäquaten bzw. pathologischen Prägungen bzw. Routinen erkennen müssen: Dies könnten beispielsweise auf der kognitiven Ebene *irrationale Einstellungen*, auf der emotionalen Ebene eine *überschießende Emotionsregulierung*, auf der physiologischen Ebene ein *hypersensibles organisches Reaktionssystem* sein oder auf der Handlungsebene ein direkt beobachtbares *Vermeidungsverhalten* etc. Es ist also bei Weitem nicht nur über Trauminhalte oder über „Freudsche Versprecher" ein Zugang zum Nichtbewussten möglich, sondern auf allen vier Verhaltensdimensionen des Menschen: Kognition, Emotion, physiologische Reaktion und Handeln. Bei der diesbezüglichen Problemanalyse sollte auch noch berücksichtigt werden, dass die emotionale Reaktion voll automatisch und schnell erfolgt, während die kognitive Reaktion im Sinne von Einschätzung und Bewertung etc. wesentlich langsamer arbeitet und das korrigierende Eingreifen also immer sekundär erfolgt (vgl. z. B. das Konzept von *reappraisal* von Richard Lazarus).

Bezüglich therapeutischer Belange geht es beim Nichtbewussten prinzipiell um die Veränderung von dort abgespeicherten Reaktionsmustern. Es handelt sich dabei nicht nur um ein psychologisches Phänomen, sondern immer auch um ein physiologisches Geschehen – im Sinne einer physiologischen Persönlichkeit. Die vorgegebene genetische Matrix entwickelt sich ja an ganz konkreten individuellen sozialen und ökologischen Umweltbedingungen. Eine Veränderung derartiger psychophysiologischer Muster ist unvergleichlich schwieriger als z. B. die Modifikation von Wissen oder Einstellung. Was an emotionalen Beurteilungs- und Handlungsimpulsen im *limbischen System* einmal stabil verankert ist, scheint nur äußert schwer löschbar zu sein, wie Joseph LeDoux (1998, Neurobiologie in New York) in seinen Forschungen nachweist. Um auch in der so genannten physiologischen Persönlichkeit Veränderungen zu bewirken, braucht es neue Erfahrungen, die möglichst wiederholt und stabil gemacht werden können, um die alten Muster langsam überschreiben zu können. „Gelernt" bedeutet nämlich „automatisiert" und ist Teil der psychologischen und physiologischen Persönlichkeit. Dies macht z.B. verständlich, warum man als Betroffener zwar sehr gut verstehen kann, dass Lampenfieber in der Tat unnötig ist, aber dennoch in derartigen Situationen immer wieder ein hohes Maß an psychophysiologischer Erregung erlebt.

Der Königsweg für die Veränderung von im Nichtbewussten abgespeicherten Reaktionsprozessen bzw. Reaktionspotentialen liegt nicht im Erkennen bzw. dem Wissen um die Inadäquatheit dortiger Reaktionsprogramme, sondern in der Emotion, d. h. in der erlebten positiven Umstimmung des problematischen Themas. Da wir diese emotionale Umstimmung nicht direkt erreichen können, bleibt uns therapeutisch der Weg über die Kognitionen (anders darüber denken lernen), aber auch über die Beeinflussung physiologischer Prozesse (z. B. entweder über Drogen/Medikamente oder über körperorientierte Therapieverfahren) sowie über das Handeln selbst. Wenn dieses Handeln zu neuen, mit positiven Emotionen assoziierten Erfahrungen führt, und dieser Prozessvorgang entweder stark genug, lang genug oder wiederholt möglich ist, dann können auch alte Routinen mit diesen neuen Programmzeilen überschrieben werden. Damit ist auch eine Modifikation der „physiologischen Persönlichkeit" zumindest in Maßen erreichbar. Emotionales Lernen findet ein Leben lang statt. Sich diesen psychophysischen Kräften zu stellen in Form eines kreativen, achtsamen und kultivierten Umgangs mit unseren

Gefühlen und jenen unserer Mitmenschen, bleibt eine lebenslange Herausforderung.

E3 Die Macht der Gewohnheiten
Zum Beharrungsvermögen von Denk- und Handlungsgewohnheiten

Die meisten Psychotherapien sehen ihre Zielsetzung neben der günstigen Beeinflussung von körperlich wahrnehmbaren Vorgängen nicht nur in der Veränderung von inneren Haltungen bzw. Einstellungen oder Überzeugungen, der Verbesserung von Befindlichkeiten oder Gefühlszuständen, sondern auch in der Veränderung von konkretem Handeln. Die Wirksamkeitsforschung zeigt uns dabei allerdings, dass eine *anhaltende Veränderung von Gewohnheiten des Denkens oder Handelns* zu den ganz schwierigen Aufgaben der Therapie zählt.

Dauerhafte Änderungen unserer eigenen Denkschemata sowie unseres (habituellen) Alltagsverhaltens sind selbst dann nicht leicht zu erreichen, wenn diese ganz im Sinne einer verbesserten Problemlösung oder Optimierung unserer Lebensqualität liegen würde. Salopp formuliert: Beibehalten von Gewohnheiten ist die Regel, ihre Veränderung die Ausnahme. So gesehen sind wir Menschen „Gewohnheitstiere“. Diese Erkenntnis ist in der Psychologie sehr alt und wird seit einigen Jahren auch massiv von der Neurobiologie gestützt: Die meisten Anforderungen, die der Organismus zu erledigen hat, erfolgen automatisiert bzw. autoregulativ. Dass uns das wenig einsichtig ist, dafür sorgt schon unser Erlebnisapparat, insbesondere die neocorticalen Strukturen unseres Gehirns. Sie gaukeln uns vor, dass wir der „Herr im Haus“ wären obwohl die allermeisten psychischen Vorgänge und Entscheidungen einige Stockwerke tiefer in dort eingeschliffenen Bahnen ziemlich eigenständig ablaufen. Erst wenn die dort geprägten Algorithmen keine (brauchbare) Lösung parat haben, wird im Oberstock nachgefragt, was denn jetzt zu tun wäre. Dies soll – wenngleich an anderer Stelle bereits ausgeführt – aus argumentativ-inhaltlichen Gründen nochmals beschrieben werden.

Roth (2001): *„Aus den bisher vorgestellten Erkenntnissen der Hirnforschung lässt sich schließen, dass das bewusste Ich nur sehr geringe oder gar keine Möglichkeit hat, sich selbst zu therapieren. Das Ich hat nämlich keine oder keine korrekten Einsichten in die unbewussten Faktoren, die es bestimmen – es unterliegt Fehldeutungen und Konfabulationen. Der Therapeut hingegen hat Zugang zur bewussten Ebene des Individuums, wie insbesondere zur unbewussten Ebene, was der Patient selber nicht hat, auch gar nicht haben kann. Und er kann zumindest im Prinzip auf beide Ebenen einwirken. Er kann sich an das sprachliche bewusste Ich wenden, das ein sozial vermitteltes Ich ist, und er kann – wenn er ein guter Therapeut ist – sich an das Unbewusste wenden.*

Aus neurowissenschaftlicher Sicht kann es aber bei den Therapien im Wesentlichen nicht um das Bewusstmachen von bisher unbewussten weil verdrängten – Inhalten des Trieblebens gehen. Dies würde nämlich bei der Bewusstmachung die kortikalen Netzwerke ansprechen, auf die es bei der Handlungsentscheidung überhaupt nicht ankommt und eben nicht auf die Persönlichkeit zielen, die in subkortikalen Netzwerken verankert ist, wie Amygdala, Limbisches System, Hypothalamus. Vielmehr muss in der Therapie – so sagt ein „naiver" Neurologe wie ich – es darum gehen, subkortikale, unbewusste limbische Netzwerke zu verändern, in dem unser emotionales Erfahrungsgedächtnis lokalisiert ist. – In welchem Masse dies aber überhaupt möglich ist, ist umstritten.

Klar ist, dass die limbischen emotionalen Netzwerke vom Netzwerkcharakter und von den synaptischen Kontakten her ganz anderer Natur sind – etwas, was ich auch experimentell selbst untersuche – als die kortikal bewussten. Diese kortikalen Netzwerke sind für Analyse, für Details, für schnelles Lernen und schnelles Umlernen zuständig. Die subkortikalen Netzwerke können das nicht, und deshalb hat sich ja das Bewusstseinsnetzwerk bei uns Menschen (und vor uns bei anderen Tieren) entwickelt. Aber wer entscheidet, das sind die subkortikalen Netzwerke. Einige Neurobiologen wie Joseph LeDoux bezweifeln, ob das limbische Erfahrungsgedächtnis überhaupt vergisst und umlernen kann. Er sagt – und da ist er sehr Therapie-pessimistisch –, was die Therapie überhaupt tun kann, ist, dass das Bewusstsein einen Bogen um das limbische Unbewusste schlägt hin zu den verhaltenssteuernden Systemen und mit sozialen Reaktionen übertüncht. Hoffen wir, dass er nicht Recht hat.

Wichtig ist, dass uns unser emotionales Erfahrungsgedächtnis in jedem Falle sehr stark steuert, und auch das prozedurale Gedächtnis, nur dass letzteres nicht emotional ist. Ansonsten sind sie sich sehr ähnlich, beide sind subkortikal. Wenn wir Fahrradfahren gelernt haben, haben wir das zuerst einmal bewusst gemacht; wenn wir es aber können, ist das eine Brücke in den Basalganglien im Kleinhirn, und wir sind nicht mehr in der Lage, bewusst einzugreifen – wir wissen z.T. auch gar nicht, wie wir Fahrrad fahren, jedenfalls nicht, wenn wir darin Experten sind. Wir können auch unser Fahrradfahren-Können nicht aktuell bewusstseinsmäßig verändern. Auch hier zeigt sich: Wenn wir einmal in unserem Leben Fahrradfahren oder Klavierspielen oder sonst eine Fertigkeit gut gelernt haben, verlernt man es nicht mehr. Und alles deutet darauf hin, dass das emotionale subkortikale Lernen ein solches prozedurales Lernen ist – mit allen Vor- und Nachteilen. Das müsste man bei der Psychotherapie in jedem Fall bedenken. Das Bewusstmachen durch den Therapeuten kann zweifellos diesen Vorgang (der Automatisierung) etwas unterstützen (verstärken), ersetzen kann das Bewusstmachen nichts, der Prozess muss an die limbischen Netzwerke gehen.

Meine Schlussfolgerungen lauten: Das Unbewusste bestimmt weitgehend unsere Wünsche, Motive und Handlungspläne. Persönlichkeit bzw. Charakter des Menschen entwickeln sich in ihren Grundzügen weit vor dem bewussten Ich – drei Jahre und soundso viele Monate – und werden durch bewusste Späterfahrung nur in geringem Maße verändert, und wenn, dann meist durch „emotionalen Auf-

ruhr", wie ich es nenne. Das ist die Chance des Therapeuten. Bewusste Handlungsplanung und Handlungssteuerung geht durch die Zensur des unbewussten Erfahrungsgedächtnisses, dies hat bei all unserem Tun das letzte Wort. Und schließlich: Das bewusste Ich hat nur geringe Kenntnisse von seiner weitgehenden Determination durch das Unbewusste. Es unterliegt der Illusion der Selbststeuerung und bringt dieses sprachlich argumentativ zum Ausdruck. Erklärungen des eigenen Handelns sind in der Regel unzulänglich bis unzutreffend."

Abgesehen von der neuropsychologischen Debatte über die Begrenztheit von. bewusstem Erkennen als Wirkfaktor für Veränderungen in der „Programmierung" unserer Psyche (vgl. a. Roth 2003, Singer 2003, Kandel 2006) gibt es auch anhaltende Kritik am „Aufdecken des Unbewussten" oder „Ausleuchten der seelischen Tiefen" aus anderen Bereichen. Stellvertretend sei hier der bekannte Regisseur Werner Herzog genannt, der zur aktuellen Bedeutung der Psychoanalyse sagt:

„Weil ich grundsätzlich glaube, dass die Selbstanalyse ein schrecklicher Fehler unserer jetzigen Zivilisation ist. Weil jeder dunkle Winkel unserer Seele unbedingt ausgeleuchtet werden muss. Aber eine Wohnung, die bis zum letzten Winkel ausgeleuchtet ist, wird unbewohnbar. Und Menschen, die durch Psychoanalyse bis in den letzten Winkel erforscht sind, werden unbewohnbare Menschen. Mit denen kann ich nicht mehr umgehen, und mit denen will ich auch nicht mehr umgehen. In ihrer Größenordnung ist die Katastrophe der Psychoanalyse vergleichbar mit der spanischen Inquisition. Die Inquisition wollte nämlich die Erklärung der Glaubensinhalte, ausgeleuchtet bis in den letzten Winkel. Auch die muslimischen Elemente, die wohl noch versteckt in Spanien herumschwirrten, wollte man ausjäten. Und die Psychoanalyse ist genauso schlimm" (DIE ZEIT 2010, Nr. 6, Buch Feuilleton 4.2.2010, S. 45)

Die neurobiologische und neuropsychologische Forschung der letzten Jahrzehnte zeigt allerdings, dass dieses „Ausleuchten" der Seele ohnehin mehr Interpretation als Faktum ist. Erst recht gilt dies für den Aspekt der erkenntnisgeleiteten Veränderung von Gewohnheiten. Man muss gar kein Kritiker der Tiefenpsychologie sein, es reicht die Alltagserfahrung, um sich darüber klar zu werden, dass Veränderungen in den Routinen des Menschen eher zu den Ausnahmen zählen. Wir wehren uns üblicherweise recht geschickt gegen Veränderungen, einmal eingeschlagene Wege des Denkens und Handelns zu verlassen. Weil dem so ist, gibt es jede Menge Sprüche oder Empfehlungen, die uns ermuntern sollen, wenigstens die offensichtlich zwecklosen oder Leid verursachenden Bahnen aufzugeben und nach neuen oder alternativen Lösungen zu suchen und sich diese zu eigen zu machen.

Ein Beispiel für einen solchen Rat gibt eine alte indianische Weisheit der Dakota (s. Internet), die besagt:

Wenn Du entdeckst, dass du ein totes Pferd reitest, steig ab!

Typischerweise folgen wir diesem wohl überlegten Rat nicht, sondern strengen uns einigermaßen an, um im alten Trott bleiben zu können. Hier ein paar der zu beobachtenden Strategien, um vielleicht doch nichts ändern zu müssen:

Wir besorgen uns eine stärkere Peitsche.

Wir wechseln die Reiter.

Wir sagen: So haben wir das Pferd immer geritten.

Wir gründen einen Arbeitskreis, um das Pferd zu analysieren.

Wir machen Dienstreisen, um zu sehen, wie man andernorts tote Pferde reitet.

Wir erhöhen die Qualitätsstandards für den Beritt toter Pferde.

Wir bilden eine Task Force, um das tote Pferd wieder zu beleben.

Wir schieben eine Trainingseinheit ein, um besser reiten zu lernen.

Wir stellen Vergleiche unterschiedlich toter Pferde an.

Wir ändern die Kriterien, die besagen, ob ein Pferd tot ist.

Wir kaufen Leute von außerhalb ein, um das tote Pferd zu reiten.

Wir spannen mehrere tote Pferde zusammen, damit sie schneller werden.

Wir erklären: Kein Pferd kann so tot sein, dass man es nicht noch schlagen könnte.

Wir machen zusätzliche Mittel locker, um die Leistung des Pferdes zu erhöhen.

Wir engagieren externe Berater, die uns eine positive Einstellung zum Beritt toter Pferde vermitteln.

Wir machen eine Studie, um zu sehen, ob es kostengünstigere Berater gibt.

Wir kaufen etwas zu, das tote Pferde schneller laufen lässt.

Wir erklären, dass unser Pferd „besser, schneller und billiger“ tot ist.

Wir überarbeiten die Leistungsbedingungen für Pferde.

Wir richten eine unabhängige Kostenstelle ein.

Wir dementieren bis zuletzt, dass das Pferd tot ist.

In vielen erfolgreichen Psychotherapie-Konzeptionen der Gegenwart wird auf Ressourcen- und Lösungsorientierung fokussiert. Bevor allerdings derartige „Bewältigungsstrategien“ geplant werden, ist das multidimensional zu betrachtende Problem als solches zu hinterfragen. Es gilt, das übergeordnete Ziel bzw. die Perspektive mit all den Pros und Kontras im Lebenskontext ausreichend zu reflektieren. Andernfalls können Kontrollbemühungen zu „unsinnigen“ Handlungen führen. Aber selbst, wenn diese analytische Arbeit gut geleistet wurde, gibt es keine Gewähr, dass nun auch unser Tun dieser Einsicht folgt.

Fazit: Freuen wir uns also, wenn es uns trotz so vieler Tricks und mächtiger Beharrungstendenzen unserer Psyche dennoch gelingt – mit und ohne Hilfe der

Psychotherapie –, eingeschliffene, aber für die aktuelle Lebensbewältigung unbrauchbare Gleise zu verlassen und neue Wege zu gehen, die unser Leben verbessern helfen, wo immer dies erwünscht erscheint.

E4 Wie gut kennt ein Mensch sich selbst?

Wir bilden uns gerne ein, uns selbst zu kennen, schließlich sind wir uns selbst am nächsten. Aber diese Ansicht gerät schnell ins Wanken, wenn wir zu verstehen beginnen, dass das bewusste ICH gar nicht Herr im eigenen Haus ist: Unser Seelenleben wird nämlich im Wesentlichen von nichtbewussten Strukturen unseres Gehirns (insbesondere des limbischen Systems, dem Zentrum für Gefühle) gesteuert. Das Denkhirn, der Neocortex, muss sich daher viel Mühe geben, die Impulse aus den tieferliegenden, nichtbewussten Strukturen des Gehirns möglichst rational zu begründen. (Neuropsychologisch muss das ICH als Konstrukt gesehen werden, d.h. als ein Konglomerat aus ganz unterschiedlichen neurophysiologischen Modulen bzw. vererbten und erworbenen Elementen des „psychischen Apparats".)

Wir sind weitgehend einer Steuerung unterworfen, die sich auf der Grundlage unserer vorgegebenen genetischen Matrix durch prägende individuelle Erfahrungen herausgebildet hat. So gesehen sind wir ein „Museum unserer eigenen Geschichte". In unseren Gewohnheiten zeigen sich diese Prägungen: Wir sind uns der eigenen Automatismen unseres Denkens, Fühlens und Handelns kaum bewusst. Erst durch die Konfrontation mit der „Außenwelt" (also den Rückmeldungen von anderen) werden uns Eigenheiten bewusster, die wir durch bloßes Erkennenwollen des eigenen SELBST nicht erreichen. Es nützt also nichts, sich stundenlang vor einen Spiegel zu stellen und zu sinnieren „wer bin ich?".

Natürlich erlebt jeder Mensch sich selbst, seine Gedanken und Gefühle sind weitgehend privat, was man als die „intrasubjektive Sicht auf das SELBST" bezeichnen könnte. Über ihr Verhalten (dem Öffentlichmachen von Gedanken, Gefühlen und Handlungen, aber auch durch ihre physiologischen Reaktionen) äußert sich die Person der Umwelt und wird dadurch für andere in ihrem So-Sein erkennbar. Diese Außensicht erlaubt die (interindividuelle) Zuschreibung von unterscheidbaren Persönlichkeitseigenschaften. Jede Kategorisierung erfordert allerdings einen Bezugsrahmen, weil jedes Urteil bzw. jede Bewertung eine Referenz benötigt – ohne diese verbliebe jede Aussage im luftleeren Raum.

Wie aber komme ich selbst zu einem Urteil, wer ich bin? Wie erkenne ich mich? Ein Weg, um das herauszufinden, wäre die *Introspektion* (Innenschau) bzw. der meditative Selbstversuch. Das kann allerdings sehr leicht in die Irre führen, denn ich entdecke immer nur das, was ich in mir bewusst und daher benennbar vorfinde. Das mir Nichtbewusste kommt in dieser Art von „Selbsterkundung" nicht vor. Ich könnte allerdings mein bisheriges Verhalten (und meine Motive dafür) in konkreten Situationen bewerten und zu einem Selbstbild gelangen, wer ich denn bin. Dieses Selbstbild (oder Image, wer ich für mich selbst bin bzw. „wer ich glaube, realiter zu sein") ist allerdings ein Konglomerat aus „wer ich sein möchte" und „was andere über mich sagen" und ist zudem Referenz abhängig. Es braucht einen Bezugsrahmen, d.h. Vergleichsparameter oder Anhaltspunkte, wie das auch für jedes andere Urteil gilt. (Vergleiche ich mich mit einer Horde von Dieben und Räubern, stehe ich wahrscheinlich moralisch ganz gut da, im Vergleich zu manchen Mönchen und Nonnen aber möglicherweise eher schlecht ...)

Wir können also per se nicht wirklich wissen, wer wir sind. Wir destillieren vielmehr unser Urteil über uns selbst aus dem vielfältigen Echo, das wir von unseren Mitmenschen erhalten und verschönern dieses auch noch mehr oder minder stark. Wir bemühen uns fortwährend und mit großer Anstrengung, ein möglichst gutes Echo einzufahren, d.h. uns wichtigen Anderen gegenüber so zu verhalten, dass wir ein möglichst gutes Feedback zu Eigenschaften erhalten, die wir selbst als relevant erachten. Es ist uns über die Maßen wichtig, was bedeutsame Andere von uns halten, weil unser Selbstbild so stark davon abhängt.

Bei diesem Selbstbild beschwindeln wir uns selbst, was uns hilft, immer wieder Unzulänglichkeiten oder Fehler zu ignorieren und so zum eigenen „inneren Frieden" beizutragen. Versagt dieser Mechanismus, geraten wir häufig in eine veritable seelische Krise. Unser Gehirn konstruiert also ein geschöntes Bild von uns selbst, was sich offenbar evolutionspsychologisch bewährt hat, in dem es zur seelischen Gesundheit beiträgt. Erst bei Übertreibungen in die eine oder andere Richtung wird dieser psychische Automatismus zum Bumerang, weil die Kluft zwischen dem, wer wir glauben zu sein und dem, wer wir tatsächlich für andere sind, zu groß und damit zu einem unübersehbaren Problem wird.

Es ist also durchaus berechtigt, dass z.B. Psychotherapeuten, von denen wir eine Kompetenz zur Beurteilung von und adäquate Hilfe für andere Menschen erwarten, sich eine längerfristige „Eigentherapie" („Selbsterfahrung" im Rahmen ihrer professionellen Ausbildung) durchlaufen. Andernfalls würden sie die jeweils eigenen blinden Flecken nicht erkennen und womöglich durch Projektion am Gegenüber „behandeln".

Literatur (Kapitel E)

Bieri, P. (2001) Das Handwerk der Freiheit. Über die Entdeckung des eigenen Willens. Hanser, München

Blakemore, S.-J. und Uta Frith „Wie wir lernen – Was die Hirnforschung darüber weiß", aus dem Englischen von Hella Beister; Deutsche Verlagsanstalt, München (ISBN 3421059225)

Damasio, A. R. (1997): Descartes' Irrtum. Fühlen, Denken und das menschliche Gehirn. München (dtv)

Damasio, A. R. (2002): Ich fühle, also bin ich. München (List)

Damasio, A. R. (2005): Der Spinoza-Effekt. München (List)

DeShazer, S. (1990): Der Dreh. Überraschende Wendungen und Lösungen in der Kurzzeittherapie. Heidelberg (Carl-Auer), 9. Aufl. 2006

DeShazer, S. (1994). Das Spiel mit Unterschieden. Heidelberg (Carl-Auer), 4. Aufl. 2004

Egger, J.W. (1997). Empirische Wissenschaft und Evolutionäre Erkenntnistheorie. *Psychologie in der Medizin*, *8*, 1, 22-29

Egger, J.W. (2000). Die evolutionäre Erkenntnistheorie und der biopsychosoziale Krankheitsbegriff in der Medizin. In Pieringer, W. & Ebner, F. (Hrsg.). Zur Philosophie der Medizin. Wien/New York: Springer, 173-189

Egger, J.W. (2007). Der „freie Wille" aus neurobiologischer und alltagspsychologischer Sicht. Psychologische Medizin, Editorial, 18, 2, 2-3

Egger, J.W. (2008). Theorie der Körper-Seele-Einheit: Das erweiterte biopsychosoziale Krankheitsmodell. Integrative Therapie; 33(4): 497-520

Egger, J.W. (2009). Das Phänomen der Emergenz im Verständnis von Gesundheit und Krankheit. Psychologische Medizin, 20, 4, 10-16

Egger, J.W. (2010). Psychologicum: Die Unfähigkeit, Freiheit zu ertragen. Forum Glaube-Wissenschaft-Kunst, KHG Graz, 20.1.2010

Egger, J.W. (2015). Integrative Verhaltenstherapie und psychotherapeutische Medizin. Ein biopsychosoziales Modell. Wiesbaden: Springer

Egger, J.W. (2017). Theorie und Praxis der biopsychosozialen Medizin. Körper-Seele-Einheit und sprechende Medizin. Wien: Facultas

Foerster, H. von (1981): Das Konstruieren einer Wirklichkeit. In: P. Watzlawick (Hrsg.): Die erfundene Wirklichkeit. München (Piper)

Foerster, H. von (1985): Sicht und Einsicht. Wiesbaden/Braunschweig: Vieweg, Heidelberg: Carl-Auer 1999

Gerhard Roth: Wie das Gehirn die Seele macht. Lindau, Auditorium 2001

Grawe, K. (2004). Neuropsychotherapie. Göttingen: Hogrefe

Henrik, W. (2004). Willensfreiheit, Verantwortlichkeit und Neurowissenschaft. Psychologische Rundschau, 55 (4), 169-177. Göttingen: Hogrefe

Herzog, W. (2010). DIE ZEIT 2010, Nr. 6, Buch Feuilleton 4.2.2010, S. 45

Hofstadter, D.R. (1985): Gödel, Escher, Bach – ein endlos geflochtenes Band. Stuttgart: Klett-Cotta

Hüther, G. (1998): Bedienungsanleitung für ein menschliches Gehirn. Göttingen (Vandenhoeck & Ruprecht)

Hüther, G. (1999): Biologie der Angst. Wie aus Stress Gefühle werden. Göttingen Vandenhoeck & Ruprecht

Hüther, G. (2000): Evolution der Liebe. Was Darwin bereits ahnte und die Darwinisten nicht wahrhaben wollen. Göttingen (Vandenhoeck & Ruprecht)

Hüther, G. (2003). Perspektiven einer Synthese zwischen Hirnforschung und Psychotherapie. Lindau: Auditorium

Hüther, G. (2004). Neurobiologische Erkenntnisse und ihre Nutzung für die Psychotherapie. Müllheim: Auditorium

Hüther, G. (2004). Neurowissenschaft als Grundlage der Psychotherapie? Müllheim: Auditorium

Hüther, G. (2004): Die Macht der inneren Bilder. Göttingen (Vandenhoeck & Ruprecht)

Hüther, G.; Petzold, H.G. (2012) Auf der Suche nach einem neurowissenschaftlich begründbaren Menschenbild. In Petzold, H.G. Die Menschenbilder in der Psychotherapie. Wien: Krammer

Jourdain, R. „Das wohltemperierte Gehirn – Wie Musik im Kopf entsteht und wirkt", aus dem Englischen von Markus Numberger und Heiko Mühler, Akademischer Verlag/Spektrum, Heidelberg – Berlin (ISBN 382741122X)

Kandel E. R. (2006). Psychiatrie, Psychoanalyse und die neue Biologie des Geistes. Suhrkamp, Frankfurt am Main

Kandel, E.R. „Auf der Suche nach dem Gedächtnis – Die Entstehung einer neuen Wissenschaft des menschlichen Denkens", Siedler Verlag (ISBN 3886808424)

Kandel, E.R. (2006). Psychiatrie, Psychoanalyse und die Biologie des Geistes. Frankfurt/Main: Suhrkamp

Kugler, M. (2002). Neurobiologische Aspekt der Willensfreiheit. Spectrum IX, 5.1.2002

Kuhl, J. (1996). Wille und Freiheitserleben: Formen der Selbststeuerung; in Kuhl, J. & Heckhausen, H. (Hrsg.). Motivation, Volition und Handlung. Göttingen

LeDoux, J. (2006). Das Netz der Persönlichkeit. Wie unser Selbst entsteht. München: dtv

LeDoux, J. E. (1998): Das Gedächtnis für Angst. In Güntürkyn, O. (Hrsg.): Biopsychologie. Heidelberg: Spektrum/Akademischer Verlag, 96-103

LeDoux, J.E. (2001): Das Netz der Gefühle. München: Deutscher Taschenbuch Verlag

Lehrner, J.; Pusswald, G.; Fertl, E.; Strubreither, W. & Kryspin-Exner, I. (Hrsg.) (2006). Klinische Neuropsychologie. Wien: Springer

Libet, B. „Mind Time – Wie das Gehirn Bewusstsein produziert", aus dem Amerikanischen von Jürgen Schröder, Suhrkamp (ISBN 3-518-58427-8)

Linke, D.B. „Die Freiheit und das Gehirn – eine neurophilosophische Ethik“, Beck, München (ISBN 3406528740)

Perrig, W., Wippich, W., Perrig-Chielo, P. (1993) Unbewusste Informationsverarbeitung, Huber, Bern

Petzold – Textarchiv 2008. http://www.fpi-publikation.de/artikel/textarchiv-h-g-petzold-et-al-/index.php

Petzold, H. G., Sieper, J. (2008c): Integrative Willenstherapie. Perspektiven zur Praxis des diagnostischen und therapeutischen Umgangs mit Wille und Wollen. In Petzold, Sieper (2008a): Der Wille, die Neurobiologie und die Psychotherapie. 2 Bände, (Bd. 1 Freiheitsproblem, Bd. 2 Klinische Praxis) Bielefeld: Aisthesis, Sirius, S.473-592

Petzold, H.G. (2012f): Die Menschenbilder in der Psychotherapie. Interdisziplinäre Perspektiven und die Modelle der Therapieschulen. Wien: Krammer

Petzold, H.G. (2013) (in Ko-respondenz mit Johanna Sieper und Ilse Orth). Integrative Therapie in der „dritten Welle“ – Innovation und Vertiefung durch „transversale Vernunft“, interdisziplinäre Theoriekonzepte und differentielle Praxeologie und Praxis „Komplexer Humantherapie“ (III)

Rensing, L.; Koch, M.; Rippe, B. & Rippe, V. (2005). Mensch im Stress: Psyche, Körper, Moleküle. München: Elsevier/Spektrum

Roth, G. (1996, 1997): Das Gehirn und seine Wirklichkeit. Kognitive Neurobiologie und ihre philosophischen Konsequenzen. Frankfurt/Main: Suhrkamp

Roth, G. (2001). Wie macht das Gehirn die Seele? Lindau: Auditorium

Roth, G. (2003). Fühlen, Denken, Handeln. Wie das Gehirn unser Verhalten steuert. Frankfurt/Main: Suhrkamp

Roth, G. (2003): Aus Sicht des Gehirns. Frankfurt/Main: Suhrkamp

Roth, G. (2010). Das kooperative Gehirn. Interview. Die Presse 07.11.2010, Buch Wissen, 24

Rüegg, J.C. (2003): Psychosomatik, Psychotherapie und Gehirn. Neuronale Plastizität als Grundlage einer biopsychosozialen Medizin. Stuttgart: Schattauer

Schüßler, G. (2011). Psychodynamische Aspekte des Unbewussten – hilft uns die Neurobiologie? In Aichhorn W. et al. Neurobiologie der Psychotherapie. Perspektiven und systemtherapeutische Innovationen. Paracelsus Medizinische Privatuniversität Salzburg. Abstract-Band 2011

Singer, W. (2003). Bindungsprobleme. Neurobiologische Überlegungen. Köln: Supposé

Singer, W. Der Beobachter im Gehirn – Essays zur Hirnforschung. Frankfurt: Suhrkamp ISBN 3-518-29171-8

Singer, W. Ein neues Menschenbild? – Gespräche über Hirnforschung. Frankfurt: Suhrkamp ISBN 3-518-29196-3

Spitzer, M. (2005). Lernen – vernetztes Denken. Müllheim: Auditorium

Tetens, H. (2004). Willensfreiheit als erlernte Selbstkommentierung. Sieben philosophische Thesen. In Walter Henrik. Willensfreiheit, Verantwortlichkeit und Neurowissenschaft. Psychologische Rundschau, 55 (4), 178-185. Göttingen: Hogrefe

Weber, P.F. Der domestizierte Affe: Die Evolution des menschlichen Gehirns, Düsseldorf: Patmos ISBN: 3530421898

Weiner, H. (1991). Der Organismus als leib-seelische Funktionseinheit – Folgerungen für eine psychosomatische Medizin. Psychotherapie, Psychosomatik, Medizinische Psychologie, 41, 465-481

F Auf der Suche nach der Ganzheit –
komplementäre und alternative Methoden in der Heilkunst

F1 Biopsychosoziale Medizin als wissenschaftlich begründete ganzheitliche *Humanmedizin*

Wissenschaft ist spannender als Esoterik und Aberglauben. Wissenschaft lebt vom Wettstreit kluger Ideen, die fortwährend der Überprüfung ausgesetzt werden. Das gilt natürlich auch für die sog. Psychosomatik. Ich selbst beschäftige mich seit Jahrzehnten mit einer *Medizintheorie*, die als biopsychosoziales Modell bekannt geworden ist. Sie stellt die Grundlage für eine *wissenschaftlich begründete „ganzheitliche" Medizin* dar. In der aktuellsten Version handelt es sich dabei um eine Theorie der Körper-Seele-Einheit (body mind unity-theory). Danach gibt es keine *psychosomatischen Krankheiten* – genauso wenig wie es *nicht-psychosomatische* Krankheiten gibt. Unter Nutzung der Allgemeinen Systemtheorie (als Metatheorie) gilt nämlich, dass jedes seelische Ereignis – d.h. jeder Gedanke, jedes Gefühl und jeder Handlungsimpuls –zugleich immer auch ein physiologischer Vorgang ist. Computertechnisch könnte man das am ehesten mit dem Prinzip der parallelen Verschaltung verständlich machen.

Es ist unsere Sprache, die uns weiterhin zwei Welten vorgaukelt – eine *körperlich-materielle* und eine davon irgendwie losgelöste *seelische Welt*. Tatsächlich laufen diese Vorgänge innerhalb *eines* organismischen Prozesses ab, wie dies heute neurobiologisch und neuropsychologisch einigermaßen plausibel beschreibbar geworden ist. Es gilt: Was dabei den Gesetzen der Physik und Chemie entspricht, nennen wir das *Körperliche*, was den Gesetzen der Psychologie entspricht, ist das *Seelische* – beides gehört zur selben Wirklichkeit.

Diese Rahmentheorie für eine integrierte, wissenschaftliche Medizin des 21. Jhds. eröffnet erweiterte Möglichkeiten für Diagnostik und Therapie. Der Arzt ist nicht nur auf die sog. *Ingenieursmedizin* beschränkt, er wird auch zum *Helfer für die Selbsthilfe des Patienten* und kann ihn selbst dann noch sinnvoll betreuen, wenn die chirurgisch-technischen und pharmakologischen Hilfen nicht mehr ausreichen. Das aktuelle Arbeits-Motto könnte lauten: *Finde gemeinsam mit deinem Patienten heraus, was ihm in der jeweiligen Krankheitsphase am besten hilft und unterstütze ihn dabei mit WORT, ARZNEI und MESSER.*

Was und in welcher Kombination jeweils „das Beste" sein kann, ist natürlich Gegenstand fortwährender wissenschaftlicher *Forschung*. Jedenfalls rückt der Patient wieder als *Subjekt* und nicht nur als komplexe Maschine ins Zentrum des ärztlichen Handelns. Die Arzt-Patient-Beziehung und das Ärztliche Gespräch sind nicht nur Themen der Höflichkeit und humanitärer Gesinnung, sondern sie sind potente psychologische Wirkfaktoren, die es zu nutzen gilt. Die Forschung belegt eindrucksvoll die Bedeutung der ärztlichen Kommunikation, sowohl für das Erreichen des medizinischen Behandlungsziels als auch für die Zufriedenheit von Patient und Arzt.

In der aktuell gültigen Ausbildungsordnung für unsere Medizinstudierenden an der Medizinischen Universität Graz (MUG) versuchten wir ab 2002 im Rahmen eines speziellen Längsschnittmoduls namens „Kommunikation – Supervision – Reflexion" mit 4 unterschiedlichen Lehrveranstaltung vom 3. – 10. Semester *Wissen*, *Wollen* und *Können* zu vermitteln, sodass der zukünftige Arzt nicht nur medizin-technisch und pharmakologisch gebildet ist, sondern sich auch Basisfertigkeiten im Umgang mit den kommunikativen Herausforderungen im Patientenkontakt erwirbt. Im Rahmen meiner Professur für Biopsychosoziale Medizin waren dafür an die 30 Lehrende engagiert, wobei hier auch der Bereich „Ethik und Recht in der Medizin" miteingeschlossen war. Ergänzt und erweitert wurde das Lehrangebot vom Querschnittsmodul „Spannungsfeld Persönlichkeit", das gemeinsam von den Univ.-Kliniken für Psychiatrie & Psychotherapeutische Medizin sowie für Medizinische Psychologie & Psychotherapie umgesetzt wurde. In den letzten Jahren, insbesondere nach meiner Emeritierung, ist es zu einigen Modifikationen mit dem Ziel eines gestrafften Angebots dieser verpflichtenden Lehrveranstaltungen gekommen.

Eine zeitgemäße *Universität* kümmert sich darüber hinaus auch um ihre AbsolventInnen: Ich hatte die historische Möglichkeit, die postgraduale Ausbildung der sog. PSY-Diplome – gemeinsam mit Walter Pieringer und Peter Stix – an der Medizinischen Universität Graz seit Anfang der 90er Jahre des vorigen Jahrhunderts mitzuentwickeln. Seit ca.30 Jahren bilden wir in postgraduierten Lehrgängen interessierte ÄrztInnen in *psychosozialer*, *psychosomatischer* und *psychotherapeutischer Medizin* aus. Diese Erfahrungen waren äußerst wertvoll und sind auch in die Gestaltung des *tracks* „Kommunikation/Supervision/Reflexion" unseres Humanmedizinstudiums eingeflossen.

Wir wollen damit das Leitbild der MUG einer biopsychosozial orientierten, wissenschaftlichen Medizin mit Ausrichtung auf eine umfassendere *Gesundheitsuniversität* mit allen Kräften unterstützen. Dafür braucht es *Wissen*, *Wollen* und *Können*. Eine so breit angelegte Perspektivenänderung – von einer vorrangigen Reparaturmedizin zu einer Gesundheitsuniversität – ist nur zu verwirklichen, wenn wir möglichst viele Arbeitsfelder der Medizin als Kooperationspartner gewinnen. Dies führt erfahrungsgemäß nicht nur zu vermehrter Zusammenarbeit in Forschung, Lehre und Patientenversorgung, sondern auch zu neuen Organisationsformen für interdisziplinäres Arbeiten. Wir sollten uns nicht davor fürchten, sondern dies auch als Chance betrachten. – Es gilt ohnehin auch hier das seit Heraklit geläufige Motto: *panta rhei*.

Allen Einwänden zum Trotz: Das inzwischen revidierte und erweiterte biopsychosoziale Modell ist als aktuelle *Theorie der Körper-Geist-Einheit* das gegenwärtig kohärenteste, kompakteste und auch bedeutendste Theoriekonzept, innerhalb dessen der Mensch in Gesundheit und Krankheit erklärbar und verstehbar wird (Goodman 1991, Suls & Rothman 2004, Spitzer 2005, Adler 2009, Fava & Sonino 2008, Malgram 2005). Worin besteht nun dieses *biopsychosoziale Modell*, das in Relation zu seiner Bedeutung für die Medizin nach wie vor zu wenig geläufig ist und in seiner Tragweite unterschätzt wird? (Siehe dazu auch die Ausführungen im ersten und letzten Kapitel dieses Bands.)

Im Sinne der Allgemeinen Systemtheorie (L. v. Bertalanffy) erscheint die Natur als Kontinuum von Einheiten (Systemen) geordnet: Größere, komplexere Einheiten (= Systeme oder Ganzheiten) stehen hierarchisch über weniger komplexen Einheiten und jedes Niveau in dieser Hierarchie repräsentiert ein dynamisches System (oder Ganzheit) mit ganz spezifischen Eigenschaften; nichts existiert isoliert, alle Ebenen sind prinzipiell verbunden; die „Person" ist ihren Organsystemen, aus denen sie besteht, übergeordnet (sie bildet ein komplexeres System als die Summe aller Organe).

Der hier zentrale Begriff der *Emergenz* beschreibt das Natur-Phänomen, dass (a) ab einem gewissen *Komplexitätsniveau* sich eine nächst höhere Ebene (ein neues SYSTEM) herausbildet mit bis dahin völlig neuen (noch nicht dagewesenen) Eigenschaften; weiters, dass (b) sich bestimmte *Eigenschaften* eines Systems nicht aus der Summe seiner Bestandteile erklären lassen („Das Ganze ist mehr – genauer: etwas Anderes, nämlich Neues und Komplexeres – als die Summe seiner Teile"). So ist z.B. der *Mensch* nicht die Summe seiner Organe, er ist vielmehr ein *komplexeres System* als die Aneinanderreihung seiner Subsysteme (vgl. a. K. Lorenz: „Fulguration" / Evolutionsbiologie: plötzliches Auftreten von neuen Eigenschaften in der Entwicklung des Lebens; Egger 2009).

Die *biopsychosoziale Medizin* nutzt – wie erwähnt – die Allgemeine Systemtheorie, um die bisherige der Leib-Seele-Dichotomie zu überwinden. Jeder Mensch ist danach nicht nur als *biologisches* Wesen zu verstehen („bio"), sondern zugleich auch als ein Wesen mit jeweils typischen Eigenheiten des *Denkens, Fühlens* und *Handelns* („psycho") und auch ein Wesen mit individuellen *sozialen, kulturellen* und *ökologischen Lebensumwelten* („sozio"). (Cave: „psycho" umschreibt hier die Gesamtheit *aller* seelischen Phänomene, und „sozio" meint *alle* sozialen, kulturellen und ökologischen Lebenswelten.)

F2 Der Streit um die „Ganzheitlichkeit" in der Medizin

Das *Subjektive* (das individuelle Erleben und sein darauf bezogenes Verhalten) und das *Objektive* (die beobachtbaren bzw. messbaren körperlichen Vorgänge bzw. das konkrete Handeln) erscheinen hierbei als zwei fundamentale und zueinander komplementäre Perspektiven von lebenden Systemen (vgl. Pieringer & Egger 2005, Damasio 1997, 2002, 2003), die allerdings immer als *Ganzheiten* zu beschreiben und verstehen sind, wie bspw. Uexküll 1997 in seinem Geleitwort von Ulrichs „Biomedizin – die folgenschweren Wandlungen des Biologiebegriffs“ (Stuttgart: Schattauer, 1997, s.a. Uexküll 1991, Uexküll & Wesiack 2003), nach einem lebenslangen intellektuellen Kampf gegen die Verarmung der Medizin als seelenlose Reparaturwerkstatt indigniert anmerkt. In dieser Kritik enthalten ist die Erkenntnis, dass die Medizin wissenschaftstheoretisch gesehen in der Naturwissenschaft des 19. Jahrhunderts stecken geblieben ist. Die Erkenntnisse der psychologischen Wissenschaften wurden weitgehend ignoriert und die metatheoretischen Angebote – insbesondere die Bedeutung der Allgemeinen Systemtheorie – für die Weiterentwicklung in Richtung einer integrierten Medizin des 21. Jahrhunderts weder ausreichend erkannt noch zu nützen verstanden.

Nüchtern betrachtet ist ein „Glaubenskrieg“ zwischen der wissenschaftlichen Medizin und den vielen Mini-Theorien und sonstigen Ansätzen am Rande der wissenschaftlichen Medizin wenig sinnvoll oder gar hilfreich (Smolle 2002, 1995). Die meisten dieser „alternativen“ oder „komplementären“ Ansätze (die sich teilweise fälschlich als „ganzheitlich“ titulieren, obwohl sie nur einen kleinen Ausschnitt aus der komplexen Wirklichkeit erfassen, s. Ernst & Singh 2013, Stalker & Glymour 1985) enthalten den einen oder anderen beachtenswerten Aspekt bzw. die eine oder andere überprüfbare Aussage, die es zu testen gilt. Sofern sie einer *unabhängigen* wissenschaftlichen Überprüfung unterworfen werden und dabei ein *beständiges* affirmatives Resultat zu liefern imstande sind, werden diese Teile zwangsläufig Bestandteil der wissenschaftlichen Medizin. Denn diese stellt – wie erwähnt – die Summe aller überprüften und haltbaren Resultate dar, die zugleich in ein komplexes Verstehensmodell von Krankheit und Gesundheit eingearbeitet werden müssen. Der Rest verbleibt allerdings als nicht-wissenschaftlich und aus guten Gründen außenstehend, d.h. nicht in die wissenschaftliche Medizin integrierbar.

Das erweiterte *biopsychosoziale Modell* (verstanden als *Theorie der Körper-Seele-Einheit*) stellt gegenwärtig die umfassendste wissenschaftliche Rahmentheorie für die gesamte Humanmedizin dar. Es geht um nichts weniger als um die Erklärung der Natur des Menschen als leib-seelisches Wesen, wobei nicht mehr wie bisher von zwei separaten Entitäten – dem Stofflichen (Körperlichen) einerseits und dem anscheinend Immateriellen (Seelischen) andererseits – ausgegangen wird. Das Seelische ist selbst ein emergentes Phänomen des Materiellen, d.h. eine der komplexest organisierten Materie prinzipiell innewohnende Potenz.

Wie uns bereits A.F. Whitehead (1861-1947) gelehrt hat, gilt: Die *Materie* ist nicht „tot“, sondern als hochdynamisches Phänomen zu sehen, in dem alle komplexeren Phänomene (und somit auch das Leben) in seinen Grundbausteinen bereits enthalten sind. Der „Sternenstaub“, aus dem alles besteht, was ist, kann unter hochkomplexen Bedingungen Organisches hervorbringen (Whitehead 1929 / 1978), wobei dieses Lebendige wiederum unter höchst aufwendigen evolutionären Prozessen auch seelische Phänomene generieren kann. Diese Phänomene sind aber wiederum von einer höheren Komplexität als die darunterliegenden materiellen Strukturen, sodass wir auf der Ebene der Materie für das sogenannte Seelische kein ausreichendes Verständnis erlangen können. Seelische Phänomene wie z.B. Denken oder Fühlen bilden (sensu Allgemeine Systemtheorie) einen eigenen – *emergenten* – Phänomenbereich. Die Erkenntnis, dass der (fälschlicherweise als „tot" bezeichneten) Materie die prinzipielle, inhärente Möglichkeit zum Hervorbringen von Lebendigem und im Weiteren auch von Formen des Seelischen gegeben ist, ist allerdings aufgrund jahrtausendealter gegenläufiger Denktraditionen und sprachlichen Konventionen noch nicht weit verbreitet.

Gesundheit wird darin nicht als Fehlen von pathogenen Keimen oder öko-sozialen Störfaktoren definiert, sondern als die Kompetenz des Organismus, mit beliebigen pathogenen Faktoren (z.B. Bakterien, Viren, Giften, belastenden psychischen oder öko-sozio-kulturellen Lebensumständen) autoregulativ fertig zu werden (d.h. diese mit den eigenen Ressourcen unter Kontrolle zu halten). Krankheit stellt sich ein, wenn diese autoregulative Kompetenz in keinem ausreichenden Maß vorhanden ist bzw. die dafür zuständigen Regelkreise überfordert sind. Damit wird deutlich, dass Gesundheit kein Zustand ist, sondern ein funktionelles, dynamisches Geschehen – Gesundheit muss gleichsam in jeder Sekunde des Lebens „geschaffen" werden.

Für die praktische Umsetzung des erweiterten biopsychosozialen Modells – als Metatheorie für die Humanmedizin der Gegenwart – gilt, dass alle relevanten Daten (also Inforationen aus der körperlichen, psychologischen und Lebenswelt-bezogenen Ebene) parallel zu erfassen und zu integrieren sind. Wir nennen dies „Simultandiagnostik". Sie meint die multidimensionale und parallel organisierte Erfassung und Verwertung von diagnostischen Daten. Auch die davon abgeleiteten Interventionen sollten in einer verschränkten, multimodalen Behandlungsstrategie erfolgen, die sich idealerweise nicht nur auf den Patienten, sondern auch auf seine Lebenswelt beziehen sollte. Dies wird als „Simultantherapie" umschrieben. Natürlich sind diese Forderungen aus der Theorie nie ganz zu verwirklichen, aber unser Bemühen sollte in diese Richtung gehen. Jedenfalls wird damit der wissenschaftliche und praktische Aktionsraum der herkömmlichen Ingenieurs- oder Reparaturmedizin deutlich erweitert (Egger 2017).

Die „Leib-Seele"-Problematik und die spirituelle Dimension im biopsychosozialen Modell

Für das prima vista schwer begreifliche Phänomen oder gar Mysterium, wie aus einer *leblos gedachten Materie* etwas *Lebendiges* entstehen kann, hat der Mensch schon vor Jahrtausenden eine Lösung ersonnen, in dem er dies mit übernatürlichen Kräften oder Gottheiten erklärt und für sein eigenes Leben zudem die Vorstellung einer „unsterblichen Seele" geschaffen hat. Diese Vorstellungen haben im Wesentlichen bis zur abendländischen Aufklärung den meisten Menschen auch gereicht. Erstaunlich ist allerdings, dass mit der Idee der Unsterblichkeit ein hochwissenschaftliches Postulat – nämlich das physikalische Grundgesetz zur Erhaltung der Masse und Energie – vorweggenommen wurde. Trotz aller Transformationen bleibt nämlich die Gesamtheit der Energie bzw. Masse gleich.

Der Begriff der *Seele* ist Kontext abhängig und mehrdeutig. Aus wissenschaftlicher Perspektive hat die **Seele** – genau genommen – nirgendwo im Körper ihren Sitz. Sie ist nämlich ein *emergentes Phänomen des Gesamtorganismus* und daher dort als solches nicht zu finden. Fest steht allerdings auch, dass die entscheidenden materiellen Strukturen für seelische Phänomene in den physischen Strukturen des neuronalen Systems liegen. Fehlen wichtige derartige organische Strukturen oder sind solche insuffizient entwickelt oder zerstört, dann sind die davon abhängigen seelischen Leistungen nicht möglich. So gesehen ist die *Seele* dann doch überwiegend eine emergente Erscheinung unseres Nervensystems, sie kann allerdings niemals auf die neuronalen Strukturen reduziert werden bzw. dort valide erklärt werden (Egger 2015, Markl 2005).

Im Bereich der Sinnfragen menschlicher Existenz hat die Seele eine ganz andere Bedeutung. Weil der Mensch in den physiko-chemischen Gegebenheiten keinen darüber hinausgehenden Sinn erkennt und noch weniger Trost für seine befristete Existenz findet, hat er seit Jahrtausenden und wird er auch weiterhin nach einer idiosynkratischen Interpretation seines Daseins suchen. Die Vorstellung einer *unsterblichen Seele* ist dabei wohl die erfolgreichste Erlösungsphantasie. Aber das liegt außerhalb der Wissenschaft und ist wohl ein rein menschliches Phänomen; kein anderes Lebewesen hat offensichtlich diesen Anspruch.

Körper-Seele-Einheit und Spiritualität

An dieser Stelle ist eine Anmerkung notwendig: Ein weit verbreiteter Irrtum hinsichtlich des Begriffs „biopsychosozial“ besteht darin, dass angenommen wird, es handle sich hier um drei separierte Wirklichkeitsaspekte, die nun additiv zusammengeführt werden sollen. Die Bezeichnung „bio“ meint jedoch – als begrifflicher Platzhalter – die Gesamtheit aller materiell festmachbaren Entitäten des menschlichen Organismus (das „Körperliche“). Das Kürzel „psycho“ meint die Gesamtheit aller seelischen Phänomene (jede Form von Denken, Fühlen und Handeln), und die Kurzform „sozial“ umfasst die Gesamtheit aller physiko-chemischen, sozialen und kulturellen Lebensbedingungen (oder „Umwelten“) des menschlichen Organismus. Alle diese Bereiche sind Aspekte ein und derselben Wirklichkeit, sie sind untrennbar – hierarchisch geordnet und dynamisch – miteinander vernetzt. Sie können zwar zu Zwecken des Detailstudiums separiert betrachtet werden, sie sind aber immer Teile ein und desselben Geschehens, sodass durch die Reduktion auf eine dieser Systembereiche immer auch Information verloren geht.

Alles Seelenleben – Gefühle, Gedanken, spirituelle Vorstellungen und jeweils darauf begründete Handlungen – sind untrennbar mit dem Materiellen verbunden (vgl. z.B. Roth 2003, Riedl 1987): Es gibt kein einziges seelisches Phänomen, das ohne ein entsprechend geartetes Nervensystem denkbar ist. Ergo zählen Aspekte des *Spirituellen* zu den Phänomenen des menschlichen Geistes und sind Teil einer „ganzheitlichen" Betrachtung des menschlichen Seins, wie es für die biopsychosoziale Theorie mit ihrer Leib-Seele-Einheit typisch ist. Die spirituelle Dimension umfasst keine Phänomene der dinglichen Welt, sie gehört zur Welt der Vorstellungen und bildet im biopsychosozialen System logisch richtig einen Teil der psychischen Welt des Menschen ab. Anders formuliert: Sie ist ein Phänomen, das den Leistungen der menschlichen Psyche zuzuordnen ist. Dort hat sie ihren Platz – egal, ob das Spirituelle religiös oder nicht-religiös verstanden wird.

So gesehen wäre auch der Zuständigkeitsbereich der „Spiritualität" die gedankliche Beschäftigung mit dem „Sein an sich" und den Versuchen, Antworten zu finden, wie unsere Existenz zu verstehen ist. Den größten Beitrag in der bisherigen Menschheitsgeschichte leistet dazu – paradoxerweise – die Wissenschaft, obwohl ihr Zuständigkeitsbereich sich auf Aussagen bezieht, die überprüfbar (und damit falsifizierbar) bleiben müssen. Demzufolge entziehen sich einige der abstrakten Gedankenwelt angehörende Fragen der wissenschaftlichen Kontrolle, wie z.B. „Hat der Mensch eine göttliche Seele?" etc. Es bleibt eine Unauflösbarkeit zwischen dem, was wissenschaftlich erkannt werden kann (der erkennbaren und damit „wissbaren" Welt) und dem, was in unterschiedlichen Glaubenssystemen (den Glaubensbekenntnissen oder Ideologien) vorgegeben wird.

Unbestreitbar ist, dass der Mensch immer schon nach einer Erklärung von für ihn schwer begreifbaren Phänomenen gesucht hat und nach einer Orientierung in einer zunehmend komplexeren und schwer durchschaubaren Welt Ausschau hält. Dabei haben die Wissenschaften keine guten Karten, denn sie liefern die Erklärungen ja nur als Puzzle-Stücke und nicht in der gewünschten einfachen „Verdaubarkeit" für unser (genetisch bedingtes) denkfaules Gehirn. Wissenschaft ist verbunden mit einer unvermeidlichen Unschärfe und erhebt keinen Anspruch auf letztgültige Wahrheit, weil es diese logisch nicht geben kann.

Allerdings kann auch der durch die Aufklärung geläuterte Wissenschafter das Bedürfnis nach einem übergeordneten, die erkennbare Welt übersteigenden Verständnis des Lebens haben. Auch der Wissenschafter orientiert sich in seinem eigenen Leben an einer Lebensphilosophie, die sein Wissenschaftsgebiet übersteigt. Auch er operiert im Privaten mit Begriffen wie „Lebenskraft" und „Lebenssinn" – auch wenn er einsieht, dass das Leben nur sich selbst zum Zweck hat. Auch er benötigt kognitiv-emotionale Entlastung, sucht Trost, Versöhnung, Zuversicht und Perspektiven für sein Leben. Er sieht sich genauso den Fragen nach Akzeptanz des Vergänglichen, des Unermesslichen oder auch Unbegreifbaren (wie dies auch Sterben und Tod sein können) ausgesetzt.

Sofern religiöse oder religionsähnliche Vorstellungen dieses Bedürfnis nach „Antworten auf die letzten Fragen" befriedigen, ist dieses Problem mehr oder minder gelöst. Wie soll sich aber der aufgeklärte Mensch, der sich nicht zu einer vorgegebenen religiösen Illusion bekennen mag, den „letzten Fragen" stellen? Dirnberger (2012) ist der Auffassung, dass es selbstverständlich auch eine *aufgeklärte Spiritualität* geben kann:

„Aufgeklärt spirituell heißt ..., keine Angst vor scheinbar Irrationalem, Unerklärbarem zu haben. Letztendlich bedeutet es auch, den Mut zu haben, Fragen nicht beantworten zu können, sie als offen oder nicht lösbar zu akzeptieren und auszuhalten, ohne in dogmatische Glaubensgeschichten zurück zu verfallen. So gesehen kann aufgeklärte Spiritualität nicht das neue Dogma sein. Jeder dogmatische Ansatz pervertiert seine Grundideen und wird der Vielfalt menschlicher Existenz nie gerecht, weil er die Unterschiede im Menschen nivelliert oder ignoriert und dadurch die Einheit, die Ganzheit aller Menschen nicht fassen kann. ... Was bleibt dem Menschen, wenn wir ihm Gott nehmen? Möglicherweise alles! ... Wahrhafte Spiritualität als einzigartiger Teil der einzigartigen Menschheit, alles Lebendigem, der Welt und des gesamten Kosmos, alles Seienden, aller Existenz. Was heißt das? Wenn wir darüber nachdenken, können wir es erahnen, in Märchen, Mythen und Geschichten intuitiv erfassen, in liebevoller zwischenmenschlicher Begegnung erspüren, in der ruhigen Bewunderung der Natur erstaunen und in der Stille der Meditation in spiritueller Praxis uns annähern."

Als aufgeklärte Menschen können wir festhalten: Alle Religionen sind Schöpfungen von Menschen. Sie versuchen seit Urzeiten, auf die großen Fragen des menschlichen Seins, aber auch auf die Nöte und Anliegen der jeweiligen Zeit Antworten zu geben und damit das anscheinend oder tatsächlich Unbegreifliche verständlich zu machen oder ihm Sinn zu geben. Religionen sind kognitive menschliche Leistungen, die auf die Probleme ihrer jeweiligen Entstehungszeit nicht nur Antworten, sondern auch Handlungsanleitungen für die Lebenspraxis geben wollen. Sie sind naturgemäß immer an einer spezifischen Vergangenheit orientiert und würden damit ein inhärentes Ablaufdatum aufweisen, wenn sie nicht durch stetige Neuinterpretation bzw. Auslegung an die aktuellen Lebensbedingungen angepasst würden. In einer zunehmend komplexer werdenden Welt wird dies immer schwieriger. Die brennenden Fragen der Gegenwart und auch der unmittelbaren Zukunft können nicht mehr nur aus einer Extrapolation von lange zurückliegenden (weniger komplexen) Lebens- bzw. Denkwelten ausreichend bewältigt werden.

Aus der Sicht der Aufklärung – der wahrscheinlich größten intellektuellen Leistung des Abendlandes – kann kritisch angemerkt werden, dass mit der Rückwärtsgewandtheit und Bezogenheit auf alte Lebenswelten, wie wir sie vor 3000, 2000 oder 1500 Jahren vorgefunden haben, Glaubenssysteme verbunden sind, die in wesentlichen Aspekten grundsätzlich falsche Ziele vorgeben bzw. fatale Überzeugungen prolongieren. So mochte z.B. der Versuch, die Kontrolle der Geburtenrate mit allen Mitteln zu verhindern, ohne großen Widerspruch hingenommen werden, als die Erde nicht einmal ein Zehntel der heutigen Bevölkerung ausmachte. Heute, da wir die letzten Ressourcen der Erde ausbeuten, um 7 bis 8 Milliarden Bewohner dieses Planeten zu ernähren und ihnen die selbstgewünschte Wohnumwelt zu schaffen, mutet diese Haltung an wie ein unermessliches Verbrechen an den zukünftigen Generationen, die bald 9 bis 10 Milliarden Menschen umfassen werden. – So werden ursprünglich sinnvolle, in Normen gegossene Erkenntnisse nach Jahrhunderten und Jahrtausenden zu gefährlichen Hindernissen bei der Bewältigung der gegenwärtigen Menschheitsprobleme. Es lassen sich in jeder der uns geläufigen monotheistischen Weltreligionen (Judentum, Christentum und Islam) zahlreiche solcher Widersinnigkeiten und kontraproduktiven Gebote bzw. Lehrmeinungen finden.

Die einzige bekannte Gegenstrategie, zeitgerechte Lösungen für jene erdumspannenden Megaprobleme der Gegenwart zu erarbeiten, besteht im kritischen Einsatz wissenschaftlicher, d.h. überprüfbarer Problembewältigungsstrategien. Diese liefern natürlich keine fertigen Rezepte, sondern nur Näherungswege, die fortdauernd über Versuch und Irrtum und viel intellektuelle Mühe bei der Erarbeitung von Verstehensmodellen verbessert werden müssen. Dass dies gleichbedeutend ist mit dem *Prinzip der permanenten Aufklärung,* ist leicht einzusehen. Ebenfalls leicht einzusehen ist auch der immense Widerstand althergebrachter Glaubensbekenntnisse gegen Wissenschaft, wie wir dies in unserer abendländischen Geistesgeschichte in dramatischer Weise kennengelernt haben – und in einigen Regionen gegenwärtig wieder hautnah erleben.

Mit dem Erstarken des menschlichen Geistes bzw. der wissenschaftlichen Überprüfung von Behauptungen – oder anders ausgedrückt: dem Primat der Aufklärung, „scientia potentia est!“ – mussten die tautologischen Welterklärungsansätze einen Bedeutungsverlust hinnehmen. Die Absicherung gegen Veränderung oder Infragestellung ihrer Axiome haben die Religionen seit jeher dadurch gelöst, dass sie ihre Herkunft einer virtuellen Instanz zuschreiben, die quasi unangreifbar und unhinterfragbar ist – also den vielen Ausgestaltungen von Gottheit (früher meist auch mehreren oder sogar vielen Göttern).

Das Bild vom Menschen als von Gott geschaffenes Wesen – auf dem im Zentrum der Welt gedachten Globus namens Erde lebend – hat sich in den letzten Jahrtausenden mehrmals, aber stetig in Richtung geringerer (kosmologischer) Bedeutung gewandelt. Die relativ kleine Erde steht eben nicht im Mittelpunkt des Weltalls, die Sonne selbst ist nur ein unbedeutender Teil einer Galaxie und diese wiederum nur ein Staubkorn größerer galaktischer Einheiten usw. Der Mensch, als relativ junges Wesen auf dieser Erde, teilt sein Erbe mit der Geschichte des Lebens auf diesem Planeten, und seine Zukunft ist durchaus ungewiss, gewiss scheint nur der Untergang des gesamten Sonnensystems in fernen Zeiten.

Aus dem Blickwinkel des Mesokosmus (also der Perspektive des Menschen, vgl. Vollmer 1981, 2002) ist die Evolutionstheorie das bedeutendste aller bekannten

Modelle zum Verständnis des Lebens an sich und hat ihre wissenschaftliche Strahlkraft noch lange nicht eingebüßt. Inzwischen gelangt man sowohl aus theologischer als auch naturwissenschaftlicher Perspektive zum überzeugenden Schluss, dass es keinen prinzipiellen qualitativen Unterschied zwischen Mensch und Tier geben kann. „Seele" (Empfindungen, emotionales Erkennen von Wirklichkeitsaspekten), „Geist" (Schluss folgerndes Urteilen, Denkvermögen) und sogar „Bewusstsein" (Meinigkeits-Bewusstsein, Ich-Bewusstsein) können bei beiden vorhanden sein, wenngleich in sehr unterschiedlicher Komplexität, abhängig von der Leistungskapazität des jeweiligen Nervensystems. Das ist einsichtig, da der Mensch ja selbst ein evolutionäres Produkt seiner tierischen Vorfahren innerhalb eines viele Millionen Jahre währenden Evolutionsprozesses ist. Das anthropozentrische Weltbild lässt sich schon lange nicht mehr aufrechterhalten. „Welche Menschen soll Gott denn mit der „Geistseele" (die dem Tier angeblich nicht innewohnt) ausgestattet haben: den Australopithecus afarensis oder erst den Homo erectus? Und hat „Er" sie dem Homo neanderthalensis wieder entzogen, nachdem dieser im Wettstreit mit dem Homo sapiens den Kürzeren gezogen hat?" – fragt in pointierter Diktion Hagencord (zit. n. William 2009).

F3 Wissenschaftliche Medizin versus Alternativmedizin und Esoterik

Was Studierende heute an den Medizinischen Universitäten lernen ist *Wissenschaftliche Medizin* – keine Schulmedizin! *Schulmedizin* bedeutet ein geschlossenes Lehrgebäude, eine festgelegte (der Falsifikation nicht ausgesetzte) Ansicht über Entstehung oder Beeinflussung von Krankheit, so wie dies viele randständige Konzepte der alternativen Medizin, der Komplementärmedizin und insbesondere die Esoterik vertreten. Genau diese wären als „Schulmedizin" zu verstehen. Sie bieten jeweils eine geschlossene, auf singuläre Axiome basierende und damit festgelegte Sicht auf die Phänomene der Medizin. Dass sie aufgrund der vergleichsweise oft simplen und einseitigen Konzeptbildung auf viele Menschen verführerisch wirken, ist nachvollziehbar. (Das gleiche Phänomen kennen wir beispielsweise auch im Verhältnis der wissenschaftlichen Persönlichkeitspsychologie einerseits und der Vorliebe für Sternzeichen andererseits.)

Die wissenschaftliche Medizin dagegen hat kein geschlossenes Lehrgebäude. Sie ist dem ständigen Wandel unter dem Druck der internationalen Forschung und ihrer Erkenntnisse unterworfen. Sie ist daher weltumspannend, wird permanent empirisch überprüft, weiterentwickelt und korrigiert. Sie kennt keine Dogmen, sondern arbeitet mit überprüfbaren Annahmen. In diesen Hypothesen (bzw. Thesen) über die Beschaffenheit von Krankheit und Gesundheit ist das jeweils aktuell verfügbare Wissen der Zeit verdichtet. Wissenschaftliche Medizin produziert – wie jede andere ernst zu nehmende Wissenschaft auch – nicht Wahrheit im engeren Sinn (diese ist nämlich als solche gar nicht erfassbar), sondern sie stellt überprüfbare und damit veränderbare Annahmen zur Verfügung, mit deren Hilfe wir

Medizin betreiben – verbunden mit der Grundhaltung, dass auch die jeweils beste Theorie kein vollständig perfektes Regelwerk liefert. In jeder aufgeklärten Gesellschaft wird dies prinzipiell als logisch vernünftiger gesehen als der Rückbezug auf eine fixe und unverrückbare Idee, die per se auf Wahrheit pocht und sich als nicht hinterfragbar darstellt. Gute empirische Forschung ist daher ein unabdingbarer Bestandteil der wissenschaftlichen Medizin.

Wissenschaftliche Medizin gehört zu keinem Glaubensbekenntnis, sie ist nicht im Besitz einer weltanschaulichen Gruppierung oder gar eines Gurus, sondern ist allein dem fortwährenden Erkenntnisfortschritt zum Wohle der Menschheit verpflichtet. – Dass diese wissenschaftlichen Grundregeln nicht von allen Beteiligten auch immer eingehalten werden, ist bedauerlich, aber kein Grund, davon abzurücken.

Nüchtern betrachtet ist auch jeder „Glaubenskrieg“ zwischen der wissenschaftlichen Medizin und den vielen Mini-Theorien und sonstigen Ansätzen am Rande der wissenschaftlichen Medizin unsinnig. Die meisten dieser „alternativen“ oder „komplementären“ Ansätze (die sich teilweise fälschlich als „ganzheitlich“ titulieren, obwohl sie nur einen kleinen Ausschnitt aus der komplexen Wirklichkeit erfassen) enthalten den einen oder anderen beachtenswerten Aspekt bzw. die eine oder andere überprüfbare Aussage, die es zu testen gilt. Sofern sie der *unabhängigen* wissenschaftlichen Überprüfung unterworfen werden und dabei ein *beständiges* Resultat zu liefern im Stande sind, werden diese Teile zwangsläufig Bestandteil der wissenschaftlichen Medizin. Denn diese stellt – wie erwähnt – die Summe aller überprüften und haltbaren Resultate dar, die zugleich in ein komplexes Verstehensmodell von Krankheit und Gesundheit eingearbeitet werden müssen. (Der Rest verbleibt allerdings als nicht-wissenschaftlich und aus guten Gründen außenstehend, d.h. nicht in die wissenschaftliche Medizin integrierbar.)

Grenzen der psychologischen Nutzung von Selbstverantwortung und Selbstkontrolle

Für die *therapeutische Nutzung des Selbstkontrollmodells* („sein Leben bzw. seine Handlungen selbst verantworten“) gibt es erkennbare Grenzen: Irrationale Einstellungen erschweren den *Zugang zu rationalen Erklärungsmodellen* und darauf gegründeten *Handlungsoptionen.* Glaubenssätze und Praktiken, die wissenschaftlich unbegründet sind, und nicht dem erreichten Kenntnisstand einer Gesellschaft entsprechen, werden bekanntlich als Aberglaube bezeichnet. *Aberglaube* ist *kein* Phänomen der 3. und 4. Welt ist, wie man vermuten könnte. Aberglaube ist ein unvorstellbar weit verbreitetes Phänomen. Auch in *Österreich* zeigen Umfragen, dass 65 % der Bevölkerung abergläubisch sind. Die Mehrheit der Bevölkerung hält Dinge wie *Wahrsagen, Sternzeichen, Wundermittel, Hexenkräfte* ... für *wahre Gegebenheiten.*

Die *verpflichtende Schulbildung seit Maria Theresia* und über *200 Jahre Aufklärung* konnten den Glauben an das Übernatürliche nicht bezwingen. Erstaunlich ist die Tatsache, dass es kaum große Unterschiede zwischen Uni-Absolventen und Pflichtschulabgängern gibt, und schon gar nicht zwischen technisch interessierten oder geschulten Menschen einerseits und solchen, die mit Technik nichts am Hut haben andererseits. Dies lässt sich natürlich für jede Art von Zauberei und irrationalen Heilsversprechen *geschäftlich* ausnützen. In *Deutschland* werden am sog. Esoterik-Marktschätzungsweise *jährlich bis zu 20 Mrd. Euro* umgesetzt (Arbeit und Wirtschaft, ÖGB 2010, 64, 12, 16-17).

Neurobiologen und Neuropsychologen vertreten dazu mehrheitlich die Meinung, dass dies mit unserem denkfaulen Gehirn zu tun hat – ein Organ, das sich nicht zum Analysieren von komplexen Prozessen entwickelt hat, sondern vielmehr zum simplen *Überleben* in einer vorgegebenen Umwelt. Dabei werden zufällige Korrelationen fast automatisch als kausale Verknüpfungen interpretiert und *einfache Erklärungen siegen über komplexere, egal* ob diese nun zutreffen oder nicht. Für unser Thema bedeutet dies: Die eigene Gesundheit *externen Einflüssen zuzuschreiben* oder Gesundheit über *„Zaubermittel" kaufen* zu können, erscheint unserem Gehirn generell *attraktiver* und auch *weniger anstrengend*, als Gesundheit *permanent über eigenes Gesundheitsverhalten selbst (mit)produzieren zu müssen.*

Zu den Herausforderungen einer Wissensgesellschaft

Über den Wert der Aussagen, die von der jeweils aktuell gültigen wissenschaftlichen Medizin gemacht werden, gibt es eine Behauptung, die heißt: *Alle 5 Jahre erneuert sich das Wissen in der Medizin!* Dass dies ein ausgemachter Unsinn ist, vermag man erst zu erkennen, wenn man über Jahrzehnte auch die wissenschaftlichen modischen Erscheinungen in ihren Zyklen, Kreis- und Spiralbewegungen aus einer Hochsitzperspektive betrachtet. Was Bestand hat, ist die philosophische Erkenntnis, dass es für die Bewertung jedes (anscheinend oder tatsächlich) Neuen eine möglichst breite Beurteilungsbasis braucht, aus der heraus man erst etwas als *neu* bzw. als Erweiterung oder eben als „alter Wein in neuen Schläuchen" erkennen kann. Durch eine unangebrachte Hektik im Wissenschaftsbetrieb gehen solche Einsichten mehr und mehr verloren; Erfahrung scheint weniger zu zählen als die Produktion von scheinbar Neuem. Aber jenseits des hysterischen bzw. manischen Getriebes der zeitgeistigen wissenschaftlichen Moden, die uns weismachen wollen, dass nur das Neue zählt, erkennt der durch die Erfahrung geschärfte Geist, dass nur wenig von diesem so genannten Neuen tatsächlich Bestand haben wird. Das Erobern von neuen Erkenntnissen ist im Allgemeinen ein langsamer und mühsamer Prozess, der so gar nicht Schritt halten will und kann mit dem wahnsinnig anmutenden Getümmel akademischer Karrieren. Im Übrigen bedeutet das hektische Treiben einen Verlust an Wertzumessung für das Fundamentale jeden

Urteilens, nämlich für die ausreichende spezifische Erfahrung und Übersicht sowie für die damit verbundene Kompetenz in der Beurteilung von Inhalten.

Liessmann (2009), wortgewandter und engagierter Philosoph aus Wien, hat auf die Frage, ob wir uns nun tatsächlich dem viel zitierten „Weg in die Wissensgesellschaft" befänden, festgestellt:

Alle sprechen von der Wissensgesellschaft: Bildung und Wissen werden durch Internet und neue Medien demokratisiert und allen zugänglich gemacht. Informationen (...) zu bekommen, ist mittlerweile eine Sache von ein paar Mausklicks. Aus Unwissenheit resultierende unsinnige oder falsche Behauptungen müssten damit eigentlich der Vergangenheit angehören. Und eine Gesellschaft, die sich selbst durch das Wissen definiert, könnte als eine Gemeinschaft gedacht werden, in der Vernunft und Einsicht, Abwägen und Vorsicht, langfristiges Denken und kluge Überlegung, kritische Selbstreflexion, das Sammeln von Argumenten und Überprüfen von Hypothesen endlich die Oberhand über Irrationalität und Ideologie, Aberglaube und Einbildung, Gier und Geistlosigkeit gewonnen haben. Warum aber merken wir davon so wenig?

Die Wissensgesellschaft – die Krise des letzten Jahres zeigt es überdeutlich – ist keine besonders kluge Gesellschaft. Die Fehler, die in ihr gemacht werden, die Kurzsichtigkeit und Aggressivität, die in ihr herrschen, die Blindheit gegenüber Gefahren sind nicht geringer als in anderen Gesellschaften. Und ob wenigstens der allgemeine Bildungsstand höher ist, erscheint manchmal durchaus fraglich. Zwar erleichtert das Internet den Zugang zu Informationen, doch das Verständnis für Zusammenhänge und komplexe Problemlagen nimmt nach Ansicht einiger Beobachter rapide ab. Wohl lesen wir immer mehr, dieses aber immer flüchtiger; wohl können wir in kurzer Zeit unzählige Quellen anzapfen, wir haben aber keine Möglichkeiten mehr, diese auf Glaubwürdigkeit zu überprüfen; wohl werden wir ständig mit Informationen versorgt, ohne dass wir deren Bedeutung angemessen einschätzen könnten. Und zu alldem kommt noch der Verdacht, (...) dass das wirklich relevante Wissen nach wie vor den meisten Menschen nicht zugänglich ist – weil es zu komplex und zu teuer ist oder schlicht unter Verschluss gehalten wird (...).

Wissen erlaubt nicht nur, aus einer Fülle von Daten jene herauszufiltern, die Informationswert haben, Wissen ist eine Form der Durchdringung der Welt: Es geht dabei um Verstehen und Begreifen. Wissen bedeutet, eine Antwort auf die Frage geben zu können, was und warum etwas ist. Niemand kann alles wissen. Wissen ist stets lückenhaft und von Zufälligkeiten geprägt. Aber gerade in Krisensituationen kommt es darauf an zu wissen, welches Wissen nötig ist. Wichtiger als Trends, Sprechblasen oder Spezialistentum sind dafür eine breit angelegte Bildung, die Fähigkeit, Wesentliches vom Unwesentlichen zu unterscheiden, eine geschulte Urteilskraft und eine Sensibilität für das Angemessene. Hilflose Hysterien helfen in Zeiten der Krise ebenso wenig wie haltlose Hypes."

Quantenphysik und das Leib-Seele-Problem

Ein großes Manko an wissenschaftstheoretischer Bildung zieht sich in der anhaltenden Debatte um die Effekte und Bedeutung von Komplementär-Alternativen Methoden. Da wird ganz heftig gegen eine grundlegende Erkenntnis der Wissenschaftstheorie verstoßen: *Begriffe* müssen immer als Werkzeuge eines bestimmten, begrenzten Denk- oder Wirklichkeitsbereiches verstanden werden, sie sind also bereichsspezifisch. Wenn z.B. die Physik von „Quanten" spricht, so sind das ganz bestimmte, definierte Phänomene der subatomaren Welt, die als solche nur dort angesiedelt sind, und dessen Besonderheiten nur dort und sonst nirgends gelten. Der Versuch, solche bereichsspezifischen Begriffe auch auf ganz andere phänomenologische Bereiche (d.h. auf andere Systemebenen) zu übertragen, führt zu den so gefürchteten *Kategorienfehlern.* Sie möchten etwas in Form von Analogien erklären, ohne dass sie wirklich etwas erklären können. Die Leib-Seele-Diskussion ist bekanntlich voll mit solchen Kategorienfehlern. Wir erzeugen damit nur Scheinlösungen.

Pseudowissenschaften und ihr Verführungspotenzial

Elke Ziegler (2013) berichtet von einer Am Puls-Veranstaltung zum Thema Komplementär-Alternative Methoden (CAM) mit dem Titel „Pseudowissenschaften auf dem Prüfstand", die in Wien stattgefunden hat. Im Rahmen dieses Ereignisses unternahm Bernd Mayer, Professor für Pharmakologie und Toxikologie an der Karl-Franzens-Universität Graz und Mitglied der Gesellschaft zur wissenschaftlichen Untersuchung von Parawissenschaften, einen homöopathischen Selbstmordversuch. Er hatte sich eine Flasche mit Arnica Montana C200-Globuli in der Apotheke besorgt und alle Globuli *choram publico* auf einmal geschluckt. Von der Apothekerin sei er zuvor eindringlich gewarnt worden. Ziegler: „Nachdem er das Fläschchen geleert hatte, musste er zum Wasserglas greifen – allerdings nur, weil ihm der Zucker, aus dem die Kügelchen bestehen, den Mund zu verkleben drohte. Von den prophezeiten Nebenwirkungen merkte der Pharmakologe bis zum Ende der Veranstaltung nichts, geschweige denn, dass ihm eine etwaige Überdosierung zu schaffen gemacht hätte. – Das Ziel des Selbstversuchs war klar: Er sollte die Wirkungslosigkeit homöopathischer Präparate demonstrieren und damit belegen, dass Homöopathie ebenso wie viele andere Bereiche – von Kinesiologie über Radiästhesie bis hin zur Bioresonanz – unter dem Schlagwort „Pseudowissenschaften" einzureihen seien."

Wie üblich zeigte das große Publikumsinteresse an diesem Thema, dass offenbar viele Menschen persönliche Berührungspunkte mit Homöopathie, Erdstrahlen, Wasseradern und Ähnlichem haben. Viele wollen auch mehr darüber erfahren, ob und wie man Pseudowissenschaft von echter Wissenschaft trennen kann. Mayer führte dazu aus: *Die Trennlinie zwischen der Wissenschaft und den Pseudowissenschaften ist scharf und sofort zu erkennen. Zur Verdeutlichung zeigte er ein Foto seines Sohnes auf einem Spielzeugauto. Das Auto hatte Räder, ein Lenkrad, eine Hupe; sogar ein Nummernschild hatte das Kind seinem Fahrzeug verpasst, und beim Fahren würde der Bub Motorengeräusche nachahmen – dennoch wäre allen klar, dass es sich dabei um kein echtes Auto handle. Ähnlich wie Spielzeugauto zu realem Fahrzeug verhalten sich auch die Pseudowissenschaften zur „echten" Wissenschaft. Pseudowissenschaften tun so, als würden sie wissenschaftliche Standards erfüllen, versagen aber bei genauerer Betrachtung kläglich* (zit. n. Ziegler).

Woran kann man Pseudowissenschaften am leichtesten erkennen? Mayer: Sie stellen eine *unwiderlegbare Hypothese* auf und berufen sich auf *Dogmen* bzw. *uraltes Wissen*, suchen gerne nach *Geheimnissen* und weisen auf Fragen hin, die – so das Postulat – auch die moderne Wissenschaft nicht beantworten könne. Beweise werden äußerst selektiv aufgenommen und Naturgesetze missachtet. Und besonders gern bieten Pseudowissenschaften allumfassende Erklärungen, sie führen beispielsweise unterschiedliche Leiden – von Kopfschmerzen über Depressionen bis hin zu Verdauungsstörungen und Gliederschmerzen – auf *eine* Ursache zurück.

Zur primären Methodik der wissenschaftlichen Erkenntnisgewinnung

Für die Erkenntnisgewinnung im Rahmen der empirischen Wissenschaften, insbesondere der Naturwissenschaften, wird dagegen aus guten und logischen Gründen anders vorgegangen: Zu einem Problem, das aufgeklärt werden soll, werden Annahmen (Hypothesen) formuliert, wie dieses Problem begründet sein könnte. Eine solche Hypothese muss präzise formuliert und widerlegbar sein. Dann wird jede dieser Annahmen im Idealfall experimentell überprüft, also durch eine experimentelle Versuchsanordnung getestet. Diese Prüfung kann von jedem anderen Forscher anhand der detailliert beschriebenen Anordnung prinzipiell nachvollzogen werden (Postulat der Intersubjektivität und Wiederholbarkeit). Die gewonnenen Ergebnisse bestätigen oder widerlegen die zuvor aufgestellte Hypothese. Genau genommen sind es Wahrscheinlichkeitsaussagen, die erreicht werden, deren Gültigkeit durch weitere Untersuchungen geprüft wird. Das Ziel der Wissenschaft kann daher nicht die Formulierung von *Wahrheit* sein (eine solche ist per se niemals mit Sicherheit erreichbar), sondern – nach Karl Popper – die Formulierung einer These, die vernünftigerweise so lange als gültig anzusehen ist, bis sie widerlegt bzw. durch eine bessere ersetzt wird. Diese Einsicht, dass alles Wissen prinzipiell vorläufig ist, bietet den Pseudowissenschaften natürlich Raum für ihre Behauptungen, eine „Wahrheit" zu kennen, die die echte Wissenschaft nicht besitze.

Ziegler berichtet dazu ein Beispiel aus der obigen Veranstaltung: Zur *Radiästhesie* – worunter man die Beschäftigung mit Erdstrahlen, Wasseradern und Ähnlichem versteht – gab es 1990 einen groß angelegten Versuch der Deutschen Gesellschaft zur wissenschaftlichen Untersuchung von Parawissenschaften (GWUP), bei dem 20 Wünschelrutengänger in 700 doppelblinden Einzeltests Wasser suchen sollten. Das Ergebnis brachte eine reine Zufallsverteilung! Ein anderes Beispiel bietet die *Homöopathie*: Sie braucht nur auf Plausibilität ihres zentralen „Simile-Prinzips" geprüft zu werden. Demnach wird ein Wirkstoff immer wirksamer, je stärker er verdünnt wird. Die Arnica Montana-Globuli, die Mayer im Selbstversuch geschluckt hatte, waren extrem stark verdünnt – und damit laut Homöopathie hochwirksam. Auswirkungen merkte der Pharmakologe keine, was auch logisch war: Eine Potenz von D30 bedeute, dass ein Tropfen eines Wirkstoffs auf das 50-fache Erdvolumen kommt – was soll da noch wirken?

Was hier wie auch anderswo zu beobachten ist: Die Reaktionen im Publikum sind immer hoch emotional. Während die einen den Ausführungen des Pharmakologieprofessors zustimmten und zugleich kritisierten, dass an Universitäten Pseudowissenschaften in Form von Homöopathie-Lehrveranstaltungen unterstützt werden, kritisierten andere, dass die „Schulmedizin" – die in Wahrheit eine *wissenschaftliche Medizin* und keine Schulmedizin ist – Publikationen in anderen „Sprachen" ignoriere, welche die Alternativmethoden rehabilitieren würden (zit. n. Ziegler)

Bei all diesen öffentlichen Auseinandersetzungen wird eine Frage allerdings kaum beantwortbar: Warum interessieren sich so viele Menschen für Pseudowissenschaften? Es müssen diesem Phänomen fundamentale Strebungen bzw. Eigenheiten des menschlichen Erlebens und Verhaltens zugrunde liegen. Sonst wäre es der abendländischen Aufklärung gelungen, den weit verbreiteten Aberglauben zumindest in der westlichen Welt besser einzudämmen, wie dies Danzinger & Egger (2013) formulieren.

Tatsächlich wäre eine wissenschaftlich fundierte Auseinandersetzung mit CAM gerade im Bereich der öffentlichen Berichterstattung von enormer Bedeutung. Wir schreiten hier mit großen Schritten einem neuen geistigen Mittelalter entgegen. Wunder- und Aberglauben machen auch vor der Medizin bzw. den Ärzten nicht halt. Und ein Geschäft (pecunia non olet!) ist mit CAM jedenfalls zu machen, wie die Ökonomen uns belehren.

F4 Zur anhaltenden Diskussion um die komplementär-alternativen Methoden (CAM)

Wie zu erwarten, haben meine Beiträge (publiziert in der Fachzeitschrift „Psychologische Medizin", Facultas Universitätsverlag Wien) zu den *komplementär-alternativen Methoden* (CAM) in der Medizin sowohl für Zustimmung bei den CAM-kritischen Lesern als auch einige Enttäuschungen bei Anhängern von CAM gebracht. Die breite wissenschaftliche Auseinandersetzung mit vielen dieser Verfahren, die natürlich keinesfalls in einen einheitlichen Topf zu werfen sind, hat allerdings noch gar nicht richtig begonnen. Dort, wo methodisch saubere Untersuchungen in Angriff genommen wurden, konnte keine valide Unterstützung für die in der jeweiligen CAM-Schule aufgestellten Behauptungen erbracht werden (s. Singh & Ernst 2009; Cochran Library). Im Sinne einer redlichen wissenschaftlichen Auseinandersetzung müsste zuerst der durch eine „Intervention" hervorgerufen geglaubte Effekt so genau wie möglich und unvoreingenommen beschrieben werden. Diese Deskription bildet dann den Ausgangspunkt für die Überprüfung, wie diese beobachteten Effekte erklärt werden könnten, d.h. für die nachfolgende Hypothesenbildung. Die beschriebenen „Effekte" könnten nämlich durch eine Vielzahl von so genannten *Wirkfaktoren* erklärbar sein. Die vom jeweiligen Verfahren behauptete Wirkung wäre dabei nur eine von mehreren Varianten, wobei diese möglichen bzw. postulierten Faktoren zuerst einmal – wissenschaftlich betrachtet – mehr oder minder gleichwertig sind, d.h. abgesehen von den Auflagen der rationalen Logik und der Kompatibilität mit wissenschaftstheoretischen Vorgaben (z.B. detaillierte Begriffsexplikation, Vermeidung von Kategorienfehlern u. dgl.).

Aber schon mit diesem Minimalkonsens für eine nicht-ideologische Vorgehensweise zur Überprüfung von Behauptungen tun sich viele Vertreter der CAM schwer. Das darf aber den nach überprüfbaren Aussagesätzen interessierten Wissenschafter nicht anfechten. Es darf ihn bzw. sie nicht stören, dass ein Effekt (sofern er tatsächlich als solcher wiederholt und objektiv beschreibbar ist) durch ganz andere, und oftmals wesentlich einfachere Wirkfaktoren zustande kommt, als dies eine Vermutung oder gar vorgefasste Meinung glauben machen will. Leider sind die ernsthaften Forschungsanstrengungen zu den Phänomenen der CAM im Vergleich zur Polemik nach wie vor gering oder von so dürftiger Qualität, dass dies auf den ersten Blick überrascht. Bei genauerer Betrachtung lässt sich aber doch einigermaßen klar erkennen, dass es vor allem an interdisziplinären und multimodalen Untersuchungsansätzen mangelt. Aus einer biopsychosozialen „Hochsitzperspektive" scheinen viele Verfahren der CAM mit anderen als den behaupteten Wirkgrößen erklärbar. Diese sind nicht weniger interessant als die (teilweise obskuren) Thesen einiger CAM, sie finden allerdings kaum Niederschlag in den Forschungsdesigns, weil dafür Vertreter unterschiedlicher Fachrichtungen unvoreingenommen zusammenarbeiten müssten.

Ein wesentlicher Wirkfaktor ist z.B. die so genannte *autoregulative Kompetenz* des Organismus zur Reparatur beliebiger Störungen – eine Reparatur, die je nach Problemlage und verfügbarer restlicher Kompetenzen *Zeit* benötigt („Zeit heilt Wunden"). Weitere potentielle Wirkgrößen bilden die *Aufmerksamkeitsverschiebung* und positive *Erwartungshaltung* (im Sinne einer *self fulfilling prophecy*: im Sinne einer erwarteten positiven Wirkung werden die positiven Signale deutlich stärker wahrgenommen als die negativen). Aber auch *Geduld* und *Zuversicht* sind mit geringerer Symptomwahrnehmung bzw. größerer Symptomtoleranz korreliert und können als kognitiv-emotionale Entlastung in der Situation wirksam werden. Letzteres ist eng verknüpft mit dem Konstrukt der *Hoffnung*. Die *Kontrollierbarkeit* einer Situation (erlebte Einflussnahme auf ein Geschehen) hat nachgewiesener Weise einen signifikanten Effekt auf neurohumorale, neuroendokrinologische und neuroimmunologische Regelkreise im Organismus. – Das hoch interessante Konstrukt der *Selbstwirksamkeit* bzw. der *Selbstwirksamkeitserwartung* steht übrigens wieder in Korrelation mit den eher allgemeinpsychologischen Konstrukten wie *Hoffnung*, *Zuversicht* bzw. *Kontrollierbarkeit* von Belastungssituationen.

Auch auf anderen Einflussebenen sind Wirkvariablen plausibel, welche einige der vermeintlichen oder tatsächlichen Änderungen durch CAM-Interventionen aufklären könnten. So ist unter dem Schlagwort der „physiologischen Musterunterbrechung" schon seit langem bekannt, dass durch eine Vielzahl von physikalischen oder chemischen Minimalinterventionen (unerwünscht oder pathologisch arbeitende) physiologische Regelkreise irritiert werden können und wieder zu einem veränderten, günstigeren Arbeitsrhythmus gelangen. Darauf hat schon Herbert Weiner vor Jahrzehnten hingewiesen (vgl. Egger 2005). Ein solcher Nutzeffekt kommt häufig nicht durch eine spezifische Intervention zustande, sondern ist vielmehr dadurch bedingt, dass überhaupt etwas „Musterunterbrechendes" (also Neues, Anderes oder Unerwartetes) auf den Organismus einwirkt. Das mag auch erklären, warum so Vieles und so Unterschiedliches hin und wieder eine Wirkung zu erzeugen imstande ist. Eine Generalisierung jeder dieser Einflussgrößen zu einem Wirkprinzip ist allerdings genauso wenig belegt oder sinnvoll wie die Erwartung einer beständigen Wirkung derselben.

Die oben nur ansatzweise dargelegten allgemeinen Wirkfaktoren auf psychologischer oder physiologischer Ebene, die bei der Hervorbringung von CAM-Effekten beteiligt sein können, sind inzwischen einigermaßen gut untersucht und zeigen signifikante positive Veränderungen auf eine Reihe gesundheitsrelevanter Parameter. Diese und vermutlich noch viel mehr sind als untersuchbare und wissenschaftlich fassbare psychophysiologische Wirkgrößen zu benennen, die mit den *behaupteten* CAM-Wirkungen kaum oder nichts zu tun haben. Für die Wissenschaftliche Medizin sind die Ergebnisse aus diesem interessanten Forschungsfeld – sofern sie objektiv, reliabel und valide sind – von enormer Bedeutung, weil sie den potenten Einfluss derartiger Variablen auf den Heilungsprozess unterstreichen und die Breite und Unterschiedlichkeit von Dimensionen aufzeigen, die hier am Werk sind.

Themen wie *Arzt-Patient-Beziehung* und *Patient-Therapeut-Kommunikation* erfahren über die empirische Forschung eine enorme Aufwertung und belegen die Sichtweise, wonach Wissenschaftliche Medizin mit *Wort, Arznei und Messer* wirksam ist. Für das Verständnis und die wissenschaftliche Integration dieser heterogenen Wirkfaktoren auf den unterschiedlichen Beobachtungsebenen braucht es allerdings ein entsprechendes Theoriesystem. Dieses liegt im erweiterten biopsychosozialen Modell, der sog. Theorie der Körper-Seele-Einheit, längst vor. Auf der Basis dieses Modells wird verständlich, wie die parallele Wirksamkeit von *Wort, Arznei und Messer* zustande kommt (www.bpsmed.net). Bedauerlicherweise wollen viele Anhänger der CAM diesen wissenschaftsmethodischen Zugang nicht nützen, obwohl sie damit einen wertvollen Beitrag zur Verbreiterung der herkömmlichen Wissenschaftlichen Medizin leisten könnten. Vielmehr versuchen sie ihr eigenes Gedankengebäude mit fragwürdigen Strategien pseudowissenschaftlich abzusichern (Danzinger & Egger 2013).

Ein interessanter Kommentar zu diesem Aspekt ist von Schweitzer (Die ZEIT, 2013) verfasst worden. Unter dem Titel „Homöopathie, jetzt ganz clever. Alternativheiler wollen seriös werden – mit immer neuen Tricks“ beschreibt er die Szene wie folgt:

„Es könnte alles so schön sein: Man behandelt den ganzen Menschen (und nicht nur seine Symptome) und hat Mittel zur Verfügung, die schwerste Krankheiten heilen können. Die Therapien zeigen keine schlimmen Nebenwirkungen und sind auch noch kostengünstig. *So vielen Menschen könnten ihre Methoden helfen!*, rufen die Homöopathen – allein die seriöse Wissenschaft wolle ihnen partout nicht glauben. – Es gibt keine ernst zu nehmenden Studien, die einen Nutzen der Homöopathie belegen. Was also können deren Befürworter tun? Ganz einfach: Sie machen auf seriös, versuchen, den Geruch der Scharlatanerie loszuwerden. Mit neuen Tricks. Seit einiger Zeit ist diese Strategie zu beobachten. So initiieren Homöopathen Studien, die eine Wirksamkeit ihrer Methode beweisen sollen und in Fachjournalen veröffentlicht werden – ganz so, wie es Wissenschafter tun. Beliebt ist auch, Mediziner zu rekrutieren, die einen Professorentitel tragen und im Sinne der Homöopathie argumentieren.

Nun der nächste Schritt: In Kooperation mit der Steinbeis-Hochschule Berlin kündigt eine „Homöo-Akademie“ einen neuen Bachelorstudiengang an, der „eine praxisnahe Ausbildung in Klassischer Homöopathie auf wissenschaftlichem Niveau“ verspricht. Das ist clever, ein Studium auf wissenschaftlichem Niveau – kann ja nur seriös sein. Im März 2014 soll der Studiengang starten. Als Absolvent kann man sich dann gleich bei den Homöopathen ohne Grenzen bewerben. Die gibt es wirklich. Auch das globale Globulisieren gehört zur neuen Taktik – und dafür kapert man bestehende Namen, die für das Gute stehen. – Wie wehren sich die bewährten Pioniere gegen die Vereinnahmung? Am besten mit Humor. In Anlehnung an die *Ärzte ohne Grenzen* (Médecins Sans Frontières) bekam die homöopathische Bewegung bereits den Namen verpasst, den sie verdient: *Médecins Sans Médecines*.“

Vor ein paar Jahren wurde ein derartiger Versuch an der Medizinischen Universität Graz in letzter Minute von der Professorenkurie abgewehrt. Der Antrag auf

Errichtung eines Universitätslehrgangs mit akademischem Abschluss in CAM wurde nach engagierter Debatte aus wissenschaftlichen Gründen einstimmig abgelehnt.

Literatur (Kapitel F)

Ader, R. & Cohen, N. (1975). CNS-immune system interactions: Conditioning phenomena. Behavioral and Brain Science, 8, 379-385

Adler, R.H. (2009). Engel's biopsychosocial model is still relevant today. Journal of Psychosomatic Research, 67, 607-611

Adler, R.H. et al. (2003). Uexküll – Psychosomatische Medizin. Modelle ärztlichen Denkens und Handelns. München: Urban & Fischer

Anderson, N.B. (1998). Levels of analysis in health science: a framework for integrating sociobehavioral and biomedical research. In S. McCann & J.M. Lipton (eds). Annuals of the New York Academy of Sciences, 840, 563-576

Bertalanffy, L. v. (1950) The Theory of Open Systems in Physics and Biology. Science, 1950, Vol. 111, 23ff

Bertalanffy, L. v. (1968): General System Theory. New York: Braziler

Damasio, A. (2003). Der Spinoza-Effekt. Wie Gefühle unser Leben bestimmen. München: List

Damasio, A. R. (1997). Descartes' Irrtum. Fühlen, Denken und das menschliche Gehirn. München: dtv

Damasio, A. R. (2002). Ich fühle, also bin ich. München: List

Danzinger, R. & Egger, J.W. (2013). Heilen komplementär-alternative Methoden? Psychologische Medizin, 24, 1, 3-15

Egger, J. W. (2005). Das biopsychosoziale Krankheitsmodell – Grundzüge eines wissenschaftlich begründeten ganzheitlichen Verständnisses von Krankheit. Psychologische Medizin, 16, 2, 3-12. Wien: Facultas

Egger, J.W. & Linder, MD (2010). International Society of Biopsychosocial Medicine (IS-BPS-Med) – Venice Declaration (2010); Internationale Gesellschaft für Biopsychosoziale Medizin – Venedig-Deklaration 2010. Psychologische Medizin. 2010; 21(2): 68-69

Egger, J.W. (1992a). Das Ende der Leib-Seele-Dichotomie? Neue Ansätze für eine Theorie der Psychosomatik. Psychologie in der Medizin, 3, 2, 1992, 3-9

Egger, J.W. (1992b). Von der psychobiologischen Stressforschung zur Neuropsychoimmunologie. Pädiatrie und Pädologie, 27, 91-96

Egger, J.W. (1993). Gibt es „psychosomatische" Krankheiten? In Egger, J. (Hrsg.). (1993). Psychologie in der Medizin. Medizinische Psychologie, Psychotherapie, Psychosomatik. Wien: WUV-Universitätsverlag, 106-123

Egger, J.W. (1995a). Psychosomatische Krankheiten gibt es nicht. In: Hochgerner, M; Wildgruber, E; editors. Psychotherapie in der Psychosomatik. Wien: Facultas-Universitätsverlag; 20

Egger, J.W. (1995b). Gesundheitspsychologie. In Frischenschlager, O., Hexel, M., Kantner-Rumplmair, W., Ringler, M., Söllner, W. & Wisiak, U.V. (Hrsg.). (1995). Lehrbuch der Psychosozialen Medizin. Grundlagen der Medizinischen Psychologie, Psychosomatik, Psychotherapie und Medizinischen Soziologie. Wien: Springer-Verlag, 47-58

Egger, J.W. (1999). Gesundheitspsychologie: Gesundheitsverhalten und Gesundheitsmotivation. Psychologische Medizin, 1999, 10, 1, 3-12

Egger, J.W. (2000). Die evolutionäre Erkenntnistheorie und der biopsychosoziale Krankheitsbegriff in der Medizin. In Pieringer, W. & Ebner, F. (Hrsg.). *Zur Philosophie der Medizin.* Wien/New York: Springer, 173-189

Egger, J.W. (2005). Das biopsychosoziale Krankheitsmodell – Grundzüge eines wissenschaftlich begründeten ganzheitlichen Verständnisses von Krankheit. Psychologische Medizin, 16, 2, 3-12. Wien: Facultas

Egger, J.W. (2008a) Grundlagen der „Psychosomatik" – Zur Anwendung des biopsychosozialen Krankheitsmodells in der Praxis. Psychologische Medizin. 2008; 19, 2, 12-22

Egger, J.W. (2008b). Theorie der Körper-Seele-Einheit: das erweiterte biopsychosoziale Krankheitsmodell – zu einem wissenschaftlich begründeten ganzheitlichen Verständnis von Krankheit. Integrative Therapie – Zeitschrift für Vergleichende Psychotherapie und Methodenintegration, Wien: Krammer/Edition Donau-Universität Krems, 2008; 33(4): 497-520

Egger, J.W. (2009). Biopsychosoziale Medizin in Lehre und Forschung – Der Mensch als Objekt und Subjekt in der Medizin. Psychologische Medizin. 2009; 20(4): 41-43

Egger, J.W. (2009). Das Phänomen der Emergenz im Verständnis von Gesundheit und Krankheit. Psychologische Medizin, 20, 4, 10-16

Egger, J.W. (2010). Gesundheit – Aspekte eines komplexen biopsychosozialen Konstrukts und seine Korrelation zu Optimismus und Glückserleben. Psychologische Medizin. 2010; 21(1): 38-48

Egger, J.W. (2012). Biopsychosocial Medicine: The Theoretical Basis of Multidimensional Parallel Diagnosis and Therapy. Psychologische Medizin. 2012; 23(3): 45-49

Egger, J.W. (2012c). Theorie der Körper-Seele-Einheit. Folgerungen für die biopsychosozial orientierte Forschung. Psychologische Medizin. 2012; 23(1): 24-30

Egger, J.W. (2013). Pseudowissenschaft am Prüfstand – Zurück ins geistige Mittelalter? Psychologische Medizin, 24, 2, 2-3

Egger, J.W. (2015). Integrative Verhaltenstherapie und Psychotherapeutische Medizin. Ein biopsychosoziales Model. Wiesbaden: Springer 2015

Egger, J.W. (2015). Psychosomatische Krankheiten per se gibt es nicht – Folgerungen aus dem erweiterten biopsychosozialen Modell für das Verständnis von Leib-Seele-Zusammenhängen. Psychologie in Österreich, 3/4, 2015, 230-241

Egger, J.W. (2017). Theorie und Praxis der biopsychosozialen Medizin. Körper-Seele-Einheit und sprechende Medizin. Wien: Facultas

Engel, G.L. (1976). Psychisches Verhalten in Gesundheit und Krankheit. Bern: Huber

Engel, G.L. (1977): The need for a new medical model: a challenge for biomedicine. Science; 196:129-136

Engel, G.L. (1980). The clinical application of the biopsychosocial model. Am J Psychiatry; 137:535-544

Engel, G.L. (1982). The biopsychosocial model and medical education: who are to be teachers? N Engl J Med; 306:802-805

Engel, G.L. (1992). How much longer must medicine's science be bound by a seventeenth century world view? PsychotherPsychosom 1992; 57:3-16

Engel, G.L. (1997). From biomedical to biopsychosocial. Psychother. Psychosom; 66:57-62

Ernst, E.; Singh, S. (2013). Gesund ohne Pillen. Was kann die Alternativmedizin? München: Hanser

Fava, G.A., Sonino, N.: The biopsychosocial model thirty years later. PsychotherPsychosom 2008; 77:1-2

Ferstl, R. (1989). Psychoneuroimmunologie – Grundlagen und denkbare Aspekte ihrer klinischen Anwendung. In Wahl, R. & Hautzinger, M. (Hrsg.) Verhaltensmedizin. Köln: Deutscher Ärzte-Verlag, 4-42

Foss, L. & Rothenberg, K. (1987). The Second Medical Revolution. From Biomedicine to Infomedicine. Boston/London: New Science Library Shambala.

FWF-Newsletter (2013): www.fwf.ac.at/de/public_relations/lailinglist_wissenschafter.html sowie www.fwf.ac.at/de/public_relations/events/index.html

Goodman, A. (1991). Organic unity theory. The mind-body problem revisited. American Journal of Psychiatry 148, 5, 553-563

Grawe, K. (2004): Neuropsychotherapie. Göttingen (Hogrefe)

Huber, E. (2008). Krankenhäuser als Tempel unserer Zeit? Bad Gleichenberg, Integratives Psychotherapieseminar

Kandel E. R. (2006). Psychiatrie, Psychoanalyse und die neue Biologie des Geistes. Suhrkamp, Frankfurt am Main

Kapfhammer, H.-P. (2011a). Psychosomatische Medizin – Einleitung und Übersicht. In Möller, H.-J., Laux, G. & Kapfhammer, H.-P. (Hrsg.). Psychiatrie, Psychosomatik, Psychotherapie. Band 2: Spezielle Psychiatrie, Berlin: Springer, 1273-1295)

Kapfhammer, H.-P. (2011b). Der Zusammenhang von Depression, Angst und Herzerkrankung – eine psychosomatische Herausforderung. PsychiatriaDanubia, 23, 4, 412-424

Kaplan, R. (1990). Behavior as the central outcome in health care. American Psychologist, 45, 1211-1220

Kriz, J. (1997). Systemtheorie. Eine Einführung für Psychotherapeuten, Psychologen und Mediziner. Wien: Facultas

Liessmann, K.P. Auf dem Weg in die Wissensgesellschaft? Der Standard, Wien, November 2009

Lurija, A.R. (1978): Zur Stellung der Psychologie unter den Sozial- und Biowissenschaften. *Gesellschaftswissenschaftliche Beiträge* 31 (1978), 640-647

Lurija, A.R. (1992): Das Gehirn in Aktion. Einführung in die Neuropsychologie. Reinbek: Rowohlt. 6. Aufl. 2001

Lurija, A.R. (1993): Romantische Wissenschaft. Reinbek: Rowohlt

Malmgren, H. (2005). The theoretical basis of the biopsychosocial model. In P. White (ed.): Biopsychosocial Medicine. Oxford University Press, 2005, 21-35

Markl, H. (2005). Gehirn und Geist: Biologie und Psychologie auf der Suche nach dem ganzen Menschen. Psychologische Rundschau 56(1), 1-35

Martenstein H. (2013). Über Buddhafiguren als Nachfolger des Gartenzwerges. ZEIT, Magazin Nr. 20, 8.5.2013, S. 8

Matarazzo, J. (1980). Behavioral health and behavioral medicine: frontiers of a new health psychology. American Psychologist, 35, 807-817

Meyer, A.-E. (1987). Das Leib-Seele-Problem aus der Sicht eines Psychosomatikers. In *Psychotherap. med. Psychol.* 37, 367-375. Stuttgart: Thieme

Orth, I., Petzold, H.G. (2000): Integrative Therapie: Das „biopsychosoziale“ Modell kritischer Humantherapie. *Integrative Therapie* 2/3, 131-144 (auch in 2001a)

Petzold, H.G. (2001): Integrative Therapie – Das „biopsychosoziale“ Modell kritischer Humantherapie und Kulturarbeit. Ein „lifespan developmental approach“. Paderborn: Junfermann

Petzold, H.G. (2006): Gesamtbibliographie H.G. Petzold. www.fpi-publikationen.de/materialien.htm

Pieringer, W. & Egger, J.W. (2005). Der Mensch als Subjekt in der Medizin. Psychologische Medizin, 16, 4, 3-4

Reinecker, H. (1994). Modelle psychischer Störungen. In Reinecker, H. (Hrsg.). Lehrbuch der Klinischen Psychologie. Göttingen: Hogrefe

Riedl, R. (1987). Begriff und Welt. Biologische Grundlagen des Erkennens und Begreifens. Berlin

Roth, G. (2003). Fühlen, Denken, Handeln. Wie das Gehirn unser Verhalten steuert. Frankfurt/Main: Suhrkamp

Roth, G. (2006). Vorwort zu Eric R. Kandel (2006). Psychiatrie, Psychoanalyse und die neue Biologie des Geistes. Frankfurt/Main: Suhrkamp, 19-22

Schiepek, G. & Spörkel, H. (1993). Verhaltensmedizin als angewandte Systemwissenschaft. In Schiepek, G. & Spörkel, H. (Hrsg.). Verhaltensmedizin als angewandte Systemwissenschaft. Bergheim: Mackinger. 7-20

Schubert, C. (2011). Psychoneuroimmunologie und Psychotherapie. Stuttgart: Schattauer

Schwartz, G. (1982). Testing the biopsychosocial model: The ultimate challenge facing behavioral medicine? *Journal of Consulting and Clinical Psychology, 50,* 1040-1053

Schwartz, G.E. & Weiss, S.M. (1977). What is Behavioral Medicine? Psychosomatic Medicine Vol. 39, No. 6, 377-381

Schwartz, G.E. & Weiss, S.M. (1978). Behavioral Medicine revisited: An amended definition. Journal of Behavioral Medicine, 1, 3, 249-251

Schweitzer, J. Homöopathie, jetzt ganz clever. Alternativheiler wollen seriös werden – mit immer neuen Tricks, 17. Oktober 2013, DIE ZEIT, WISSEN, No. 43, Seite 37

Seiffert, H. (1983). Einführung in die Wissenschaftstheorie. Band 1: Sprachanalyse, Deduktion, Induktion in den Natur- und Sozialwissenschaften. München: Beck

Singh S. & Ernst E. (2009). Gesund ohne Pillen – was kann die Alternativmedizin? München: Hanser, ISBN-13 978-3446233010

Smolle, J. (1995). Wissenschaftliche Medizin und Alternativmedizin – reden wir aneinander vorbei? Hausarzt 46:381-382, Springer-Verlag 1995

Smolle, J. (2002). Wissenschaftliche und alternative Medizin. Gemeinsame Strategie, unterschiedliche Gewichtung. Der Allgemeinarzt 6/2002

Spitzer, M. (2005). Lernen – vernetztes Denken. Müllheim: Auditorium

Stalker, D. & Glymour, C. (eds) (1985). Examining holistic medicine. New York: Prometheus Books

Suls, J. & Rothman, A. (2004). Evolution of the Biopsychosocial Model: Prospects and Challenges for Health Psychology. Health Psychology, *23*, 2, 119-125

Uexküll, T. v. & Wesiack, W. (1988). Theorie der Humanmedizin. München: Urban & Schwarzenberg

Uexküll, T. v. & Wesiack, W. (2003). Integrierte Medizin als Gesamtkonzept der Heilkunde: ein biopsychosoziales Modell. In Uexküll – Psychosomatische Medizin. Modelle ärztlichen Denkens und Handelns. München: Urban & Fischer, 3-42

Uexküll, T. v. (1991). Psychosomatik als Suche nach dem verlorenen lebenden Körper. Psychotherapie, Psychosomatik, Medizinische Psychologie. 41, 482-488

Ulrich, G. (1997). Biomedizin. Die folgenschweren Wandlungen des Biologiebegriffs. Stuttgart: Schattauer

Vollmer, G. (1980). Evolutionäre Erkenntnistheorie. Stuttgart: Hirzel, 1. Aufl. 1975, 2. Aufl. 1980

Vollmer, G. (1983) Mesokosmus und objektive Erkenntnis. In: Konrad Lorenz, Franz M. Wuketis (Hrsg.): Die Evolution des Denkens. München 1983, S. 29-91

Weiner, H. & Mayer, E. (1990). Der Organismus in Gesundheit und Krankheit. Auf dem Weg zu einem integrierten biomedizinischen Modell: Folgerungen für die Theorie der psychosomatischen Medizin. In *Psychother. Psychosom. med. Psychol.*40 (1990) 81-101. Stuttgart: Thieme

Weiner, H. (1986). Die Geschichte der psychosomatischen Medizin und das Leib-Seele-Problem in der Medizin. In *Psychoth. Med. Psychol.* 36 (1986) 361-391. Stuttgart: Thieme

Weiner, H. (1990). Auf dem Weg zu einem integrierten biomedizinischen Modell: Folgerungen für die Theorie der psychosomatischen Medizin. Psychotherapie, Psychosomatik, Medizinische Psychologie, 40, 81-101

Weiner, H. (1991). Der Organismus als leib-seelische Funktionseinheit – Folgerungen für eine psychosomatische Medizin. Psychotherapie, Psychosomatik, Medizinische Psychologie, 41, 465-481

Weiner, H. (1998). Immer wieder der Reduktionismus. Das Beispiel des Helicobacter pylori. In *PsychotherPsychosom. Med.Psychol.* 48 (1998) 425-429. Stuttgart: Thieme

Weiner, H. (2001). Auf dem Weg zu einer integrierten Medizin. In Deter, H.-C. (Hrsg.). Psychosomatik am Beginn des 21. Jahrhunderts. Chancen einer biopsychosozialen Medizin. Bern: Huber

Wesiack, W. (1983). Das Situationskreiskonzept Thure v. Uexkülls und seine Bedeutung für die Theorie und Praxis der Medizin. In *Psychother. Psychosom.Med. Psychol.* 33, Sonderheft 41-44. Stuttgart: Thieme

Whitehead, A.N. (1929/1987). Process and Reality: An Essay in Cosmology. [Macmillan, New York 1929] korr. Ausgabe, hrsg. von David Ray Griffin und Donald W. Sherburne, The Free Press, New York 1979, dt. Prozess und Realität: Entwurf einer Kosmologie, Suhrkamp, Frankfurt 1987

Wikipedia: biopsychosoziale Medizin

www.bpsmed.net- International Society of Biopsychosocial Medicine (IS-BPS-Med)

Ziegler, E. (2013). EVENT Am Puls. Newsletter, Wien: April 2013. FWFinfo 84 S. 54-55

G Unser Gesundheitswesen

G1 Medizin und Wissensgesellschaft – zur Debatte um eine adäquate Gesundheitspolitik

Wie bereits an anderer Stelle erwähnt, hält sich hartnäckig ein Gerücht, das heißt: *Alle 5 Jahre erneuert sich das Wissen in der Medizin!* Dass dies ein ausgemachter Unsinn ist, vermag man erst zu erkennen, wenn man über Jahrzehnte auch die modischen Erscheinungen im wissenschaftlichen Betrieb in ihren Zyklen, Kreis- und Spiralbewegungen aus einer Hochsitzperspektive betrachtet. Was Bestand hat, ist die philosophische Erkenntnis, dass es für die Bewertung jedes (anscheinend oder tatsächlichen Neuen) eine möglichst breite Beurteilungsbasis braucht, aus der heraus man erst etwas als *neu*, als Erweiterung oder eben als „alter Wein in neuen Schläuchen" erkennen kann. Durch eine unangebrachte Hektik im Wissenschaftsbetrieb gehen solche Einsichten anscheinend mehr und mehr verloren, Erfahrung zählt weniger als die Produktion von scheinbar Neuem. Aber jenseits des hysterischen bzw. manischen Getriebes der zeitgeistigen wissenschaftlichen Moden, die uns weismachen wollen, dass nur das Neue zählt, erkennt der durch die Erfahrung geschärfte Geist, dass nur wenig von diesem so genannten Neuen auch tatsächlich neu im Sinne eines echten Erkenntnisgewinns ist. Das Erobern von neuen Erkenntnissen ist nämlich ein langsamer und mühsamer Prozess, der so gar nicht Schritt halten will und kann mit dem wahnsinnigen Getümmel akademischer Karrieren. Der unaufhaltsame Produktionsdruck bedeutet einen Verlust an Wertzumessung für das Fundamentale jeden Urteilens, nämlich ausreichende spezifische Erfahrung und inhaltliche Übersicht.

In einem kritischen Beitrag zur Gesundheitsforschung berichtet Kugler (2013) über ein Expertenmeeting zum Thema „Welche Forschung braucht unsere Gesellschaft?" über die Defizite in unserem Land, wenn es darum geht, Einflussfaktoren mit zu berücksichtigen, die über die Grenzen der Medizin hinausreichen:

„Dass medizinische Forschung und die Entwicklung innovativer Diagnose- und Therapieverfahren wichtig sind, bestreitet niemand. Allerdings ist das nicht einmal die halbe Miete, wenn es um die Verbesserung der Gesundheit in einer Gesellschaft geht. *Auch mit einer noch so guten Medizin wird man das Krankheitsgeschehen einer Bevölkerung – die ‚burden of disease' – nicht reduzieren können,* ist Wolfgang Dür, Direktor des *Ludwig Boltzmann Instituts für Health Promotion Research*, überzeugt und nennt drei Beispiele dafür: Je älter die Menschen werden, umso mehr leiden an Krebs; der wissenschaftliche Fortschritt führt dazu, dass es auch immer mehr Krankheiten gibt; das Wachsen der Versorgungssysteme bewirkt, dass mehr Diagnosen gestellt werden.

Ergo: Man braucht viel mehr Forschung, die weit über die Medizin im engeren Sinn hinausgeht. Der Schweizer Gesundheitsforscher Georg Bauer (Uni und

ETH) brachte dafür einen drastischen Vergleich: *Wir investieren alles Geld in das Herausziehen und das Reanimieren eines Menschen, der in einen Fluss gefallen ist; wir schauen uns aber nicht an, warum jemand in den Fluss fällt.* In den OECD-Ländern würden 98 Prozent der Gesundheitsausgaben für die Krankheitsversorgung aufgewendet und nur zwei Prozent für die Prävention; bei der Forschung ist das Verhältnis noch krasser. Dabei werde völlig vergessen, dass Gesundheit nicht nur ein individuelles, sondern auch *sehr stark* ein soziales Phänomen sei.

Bauer illustrierte das an seinem Spezialgebiet, der Erforschung von Stress und seinen Folgen: *Stress wird von den Betroffenen als kurzfristiges Phänomen erlebt, aber längerfristig hängt er von der sozialen Stellung ab.* Vor allem davon, wie in Organisationen mit Personen umgegangen wird. *Wenn Menschen einer hohen Belastung ausgesetzt sind, aber gleichzeitig viele Ressourcen zur Verfügung und Autonomie haben, dann gibt es weniger Burn-out-Fälle.* Oder anders formuliert: *Ein gutes Verhältnis zwischen Ressourcen und Belastung führt zu einer guten Gesundheit.*

Diesen Punkt betonte auch Dür: Es sei sehr wichtig, dass Organisationen die Gesundheitsfähigkeit der Menschen unterstützen. *Wir müssen stärker in die Lebens- und Arbeitsbedingungen hineinschauen.* Der Hauptfaktor dabei sei die soziale Ungleichheit innerhalb der Organisationen; eine Rolle spielten aber auch das Sozialkapital (wie Menschen miteinander umgehen) sowie die Beziehungsqualität. *Wir sollten Organisationen zeigen, mit welchen Prozessen sie den Menschen ein einigermaßen selbstbestimmtes Arbeiten ermöglichen können. – Darüber wissen wir viel zu wenig, hier ist noch viel Forschung notwendig.* Der Begriff der Gesundheitsfähigkeit (oder Gesundheitskompetenz: „health literacy") ist in dieser Debatte zentral. Man weiß mittlerweile sehr genau, dass Bildung ein wesentlicher Bestimmungsfaktor für den Gesundheitszustand ist: Menschen mit wenig Gesundheitskompetenz betreiben seltener Vorsorge, erleiden häufiger Verschreibungs- und Behandlungsfehler und landen auch öfter im Krankenhaus.

Österreich schneidet bei diesem Punkt übrigens laut einer europaweiten Studie, an der das Ludwig Boltzmann-Institut für *Health Promotion Research* mitgewirkt hat, vergleichsweise schlecht ab – so verstehen 22 Prozent der Österreicher nicht, was ihr Arzt ihnen sagt (s. Kap. „Sprechende Medizin" in diesem Band); im EU-Durchschnitt sind es nur 15 Prozent. *Bildung ist der beste Prädiktor für die Gesundheit, vor allem im Alter: Jedes Jahr Bildung reduziert die Mortalität um sechs bis sieben Prozent*, berichtet Bauer.

Auf eines der hierzulande sträflich vernachlässigten Forschungsthemen machte Claudia Wild, Direktorin des *Ludwig Boltzmann-Instituts für Health Technology Assessment* (HTA) aufmerksam. Dieser Forschungszweig untersucht z.B., ob es eine innovative Behandlungsmethode wert ist, in den medizinischen Alltag aufgenommen zu werden. *HTA fragt, ob ein Nutzen für den Patienten geschaffen wird. In der Medizin kommt ständig etwas Neues, und wir kommen nicht dazu, genauer hinzuschauen, was eigentlich beim Patienten ankommt.* Ihr schwebt ein „lernender Zirkel“ vor, bei dem neue Verfahren vor ihrer Einführung „prospektiv“ bewertet und dann im Laufe der Anwendung beobachtet werden. *Wenn etwas keinen Nutzen bringt, sollte die Technologie eingestampft werden.* Fünf Prozent der Mittel sollten in eine solche Feedback-Forschung fließen, meint Wild.

Gegen all diese Argumente, warum es mehr Forschung zu psychologischen, sozialen oder ökonomischen Aspekten des Gesundheitswesens geben sollte, hat Hellmut Samonigg, Onkologe an der Medizin-Uni Graz, keine Einwände. *Sicher: Wir brauchen mehr Public-Health-Forschung.* Gleichzeitig warnt er aber davor, Gesundheitswissenschaften gegen die klassische Medizin auszuspielen. *Die Welt ist nicht schwarz-weiß, das eine kann das andere nicht ersetzen.* Oder, um im Bild des Ertrinkenden, das Bauer gebracht hat, zu bleiben: *Es ist ja doch vernünftig, den Ertrinkenden zu retten“* (Kugler 2013).

So könnte man den gegenwärtigen Zustand symbolisch zusammenfassen: Wir retten Ertrinkende, schauen aber kaum danach, warum sie in den Fluss gefallen sind. Natürlich sollten wir den tatsächlich Ertrinkenden auch retten. Aber von nachhaltigerem Nutzen für alle wäre es, ihnen zuvor das Schwimmen beizubringen und zudem die Uferböschungen so zu gestalten, dass weniger Gefahr besteht, ins Wasser zu fallen.

G2 Psychotherapeutische Versorgung im Allgemeinkrankenhaus

Nach Untersuchungen in Großbritannien und Deutschland weist ca. ein Drittel der im Allgemeinkrankenhaus behandelten Patienten abklärungsbedürftige psychosoziale Auffälligkeiten in Form von psychischen oder psychosomatischen Störungen oder von Störungen der psychischen Verarbeitung chronischer oder schwerer Erkrankungen auf. Nach Schätzungen der European Consultation/Liaison Workgroup (ECLW) ist bei mindestens 10 % aller im Krankenhaus behandelten Patienten fachpsychiatrische oder psychotherapeutisch/psychologische Diagnostik und Behandlung indiziert. Eine von der ECLW durchgeführte Studie in 12 europäischen Ländern zum psychiatrischen und psychosomatischen Liaisondienst zeigt, dass es sich bei Patienten, die diesem Dienst vorgestellt werden, um sog. „Langlieger“ handelt, also um Patienten, welche schwierige medizinische Probleme aufwerfen und hohe Kosten verursachen. Die Inanspruchnahme solcher Dienste durch Überweisung erfolgt in weniger als 10 % der indizierten Fälle und meist viel zu spät.

Die bereits 1993 beschlossene Novelle zum Österreichischen Krankenanstaltengesetz trägt dieser Problemstellung Rechnung und sieht im § 11b die „Psychologische Betreuung und psychotherapeutische Versorgung“ in den allgemein öffentlichen Krankenanstalten vor. Die Ausführungsgesetzgebung obliegt den Ländern. Der Gesetzestext lautet wörtlich: „Die Landesgesetzgebung hat sicherzustellen, dass in den auf Grund des Anstaltszwecks und des Leistungsangebots in Betracht kommenden Krankenanstalten eine ausreichende klinisch-psychologische und gesundheitspsychologische Betreuung und eine ausreichende Versorgung auf dem Gebiet der Psychotherapie angeboten wird.“ Die Wiener Regelung, dass für Standardkrankenhäuser eine Stelle für einen Psychotherapeuten und eine weitere für einen klinischen Psychologen, in Schwerpunktkrankenhäusern jeweils zwei und in Zentralkrankenhäusern jeweils drei Psychotherapeuten- bzw. Psychologenstellen einzurichten sind, ist zwar sicher nicht ausreichend, aber ein wichtiger Schritt in die richtige Richtung.

Psychotherapie im Krankenhaus erfordert spezifische Voraussetzungen an die inhaltliche und strukturelle Gestaltung der einzurichtenden Dienste, aber auch an die Qualifikation der Psychotherapeuten und klinischen Psychologen. Die Integration psychotherapeutischen und psychologischen Denkens und Handelns in das Krankenhaus soll nicht nur psychisch besonders belasteten Patienten Hilfe bieten, sondern allen im Krankenhaus behandelten Patienten zugute kommen: Durch gezielte Fort- und Weiterbildung für die im Krankenhaus tätigen Berufsgruppen soll deren kommunikative Kompetenz und damit die psychologische Betreuung verbessert werden. Eine entscheidende Aufgabe für die Zukunft ist die Qualitätssicherung im Bereich der psychotherapeutischen Versorgung und psychologischen Betreuung. Die in diesem Bereich tätigen Wissenschafter und die psychotherapeutischen, psychologischen und ärztlichen Fachgesellschaften sind gefordert, Qualitätsstandards für die psychotherapeutische und psychologische Tätigkeit im Allgemeinkrankenhaus zu erarbeiten und für deren Umsetzung Sorge zu tragen.

G3 Krankenhäuser – Tempel unserer Zeit?

Es wurde bereits festgestellt, dass alle Religionen Schöpfungen von Menschen sind. Sie versuchen seit Urzeiten, auf die großen Fragen des menschlichen Seins, aber auch auf die Nöte und Anliegen der jeweiligen Zeit Antworten zu geben und damit das anscheinend oder tatsächliche Unbegreifliche verständlich zu machen oder ihm Sinn zu geben. Religionen sind kognitive menschliche Leistungen, die auf die Probleme ihrer jeweiligen Entstehungszeit nicht nur Antworten, sondern auch Handlungsanleitungen für die Lebenspraxis geben. Sie sind naturgemäß immer an einer spezifischen Vergangenheit orientiert und würden damit ein inhärentes Ablaufdatum ausweisen, wenn sie nicht durch stetige Neuinterpretation bzw. Auslegung an die aktuellen Lebensbedingungen angepasst würden. In einer zunehmend komplexer werdenden Welt wird dies schwieriger; die brennenden Fragen der Gegenwart und unmittelbaren Zukunft können nicht mehr nur aus einer Extrapolation von lange zurückliegenden (weniger komplexen) Lebens- bzw. Denkwelten ausreichend bewältigt werden.

Die einzige bekannte Gegenstrategie, zeitgerechte Lösungen für jene erdumspannenden Megaprobleme der Gegenwart zu erarbeiten, besteht im kritischen Einsatz wissenschaftlicher, d.h. überprüfbarer Problembewältigungsstrategien. Diese liefern natürlich keine fertigen Rezepte, sondern nur Näherungswege, die fortdauernd über Versuch und Irrtum und viel intellektueller Mühe bei der Erarbeitung von Verstehensmodellen verbessert werden müssen. Dass dies gleichbedeutend ist mit dem *Prinzip der permanenten Aufklärung* ist leicht einzusehen. Ebenfalls leicht einzusehen ist natürlich der immense Widerstand althergebrachter Glaubensbekenntnisse gegen Wissenschaft, wie wir dies in unserer abendländischen Geistesgeschichte in dramatischer Weise kennen gelernt haben. Mit dem Erstarken des menschlichen Geistes bzw. der wissenschaftlichen Überprüfung von Behauptungen – oder anders ausgedrückt: dem Primat der Aufklärung, „scientia potentia est!"- mussten die tautologischen Welterklärungsansätze einen Bedeutungsverlust hinnehmen. Die Absicherung gegen Veränderung oder Infragestellung ihrer Axiome haben die Religionen seit jeher dadurch gelöst, dass sie ihre Herkunft einer virtuellen Instanz zuschreiben, die quasi unangreifbar und unhinterfragbar sei – also den vielen Ausgestaltungen von Gottheit (früher meist auch mehreren oder sogar vielen Göttern).

Unbestreitbar ist allerdings auch, dass der Mensch immer schon nach Erklärung von für ihn schwer begreifbaren Phänomenen gesucht hat und nach Orientierung in einer zunehmend komplexeren und schwer durchschaubaren Welt Ausschau hält. Dabei haben die Wissenschaften keine guten Karten, denn sie liefern die Erklärungen ja nur als Puzzle-Stücke und nicht in der gewünschten intellektuell einfachen „Verdaubarkeit". Wissenschaft ist verbunden mit einer unvermeidlichen Unschärfe und erhebt keinen Anspruch auf letztgültige Wahrheit, weil es diese logisch nicht geben kann.

Und dennoch: Jeder Mensch wird die phantastischen Anstrengungen früherer Generationen bewundern, die diese bei der Errichtung der großartigen Symbole ihrer religiösen Überzeugungen errichtet haben: die *Tempel*, *Kirchen* und *Moscheen.* Haben wir diesen großartigen Monumenten etwas Gleichartiges entgegenzustellen, was sich nicht nur architektonisch, sondern auch nutzungsmäßig – als Hort und Zuflucht, als Stätte der Hilfe, des Trosts und der Versöhnung – messen kann? Die überdimensionalen Gebäude der Versicherungen und Banken sind dies sicher nicht. Auch Sportstadien können hier kein Pendant abgeben, da sie für die Lebensbewältigung wohl keinen umfassenden gemeinschaftlichen Wert symbolisieren (Huber 2008).

Wie war es nur möglich, dass die Menschen im Mittelalter mit ihren technisch so bescheidenen Mitteln derart beeindruckende Bauten wie die gotischen Kathedralen erschaffen konnten? Wie war es möglich, das Geld dafür aufzutreiben und so beständig die Mühen des Errichtens zu ertragen. Im Nachhinein erkennen wir ein paar dieser Bedingungen, die diese bewundernswerten Kreationen hervorzubringen imstande waren. Es dürfte die Identifikation ganz großer Teile der Bevölkerung mit diesen Werken gewesen sein. Sie wurden als Ausdruck des Göttlichen gesehen, als etwas, das über den alltäglichen Dingen des Lebens steht, etwas das größer, schöner, mächtiger und erhabener sein musste als alles andere. In ihnen spiegelte sich wohl auch der Mensch als Gottes Geschöpf und konnte vor der Großartigkeit des umbauten Raumes in Ehrfurcht versinken ... Es war wahrscheinlich diese Bedeutungszumessung, die derartige Anstrengungen außer Frage stellte. Der Mensch der damaligen Zeit war sich dies schuldig oder – in seinem damaligen Verständnis – er schuldete dies seinem Gott.

Zentrale Ideen von religiösem Charakter müssen in einer Gesellschaft, die durch Wissenschaft und Aufklärung geläutert ist, rational diskutiert werden. Natürlich benötigen auch aufgeklärte Menschen zentralisierende Ideen, um Großartiges zu leisten. Eine solche zentrale Idee, die für große Teile der Bevölkerung in unserer Zeit auszumachen ist, besteht in der Bedeutung von *Gesundheit*. Diese legen wir nicht mehr in Gottes Hand, sondern erkennen sie als Ergebnis komplexer Wechselwirkungen, bei welchen wir als Individuen mit unserem je eignen Risiko- und Schutzfaktoren-Profil mehr oder minder immer beteiligt sind. Wir erkennen aber sehr häufig auch unsere Schwächen bei der Erfüllung „gesunder" Lebensweisen, verzagen im Fall der Störung unserer Liebes- und Arbeitsfähigkeit und werden auch schmerzhaft leidend an der Vergänglichkeit unseres Körpers. Für diese Phänomene wird der Mensch in alle Ewigkeit Zufluchtstätten der Linderung oder Heilung suchen bzw. sich schaffen.

Könnten Krankenhäuser nun die zeitgemäßen Tempel sein (Huber 2008)? Sie erfüllen im Prinzip viele der zuvor erwähnten Aspekte. Wir sind es noch gewohnt, Krankenhäuser als Reparatureinrichtungen zu sehen, wo es vorrangig um Krankheit, Schmerzen und Sterben geht. Dies muss nicht zwangsläufig so bleiben. Es wäre denkbar, unsere Krankenhäuser weniger als Hort des Leids und der Klage, sondern mehr und mehr als öffentliche Stätten der Krankheitsbewältigung und Gesundheitsförderung zu positionieren. Nicht nur mehr oder minder gelingende Reparatur, sondern die Besinnung auf die vielschichtigen Einflussgrößen für das, was wir Gesundheit nennen, könnten in den Mittelpunkt rücken. Die Rahmentheorie dafür haben wir bereits vor uns: Das erweiterte biopsychosoziale Modell der Medizin macht deutlich, dass man Gesundheit nicht hat, sondern dass Gesundheit in jedem Moment des Lebens geschaffen werden muss – und zwar in einem komplexen Wechselwirkungsprozess zwischen *Innenfaktoren* (d.h. der genetischen Ausrüstung und der individuellen Entwicklung mit dem Produkt einer einzigartigen Persönlichkeit) und *Außenfaktoren* (d.h. den jeweils am Organismus wirksam werdenden sozialen und ökologischen Lebensbedingungen).

Und genau hier besteht die Option, die Krankenhäuser als solche „Orte der Besinnung" zu formen. Eine dafür adäquate Medizin müsste folgerichtig nicht nur das erkennbar Materielle des menschlichen Leids erfassen und behandeln können, sondern auch das Denken, Fühlen und Handeln des Leidenden als wesentlichen Bestandteil für Diagnostik und Therapie nützen können. Da sich alles Leben in Kontexten abspielt, gilt es natürlich auch die sozialen Lebensbedingungen und ökologischen Lebensumwelten als pathogene oder salutogene Wirkgrößen ins Kalkül zu ziehen. Mit anderen Worten: Die erwähnte Be-Sinnung meint hier das sich darüber verständigen, an welchen Teilen des Störungsprozesses sind welche Einflussmöglichkeiten denkbar und wer übernimmt für welche Änderungen bzw. Eingriffe die Verantwortung. Von Reparieren bis Akzeptanz des Vorgefundenen reicht hier die Palette der Zugehensweisen.

Als erste Medizinische Universität in Österreich erweiterte die Medizinische Universität Graz (die Reorganisation von einer Medizinischen Fakultät zu einer eigenständigen Universität erfolgte 2004) unter ihrem damaligen Rektor, Univ.-Prof. Dr. Josef Smolle, die Zielperspektive dieser Lehr- und Forschungsstätte in Richtung einer „Gesundheitsuniversität“. Es ist dies auch ein Bekenntnis, dass „Medizin“ mehr kann und mehr sein muss als eine „Reparaturwerkstätte“ für den menschlichen Organismus. Gesundheit ist eben nicht (nur) über eine Reparaturmedizin sicher zu stellen, vielmehr bedarf es der salutogenen Aktivität der gesamten Bevölkerung, um nachhaltig erfolgreich zu sein. An der Spitze dieser Erkenntnis soll die wissenschaftliche Medizin aktiv werden, indem sie die Menschen dabei informiert, motiviert und anleitet, Gesundheit zu generieren. Es wird wohl nicht der alte *Tempelschlaf* sein (bzw. die stationäre Aufbewahrung im Krankenhaus), mit dem wir dies schaffen. Es könnte aber vielleicht das Krankenhaus der Zukunft sein, welches sich zu einem *Gesundheits-Kompetenz-Zentrum* weiterentwickelt. Dort sollen wir erfahren, dass uns zwar im Krankheitsfall geholfen wird, aber Gesundheit von uns selbst jeden Tag aufs Neue und auch zu einem guten Teil in eigener Verantwortung (wieder)hergestellt werden muss. Gesundheit ist hier nicht definiert durch Störungsfreiheit, sondern durch die Kompetenz, mit den auftretenden Störungen so weit wie möglich fertig zu werden.

Damit wir derartige zukunftsorientierte Krankenhäuser bzw. medizinische Einrichtungen betreiben können, benötigen wir natürlich zu Beginn entsprechende Modell-Einrichtungen, die uns zeigen, wie diese Änderung an Einstellungen und Verhalten den Menschen nahegebracht werden kann. Es braucht darüber hinaus mutige Vordenker und erfahrene Pioniere sowie einen ausreichenden gesellschaftlichen Konsens zum Umgang mit Krankheit. Wir müssen uns auch um eine entsprechende Ausbildung von Gesundheitsexperten bemühen, die diesem Anspruch mit ihrem *Wissen*, *Können* und *Wollen* gerecht werden. Mit der aktuell gültigen Studienordnung Humanmedizin sind wir auf gutem Weg. Die Grazer Medizinische Universität hat die biopsychosozial orientierte Medizin als ihr Leitbild für Lehre, Forschung und Patientenbetreuung ausgewiesen und hat dies mit der 2011 geschaffenen Professur für „biopsychosoziale Medizin in der Lehre“ unterstrichen. Mit der Etablierung dieses verpflichtenden Lehrbereiches konnte u.a.

die Arzt-Patient-Beziehung und die kommunikative Kompetenz der zukünftigen ÄrztInnen viel stärker ins Augenmerk genommen werden als dies davor möglich war. Der Leitsatz dieser patientenorientierten Ausbildung lautet: *„Finde gemeinsam mit deinem Patienten heraus, was ihm im jeweiligen Krankheitsstadium am besten hilft und unterstütze ihn dabei mit allen gebotenen Mitteln – mit Wort, Arznei und Messer!"* (Egger 2008, 2011).

G4 Ist der hippokratische Eid der Ärzte noch zeitgemäß?

Die Arbeitsgruppe (Eidkommission) des schweizerischen Instituts *Dialog Ethik*, eine Non-Profit-Organisation in Zürich, hat den Vorschlag für einen Ärzte-Eid entworfen, der auf der Höhe der Zeit liegt und den traditionellen, auf Hippokrates zurückgehenden Eid der Jungärzte ablösen sollte. Das hat gute Gründe. Die vor 2500 Jahren formulierte berufsethische Haltung für Ärzte konnte noch nichts ahnen von den umwälzenden Veränderungen dieses Berufs, welcher selbst immer auch ein Kind der jeweiligen Zeit mit seinen zivilisatorischen bzw. soziokulturellen Eigenheiten ist. Selbst das sogenannte *Genfer Gelöbnis*, das nach dem 2. Weltkrieg den antiken Eid in der westlichen Welt weitgehend abgelöst hat, trägt der rasanten Entwicklung nicht mehr ausreichend Rechnung.

Warum braucht es überhaupt einen Eid? Ist die Beziehung zwischen Arzt und Patient tatsächlich etwas anderes (oder besser: *mehr*) als eine geschäftliche Beziehung, welche ja auch durch Sorgfaltspflicht, Gewährleistung usw. Qualitätsansprüchen genügen muss? Albrecht (2015) hat kürzlich in der ZEIT dazu kritisch Stellung genommen und ausgeführt, dass Ärzte heute nicht immer nach dem Wohl der Patienten entscheiden (können), sondern häufiger nach ökonomischen Kriterien vorgehen (müssen). Dass dies wieder mit sozio-ökonomischen Vorgaben und sozialversicherungsrechtlichen Auflagen verknüpft ist, weiß inzwischen zwar jeder, allerdings sind solche Randbedingungen ja nicht „gottgegeben", sie müssen also in einer möglichst rationalen gesellschaftlichen Auseinandersetzung mit den widerstrebenden Ansichten erst verhandelt und zu einem lebbaren Kompromiss gebracht werden. Zum *Eid* selbst meint Albrecht:

Ein Eid ist etwas Intimeres als ein Gesetz. Er ist emotionaler, persönlicher. Nicht der anonyme Staat diktiert die Richtschnur des Handelns, sondern der Mediziner selbst. „Ich schwöre und rufe Apollon, den Arzt und Asklepios und Hygieia und Panakeia und alle Götter zu Zeugen an, dass ich diesen Eid und diesen Vertrag nach meiner Fähigkeit und nach meiner Einsicht erfüllen werde", riefen die antiken Ärzte vor Zeugen. Der gemeinsame Schwur verpflichtet sie zur Wahrheit und zum Tragen der Konsequenzen ihrer Handlungen. Der Eid ist nachhaltiger, weil er das Gewissen aktiviert und sozialen Druck aufbaut. Das Gütesiegel stärkt den Zusammenhalt des Berufsstandes und dient zur Abgrenzung gegenüber zwielichtiger Heilerkonkurrenz. Durch den Eid könnten die Patienten darauf vertrauen, sagt der Münchner Medizinethiker Georg Marckmann, dass der Arzt als Angehö-

riger eines Berufsstandes sich darauf verpflichtet hat, bestimmte moralische Grundsätze zu beherzigen. So gesehen, macht der medizinische Eid den Berufsstand des Arztes erst möglich. Er ist die Brücke, über die der Patient getrost gehen kann.

So haben sich nach dem Krieg im Kern vier Grundsatzprinzipien guten ärztlichen Handelns herauskristallisiert: das Selbstbestimmungsrecht des Patienten; das Prinzip der Schadensvermeidung; das Patientenwohl; und die soziale Gerechtigkeit. Gesamtgesellschaftliche Fragen wie beispielsweise die aktuelle Debatte, ob Ärzte Menschen aktiv beim Suizid helfen dürfen, gehören dort nicht hinein. Die Reaktionen auf aktuelle Missstände machen einen Eid zwar griffiger – aber auch vergänglicher. Andererseits stellt sich die Frage, ob eine Formel wie „Bei meiner Aufnahme in den ärztlichen Berufsstand gelobe ich feierlich, mein Leben in den Dienst der Menschlichkeit zu stellen" im Genfer Gelöbnis nicht zu pathetisch ist und gerade deshalb nicht mehr in die Zeit passt.

Die erwähnte Schweizer Arbeitsgruppe hat nun versucht, eine Textierung zu schaffen, die diesen Aspekten Rechnung trägt und damit eine berufsethische Orientierung für die Ärzteschaft abgeben soll. Hierin sind viele relevante Aspekte einer gelingenden Arzt-Patient-Begegnung enthalten, wie sie auch von den Grundzügen des *biopsychosozialen Modells* der Humanmedizin unterstützt wird, wenngleich dort keine moralischen Vorgaben als solche ausformuliert sind. Sie ergeben sich vielmehr als Implikationen und spiegeln unser Verhältnis wider, wie wir eine zeitgemäße Beziehung zwischen Arzt und Patient verwirklichen sollten.

Vorschlag für einen neuen Ärzte-Eid – Auszug

Ich gelobe während der Ausübung meiner ärztlichen Tätigkeit folgende Berufspflichten nach meiner Kraft und Fähigkeit zu respektieren und ihnen gemäß zu handeln:

- *Ich stelle die Sorge meiner Patienten und deren Interessen immer voran, wende jeden Schaden von ihnen ab und füge ihnen auch keinen solchen zu.*
- *Ich betrachte das Wohl meiner Patienten als vorrangig, respektiere ihre Rechte und helfe ihnen, informierte Entscheidungen zu treffen.*
- *Ich betreibe eine Medizin mit Augenmaß und empfehle oder ergreife keine Maßnahmen, die nicht medizinisch indiziert sind.*
- *Ich instrumentalisiere meine Patienten weder zu Karriere- noch zu anderen Zwecken und sehe von allen Maßnahmen ab, die nicht in einem direkten Zusammenhang mit der Linderung ihrer Beschwerden, der Heilung ihrer Krankheit oder der Verhütung einer Erkrankung stehen.*
- *Ich mute meinen Patienten nichts zu, was ich auch meinen liebsten Nächsten oder mir selbst nicht zumuten würde.*

- *Ich begegne meinen Patienten ebenso wie meinen Kolleginnen und Kollegen immer mit Freundlichkeit und Respekt. Ich bin zu ihnen ehrlich und wahrhaftig.*
- *Ich fördere die Gesundheitskompetenz meiner Patientinnen und Patienten.*
- *Ich nehme mir für das Gespräch und für die menschliche Begegnung mit den Patienten (und mit ihren Angehörigen) die erforderliche Zeit und spreche mit ihnen auf eine verständliche und angenehme Weise.*
- *Ich respektiere und wahre grundsätzlich die Willensäußerungen meiner Patienten.*
- *Ich setze die mir zur Verfügung stehenden Ressourcen wirtschaftlich, transparent und gerecht ein.*
- *Ich nehme für die Zuweisung und Überweisung von Patienten keine geldwerten Leistungen entgegen.*
- *Ich gehe keinen Vertrag ein, der mich zu Leistungsmengen, zu nicht indizierten Leistungen oder zu Leistungsunterlassungen nötigt.*

(Ausgearbeitet von der *Arbeitsgruppe – Eidkommission – des schweizerischen Instituts Dialog Ethik*, einer Non-Profit-Organisation in Zürich. Quelle: Albrecht, H. (2015). Zeit für einen neuen Eid. Hamburg: Die ZEIT, 12. November 2015, Nr. 46, Rubrik Wissen; Hamburg)

Mir scheint diese Vorlage gut geeignet, die berufsethischen Grundlagen ärztlichen Handelns in unserer aufgeklärten, westlichen Welt auf dem Boden unserer aktuellen (zeitgeistigen) Einstellungen und Verhaltensweisen zu reflektieren.

G5 Kann „Kunst" tatsächlich heilen? – Anmerkungen und Assoziationen anlässlich einer Kunstausstellung.

Kunst an sich kann natürlich nicht heilen. Heilen muss sich der Organismus immer selbst! Wir können jedoch in die physiologischen Regelkreise eines Heilungsprozesses eingreifen und diesen in vielfältiger Weise unterstützen.

Bei diesem psycho-physiologischen Heilungsprozess ist auch künstlerisches Tun als kreativer Akt der Ent-Äußerung ein erkennbarer Wirkfaktor. Der künstlerisch aktive Mensch exprimiert innere Regungen, er bringt Subjektives nach außen und macht es damit anschaulich – zuerst einmal für sich selbst, d.h. zum eigenen „Nutzen". Für ihn kann also auch eine obszöne, aggressiv-destruktive Äußerung (vgl. z.B. die Performance, die den Wiener Aktionismus zuzuordnen ist) eine kathartische – und damit subjektiv erwünschte – Wirkung haben. Dies kann im besten Fall der Versuch einer Selbstheilung sein. Der Entäußerungsaktive (der „Künstler") lässt aber im Normalfall auch andere daran teilhaben, was ja zur Steigerung der Wirkung in erheblichem Ausmaß beitragen kann, und er veräußert in der

Regel auch seine Werke, um gegebenenfalls mit dem Erlös auch sein Leben finanzieren zu können.

Aber auch das Konsumieren von künstlerischen Werken oder Ereignissen gehört in dieses heilende Wirkspektrum. In jedem Fall ist es aber offensichtlich nicht das äußere Werk (Bild, Musik, Performance usw.) an sich, das die Wirkung in sich trägt, sondern die davon in uns ganz individuell ausgelösten Gedanken und Gefühle (sowie die damit verknüpften physiologischen Vorgänge und nachfolgenden Reaktionen auf der Handlungsebene). Es sind primär die Emotionen (weil die Kognitionen erst über ihre emotionale Einfärbung relevant werden), welche als die eigentlichen Agenten in diesem psycho-physiologischen Prozess anzusehen sind, die durch das permanente Zusammenwirken von Zentralnervensystem, Vegetativum, Hormonsystem und Immunsystem eine „ganzheitliche" Wirkung entfalten – wie uns dies das biopsychosoziale Modell der Medizin lehrt (Egger 2017). In einer lethargischen Stimmung angeregt oder gar aufgewühlt zu werden, in einer übererregten Phase beruhigt und getröstet zu werden oder in einer gelassenen Haltung bestätigt zu werden, all das können wir durch kreatives Tun oder auch Rezipieren erreichen, wenn sich die dafür korrespondierenden Emotionen provozieren lassen. Es ist ein diffiziles und komplexes Wechselwirkungs-Geschehen, das nicht allein durch materielle oder ästhetische Faktoren beschrieben werden kann.

Was ein Künstler über sein Werk (hier über seine Bilder) selber sagt, sind seine persönlichen Intentionen bzw. Assoziationen dazu. Sofern der Betrachter (der Konsument) diese „Beabsichtigungen" des Künstlers kennt, werden dessen suggestive Botschaften natürlich Einfluss auf den Betrachter haben. Allerdings kann sich der Konsument seinen eigenen spontanen Interpretationen des Wahrgenommenen nicht entziehen, was immer der Künstler auch gemeint hat. Der Betrachter hat seine eigenen Assoziationen und diese bilden die primäre Basis für seine kognitiv-emotionale Beurteilung.

Andererseits kann das schwer Sagbare in einer bildhaften Projektion passender ausgedrückt werden als mit Worten. Ist die Assoziation positiv, hat das Dargebotene einen intuitiv belohnenden Charakter und macht ein „gutes Gefühl". Es lässt zudem viel Freiraum für eigene Projektionen. Natürlich ist das Unkonkrete eine dankbare Vorlage für das Erahnen von „Dingen" hinter dem erkennbar Seienden. Dafür braucht es aber auch eine Bereitschaft, eine Stimmung zur kreativen Generierung solchen Spürens, was nicht selbstverständlich immer gegeben ist. Bei konkreten Darstellungen spricht dagegen der Inhalt spontan und von selbst zu mir. Farben und Formen in abstrakten Gemälden lassen innere Landschaften auftauchen. Deftige Akzente wie bspw. eine grelle rote Farbe stimuliert, führt aber auch in bereits angespannten Stimmungen schnell zur Überreizung und vielleicht zur baldigen Abwendung.

Für mich als naiven Betrachter, der mit diesen Werken „nichts will", nichts vermitteln muss, nichts zu bezwecken braucht, sind Bilder mit „Erdfarben" meist auf den ersten Blick Labsal. Helle Farben von orange, gelb bis blau leuchten mir entgegen und bilden ein emotional wohltuendes Ambiente. Es ist mir wohl bewusst, dass ich es bin, der dies so empfindet und dass dieser Effekt eben eine Wechselwirkung von Bild und Betrachter ist. Aber hier kann ich am besten so etwas wie eine „heilende" Wirkung erahnen, eine Passform von außen (Bild) und innen (Psyche).

Es ist wohl trivial festzustellen, dass mich einige Arbeiten auch verunsichert oder fragend zurückgelassen haben. Während andere möglicherweise gerade diese Kreationen als gelungen oder aussagekräftig empfinden mögen, überwiegt bei mir der Eindruck der Zerrissenheit, des Widersprüchlichen, des wahrscheinlich Krankhaften – eben das Gegenteil von Heilung. Was aber Heilung bedeuten mag, ist immer vom Ausgangszustand abhängig: Wenn ein Zuwenig oder ein Zuviel in einem individuellen Organismus vorliegt, dann braucht es für die Heilung eben genau Unterschiedliches, das einen Ausgleich schaffen kann – in einem Fall Stimulierendes, im anderen Fall Beruhigendes. Das ist in der Medizin ähnlich wie in der Wirkung von künstlerischen Produkten auf den Konsumenten.

Verstörendes oder Abstoßendes ist allerdings nicht gleichzusetzen mit „schlecht" oder „verwerflich". Unser Gehirn reagiert eben auf Kontraste. Das „Schöne" wäre ohne das „Hässliche" nicht erkennbar, das „Gute" ohne das „Böse" nicht benennbar. Die Dosis macht das Gift, heißt es in der Medizin.

So darf auch Kunst nicht alles; genauso wenig wie Religionen nicht alles dürfen, was der Begriff „Religionsfreiheit" fälschlicherweise suggeriert. Wie für *Wissenschaft* und *Religion* gilt auch für KUNST, dass es Grenzen für ihre Aktivitäten gibt. Diese Grenzen müssen sozial verhandelbar bleiben, die angesprochenen Bereiche können sich nicht außerhalb von Menschenrechten und Menschenwürde ansiedeln. Unter dem Deckmantel der Kunst ließe sich sonst jede Art von Gewalt, Verbrechen, Menschenverachtung und Entwürdigung ohne Zugriff von Moral und Rechtsnormen zelebrieren. Das kann keine Gesellschaft wünschen, wenn sie sich selbst ernst nimmt. (Das Problem hat in der Tat einiges gemein mit dem Thema Religion: Auch diese dürfen sich nicht und niemals über das bürgerliche Recht und ihre Gesetze stellen und Menschen ideologische und weiterreichende Gewalt antun. Das ist die Botschaft der abendländischen Aufklärung – eine Errungenschaft, die bei weitem noch nicht auf der gesamten Erde Fuß gefasst hat.)

Wie verhält es sich aber dann mit der „Narrenfreiheit" künstlerischen Tuns, welche die mögliche Gängelung von Politik und religiöser Ideologie zu umgehen versucht? In meiner Sicht ganz gleich, d.h. Narrenfreiheit als solche ist ebenfalls nur soweit eine Freiheit, wie sie die Grenzen der physischen und psychischen Verletzung und Vernichtung von Mitmenschen anerkennt und beachtet. Umgekehrt müssen wir als Konsumierende es auch tolerieren, dass uns ein Spiegel, der oftmals auch ein Zerrspiegel unseres Da-Seins sein kann, vorgehalten wird.

Da wir die Wirklichkeit als solche nicht zu erfassen vermögen, bedarf es einer mehrschichtigen und konvergenten Bemühung, die uns als beste Näherung an das, „was ist", möglich ist. Es gilt anzuerkennen, dass unsere Erkenntnismethoden – also wie wir etwas über die Welt in Erfahrung bringen – nicht allein schon durch die empirisch-analytische und hermeneutische Vorgehensweise (das genaue Beschreiben und Überprüfen von Hypothesen zur Begründung von Erklärungen, wie wir das primär aus den Naturwissenschaften kennen) bestimmt wird. Wir benötigen eben auch ergänzende Methoden wie die dialektische (das Auseinandersetzen in der Kommunikation mit dem Gegenüber, das Akzeptieren von Zwiespältigem und Gegenläufigem) und insbesondere auch eine phänomenologische Herangehensweise, welche den Blick auf das „Ganze" versucht.

Kunst kann auch verstören, kränken und schockieren, sie kann traumatisieren und krank machen. Sie ist nicht per se heilend – weder für den Künstler und schon gar nicht für den Konsumenten. Es ist wie immer die Interpretation, die die künstlerische Präsentation auslöst. Deswegen ist auch der „Zeitgeist" so bedeutsam, d.h. das jeweilige soziokulturelle Empfinden und die aktuelle gesellschaftliche Einstellung, die den Kontext bildet für die persönliche Rezeption eines Werkes.

In der PRESSE (Wien, 18. Februar 2018, S. 48) war unlängst der Beitrag einer jungen, sich selbst als Künstlerin bezeichnenden Dame zu lesen, der den Titel trug „Kunst muss den Betrachter verachten". Lisa Eckhart vertritt dort die Auffassung, dass sich Kunst durch Alternativlosigkeit auszeichne und auf jeden Fall *gnadenlos* zu sein hat. Solchen menschenverachtenden, autoritären Zügen von „Künstlern" möchte ich persönlich entschieden entgegentreten. Eine außer Kontrolle geratene, brutal-obszöne, jegliche Grenzen der Moral und der Mitmenschlichkeit missachtende Kunst entzieht sich dem zwingend notwendigen Dialog zwischen Produzenten und Konsumenten. Auf diesen Dialog fußt allerdings unsere demokratische, der Aufklärung verpflichteten modernen Gesellschaft. Eine grenzenlos libertinäre Gesellschaft fördert jegliche Art von Extremismus und löst sich durch ihre Widersprüche bald selbst auf. Eine Kunst, die sich selbst als sakrosankt erklärt und jenseits aller Normen gegen den gesellschaftlichen Ausgleich und Frieden agiert, halte ich für destruktiv. Ein friedvolles Miteinander ist jedenfalls wertvoller als jede Art von aggressiv-destruktiver „gnadenloser" Kunst – und eben das hat seinen Preis in den Grenzen, die durch Menschenwürde (Menschenrechte) und gedeihliches Miteinander gegeben sind.

Der aktuelle Zeitgeist für die Präsentation von Kunst scheint mir deutlich übergewichtig in der Provokation und aggressiven Konfrontation zu liegen. Alles, was schockiert, bringt medial Aufmerksamkeit und ist damit die Währung, die gegenwärtig am meisten zu zählen scheint. Das verführt den einen oder die andere Kunstschaffende natürlich dazu, immer mehr Grauslichkeiten zu produzieren. Wir dürfen erwarten, falls sich diese Spirale weiterdreht, dass uns schon bald z.B. Leichenteile als Kunst drapiert vorgeführt oder inszenierte Vergewaltigungsorgien als Kunst verkauft werden. Und bestimmt finden sich auch dafür genügend „Kritiker", die das als aufregend oder gar sensationell und „richtungweisend" anpreisen werden. Und wenn dann wieder genügend Zeit verstrichen ist bzw. der „Kunstschaffende" lange genug durchgehalten hat, kommt es zu einer merkwürdigen Erscheinung: Durch das jahrzehntelange Festhalten an einer bestimmten „Scheußlichkeit" (im moralisch-ethischen Sinn Untragbares oder Abstoßendes bzw. im ästhetischen Sinn Ekelerregendes oder Widerwärtiges) wird genau das von der Zunft nun nach-richtend als „wegweisend" gelobt und mit Auszeichnungen (auch staatlicher Art) abgesegnet. So werden auch widerwärtige Produkte über die Zeit gesehen normalisiert bzw. sogar als fruchtbarer Beitrag zur Entwicklung künstlerischer Bewegungen gefeiert. Ab sofort braucht es zukünftig noch stärkerer Reize, um das Etikett „neu", „wegweisend" und „in die Zukunft führend" vergeben zu können. – Aus einer Hochsitzperspektive des Lebens ist eine gewisse Obszönität dieses Prozesses nicht zu übersehen.

Mit dieser Kritik ist allerdings nicht der Umstand gemeint, dass ein Mensch durch vielerlei Arten des „sich Ausdrückens" den Versuch wagt, sich seiner inneren Zerrissenheit oder seines persönlichen Leidens zu entledigen. Sofern dies nicht andere (direkt oder indirekt) schädigt, ist ein solches „sich Entäußern" als Selbstheilungsversuch des Betroffenen zu verstehen und auch zu tolerieren. Ob das allerdings darüber hinaus als „Kunst" zu werten ist, bleibt offen oder bildet zumindest eine sozial-ästhetische Herausforderung.

Wo – so könnte man sich fragen – bleibt das Erbauliche, das Erfreuende, wo das Versöhnliche und Trost Spendende – oder plakativ formuliert: Wo bleibt das Heilende? In einer Welt der objektiven Katastrophen, der Kriege und gewaltigen ökologischen und sozialen Zerwürfnisse braucht der Mensch nicht pausenlos auch noch durch die Kunst „wachgerüttelt" zu werden. Jeden Tag werden wir mit Nachrichten konfrontiert, welch dramatisch hässliche Seiten diese Welt bietet – was soll da noch eine Aufdoppelung durch weitere „künstlerisch" vermarktete Schocks? Eine solche Form der permanenten Konfrontation führt eher zu Gewöhnung, Abstumpfung und Desinteresse. Es bleibt die Frage, ob wir uns als Gesellschaft eine solche Entwicklung wünschen sollten und eine Kunst fördern, die „gnadenlos" ist, wie dies die oben erwähnte Protagonistin verlangt. Einer solchen Auffassung von Kunst ginge es primär um Verletzung und keinesfalls um Heilung.

Die Erkenntnisse der Forschung zur Emotionsregulation belegen, dass Euthymie (die Aktivierung positiver Gefühle) primär die heilende Wirkung erzeugt. Das Hervorrufen von positiven Stimmungen (wie Hoffnung, Freude, Heiterkeit oder Genuss) versetzt den Organismus in einen passageren psycho-physiologischen Zustand, der Sicherheit, Geborgenheit, Wohlfühlen und Beruhigung vermittelt und auf diese Weise eine generalisierte Anti-Stress-Wirkung entfaltet. Das wäre mit einer heilenden Wirkung zu umschreiben. Genau das scheint aber die erwähnte Dame nicht im Sinn zu haben, ihr scheint vielmehr am Gegenteil gelegen zu sein. Und tatsächlich: Schockierende Provokationen können Angst, Unsicherheit und Kontrollverlust auslösen – also aversive Emotionen, die dann krank machen, wenn sie für das Individuum zu stark, zu lange anhaltend oder immer wiederkehrend auftreten. Der Aspekt, dass bestimmte „künstlerische Aktivitäten" auch schädigend sein können, scheint mir insgesamt viel zu wenig beachtet zu werden. Es ist eben nicht wahr, dass Kunst an sich gut und heilsam ist. Aus der Sicht des Konsumenten ist es vielmehr die Passform zwischen künstlerischer Produktion und seiner psycho-physiologischen Bedürfnislage, die dies entscheidet.

Einer permanenten Rastlosigkeit, inneren Unruhe und Gespanntheit, aggressiven Getriebenheit oder Verzweiflung steht eine Haltung gegenüber, die gekennzeichnet ist durch Innehalten, stille Reflexion und Bewahrenwollen sowie die Freude am Berührtwerden, sich ergreifen und bewegen lassen. Diese Polarität gehört zur Dynamik des Lebens, wie sie meist erst durch eigene Abschürfungen in einem längeren Leben erkannt wird. „Zur Ruhe kommen" bedeutet hier eben nicht Stillstand oder Schwäche, sondern ist notwendig, um aus dieser Position heraus wieder Bewegung zu generieren. In den sog. Weisheitsfaktoren der Gesundheitspsychologie ist diese Dynamik übrigens gut verankert.

Vor etwa einem halben Jahrhundert war ich im Rahmen eines internationalen Jugendaustausches in Frankreich, wo unsere kleine Gruppe auch die Notre Dame in Paris besucht hat. Gotische Kathedralen sind schon für sich mächtige und erhabene Gestalten. Als aber dann unerwartet und von uns nicht einsehbar sich jemand an die Orgel gesetzt hat und zu spielen begann, erfüllte sich der Raum mit einem gewaltigen Wohlklang, der mich erschaudern ließ. Dem neben mir stehenden Mädchen aus Tunesien liefen dicke Tränen über die Wangen: „C'est tellement beau!" (das ist so wunderbar!) meint sie entschuldigend, wie ich sie fragend angeschaut hatte. Ich habe diese Szene bis heute nicht vergessen.

Ich erinnere mich auch an meinen ersten Besuch im sog. Repräsentationshaus im Zentrum von Prag, für mich ein „Tempel" von Jugendstil. Es ist schon lange her, aber ich weiß noch, wie ergriffen ich damals von der Architektur und all dem Freude ausstrahlenden Kunsthandwerk war. Ich habe die Erhabenheit und Schönheit dieses Ambiente quasi körperlich gespürt – eine Wirkung wie ein „Hochamt". – Ähnlich muss es auch den Menschen im alten Griechenland – in der Ära Asklepios und der damaligen Tempelmedizin – ergangen sein, die einen dieser Tempel aufgesucht haben, um Linderung von Leid und Krankheit zu erfahren. Die heilende Wirkung dieses „Gesamtkunstwerks" aus Architektur, Gerüchen, Farben, Wasser, Ruhe und Geborgenheit vermittelnden Ritualen und hoffnungsvoller Erwartung ist uns bis heute (vermarktet als Wohlfühl-Oasen) geläufig.

Ich kenne diese beglückende Stimmung (sowie unzählige andere Menschen natürlich auch) beim Durchwandern einer Ausstellung, zum Beispiel von Gemälden der Impressionisten (aber nicht nur dieser). – So gesehen war auch die besuchte

Ausstellung in der Kunstpassage der Fakultätsbibliothek Theologie an der Universität Graz – der Anlass für diese Abhandlung – für mich auf zweierlei Art lohnend. Sie hat mir (durch die Einladung der Organisatoren dazu) die Möglichkeit gegeben, wieder einmal über die psycho-physiologische Wirkung von künstlerischen Werken auf den Betrachter zu reflektieren. Zum anderen haben mich die Bilder auch nachdenklich gemacht, was meine sehr persönliche Haltung zur Wirkung von „Kunst“ im Allgemeinen anlangt.

G6 Die Unfähigkeit, Freiheit ohne Grenzen zu ertragen

Es stellt ein ziemliches Wagnis dar, sich auf ein derart weitläufiges Thema einzulassen. Ich möchte daher vorausschicken, dass die nachfolgenden Ausführungen mehr als Anmerkungen denn als eine erschöpfende Antwort zu verstehen sind. Zwar ist die angesprochene Thematik der *Freiheit* auch im Abschnitt „Sind wir in unserem Wollen und Tun frei oder determiniert?“ zu finden, hier geht es allerdings weniger um die neurobiologische, sondern mehr um die psychologische Frage, wieweit wir Freiheit als solche überhaupt ertragen können.

Freiheit – soviel steht fest – ist kein Begriff der dinglichen Welt. Freiheit ist ein *Konstrukt* aus der *gesellschaftlichen und psychologischen Welt des Menschen.* Freiheit definiert sich prinzipiell im Kontrast zu seinem Gegenteil, der Unfreiheit, Unselbständigkeit, Unterdrückung oder Determiniertheit. Mit der „Freiheit“ verhält es sich ähnlich wie mit dem Begriff des „Guten“, das ebenfalls nur im Kontrast zum Schlechten bzw. Bösen seine Bedeutung erhält. Freiheit ist also definiert als ein relationaler Begriff immer im Kontext des jeweils möglichen oder erkennbaren Spielraums für das Agieren bzw. Reagieren unter bestimmten kontextuellen Bedingungen.

Nützlich ist hier die Unterscheidung zwischen Handlungsfreiheit und Willensfreiheit. Während die Willensfreiheit die Option des Menschen beschreibt, willentlich zu handeln, meint die Handlungsfreiheit die Möglichkeit des Menschen, ein auf eigenem Willen basierendes selbstbestimmtes Leben zu führen – was wiederum der Vernunft und Fähigkeit zu rationalen Entscheidungen bedarf (s. Aufklärung, Trennung von Staat und Kirche, „Freiheit, Gleichheit, Brüderlichkeit“, Menschenrechte).

Die elementaren biologischen Strukturen unserer Handlungen, sagen die *Neurobiologen*, sind determiniert, also unfrei (Roth 2003, Singer 2003). Sie sind determiniert durch genetische und erfahrungsabhängige Prägungen, gesintert in einer Art psychobiologischen Automatik und daher streng genommen nicht frei, sondern solchermaßen determiniert. Allerdings – so ist anzumerken – kann der Mensch diese Impulse über reflexive Strategien einigermaßen kontrollierend verändern, was dann nicht zum „freien Willen“ in der strengen Bedeutung führt, wohl aber zu einem Willen bzw. einem Wollen (vgl. Egger 2007). Dies wird psychologisch unter dem Aspekt der „Selbstkommentierung“ von (eigenen) Handlungen diskutiert (Tetens 2004). Im psychologischen Sinn steht dieses Potenzial der neurobiologischen These des vollkommen determinierten Menschen entgegen.

Andernfalls würde uns auch unsere wichtigste theoretische Basis für eine mitzuverantwortende Lebensgestaltung abhanden kommen (Egger 1997, 2000).

Konzeptuell macht es Sinn, zwischen einer äußeren und inneren Freiheit zu unterscheiden. Zur äußeren Freiheit zählen der Umgang mit physiko-chemischen, wirtschaftlichen und sozialpolitischen Lebensbedingungen. Mit innerer Freiheit ist die Möglichkeit gemeint, als Einzelmensch mit diesen Bedingungen auf individueller Weise umgehen zu können, selbst wenn klar ist, dass auch dieses Reagieren wiederum durch die eigene „Persönlichkeit" determiniert ist. Es mag z.B. sein, dass ich ein bestimmtes, stark aversives äußeres Ereignis nicht als solches zu beeinflussen vermag. Dennoch könnte ich durch eine Änderung meiner Haltung diesem Ereignis gegenüber persönlicher Entlastung oder Freiheit zurückgewinnen. Nicht nur durch kollektive, sondern vor allem auch durch individuelle Umgangs- bzw. Bewältigungsformen kann es dem Menschen gelingen, mit erlebten Einschränkungen von Freiheit zurechtzukommen. Dies ist ja auch der primäre Ansatzpunkt der psychotherapeutischen Arbeit.

Für einen Bauern im Mittelalter, der Leibeigener eines Großgrundbesitzers bzw. Aristokraten war, mag schon die Bestellung eines einzigen Feldes zur eigenen Verwendung ein großes Stück erlebbarer Freiheit bedeutet haben. In unserem heutigen Empfinden würde dies dennoch Ungerechtigkeit, Ausbeutung und Unfreiheit hervorrufen.

In meinem Verständnis des Begriffes Freiheit braucht das *Erleben von Freiheit* daher ein Bewusstsein und ein Erkennen von Grenzen. *Freiheit ohne Grenzen* wird nämlich keineswegs als Freiheit erlebt, sondern als Desorientierung, Chaos, Verlassensein, Sinnlosigkeit, Bedeutungslosigkeit usw. Freiheit verwirklicht sich also nicht in einer Grenzenlosigkeit, sondern innerhalb erkennbarer Grenzen im Sinne von Nutzbarmachen von (begrenzten) Möglichkeiten oder Potentialen. Es geht darum, Optionen zu erkennen und zu nutzen, so oder anders entscheiden bzw. handeln zu können, ohne sich (existentiell) bedroht zu erleben oder zu gefährden. Das emotionale Pendant zu Unfreiheit ist also die erlebte Angst.

Wenn sich Freiheit im Sozialen verwirklichen soll, dann ist der Nächste mein Grenzstein für diese Verwirklichung. Meine persönliche Freiheit endet dort, wo ich den Freiraum des Nächsten beschneide. Um Chaos zu verhindern, braucht es hier also verbindliche Regeln. Der kategorische Imperativ Kants ist hier – nach dem Aufgeben eines gottgewollten Regelwerks – die Richtschnur für unser Handeln. Im Sinne Kants steht der zur Vernunft begabte Mensch in der unhinterfragbaren Verpflichtung, gut zu handeln. Moralisches Handeln ist daher als freies Handeln und freier Wille als guter Wille zu verstehen.

Frei sein wovon? Frei sein wozu?

Dass Freiheit ohne Grenzen (aus vielerlei Gründen nicht realisierbar ist, zumindest nicht auf Dauer, hat auch vor etlichen Jahrzehnten das sozialpädagogische englische Experiment von *Summerhill* gezeigt. Dessen humanistischer Ansatz, wonach die Kinder nur gefördert werden und ihre Grenzen selbst bestimmen sollten, um das jeweils maximal erreichbare Glück sowie Erfolg im Leben zu erreichen, ist längst als pseudoreligiöse Haltung entlarvt und falsifiziert worden und gilt heute als gescheitert. – Es gilt offenbar, vereinfacht formuliert, die eigenen Möglichkeiten zur „Selbstverwirklichung" immer in Abstimmung mit meiner mich umgebenden Welt zu erkennen und dialektisch zu verwerten. Auf diese Weise lässt sich die Wahrscheinlichkeit für eine „win-win"-Situation zwischen mir und meiner sozialen Umwelt erhöhen.

G7 Sex, Gender und Gewalt

Mit „Sex" wird üblicherweise das biologische Geschlecht bezeichnet, mit „Gender" das gesellschaftlich geformte bzw. sozial vermittelte Geschlecht. In der medizinpsychologischen Forschung wird der Faktor „Geschlecht" in den allermeisten Studien routinemäßig miterfasst. Konsequenterweise liegt hier eine Vielzahl von wissenschaftlichen Publikationen vor, die über mehr oder minder bedeutsame Geschlechterunterschiede Aussagen machen. Eine besondere Notwendigkeit oder gar Dringlichkeit für eine geschlechterspezifische Forschung liegt in diesem Bereich wissenschaftlich betrachtet nicht vor.

Das Seltsame an der Sex- und Gender-Debatte ist, dass die Termini inzwischen verwechselt, vermischt oder überhaupt gleichbedeutend verwendet werden, sodass die ursprüngliche Gender-Hypothese – nämlich, dass durch gesellschaftliche Prozesse (ungerechtfertigter Weise) ein soziales Geschlecht (ein Männer-Bild bzw. Frauen-Bild) konstruiert werde, das biologisch gar nicht begründet wäre – mehr und mehr verschwindet. Einerseits besteht also die Annahme, dass die Geschlechterunterschiede soziale Konstrukte wären, andererseits wird genau die gegenteilige Hypothese ins Treffen geführt, dass Männer und Frauen ja völlig anders „konstruiert" wären. Daher wird anhaltend aggressiv suggeriert, wir wüssten um die Bedeutung der Differenzen zwischen den Geschlechtern nicht genügend Bescheid und gleichzeitig werden die Unterschiede geleugnet bzw. für soziale Konstrukte gehalten.

Vor allem in der populärwissenschaftlichen Literatur wird häufig behauptet, dass Männer und Frauen gänzlich unterschiedlich wären („Männer sind anders. Frauen auch.", „Männer sind vom Mars. Frauen von der Venus", Gray 1998, oder „Du kannst mich einfach nicht verstehen. Warum Frauen und Männer aneinander vorbeireden", Tannen 1991, u.a.) Großangelegte wissenschaftliche Meta-Analysen widersprechen diesem Eindruck allerdings vehement (vgl. Hyde, 2005) und zeigen auf, dass die Unterschiedlichkeit von Frauen und Männern *innerhalb* ihrer Geschlechtergruppe weit bedeutender ist, als die Unterschiedlichkeit *zwischen* den Geschlechtergruppen. Für die Forschung gilt daher, dass sowohl der Varianz zwischen den Geschlechtergruppen (Mann : Frau) als auch innerhalb der jeweiligen Geschlechtergruppe (Männer untereinander sowie Frauen untereinander) Rechnung zu tragen ist.

Zum Thema „Gender" hat der bekannte Kolumnist der ZEIT, Harald Martenstein, folgenden erheiternden wie pointierten Kommentar verfasst (Auszug):

„... Wenn ich versuche, mich hundert Jahre weiter zu denken, und mir überlege, was unsere Nachfahren später einmal an uns ein bisschen daneben finden werden, so, wie wir den preußischen Stechschritt oder die Spießermoral der fünfziger Jahre daneben finden, fällt mir als Erstes die Gender-Theorie ein. Das Wort „Gender" bezeichnet das „soziale Geschlecht", es steht im Gegensatz zum biologischen Geschlecht, welches in der Wissenschaft „Sex" heißt. Die Gender-Theorie besagt, dass naturbedingte Verhaltensunterschiede zwischen Männern und Frauen oder Jungen und Mädchen in Wirklichkeit nicht existieren. Das wird alles von der Gesellschaft gemacht. Wenn Jungen und Mädchen gleich erzogen und gleich behandelt werden, kommt am Ende das Gleiche heraus. Für mich heißt das: Männer und Frauen gibt es im Grunde gar nicht, außer vielleicht in Neukölln.

Ich finde, dass die Theologie, verglichen mit den „Gender Studies", eine exakte Wissenschaft darstellt, denn die Existenz Gottes ist immerhin möglich, während jeder Mensch, der Kinder hat oder sich oft mit Kindern befasst, schnell merkt, dass die Gender-Theorie unmöglich stimmen kann. Sie lässt sich folglich auch nicht belegen. Es ist einfach nur eine Wunschidee. Trotzdem ist Gender, laut Frankfurter Allgemeiner Zeitung, *der in Deutschland am schnellsten wachsende Wissenschaftszweig, allein in Nordrhein-Westfalen seien von 1986 bis 1999 rund 40 neue Professorenstellen geschaffen worden. Wenigstens im Gendern gehört Deutschland zur Weltspitze. Ein riesiger Apparat baut also auf einer Idee auf, die wissenschaftlich erst mal belegt werden müsste und von der, behaupte ich, fast jeder weiß, dass sie nicht stimmt. Gender ist eine moderne Variante der Idee vom „neuen Menschen", den man durch Erziehung irgendwie herstellen könnte. Diese Idee hat schon viel Schaden angerichtet.*

Eine Expertin rief an und sagte, dass es inzwischen Gender-Theoretikerinnen gäbe, die dies nicht mehr so radikal sähen, und dass die Fragestellung als solche legitim sei. Gewiss. Offenbar befindet sich Gender in jener defensiven Phase, in der der Marxismus sich 1988 befand. Am interessantesten dabei finde ich aber, dass wir das schöne Ideal der Emanzipation und das richtige Ziel, andere Menschensorten nicht zu diskriminieren, auf dem höchst angreifbaren Gedanken aufbauen, wir alle seien gleich. Ich finde, es kommt eher darauf an, mit Unterschieden klarzukommen, als darauf, sie wegzudiskutieren. ..." (Martenstein 2008).

Auch Bolz (2011), einer der bekanntesten Geisteswissenschafter deutscher Sprache, promovierter Philosoph und Professor für Medienwissenschaften an der TU Berlin, resümiert:

„Wohl noch niemals in der Geschichte der Menschheit war das Verhältnis der Geschlechter so vergiftet wie heute. Das mächtigste Tabu unserer Gesellschaft liegt über dem Geschlechtsunterschied. Wer daran festhält, dass es wesentliche Unterschiede zwischen Männern und Frauen gibt, und sich deshalb kritisch zu militanten Formen des Feminismus äußert, gerät rasch an den Medienpranger. Ich mache deshalb einen Vorschlag zur Güte: Wir wollen im Folgenden zwischen dem Aufgeklärten und dem fanatischen Feminismus unterscheiden. Der aufgeklärte Feminismus gehört in die stolze Geschichte des europäischen Fortschritts im Bewusstsein der Freiheit. Der fanatische Feminismus wird hingegen nur aufgrund seiner massenweisen Verbreitung in den Medien und Universitäten als neue Form von Intelligenz gefeiert.

Der Radikalfeminismus ist ein Ableger des Marxismus. Seine Gründungsurkunde ist die berühmte Schrift von Friedrich Engels über den Ursprung der Familie, des Privateigentums und des Staates. Dort heißt es in aller wünschenswerten Klarheit: Die erste Vorbedingung der Befreiung der Frau ist die „Wiedereinführung des ganzen weiblichen Geschlechts in die öffentliche Industrie" und damit die Abschaffung der klassischen Familie. Die radikalen Feministinnen haben das nachgebetet: Nur die Zerstörung von Ehe und Familie kann die Ungleichheiten zwischen Männern und Frauen aufheben. Die Familie ist nichts als die Fessel, die Frauen von der Erwerbstätigkeit abhält, und die Ehe ist nichts anderes als Prostitution und Vergewaltigung.

Früher haben die männlichen Linken den Arbeitern eingeredet, dass sie unterdrückt sind; heute reden die weiblichen Linken den Müttern und Hausfrauen ein, dass sie unterdrückt sind. Buchstäblich geht es um eine Enthauptung der Familie, sofern nämlich der Vater traditionell als Oberhaupt der Familie verstanden wurde. Aber es geht auch um die Durchsetzung des androgynen Ideals – die Geschlechterrollen sind austauschbar. Unisex, die Zwangsjacke der Emanzipation, hat sich von einer Modeströmung zur Regierungspolitik gemausert. Männer sollen „fürsorglich" werden und im Haushalt mitarbeiten; Frauen sollen das Sexualverhalten der Männer imitieren und ihren Mutterinstinkt verdrängen. Männer sollen für die Kinder sorgen, die die emanzipierten Frauen – kaum mehr – gebären. Mit einem Wort: Männer werden von der politischen Korrektheit auf weich und sensibel, Frauen auf kalt und berechnend programmiert.

Der Geist der Demokratie verführt dazu, Gleichberechtigung mit Gleichartigkeit zu verwechseln. Dass es nicht mehr Herr und Knecht geben soll, wird dann so überinterpretiert, dass es auch keinen Unterschied zwischen Vater und Sohn oder zwischen Mann und Frau mehr geben soll. Alle Absurditäten des fanatischen Feminismus rühren also daher, dass einige Akademikerinnen nicht in der Lage sind, zwischen Gleichberechtigung und Gleichheit zu unterscheiden. Mann und Frau sind politisch gleich. Das gilt für die Wählerstimmen genauso wie für die Führungspositionen der westlichen Welt. Mann und Frau sind aber biologisch ungleich. Der Geschlechtsunterschied ist ein Unterschied, der einen Unterschied macht. Jede Politik, die hier auf Gleichheit statt auf Differenz setzt, ist monströs und lächerlich: Frauen im Kampfeinsatz an der Front; Männer, die Kinder gebären.

Mitte des 19. Jahrhunderts gab es noch einen aufgeklärten Feminismus, der Männer und Frauen gleichen Wert gab und der Emanzipation der Frau in Moral, Politik und Wissenschaft nur eine Grenze zog: nur das nicht zu tun, was die Weiblichkeit beschädigt. Die Frau ist nicht minderwertig, sondern anders. Deshalb darf Gleichberechtigung nicht heißen, Frauen wie Männer zu behandeln. Dass Frauen alles auch können, was Männer können, ist ein Wahn, der in der Umkehrung noch deutlicher wird: wenn Männer versuchen, was nur Frauen können, z. B. Kinder bekommen.

Früher lebten Männer und Frauen zusammen – aber nach unterschiedlichen Regeln. Heute gelten für Männer und Frauen dieselben Regeln – aber sie leben nebeneinander her wie Parallelen, die sich eben nicht kreuzen. Männer und Frauen leben das gleiche Leben. Doch das gleiche Leben von Mann und Frau versöhnt nicht, sondern verbittert. Dem latenten Kriegszustand zwischen den Geschlechtern versuchen sich immer mehr Menschen dadurch zu entziehen, dass sie die Identifikation mit ihrer Geschlechterrolle verweigern. Frauen wollen nicht mehr Frauen sein. Man könnte das Geschlechtsflucht nennen. Der fanatische Feminismus akzeptiert die Unterscheidung von Mann und Frau eigentlich nur noch, um statistisch erfassbare Benachteiligungen zu markieren. Ansonsten setzt man auf Ununterscheidbarkeit. So verschärft sich die feministische Ideologie durch fortschreitende Gedankenlosigkeit. Erst war man gegen die Ungleichheit in der Unterscheidung von Mann und Frau; dann wollte man, dass die Unterscheidung nicht unterscheidet; und schließlich unterstellt man Ununterscheidbarkeit.

*Im Bereich des Geschlechterverhältnisses trägt die politische Korrektheit den monströsen Namen „*Gender Mainstreaming*". Das ist die regierungsoffizielle Politik der fortschrittlichen westlichen Länder, die das biologische Geschlecht von der sozialen Geschlechtsrolle abkoppeln möchte. Gender hat demnach nichts mit Sex zu tun und kann im Grunde frei gewählt oder neu zugewiesen werden. In den Universitäten wird diese politische Philosophie durch „*Gender Studies*" verbreitet. Für sie scheint charakteristisch, dass das Engagement in der Frauenbewegung zum entscheidenden Qualifikationskriterium für die Frauenforschung erhoben wird.*

Der fanatische Feminismus zielt heute weder auf Freiheit noch auf Chancengleichheit, sondern auf Ergebnisgleichheit. Alle starren auf die Zahlen bei der Besetzung von Führungspositionen. Wie hoch ist der Anteil weiblicher Professoren an den Universitäten? Wie viele Unternehmen werden von Frauen geführt? Nie geht es um konkrete Frauen und die Anerkennung ihrer Leistung, sondern immer nur um die Gruppe und ihre „Quote". Die fanatischen Feministen heute wollen Gleichheit statt Freiheit, und zwar Ergebnisgleichheit statt Chancengleichheit. Und zwar wollen sie Ergebnisgleichheit nicht für die einzelnen Frauen, sondern für die „Gruppe" der Frauen als ganze – statistisch messbar an der Zahl von Frauen in bestimmten hoch bezahlten Berufen und Spitzenpositionen. Die politischen Parteien verkünden unisono eine nahe Zukunft, in der Kinder und Karriere vereinbar sind. Das ist die Lebenslüge der Gleichstellungspolitik. Jeder, der sich im realen Leben ein wenig auskennt, weiß, dass Spitzenpositionen in der Wirtschaft das totale Engagement erfordern. 80-Stunden-Wochen sind keine Seltenheit. Eine Geschäftsführerin kann sich keine Elternzeit nehmen. Und eine Spitzenpolitikerin auch nicht. Deshalb haben extrem erfolgreiche Frauen keine Kinder.

Die stärkste Unterstützung finden die Feministinnen heute bei den Ökonomen, die Frauen als brachliegende wirtschaftliche Ressource betrachten. Man könne der Volkswirtschaft die Arbeitskraft gut ausgebildeter Frauen nicht länger vorenthalten. Deshalb hilft man der Wirklichkeit mit einer Frauenquote auf die Springe. Damit aber wird die berechtigte Kritik von Diskriminierung ad absurdum geführt. Früher gab es Menschen, deren individuelle Leistung aufgrund einer bestimmten Gruppenzugehörigkeit nicht anerkannt wurde. Heute werden Menschen aufgrund einer bestimmten Gruppenzugehörigkeit gefördert, und zwar unabhängig von ihrer individuellen Leistung. Also hat sich nur das Vorzeichen der Diskriminierung gewandelt. Früher hat man Frauen diskriminiert, so gut ihre Leistungen auch waren. Heute werden Frauen gefördert, so schlecht ihre Leistungen auch sein mögen.

Die Forderung nach Quoten zielt auf eine Vorabzuschreibung wertvoller Stellen an Gruppenmitglieder. Auch wenn sie politisch nicht erfüllt wird, kann man die Quotenforderung als Warnung verstehen, dass die politisch Korrekten nicht bereit sind, das Ergebnis eines individuellen Wettstreits um begrenzte Chancen hinzunehmen. Denn jeder Wettbewerb um knappe Positionen ist ein Kampf um Vorrang. Das heißt aber: Es entsteht immer eine Nachfrage nach Ungleichheit. Man muss Männer benachteiligen, wenn man Frauen „nach vorne" bringen will. Seit der vorsorgende Sozialstatt nicht mehr zwischen Wohltaten und Anrechten unterscheidet, können wir eine neue Spaltung der Gesellschaft durch die Ansprüche von Gruppen beobachten, die es gelernt haben, sich als Opfer dieser Gesellschaft zu präsentieren. Früher war die Leistung Grundlage der Wertschätzung, heute ist es die Benachteiligung. Im Kampf um Status ist der ausschlaggebende Faktor der, dass man Wundmale der Diskriminierung vorzeigen kann. Aber man kann die Diskriminierungen der Vergangenheit nicht wiedergutmachen. Schon gar nicht durch Diskriminierung und öffentliche Bußrituale der Männer. Mit jedem Schritt der Gleichstellungspolitik entfernen wir uns weiter vom gesunden Menschenverstand, der einem sagt, was „gut genug" ist. Die eigentlichen Opfer der Frauenquote sind die Frauen."

Dass vor allem Frauen selbst mit großer Wahrscheinlichkeit Opfer eines überbordenden Gender-Kampfes werden, wie Bolz (2011) argumentiert, zeigt beispielsweise auch die Diskrepanz zwischen den Forderungen des *gender mainstreams* mit ihren den Frauen zugdachten neuen Rollen in unserer Gesellschaft und ihrem tatsächlichen Verhalten. Die Empirie bestätigt in großen Zügen, dass Frauen in der Partnerwahl (bzw. in der Einschätzung der Attraktivität) über alle Kulturen hinweg nach wie vor starke und erfolgreiche Männer bevorzugen, keine Softies oder Hausmänner. Dies unterstützen auch die evolutionsbiologischen und evolutionspsychologischen Thesen, wonach das männliche Geschlecht eher als Jäger-Natur, ausgestattet mit Kampfesmut und Körperkraft, geprägt ist und für den Schutz der Gruppe nach außen zuständig war (vgl. Pfau & Hartl 2011). Dass diese evolutionär vorgegebene Rolle natürlich kulturell abgeschwächt und „gezähmt" werden kann und darf, ist einsichtig und aus heutiger Perspektive auch wünschenswert, sie lässt sich jedoch nicht ohne Schaden auflösen.

Ein weiterer Streitpunkt in der Sex- und Gender-Debatte rankt sich um das Thema „Gewalt in der Familie". (Dazu hat es auch eine parlamentarische Anfrage (Nr.3153/J-NR/2009) gegeben, an der ich eingeladen war mitzuwirken.) Die sozialpolitischen Fragen dazu waren aus erhebungsmethodischer Perspektive derart einseitig im Sinne des gender mainstreams formuliert, sodass ich die Einschränkung von Gewalt in der Familie auf Gewalt gegenüber Frauen und Kindern als wissenschaftlich nicht gerechtfertigt klassifizieren musste. Unbestritten ist eine relative Häufung an Berichten, bei denen Frauen und Kinder zu Schaden kommen. Ganz schlecht dokumentiert (und mit hoher Dunkelziffer behaftet) sind allerdings die Phänomene Gewalt von Frauen gegenüber Männern und Kindern (wenngleich deren Wirkformen oftmals anderen Charakter haben) und auch Gewalt von Jugendlichen gegenüber Frauen und Männern im Familienverband. Eine einäugige Betrachtung des Themas Sex und Gewalt führt zwangsläufig zu verzerrten Vorstellungen und Schlussfolgerungen. Da in diesem Problemfeld sehr viele und ganz unterschiedliche – vor allem auch zeitgeistig-gesellschaftliche und subkulturelle – Wirkfaktoren zusammentreffen, wäre eine breitere Behandlung des Themas unter dem Aspekt der Förderung von Friedfertigkeit und Konfliktlösung im zwischenmenschlichen Bereich anzustreben.

Die strengen nationalen Datenschutzrichtlinien, die Verschwiegenheitspflicht von klinischen PsychologInnen und PsychotherapeutInnen sowie die Regeln im Umgang mit schützenswerten Daten im ärztlichen Bereich machen eine Dokumentation derartiger Ereignisse schwierig. Wenn dies ein nationales Anliegen sein soll, dann ist jedenfalls – gerade aus einer Gender-Perspektive – sicher zu stellen, dass *alle* Formen häuslicher Gewalt bzw. Missbrauchs in Familienverbänden dokumentiert werden, nicht nur die gegen Frauen.

Wir wurden auch gefragt, wieweit die Medizinische Universität Graz (MUG) sich in der Lehre diesen Themen widmet. Nun, die MUG hat seit 2004 die biopsychosoziale Orientierung in ihrer Studienordnung Humanmedizin als ein zentrales Merkmal ihrer wissenschaftlichen Ausbildung festgeschrieben. Dies bedeutet, dass bei jeder Erkrankung oder gesundheitlichen Störung sowohl die körperlichen, als auch die psychologischen und öko-sozialen Aspekte in der Verursachung, Entwicklung und Aufrechterhaltung bedeutsam sein können und für die Diagnostik und Therapie zu nützen sind. Im Rahmen eines studienbegleitenden *tracks* werden in speziellen Pflicht-Seminaren Inhalte angeboten, die Wissen und Fertigkeiten vermitteln zu den Bereichen „Kommunikation / Supervision / Reflexion" (KSR, einschließlich „Ethik und Recht in der Medizin"). In dieser Präsenzlehre im Ausmaß eines ganzen Moduls geht es randständig auch um krankheitsgenerierende Konflikte und Krisen in- und außerhalb der Familie. Dabei werden die Studierenden nicht nur mit den Phänomenen von psychosozialen Stressoren (auch Ausübung von Macht und Gewalt gegenüber anderen) konfrontiert, sondern – was für eine Problemlösung noch wesentlicher ist – auch Fertigkeiten ansatzweise trainiert, mit derartigen Ereignissen konstruktiv umgehen zu können.

Um diesen *soft skills* im Rahmen einer wissenschaftlichen Berufsvorbereitung auch genügend Bedeutung zu verleihen, hat die MUG für diesen Lehrbereich eine eigene *teaching unit* (KSR) errichtet: Der zukünftige Arzt sollte psychosoziale Krisen (und dabei auch Gewaltphänomene in Familienstrukturen) besser als bisher erkennen und Schritte zur Problemlösung einleiten können. Dies wird als kommunikative Kompetenz in der Arzt-Patient-Beziehung vermittelt. Zusätzlich wurde eine eigene, über 2 Semester reichende Lehrveranstaltung *„psychosoziale Krisenintervention und Stressbewältigung*" als Wahlfach angeboten, in welcher interessierte Studierende der Medizin sich in den Bereichen Konflikt- und Problemlösung vertiefen können. Auch hier ist das Phänomen Machtmissbrauch und Gewalt – allerdings nicht so einseitig wie in der parlamentarischen Anfrage definiert – ein Thema der inhaltlichen wie praktischen Ausbildung.

Neues Geld für die universitäre Lehre ist m.E. nicht in Sicht. Eine noch stärkere Implementierung von hier relevanten (psychosozialen) Inhalten kann nur zu Lasten anderer Inhalte im Studienplan erfolgen, was nach der großangelegten Neufassung der Studienordnung zur Zeit praktisch ausgeschlossen ist. Auch neue finanzielle Mittel von außen, womit weitere Lehrveranstaltungen organisierbar wären, sind nirgends in Sicht. Für eine Vertiefung in die angesprochenen Problemfelder eignen sich allerdings die postgraduellen PSY-Diplom-Curricula der ÖÄK. Diese seit 1991 konsekutiv angebotenen berufsbegleitenden Lehrgänge „Psychosoziale Medizin" (PSY1, 1 Semester), „Psychosomatische Medizin" (PSY2, 4 Semester) und „Psychotherapeutische Medizin" (PSY3, 6 Semester) sind ein erfolgreiches Modell für eine spezifische psychosoziale Fort- und Weiterbildung für ÄrztInnen. Diese Diplom-Curricula haben das Ziel, ÄrztInnen eine ausreichende praktische kommunikative Kompetenz im Umgang mit ihren PatientInnen zu lehren (PSY1), Wissen und Fertigkeiten für eine „psychosomatische Grundversorgung“ zu vermitteln (PSY2) und für das Erkennen und die konkrete Einflussnahme auf psychosoziale Krankheitsfaktoren bei ihren PatientInnen ausreichend gewappnet zu sein (PSY3). Hier geht es im Sinne unseres Themas „Gewalt in der Familie“ häufig um Probleme einer besseren Emotionsregulation bzw. eines Aggressionsabbaus sowie der Unterstützung von psychosozialen Kompetenzen bis hin zur Förderung von besserer Streitkultur und mehr Friedfertigkeit.

Neue evolutionstheoretische und neurowissenschaftliche Erkenntnisse zu den Phänomenen Aggression versus Altruismus fasst H. Petzold wie folgt zusammen: „In evolutionstheoretischer Betrachtung kann man sagen: Wir haben starke biologische Narrative (Muster, Programme) zur Aggressivität und Destruktivität, die durch unsere bellizistischen Kulturen, die die Geschichte dokumentiert, bestärkt worden sind. Unsere gleichfalls vorhandenen Narrative zu Altruismus und Besonnenheit haben – historisch gesehen – weitaus weniger Reinforcement und kulturelle Bekräftigung erhalten. Das gilt es zu verändern durch Aufbau und Erhalt friedfertiger Kulturen, damit schwache „Friedensnarrative“ stark werden können – dadurch, dass wir konkret „Friedfertigkeit praktizieren“. Denn Fähigkeiten, die genutzt und entwickelt werden, erstarken, bilden kräftige Bahnungen; Fähigkeiten indes, die nicht oder weniger genutzt werden, werden schwächer und können sich zurückbilden. Das ist das basale Funktionsprinzip unseres neuronalen Systems, unseres Gehirns, unseres Organismus“ (Petzold & Sieper 2011).

In einer anderen parlamentarischen Anfrage, an der ich mitgearbeitet habe, wurde nach Möglichkeiten einer Verbesserung der *Sexualpädagogik* gesucht. Der verpflichtende Einsatz qualifizierter *SexualpädagogInnen* (bzw. speziell geschulter SchulpsychologInnen oder SchulärztInnen) an Schulen wäre dann zu bejahen, wenn bundesweit ein Mindeststandard an sexualkundlichem Wissen bei SchülerInnen angestrebt wird. Die Begründung für eine verpflichtende (alters- bzw. entwicklungsabhängige) Informationsvermittlung samt adäquater Erörterung in der jeweiligen *peer group* liegt insbesondere darin, dass der Umgang mit dem weitläufigen Thema *Sexualität* sowohl innerhalb wie auch zwischen den subkulturellen Gruppen unserer Bevölkerung sehr heterogen ist.

Mit der auch in naher Zukunft zu erwartenden Zunahme von SchülerInnen mit Migrationshintergrund in den Klassen ist damit zu rechnen, dass gerade SchülerInnen aus – oftmals religiös oder ideologisch begründeten – restriktiven familiären Milieus keine Chance auf eine zeitgemäße Auseinandersetzung mit der Sexualität erfahren. Aber auch innerhalb unserer europäisch-christlichen „Leitkultur“ gibt es Eltern, die beim Thema Sexualerziehung der eigenen Kinder sich als (teilweise) inkompetent erweisen. Ein eigenes, von der Schule dafür zur Verfügung gestelltes Budget wäre dann sinnvoll, wenn die sexualkundliche Information bzw. Erörterung nicht zentral (d.h. länder- oder bundesweit) organisiert werden soll. Ein separates, der Schule zur Verfügung gestelltes Budget würde einerseits die

Flexibilität in der Umsetzung des angestrebten Vorhabens erhöhen, ginge aber auch zu Lasten einer Vereinheitlichung bzw. der Qualitätskontrolle.

Auf die Frage, ob die MUG Aspekte der Sexualmedizin im regulären Studienplan der MUG enthalten sind, konnte positiv geantwortet werden. Ein eigenes Fach Sexualmedizin ist aufgrund des inhaltlich bereits sehr differenzierten und zeitlich stark belasteten Studienplans (und der Gefahr einer Studienzeitverlängerung) nicht zweckmäßig. Vielmehr werden diese Inhalte an vielen und ganz unterschiedlichen Punkten der medizinischen Ausbildung gelehrt; auch eine freiwillige Vertiefung dazu ist jederzeit möglich. Sexualmedizinische Aspekte werden innerhalb des verpflichtenden Studienplanes z.B. in den Bereichen Anatomie, Physiologie, Chirurgie, Gynäkologie und Geburtshilfe, Endokrinologie oder den speziellen genderspezifischen Aspekten der Medizin erörtert. Darüber hinaus werden sexualpsychologische und sexualtherapeutische Aspekte auch in den verpflichtenden Modulen „Spannungsfeld Persönlichkeit" (M21), organisiert von den Fachbereichen Medizinische Psychologie und Psychotherapie sowie Psychiatrie, und dem *track* „Kommunikation / Supervision / Reflexion" (KSR1-4), mit den Inhalten psychosoziale und psychosomatische Medizin, psychotherapeutische Medizin, Ethik in der Medizin und psychosoziale Berufsvorbereitung gelehrt. Innerhalb der erwähnten PSY-Curricula ist auch das Thema menschliche Sexualität in vielfacher und immer wiederkehrender Form Teil der theoretischen wie praktischen Ausbildung.

Das Gendern in der Sprache und political correctness

Tempora mutantur et nos in illis – ja, es stimmt: Die Zeiten ändern sich und wir natürlich in ihnen. Auch unsere Sprache ist von zeitgeistigen Änderungen betroffen, wenngleich wir nicht alles kommentarlos hinnehmen müssen. Alle, denen die Sprache als solche ein Anliegen ist, die die Muttersprache nicht als Spielball zeitgeistiger Attituden sehen möchten und die die Sprache als Instrument des differenzierten Ausdrucks von Erkenntnissen und Überlegungen begreifen, durchleben wohl eine schwere Zeit. Gleich von zwei Seiten wird gegen das *Deutsch* ein latenter und in dieser Form noch nicht dagewesener Angriffskrieg inszeniert, der fatal enden kann: Es sind dies einerseits die Verstümmelungsversuche durch das „Gendern" in der deutschen Sprache und die massive Unterwanderung des Deutschen durch Anglizismen.

Eine Anmerkung zur Debatte um eine „gendergerechte" Sprache muss erlaubt sein: Die Lesbarkeit des Textes und damit der Schutz der deutschen Sprache erscheinen ungleich bedeutsamer als die Unterwerfung unter ein bedauerliches zeitgeistiges Phänomen, das auch als „Genderwahn" bekannt geworden ist und eine Art Vergewaltigung unserer Muttersprache provoziert (vgl. dazu die wiederholten kritischen Wortmeldungen des Wiener Philosophen Konrad Paul Liessmann in den letzten Jahren). Das „Gendern" der Sprache löst überdies in keiner Weise das

Phänomen, dass wir immer mehr mit Mischformen von sozial etikettierten Geschlechtern und damit einhergehenden sexuellen Orientierungen zu tun bekommen. Was soll da eine erzwungene dichotome Festschreibung der sozialen Geschlechterrolle? Das Gendern in der Sprache muss wohl als das bezeichnet werden, was es im Kern ist: Grober Unfug und Sprachbeschädigung ohne ersichtliche Notwendigkeit. Da halte ich es mit Harald Martenstein (Die Zeit, Hamburg), Konrad Paul Liessmann (Der Standard, Wien) oder Hans Winkler (Die Presse, Wien): couragiert dagegen halten! Die Varianz innerhalb ist größer als jene zwischen den Geschlechtern, da hilft kein „Gendern“, sondern nur der achtsame Umgang mit möglichen Ungerechtigkeiten.

Auch eine andere gewichtige Stimme in unserer abendländischen Kultur hat sich vor kurzem zu Wort gemeldet und einen erstaunlich couragierten Standpunkt vertreten: Papst Franziskus hat in einer seiner Generalaudienzen die aktuelle *Genderkultur* kritisiert: Sie habe Angst vor den Unterschieden zwischen Mann und Frau und sie sei unfähig, damit konstruktiv umzugehen. Die Gendertheorie ziele auf die Auslöschung sexueller Differenz, da sie es nicht verstehe, sich mit dieser Differenz zu konfrontieren. Die Komplementarität der Geschlechter sei aber eine Voraussetzung für die menschliche Entwicklung. So sei genau die Verdrängung der Unterschiede das Problem, nicht die Lösung. Es seien die Unterschiede, die auch bereicherten, und die die Kreativität und den Wagemut herausforderten, unsere Bemühungen um mehr Gleichberechtigung in unserer Gesellschaft zu erwirken. – Falsch verstandene *political correctness* könnte hier eine Sackgasse sein.

Hans Winkler hat dies unlängst genau unter diesem Aspekt der „politischen Korrektheit“ erläutert:

„*... Eine ... die Meinungsfreiheit und Demokratie gefährdende Dimension hat die* politische Korrektheit *dadurch bekommen, dass sie nicht mehr nur einen Sprachgebrauch einführen will oder einen anderen verpönt, um Minderheiten oder Schwache zu schützen, sondern dass sie überhaupt Meinungen als nicht zulässig und andere als einzig legitim erklärt, wobei für letztere auch gleich noch eine höhere Moral in Anspruch genommen wird.*

... Der Grundgedanke der political correctness ist die Vorstellung, dass Gerechtigkeit nur in totaler Gleichheit bestehen kann und dass jede Ungleichbehandlung per se eine Diskriminierung ist – auch und gerade dann, wenn die Voraussetzungen unterschiedlich sind. – Der größte Skandal in dieser Sicht ist die unhintergehbare Tatsache der ungleichen Ausstattung der Menschen durch die Natur, vor allem die geschlechtliche Bestimmung. Deshalb wird folgerichtig das Geschlecht nicht als biologische Tatsache akzeptiert, sondern muss als soziale Zuschreibung definiert werden, die ja prinzipiell verfügbar ist.

... Wie diese Mechanismen funktionieren, ist nicht einfach zu durchschauen. Jedenfalls aber läuft es darauf hinaus, dass formulierungsstarke Minderheiten eine

Deutungshoheit erringen, gegen die es zwar möglicherweise eine schweigende Mehrheit gibt, die sich aber nicht artikulieren kann und durch die Medien eingeschüchtert wird."

Was die zweite Angriffsfront gegen die deutsche Sprache anlangt – der Verdrängung durch das Englische –, ist Greiner (2010) zuzustimmen:

„Die Eliten dieses Landes sprechen Englisch, und für Wirtschaft, Wissenschaft und Politik ist das ein Gewinn. Für Menschen aber, die Sprache als Mittel der Erkenntnis nutzen, ist es ein Verlust. Sie verlieren ihre Sprachheimat. Werden sich unser Denken und unsere Wahrnehmung der Welt dadurch verändern? Für die Welt gilt: Die Wissenschaft spricht Englisch. Aber auch in Deutschland anglifiziert sie sich immer mehr. Dies wirkt auf unseren Wissenschaftsbetrieb zurück. Einmal dadurch, dass in Deutschland ansässige Verlage immer häufiger nur noch englische Zeitschriftenbeiträge und Buchmanuskripte akzeptieren. Zum anderen zeigt sich die Dominanz des Englischen darin, dass sich die Maßstäbe des Akademischen an die der anglofonen Welt angleichen. Man sieht das an der schmerzhaften Implantation der sogenannten Bologna-Reform in den Korpus der deutschen Universität und des in deutscher Zunge immer noch unästhetischen „Bätschelers"; mehr noch aber daran, dass die meisten Förderungsanträge auf Englisch zu erfolgen haben; und schließlich daran, dass es etwa 700 englischsprachige Studiengänge gibt. Auch hier gilt, dass der Prozess in den Naturwissenschaften und in der Medizin am weitesten fortgeschritten ist, gefolgt von den Wirtschafts- und Sozialwissenschaften. Die Geisteswissenschaften wehren sich noch; mit einigem Erfolg einstweilen Germanistik, Archäologie, Theologie und Philosophie sowie einige andere kleine Fächer, in denen das Deutsche aus Gründen der Tradition noch eine Rolle spielt. Viertens schließlich kommt hinzu, dass alle Bereiche unserer Lebenswelt, die als modern oder zukunftsträchtig gelten, anglofon geprägt sind: das Internet, die Computertechnik, die Welt des Konsums, die Pop- und Jugendkultur."

„English is the easiest language to speak badly" – Es ist aber schon mehrfach bemerkt worden, dass die internationale Verständigungssprache im strengen Sinn gar nicht Englisch ist, sondern eher „Globalesisch" oder eine neue Lingua franca, wie sie jahrhundertelang das Lateinische gewesen ist, also eine „freie Sprache", die niemandem gehört, keine territoriale Heimat besitzt und als zweite Sprache zu der eigenen hinzukommt. Den Vergleich mit dem Lateinischen halten viele für irrig, weil sie sagen, es habe im europäischen Mittelalter längst keine Römer mehr gegeben, während die Vormachtstellung des Englischen Ausdruck eines Sprachimperialismus sei, der den Muttersprachlern einen uneinholbaren Vorsprung sichere."

Es scheint einsichtig: Komplexere Sachverhalte, die v.a. über das Naturwissenschaftlich-Technische hinausreichen und die das eigene Empfinden tiefgründig vermitteln möchten, können in der vertrauten Muttersprache präziser ausgedrückt werden. Der Verlust, bedingt durch die Vorherrschaft des Englischen („Globalesischen"), liegt vorwiegend in der Verflachung des Ausdrucks und dem Verschwinden von Zwischentönen.

Literatur (Kapitel G)

Albrecht, H. (2015). Zeit für einen neuen Eid. Hamburg: Die Zeit, 12. November 2015, Nr. 46, Rubrik Wissen; Hamburg

Bischof-Köhler, Doris: Keine falschen Schlüsse ziehen. (Zur Kritik an der Gender-Debatte), Die Zeit, Nr.27, 1.7.2010

Bolz, N. (2010). Die ungeliebte Freiheit. Bolz, N. (2009). Diskurs über die Ungleichheit – Ein Anti-Rousseau. Martenstein, H. (2008) [http://www.zeit.de/2008/09 Martenstein-09]. Hamburg

Bolz, N. (2011). Es lebe der Geschlechtsunterschied. In: Die Presse am Sonntag. Debatte, 47

Eckert, L. (2018). *Kunst muss den Betrachter verachten.* Die PRESSE, Wien, 18.Februar 2018, S.48

Egger, J.W. (1997). Empirische Wissenschaft und Evolutionäre Erkenntnistheorie. *Psychologie in der Medizin, 8*, 1, 22-29

Egger, J.W. (2000). Die evolutionäre Erkenntnistheorie und der biopsychosoziale Krankheitsbegriff in der Medizin. In Pieringer, W. & Ebner, F. (Hrsg.). *Zur Philosophie der Medizin.* Wien/New York: Springer, S.173-189

Egger, J.W. (2005). Das Subjekt in der Medizin. Editorial. Psychologische Medizin 16, 1, 2

Egger, J.W. (2007) Der „freie Wille" aus neurobiologischer und alltagspsychologischer Sicht. Psychologische Medizin, Editorial, 18, 2, 2-3

Egger, J.W. (2008). Grundlagen der „Psychosomatik". Zur Anwendung des biopsychosozialen Krankheitsmodells in der Praxis. Psychologische Medizin 19, 2, 12-22

Egger, J.W. (2010) Psychologicum: Die Unfähigkeit, Freiheit zu ertragen. Forum Glaube-Wissenschaft-Kunst, KHG Graz, 20.1.2010

Egger, J. W. (2012). Arzt-Patient-Kommunikation. „Jeder vierte Patient versteht seinen Arzt nicht." Kommentar zur aktuellen LBI-Studie. *Psychologische Medizin, 23,* 3, 2012, 2-3, *Editorial.* Facultas Universitätsverlag Wien

Egger, J.W. (2017). *Theorie und Praxis der biopsychosozialen Medizin. Körper-Seele-Einheit und sprechende Medizin.* Wien: Facultas

Gray, J. (1998). Männer sind anders. Frauen auch. München: Goldmann

Greiner, Ulrich: Ist Deutsch noch zu retten? Englisch ist die Weltsprache. Aber wir können verhindern, dass unsere Muttersprache weiter erodiert. Die Zeit, 7.7.2010

Huber, E. (2008). Krankenhäuser als Tempel unserer Zeit? Bad Gleichenberg, Integratives Psychotherapieseminar

Hyde, J.S. (2005) The gender similarities hypothesis. AmPsychol. 2005 Sep;60(6):581-92

Katholisch-Theologische Fakultät der Univ. Graz (2017/2018). *Ausstellung „Kunst heilt Medizin"*

Kugler, M. (2013). Was Gesundheit bedeutet. Wissen, 3. November 2013, Die Presse am Sonntag. DiePresse.com

Martenstein, Harald: Die Genderforschung behauptet, dass die Unterschiede zwischen Mann und Frau kulturell konstruiert sind. Die Zeit, Nr. 27, 1. Juli 2010

MUG-homepage: www.medunigraz.at

Papst Franziskus: Genderkultur hat Angst vor Unterschied. Die Presse, Weltjournal, Wien, 16.4.2015, S. 6

Petzold, H. G. & Sieper J. (Hrsg.) (2011). Menschenliebe heilt. Altruismus und Engagement – Potentialorientierte Psychotherapie. Die Aktualität von Henry Dunant. Wien: Krammer

Pfau, G. & Hartl, T. (2011). Von der artgerechten Haltung des Mannes. Goldegg-Verlag

Roth, G. (2003). Fühlen, Denken, Handeln. Wie das Gehirn unser Verhalten steuert. Frankfurt/Main: Suhrkamp

Singer, W. (2003) Ein neues Menschenbild? – Gespräche über Hirnforschung. Frankfurt: Suhrkamp

Tannen, D. (1991/2004). Du kannst mich einfach nicht verstehen: Warum Männer und Frauen aneinander vorbeireden. München: Goldmann

Tetens, H. (2004). Willensfreiheit als erlernte Selbstkommentierung. Sieben philosophische Thesen. In Walter Henrik. Willensfreiheit, Verantwortlichkeit und Neurowissenschaft. Psychologische Rundschau, 55 (4), 178-185. Göttingen: Hogrefe

William, U. (2009) Die beseelte Zoologie. Ein neues Institut in Münster lehrt, wie der Christ sich gegenüber den Tieren verhalten soll. Die Zeit Nr. 49, 44 Wissen, 26.11.2009

Winkler, Hans: Die politische Korrektheit ist politisch nicht korrekt. Sprache und Herrschaft. Die deutsche Sprache hat sich als besonders wehrlos gegen ihre Vergewaltigung durch Korrekten erwiesen. Die Presse, Wien, 23.2.2015, S.27-27

H Ausbildung für den ärztlichen und psychotherapeutischen Beruf

H1 Biopsychosoziale Medizin als Leitbild für die aktuelle Diplom-Studienordnung Humanmedizin

Vielen mag entgangen sein, dass die österreichische Studienordnung *Medizin* komplett erneuert wurde. Die Umfassendheit dieser Bemühungen darf als echte Reform des Medizinstudiums und nicht als kosmetische Operation gewertet werden. Die Änderungen betreffen nicht nur die inhaltliche Gestaltung des Lehrplanes, sondern auch die möglichen Schwerpunktsetzungen an den Studienorten Wien, Graz und Innsbruck (sowie neuerdings Krems). Viele meinen, dass damit kein Stein auf dem anderen geblieben ist.

Die Kritik an der österreichischen Studienordnung Medizin (gültig bis 2001) war fundamental und weitreichend, es war also tatsächlich Handlungsbedarf für eine echte Reform gegeben. Seit der letzten größeren Veränderung vor ca. einem halben Jahrhundert war eine Anpassung an eine modernere Studienumgebung notwendig geworden – Stichwort *Internet,* mit seinen Zugriffsmöglichkeiten auf die weltweite wissenschaftliche Literatur oder online-Übertragungen von medizinischen Eingriffen. Aber auch die basalen theoretischen Grundlagen der Medizin als Wissenschaft haben sich weiterentwickelt, allerdings in zwei diskordanten Richtungen. Zum einen ist die biomedizinische Grundhaltung (Schlagwort: der Mensch als komplexe Maschine; Gentechnik, *high tech*- bzw. Ingenieursmedizin oder Apparatemedizin) forschungsmäßig und in ihrer finanziellen Unterstützung weiter gefestigt worden. Zum anderen ist aber auch die psychosoziale Dimension von Gesundheit und Krankheit (Stichwort: der kranke Mensch als Subjekt in seiner spezifischen Lebensumwelt) in ihrer Bedeutung stärker hervorgetreten und hat mit der biopsychosozialen Krankheitstheorie erstmals eine echte wissenschaftliche Konkurrenz zur übermächtig erscheinenden Biomedizin hervorgebracht.

Für manche mag es überraschend sein, dass sich dieser biopsychosoziale Ansatz – der ja auf vernetztes Denken und interdisziplinäre Arbeit abzielt – in den neuen Studieninhalten in beträchtlichem Maße niederschlagen konnte. Dies wurde möglich, weil eine erweiterte Sichtweise, was tatsächlich der aktuelle Wirkbereich des ärztlichen Handelns sein soll, über die Jahrzehnte in Diskussion stand und ein Menschenbild für die Humanmedizin zunehmend mehr Unterstützung bekam, wonach der Mensch eben nicht nur eine komplexe Maschine sei, die es im Schadensfall zu reparieren gelte. Damit wird es möglich, z. B. das Thema *Schmerz* von vielen Fachdisziplinen parallel und nicht seriell abhandeln zu lassen (die Beiträge der Physiologie, Neurologie, Anästhesiologie oder der Medizinischen Psychologie usw. zum Thema „Schmerz“ sollen gemeinsam verhandelt werden und auf diese Weise eine deutlich bessere Zusammenschau des Krankheitsbildes ermöglichen, als dies bisher der Fall gewesen ist).

Für das Lehrfach *Medizinischen Psychologie* eröffnete sich zudem die Chance, dem Anspruch, ein Generalfach für die gesamte Medizin zu sein, gerecht zu werden. Es kann gezeigt werden, dass psychologische Phänomene überall in der Medizin von theoretischer und praktischer Bedeutung sind, egal ob es sich um Chirurgie, Innere Medizin oder HNO ... handelt.

Bei den zahlreichen Vorarbeiten und Diskussionen zur Studienreform ist auch die Rolle der Universität für die Berufsausbildung ein wichtiges Thema gewesen. Etlichen war nicht klar, dass die Universität nur eine wissenschaftliche Berufsvorbereitung bzw. akademische Berufsvorbildung anzubieten hat, eine ausschließlich auf Praxis abgestellte Ausbildung gehört nicht auf die Universität sondern auf eine Fachhochschule – womit unsere Wissenschaftsminister in jüngster Zeit auch hingewiesen und damit der Medizin bereits gedroht haben, wenn sie den wissenschaftlichen Anspruch in der Ausbildung nicht ausreichend gerecht zu werden trachten.

Ein unschöner Aspekt ist der Schwindel mit dem Titel: Das neue Medizinstudium an Österreichs Universitäten ist – gemäß den europäischen Vorgaben der sog. Bologna-Regeln für die universitären akademischen Abschlüsse – ein Diplomstudium, d.h. es müsste mit einem *Master* (Magister) abgeschlossen werden. Erst daran aufbauend kann ein Doktoratsstudium absolviert werden. Aus typisch österreichischen Überlegungen, dass man den Arzt auch weiterhin als „Herrn Doktor" bzw. „Frau Doktor" anzusprechen hat, obwohl der Studienabschluss gar keinen *Doktor* abwirft, hat man sich berufsständisch bzw. politisch dazu entschieden, den formalen Studienabschluss mit einem *Doktor* zu dekorieren. Der österreichische „Dr.med.univ." ist genau genommen ein „MM", also ein Master of Medicine. Ein Doktoratsstudium im eigentlichen Sinn wird normenkonform im Anschluss daran fakultativ angeboten und schließt rechtskonform (also auch mit der Approbation einer Dissertation) mit einem *Doktor* – diesmal mit einem PhD ab. (Mit diesem Trick werden wir zukünftig viele Doppeldoktoren sehen, die eigentlich keine sind. Eine unschöne oder unnotwendige „österreichische Lösung".) Daneben gibt es für alle Aspiranten mit einem abgeschlossenen naturwissenschaftlichen Diplom die Option, ein Doktoratsstudium an der Medizinischen Universität zu absolvieren, das von diversen *doctoral schools* organsiert wird und mit einem Doktorat der wissenschaftlichen Medizin (Dr.scient.med.) abschließt.

Niemand von uns Mitgestaltern an der letzten Studienreform kann schon mit Sicherheit sagen, wie sich das neue Studium auf Wissen und Fertigkeiten der Absolventen in der späteren Berufspraxis langfristig auswirken wird. Im Moment gilt es eine Reihe von weiteren Optimierungen der (großteils guten) ursprünglichen Ideen und auch Weiterentwicklungen zu bewerkstelligen. Beispielsweise bedürfen problemorientiertes Studieren oder der Einsatz von Gruppenarbeit spezieller Rahmenbedingungen und auch fortwährende didaktische Schulungen der Lehrenden.

H2 Medizinische Psychologie als Lehrfach vor der aktuellen Studienreform

Dass angehende Ärzte für ihren späteren Berufsalltag auch ein Basiswissen aus Medizinischer Psychologie und für den Umgang mit ihren Patienten auch psychologische Basisfertigkeiten vermittelt bekommen sollen, ist einsichtig. Dass sich das Arbeitsfeld „Psychologie in der Medizin" in den letzten Jahrzehnten allerdings verändert bzw. verbreitert hat, und wie rasch diese Entwicklung weiterläuft, lässt sich an vielen Einzelbereichen aufzeigen. Ich möchte hier die universitäre Lehre zum Gegenstand *Medizinische Psychologie* zum Anlass nehmen, um die angesprochene Dynamik zu verdeutlichen.

Seit der (Wieder)Einführung der psychologischen und soziologischen Prüfungsfächer in das Medizinstudium am Beginn der 80er Jahren des vorigen Jahrhunderts sind nun schon wieder einige Jahrzehnte vergangen. Die an der akademischen Ausbildung von Ärzten beteiligten Medizinpsychologen haben damals die Auffassung geteilt, dass mit dem Ausmaß von einer (verpflichtenden) Semesterwochenstunde *Medizinische Psychologie* („Übungen zur Medizinischen Psychologie" im zweiten, klinisch-theoretischen Studienabschnitt) und einer (ebenfalls verpflichtenden) abschließenden mündlichen Prüfung keine zufrieden stellende Einführung in das Thema einer interpersonellen oder psychosozialen Medizin möglich ist. Aus diesem Grund wurde schon bald auf eine Novellierung gedrängt, die etwa folgendermaßen aussehen sollte: Im ersten Studienabschnitt sollte eine informative Auseinandersetzung mit dem Fachgebiet erfolgen (typische Phänomene und deren Lösungsansätze kennen lernen, Schaffung eines einführenden, zeitgerechten Wissenstandes und Problembewusstseins), im zweiten Studienabschnitt würde eine praktische Einführung zum Erwerb basaler Fertigkeiten (ärztliche Gesprächsführung und Interventionsfertigkeiten, Arzt-Patienten-Kontakt, Praxis der Simultandiagnostik und Simultantherapie) folgen und im dritten, klinischen Ausbildungsabschnitt sollte den Studenten eine begleitende Hilfe (Supervision, Balint-Gruppen-Arbeit) bei der Umsetzung des bisher Gelernten „am Krankenbett" angeboten werden. Dafür war zumindest eine Semesterwochenstunde pro Studienabschnitt geplant, was angesichts der Übermacht der biotechnischen Medizin zwar nicht viel ist, aber doch mit einer gewissen Chance auf Realisierung assoziiert wurde.

Es war bekannt, dass das Prüfungsfach *Medizinische Psychologie* innerhalb des Fächerkanons (unter den damals gegebenen Rahmenbedingungen) bei den Auszubildenden keinen hohen Stellenwert besaß. Außerhalb des Pflichtpraktikums fanden wir in unseren Lehrveranstaltungen leider nur wenige Medizinstudenten, der größere Teil der Studentenschaft rekrutierte sich aus den Studienfächern *Klinische Psychologie* (Naturwissenschaftliche Fakultät), *Psychotherapeutisches*

Propädeutikum (Hochschullehrgang für die Zulassung zur spezifischen Psychotherapieausbildung), *Pädagogik* (Geisteswissenschaftliche Fakultät) u. a. Dazu kam, dass auch der offizielle Ausweis des Fachgebietes *Medizinische Psychologie* in Form von Lehrbüchern nicht zufriedenstellend war. Zu sehr wurde auf eine Schmalspur-Psychologie hingearbeitet, was angesichts des umfangreichen Stoffes ungefähr so sinnvoll ist, wie ein Schnellsiederkurs für die gesamte Medizin. Abgesehen von einigen historischen Kompendien waren es fast ausschließlich bundesdeutsche Lehrbücher zur Medizinischen Psychologie und Soziologie, die zu sehr auf den dort festgeschriebenen Themenkatalog fixiert waren.

Inzwischen war in Deutschland bereits die dritte Generation von Lehrbüchern im Anrollen, aber auch in Österreich begann eine Aufholbewegung. Aufmerksamkeit verdiente ein umfassendes *Lehrbuch der psychosozialen Medizin* (Frischenschlager et al. (Hrsg.), Wien: Springer-Verlag, 1995), das als österreichischer Reader die Themenbereiche Medizinische Psychologie, Psychotherapie, Psychosomatik und Sozialmedizin abgehandelt hat und den nationalen Gegebenheiten in der Ausbildungsordnung und den Bedürfnissen der akademischen Lehre nach Umfassendheit einerseits und selektiver Schwerpunktsetzung andererseits gerecht zu werden versuchte. Gleichzeitig hat in diesen Jahren jeder Hochschulort mit einer Medizinischen Fakultät zumindest ein eigenes Lehrbuch zur Medizinischen Psychologie herausgebracht, das die lokalen Spezifika und die persönliche Nähe von Lehrenden und Studierenden besser berücksichtigen konnte, als dies „Standardlehrbücher" schafften (z.B. in Innsbruck: Schüssler, G. (Hrsg.) Psychosomatik/Psychotherapie systematisch, Württemberg: Uni-Med 1995, oder in Graz: Egger, J.W. (Hrsg.) Psychologie in der Medizin. Medizinische Psychologie, Psychotherapie, Psychosomatik, Wien: WUV-Universitätsverlag 1993).

Um die lokalen Gegebenheiten für Lehre und Ausbildung besser berücksichtigen zu können, waren damals – noch vor dem Zeitalter von internetbasierter Lehre – spezielle Lehr- und Lernunterlagen aus dem unmittelbaren Arbeitsbereich sehr hilfreich. Für eine Bevorzugung von anglo-amerikanischen Unterlagen, die auf gänzlich unterschiedlichen Ausbildungsbedingungen abgestellt waren, gab es keine ausreichenden Gründe. Es mussten zur besseren Integration psychologischer Erkenntnisse und Fertigkeiten im nationalen Gesundheitswesen zuerst die eigenen Ressourcen genutzt werden. Es brauchte neben dem Blick über die Grenzen auch einen gesunden „Binnenmarkt". (Viele von uns kennen aus eigener Anschauung, dass so manches aus der Ferne Kommende und in der literarischen Darstellung großartig Wirkende vor Ort besehen oft wenig beeindruckt. Auch der *impact factor* steht nicht für Originalität oder Gehalt, sondern für Verbreitung. Gerade in einer Zeit, in der die informative Vernetzung so rasant voranschreitet, gilt es doch auch, die eigene Tradition in Forschung und Praxis sowie eigene soziokulturelle Werte und Eigenheiten zu achten.)

Publish or perish lautet der Schlachtruf für die akademische Karriere. Der Zwang, zu möglichst hohen *impact factor*-Werten zu gelangen, lässt die *mainstream*-Forschung anschwellen und viele Nischen und Nebengleise in Forschung und Entwicklung verkümmern. Aber gerade von diesen Letzteren zehren wir immer dann, wenn sich Erstere in Sackgassen hineinmanövriert hat. Innerhalb unseres Fachgebietes, der *Psychologie in der Medizin*, gab es wichtige nationale Probleme zu lösen, wie beispielsweise ein Curriculum zur Erhöhung der psychologischen Kompetenz aufseiten der Ärzte (postgraduelle PSY-Diplom-Ausbildung), die Ansätze zur partnerschaftlichen Zusammenarbeit von Ärzten, Klinischen Psychologen und Psychotherapeuten auf der Basis nationaler Rechtsgrundlagen (z. B. psychologisch/psychotherapeutische Konsiliar- und Liaisondienste in Krankenhäusern) oder die Ansätze für eine zeitgemäße berufsvorbereitende Ausbildung für Studierende in unseren Fächern.

H3 Verbesserung der psychosozialen Kompetenz in der aktuellen Ärzteausbildung

Die neue Diplom-Studienordnung *Humanmedizin*, die ab Herbst 2002 auch an der Universität Graz in Kraft getreten ist, weist hier die Biopsychosoziale Medizin als Leitbild aus. Das aktuelle Curriculum sieht eine im Vergleich zum bisherigen Medizinstudium circa fünffache Steigerung des Lehrangebotes für den psychologischen Fachbereich vor. Dabei umfasst das im 4. Studienjahr platzierte Modul 21 „Spannungsfeld Persönlichkeit", das in Kooperation von Medizinischer Psychologie und Psychiatrie organisiert wird, den Hauptteil der fachlichen Information. Dazu kommt ein studienbegleitender *track* „Kommunikation, Supervision, Reflexion", dessen Lehrinhalte vom 1. bis zum 5. Studienjahr verteilt sind, und der zusammen mit dem erwähnten psychologisch/psychiatrischen Modul das Kernstück der aktuellen psychologischen Ausbildung innerhalb des Medizinstudiums darstellt.

Die allgemeine Zielsetzung des *tracks* „Kommunikation, Supervision, Reflexion" liegt darin, den Studierenden der Humanmedizin die psycho-sozialen, psycho-somatischen und psycho-therapeutischen Aspekte am Phänomen *Krankheit* mit ihren objektiven wie subjektiven Gegebenheiten in den Grundzügen erkennbar zu machen (Krankheit und Gesundheit versus Kranksein und Gesundsein) und diese Aspekte in Diagnose wie Therapie auf der Grundlage des *biopsychosozialen Krankheitsverständnisses* ansatzweise nutzen zu können. Dazu benötigen die Studierenden grundlegende Kenntnisse und Fertigkeiten der zwischenmenschlichen Kommunikation, die als „Ärztliches Gespräch" vermittelt werden. Anhand ausgewählter Fallpräsentationen im Modul 21 „Spannungsfeld Persönlichkeit" soll das permanente Zusammenwirken von psychologischen und somatischen Faktoren dargestellt und einer praktischen Handhabung zugänglich gemacht werden. Die unterschiedlichen Rollen des Arztes als „Reparateur", „Katalysator" und

„Begleiter" sollen an der eigenen Person über Supervision und Reflexion erfahrbar werden.

Mit dem ursprünglich über fünf der insgesamt 6 Studienjahre verteilten Lehrplan des *tracks* „Kommunikation, Supervision, Reflexion" war intendiert, den Inhalt des ÖÄK-Diploms *Psychosoziale Medizin* (PSY 1) bereits im Studium zu integrieren. Die Lehre musste also die theoretischen Grundlagen der zwischenmenschlichen *Kommunikation* (Patient-Arzt-Interaktion, das Ärztliche Gespräch), die erprobten Formen der beruflichen *Supervision* (Junior-Balint-Gruppen, Anamnesegruppen, Fallsupervision in Gruppen) und die personsbezogene *Reflexion* umfassen.

Studienordnung Humanmedizin MedUniGraz / 3. bis 10. Semester
„track" KSR – KOMMUNIKATION – SUPERVISION – REFLEXION (KSR)
4 Seminarreihen (Vermittlung von Wissen, Können und Haltung/Motivation):
psychosoziale und psychosomatische Medizin:
das ärztliche Gespräch als Wirkfaktor in der Arzt-Patient-Beziehung
psychotherapeutische Medizin:
basale Kenntnisse zu psychologischen Wirkfaktoren in der Behandlung von Patienten
Ethik und Recht in der Medizin:
ethische und rechtliche Aspekte im ärztlichen Beruf
gesundheitspsychologische Aspekte des ärztlichen Berufs:
Vorbereitung auf die vielfältigen Herausforderungen im ärztlichen Alltag

Unter *Kommunikation* werden hier die zwischenmenschlichen Aspekte einer „Be-Handlung" subsummiert, d. h. es geht um die Arzt-Patient-Interaktion. Neben den pharmazeutischen und chirurgischen Eingriffsmöglichkeiten sollen die psychologischen Eingriffsmöglichkeiten in Form von kommunikativen Strategien (das professionell geführte „Ärztliche Gespräch") als 3. Säule einer Therapie genutzt werden: Kommunikation = Intervention. Die verbalen und nonverbalen Signale zwischen Arzt und Patient können auf vier kommunikationstheoretischen Dimensionen entschlüsselt und gesteuert werden: der Tatsachen/Sachebene, der Beziehungsebene, der Appell/Aufforderungsebene und der Selbstdarstellungs/Selbstoffenbarungsebene. Die Funktionen eines Ärztlichen Gesprächs lassen sich in eine kommunikative, diagnostische, informativ/aufklärende und beratend/therapeutische aufgliedern. Zentrale Ausbildungsthemen sind die Arzt-Patient-Beziehung auf der Basis wissenschaftlicher Grundlagen aus der Kommunikationstheorie, zentraler Praxisteil der Erwerb der Fertigkeiten für ein professionelles „Ärztliches Gespräch".

Unter *Supervision* wird hier die Anleitung, Hilfestellung und fachliche Begleitung der Studierenden beim Erwerb von psychologischer Kompetenz für den ärztlichen

Beruf verstanden. Die Entwicklung derartiger psychologischer Fertigkeiten benötigt nicht nur entsprechendes Wissen, sondern auch genügend Zeit zum angeleiteten Einüben, welches studienbegleitend erfolgen soll. Verschiedene Formen der *Supervision* sollen den Studierenden während der Ausbildungszeit begleiten, wobei eine Wahlmöglichkeit zwischen wenigstens 2 Angeboten wünschenswert wäre.

Unter *Reflexion* werden hier alle Bestrebungen subsummiert, die Motivation für und Erwartungen an den ärztlichen Beruf sowie die Charakteristika der eigenen Persönlichkeit in Hinblick auf die Anforderungen der verschiedenen ärztlichen Berufsfelder zu reflektieren. Aspekte der Selbsterfahrung (Selbstreflexion und Konfrontation mit bewussten und nichtbewussten Motiven für eigenes professionelles/ärztliches Handeln), ethische Fragen in Zusammenhang mit der Berufsrolle (als Gruppenerfahrung in einer speziellen basalen Lehrveranstaltung organisiert von der AG *Ethik und Recht in der Medizin)* und wissenschaftstheoretische Überlegungen sind Inhalte dieses Lehrbereiches. Das Thema der *Reflexion* wird als integrativer Bestandteil der Fachbereiche *Kommunikation* und *Supervision* konzipiert, soll aber auch ein spezifisches Angebot beinhalten, das insbesondere die Rolle des Arztes in der Gesellschaft sowie die Belastungen durch den ärztlichen Alltag umfasst

Studienbegleitend wird eine Selbsthilfeorganisation für jene Studierenden angeboten, die in schwerwiegende und studienrelevante persönliche Krisen geraten sind (z.B. massive Lernschwierigkeiten, starke Prüfungsängste, gravierende persönliche Probleme ...). Diese Einrichtung, welche von entsprechend vorgebildeten Tutorinnen und Mentorinnen aus den höheren Studiensemestern unter Anleitung des Lehrstuhlinhabers „Biopsychosoziale Medizin" getragen wird, arbeitet nach dem peer to peer-Prinzip. Daneben wird den Studierenden auch noch eine spezielle Mitarbeit in einzelnen Forschungs- und Versorgungsbereichen angeboten und von qualifizierten Lehrenden der Universität betreut. Diese Betreuung ist im Projekt „Junior-Mentoring-System" der MUG verortet.

Aus den Erfahrungen und empirischen Analysen der vergangenen Jahrzehnte war klar ableitbar, dass wir für das Erreichen einer besseren psychosozialen und kommunikativen Kompetenz des Arztes mehr Anstrengungen unternehmen müssen, als dies bisher in der Ausbildung verwirklicht werden konnte. Das angestrebte positive Ergebnis einer ärztlichen Intervention bzw. der medizinische Behandlungserfolg – und erst recht die Zufriedenheit mit dieser Intervention aufseiten des Patienten – hängen nachweislich zu einem guten Teil auch von der Qualität des Arzt-Patienten-Kontaktes ab.

Es hat sich als zielführend erwiesen, einige erprobte didaktische Modelle aus dem postgraduellen PSY1-Diplom-Lehrgang „Psychosoziale Medizin" in die neue Studienordnung zu übernehmen (in Graz im Rahmen des studienbegleitenden Moduls – „track" – *Kommunikation-Supervision-Reflexion*). Im PSY1-Curriculum nutzen wir individuell erlebte Problemstellungen im Umgang mit Patienten (zum Beispiel typische „schwierige" Patienten im eigenen Arbeitsumfeld) und analysieren das kommunikative Geschehen zum Zwecke einer nachfolgenden Optimierung der Arzt-Patienten-Interaktion. Da die Kommunikationsstile der Teilnehmer sehr verschieden sind, werden diese Fertigkeiten so weit wie möglich individuell und in einer wohlwollenden Atmosphäre mit den Lehrenden als „professionelle Kommunikationstrainer" geübt.

Das vorrangige Ziel liegt dabei in der Optimierung von Zeit und Effizienz bzw. Förderung der Kompetenz zur professionellen Gestaltung von Arzt-Patienten-Kontakten. Und tatsächlich erleben die Teilnehmenden, dass die so erworbene psychosoziale Kompetenz sie einerseits in der patientenorientierten Arbeit entlastet (weniger emotionale Belastung, Zeitersparnis durch passgenaue Kommunikation) und andererseits der Arbeitseinsatz auch effizienter wird (verbesserte Patienten-Compliance, weniger Missverständnisse zwischen Patient und Arzt, größere Patientenzufriedenheit).

Für ein geglücktes Miteinander von biomedizinischen und psychosozialen Ansprüchen in der neuen Studienordnung gilt es, der Kollegenschaft, die sich weiterhin dem biomedizinischen Denkmodell verpflichtet fühlt, verständlich zu machen, dass die Vertreter mit ihrem erweiterten Denk- und Arbeitsansatz nicht Gegner, sondern Mitstreiter für eine optimierte Medizin sind. In einer solchen Medizin ist die naturwissenschaftliche Medizin weiterhin von zentraler Bedeutung, sie wird aber auf der Grundlage eines biopsychosozialen Verständnisses sowie auf der Basis wissenschaftlicher Erkenntnisse um psychologische und öko-soziale Dimensionen erweitert. Die (objektivierbaren Aspekte von) Krankheit und (die subjektiven Aspekte des Erlebens von) Kranksein sind damit nicht mehr nebeneinanderstehend, sondern zwei Seiten ein und derselben Medaille.

Was bedeutet nun der Biopsychosoziale Ansatz in der Humanmedizin für die Lehre und Forschung? In der kürzesten Antwort lässt sich sagen: Der leidende Mensch wird nun zugleich als Objekt und Subjekt wahrgenommen. Das biopsychosoziale Modell ist ein hochkomplexes theoretisches Gebäude und arbeitet mit dem Grundverständnis der „Theorie der Körper-Geist-Einheit" oder „body mind unity-theory" heißen (Egger 2015, 2017). Die Medizinische Universität Graz hat folgerichtig die *biopsychosoziale Medizin* als ihr Leitbild ausgewiesen und meint damit ein *biopsychosoziales Verständnis von Krankheit und Gesundheit*. Das bisherige einseitige biomedizinische Modell wird auf diese Weise *erweitert* und ein wissenschaftlich begründeter, ganzheitlicher Ansatz für den praktizierenden Arzt vermittelt. Tatsächlich sind aber sowohl die Kenntnis dieser biopsychosozialen Theorie als auch das Bekenntnis dazu noch ausbaufähig. Dies spiegelt sich konsequenterweise auch in der Wertschätzung für diesen Ansatz bei den Studierenden der neuen Studienordnung: Sie sind teilweise verunsichert über den Wert einer biopsychosozialen Vorgehensweise und befürchten, zu wenig „hardcore medicine“ vermittelt zu bekommen und keine „richtigen Ärzte“ zu werden. – Natürlich gaben und geben die Studierenden damit auch die Haltung vieler ihrer Lehrenden wieder. Es ist erfreulich, dass diese Einschätzung in den letzten Jahren zugunsten einer Akzeptanz der neuen Lehre stetig abnimmt.

Hinter diesen Befürchtungen steckt u.a. das Missverständnis, dass die herkömmliche Medizin mit ihrem streng naturwissenschaftlichen Gedankengebäude im biopsychosozialen Ansatz zu kurz kommen könnte oder gering geschätzt wird. Das ist aber keineswegs der Fall. Alle empirisch erzielten Ergebnisse (aktuelles Schlagwort: *evidence based medicine*) bleiben selbstverständlich Bestandteil des neuen Modells. Sie werden aber notwendigerweise ergänzt durch die Erkenntnisse der psychologischen und öko-sozialen Wissenschaften und ermöglichen so einen umfassenderen („ganzheitlichen“) Ansatz für Diagnostik und Therapie in der Medizin. Der (kranke) Mensch mit seinem Denken, Fühlen und Handeln und seine individuelle Lebensumwelt bekommen damit – wenigstens im Prinzip – wieder jene Bedeutung zurück, die in der Euphorie des stark reduktionistischen Mensch-als-Maschine-Modells vorübergehend verloren gegangen ist.

Die 3 Säulen der Medizin:

WORT	***ARZNEI***	***MESSER***
kommunikative bzw. psychologische Wirkfaktoren	Pharmakologische Wirkfaktoren	chirurgische bzw. technische Wirkfaktoren

Nutzt der Arzt in Anwendung des biopsychosozialen Modells alle drei Säulen der Medizin, so ergibt sich ein Arbeitsmotto, das schon in der altgriechischen Tempelmedizin als sinnvoll erkannt wurde: *Zuerst heile mit dem Wort, dann mit der Arznei und zum Schluss mit dem Messer!* Das Motto wird dem altgriechischen Gott der Heilkunde *Asklepion* zugeschrieben und später sinngemäß von *Paracelsus* übernommen. Nach dem aktuell gültigen biopsychosozialen Modell müsste dieses Motto nur wenig umformuliert werden in: *„Finde gemeinsam mit deinem Patienten heraus, was ihm im jeweiligen Krankheitsstadium am besten hilft und unterstütze ihn mit allen gebotenen Mitteln – mit Wort, Arznei und Messer*!“ (Egger 2017, 2008).

Es handelt sich bei diesem Ansatz also um keine andere oder alternative Medizin, sondern um eine erweiterte Medizin, in der der Mensch als Objekt *und* Subjekt erkannt wird. Das ist eine fundamentale Erweiterung, die erst durch die Implementierung der Allgemeinen Systemtheorie in die Medizin (beginnend mit George Engel 1976) möglich wurde, weil davor keine wirklich brauchbare Meta-Theorie zur Körper-Seele-Einheit oder Materie-Geist-Einheit vorhanden war. Eine Auseinandersetzung mit dem objektivistischen Teil dieses Wirklichkeitsausschnitts – der nach Vollmer „Mesokosmus“ genannt wird – ist zwar auch mit dem biomedizinischen Modell möglich, dieses bleibt aber für den Bereich des Subjekts (im Sinne von Leid, Kranksein oder Wohlbefinden) gänzlich unbefriedigend, wenn nicht irreführend.

Fälschlicherweise sehen noch viele das biopsychosoziale Modell als einfaches additives Modell, wo zu den physischen Gegebenheiten des Organismus ein paar psychologische oder psychosoziale Aspekte dazugestellt und die noch dazu recht unverbunden nebeneinander aufgereiht werden. Das biopsychosoziale Modell ist jedoch kein additives (aufsummierendes), sondern ein *integrierendes* Modell: Es postuliert, dass es kein seelisches Ereignis geben kann, das nicht zugleich auch ein physisches Ereignis ist. Da die Prozesse in einer gemeinsamen Wirklichkeit und daher parallel ablaufen, ist auch die Frage, was zuerst da ist, wenig relevant. Wir müssen uns vielmehr auf die permanente simultane Verschaltetheit der ablaufenden Prozesse einstellen, die wir allerdings wegen der Komplexität mehr schlecht als recht als solche zu erkennen vermögen.

Die Zukunft wird zeigen, wie wir mit unseren Denkgewohnheiten zurechtkommen werden, die uns suggerieren, dass es so etwas wie *Ausschlussdiagnostik* gibt. Im biopsychosoziale Modell ist das wenig nützlich, denn dort wird *immer* auf allen 3 Hauptdimensionen – *körperlich*, *seelisch* (Fühlen, Denken, Handeln), *umweltbezogen* – zu diagnostizieren sein, wenngleich für die unterschiedlichen Stadien der Ätiopathogenese und Aufrechterhaltung von Störungen es weiterhin Sinn macht, von jeweils primären und nachrangigen Abbildungsebenen einer Störung zu sprechen. – Auch der Begriff der *Komorbidität* ist streng genommen überflüssig, weil das Auftreten von Störungen auf unterschiedlichen Systemen (quasi als „Streuung" von Regulationsstörungen) nicht als Ausnahme, sondern vielmehr als Norm erscheint, ganz nach dem Motto: „wer Läuse hat, kann auch Flöhe haben".

Der Arzt als	Der Arzt als	Der Arzt als
Begleiter	*Katalysator*	***Problemlöser***
des Kranken	in der Krankenbehandlung	im Krankheitsfall

Ich gehe nicht davon aus, dass die Tragweite dieses Modells für die Medizin der Zukunft einfach zu begreifen ist – dazu ist es für viele KollegInnen noch zu kontraintuitiv und auch zu komplex. Aber ich erwarte schon, dass wir die Medizin damit langsam zu einer *Gesundheitswissenschaft* weiterentwickeln, wie wir dies im herkömmlichen Modell mit seiner Reparatur-Orientierung niemals schaffen können. Die neue, erweiterte Orientierung wird die Rolle des Arztes insofern modifizieren, als nun alle 3 Funktionen bedeutsam werden – also nicht nur die Rolle des *Reparateurs*, sondern auch die Rolle des *Katalysators* (wo der Arzt dem Patient *Hilfe zur Selbsthilfe* anbietet, aber das Problem für den Patient nicht lösen kann) und – ganz besonders wichtig – auch die Rolle des *Begleiters* (in welcher der Arzt *weder* etwas Sinnvolles zum Reparieren vorfindet, *noch* der Pat die Ressourcen für eine Problemlösung zur Verfügung hat bzw. eine solche gar nicht möglich ist. Hier geht es primär darum, das Leid des Patienten auszuhalten und ihn in seinem Leiden zu begleiten, ohne sich dabei nutzlos zu erleben – anders ist eine Arbeit mit z.B. Sterbenden auf Dauer gar nicht möglich.

Die aktuelle Studienordnung der Humanmedizin bietet mit dem Modul 21 (*Spannungsfeld Persönlichkeit*) und den studienbegleitenden Lehrveranstaltungen KSR *(Kommunikation / Supervision / Reflexion)* seit Jahrzehnten wieder die verstärkte Möglichkeit, den Arztberuf im Kern als einen kommunikativen Beruf zu lehren. Es wird wieder bedeutsam, auf die Arzt-Patient-Beziehung zu achten, ein professionelles Ärztliches Gespräch zu führen, und im diagnostisch-therapeutischen Umgang nicht nur das kranke Organ, sondern den leidenden Menschen mit seinen jeweils verbleibenden Fähigkeiten und Fertigkeiten in seiner konkreten Lebensumwelt zu sehen.

Psychosoziale Kompetenz	**Psychotherapeutische Kompetenz**	**Naturwissenschaftliche Kompetenz**
professionelle Arzt-Patient-Kommunikation; Arzt als „Dialogförderer", Beachtung der subjektiven Dimension des Leids; Optimierung von compliance / adherence	Spezialkompetenz: Wissen und psychologische Fertigkeiten im Umgang mit Verhaltensrisikofaktoren, Aktivierung und Förderung der Hilfe zur Selbsthilfe	„hardcore medicine"; Wissen und Fertigkeiten der bio-medizinischen Eingriffsmöglichkeiten bzw. der chirurgisch-technischen Medizin

Dass der Anspruch an Ärzte hoch ist, zumindest in zwei Kompetenzbereichen für die Arbeit am Patienten gewappnet zu sein zu sollen – nämlich sowohl der naturwissenschaftlichen als auch der psychosozialen Kompetenz –, ist leicht nachzuvollziehen. Aber genau dies fordert inzwischen die breite Öffentlichkeit. Noch besser gestellt ist natürlich der Arzt, der zusätzlich auch eine basale psychotherapeutische Kompetenz aufweist. Für die universitäre Lehre bzw. den Lehrenden an den Medizinischen Universitäten bedeutet diese Zielvorstellung ebenfalls erhebliche Anstrengungen, Geduld und Frustrationstoleranz.

H4 Freude am Lernen? – neurobiologische Aspekte zur Begründung von anregenden Lehrmethoden

Dass neue Formen des Lehrens und Lernens mehr Eingang in die aktuelle Medizinerausbildung finden sollten, wird von den meisten Lehrenden und Studierenden der neuen Studienordnung *Humanmedizin* erkannt und gewünscht, zum Teil aber auch befürchtet. Es gilt, nicht nur Neues, sondern insbesondere auch positiv

Motivierendes und anregend Belebendes zu wagen. Es gibt nämlich gute Gründe, warum wir nur bei guter Laune lernen sollten, wie dies z. B. der Neurobiologe Manfred Spitzer in der ZEIT (2003) in seinem Plädoyer „Medizin für die Pädagogik" ausgeführt hat. Er meint:

„Betrachten wir als Beispiel die Forschungsergebnisse zu den Entwicklungsphasen des Gehirns. Diese haben die veralteten, in der pädagogisch-psychologischen Ausbildung jedes Lehrers leider noch immer tradierten Modelle abgelöst und uns ein, verglichen mit Freud oder Piaget, wesentlich differenzierteres Bild der kindlichen Entwicklung gelehrt. Die Phasen betreffen vor allem das Lernen, denn das Gehirn des Neugeborenen ist noch unfertig. Lernen findet also während der Gehirnentwicklung statt und funktioniert je nach Alter anders.

Die besondere Bedeutung der frühen Erfahrungen im Leben eines Menschen wird durch neueste Untersuchungen einmal mehr belegt: Frühes Lernen legt fest, wieviel Verarbeitungskapazität (sprich: neuronale Hardware) wofür angelegt wird. Denn, wie die Gehirnforschung ebenfalls gezeigt hat, hinterlässt nur die aufmerksame und zugewandte Verarbeitung von Erfahrungen Spuren im Gehirn. Die Lerngeschwindigkeit in verschiedenen Bereichen der menschlichen Gehirnrinde nimmt im Laufe des Lebens in ähnlicher Weise ab. Dies ist nicht ein Problem der Rentner, sondern betrifft bereits die 17jährigen! Dies muss uns Anlass sein, über die Struktur und Programme der Aus- und Weiterbildung neu nachzudenken.

In einer eigenen Untersuchung konnten wir zeigen, dass der emotionale Zustand, indem neutrale Fakten gelernt werden, darüber entscheidet, in welchen Bereichen des Gehirns diese gespeichert werden. Lernt man z. B. Wörter in positivem emotionalem Kontext, werden sie im Hippokampus gespeichert, bei negativen Emotionen dagegen im Mandelkern. Der Hippokampus bewirkt das langfristige Speichern von Informationen in der Gehirnrinde. Die Funktion des Mandelkerns ist es hingegen, per Abruf von assoziativ in ihm gespeicherten Material, den Körper und den Geist auf Kampf und Flucht vorzubereiten. Wird der Mandelkern aktiv, steigen Puls und Blutdruck, und die Muskeln spannen sich an: Wir haben Angst und sind auf Kampf oder Flucht vorbereitet, eine in Anbetracht von Gefahr sinnvolle Reaktion. Die Auswirkungen betreffen jedoch nicht nur den Körper, sondern auch den Geist. Kommt der Löwe von links, läuft man nach rechts. Wer in dieser Situation lange fackelt, und kreative Problemlösungsstrategien entwickelt, lebt nicht lange. Angst produziert daher einen kognitiven Stil, der das rasche Ausführen einfacher gelernter Routinen erleichtert und das lockere Assoziieren erschwert. Dies ist vor hunderttausend Jahren sinnvoll, führt heute jedoch zu Problemen, wenn mit Angst und Druck gelernt wird. Nicht, dass dann nichts hängen bliebe. Das Problem ist vielmehr, dass beim Abruf eben die Angst mit abgerufen wird.

Daraus folgt: Landet gelerntes Material im Mandelkern, ist eines genau nicht möglich: der kreative Umgang mit diesem Material. Wenn wir aber wollen, dass unsere Kinder und Jugendlichen in der Schule für das Leben lernen, dann muss eines stimmen: die emotionale Atmosphäre beim Lernen. Wir wissen damit nicht nur, dass Lernen bei guter Laune am besten funktioniert, sondern sogar, warum Lernen nur bei guter Laune erfolgen sollte. Nur dann nämlich kann das Gelernte später zum kreativen Problemlösen überhaupt verwendet werden!"

Zur Kritik an der praktischen Umsetzung neurowissenschaftlicher Erkenntnisse in der Pädagogik meint Spitzer:

„Ebenso wie man in der Medizin zwischen Wirkungsmechanismus und klinischer Wirkung unterscheiden muss, sollte auch in der durch Gehirnforschung informierten Pädagogik zwischen Mechanismen des Lernens einerseits und der Effektivität von Lernprogrammen und Lernumgebungen andererseits unterscheiden werden. In der Medizin ist es eine Sache, zu wissen, in welche biochemische Stoffwechsellage eine Substanz eingreift, und eine andere, zu wissen, bei wie vielen Patienten der Erkrankung X die Substanz besser hilft als eine andere."

Er fasst dann zusammen:

„Die Gehirnforschung zeigt nicht nur, dass wir zum Lernen geboren sind und gar nicht anders können als lebenslang zu lernen. Sie zeigt auch Bedingungen erfolgreichen Lernens in verschiedenen Lebensphasen. Sie ermöglicht uns damit ein besseres Selbstverständnis im besten Sinne des Wortes. Es ist an der Zeit, dass wir dieses Verständnis unserer Selbst für die Gestaltung von Lernsituationen nutzen. Wir können es uns einfach nicht länger leisten, unsere wichtigste ökonomische Ressource – die Gehirne der Menschen – zu behandeln, als wüssten wir nichts über deren Funktion. Es gilt das heute bereits Machbare auch tatsächlich umzusetzen, um uns allen, den Jungen und Alten, besseres Lernen und damit ein besseres Leben zu ermöglichen."

Henning-Scheich nimmt an gleicher Stelle zum Problem „Lustvolles lernen" Stellung und belegt empirisch, dass die interne Belohnung durch Dopamin ein fundamentaler Motivationsmechanismus beim Lernen und Problemlösen ist und zur Sicherung von Erfahrungen im Gedächtnis führt. „Man kann daraus wahrscheinlich mehrere Schlüsse für die Pädagogik ziehen, von denen mir zwei betonenswert vorkommen:

(1) Kinder sollten individuell zu Erfolgserlebnissen gebracht werden, wobei zeitweilige Misserfolge nicht schaden. (2) Klare Forderungen an die Leistung, inklusive der Kenntnis von negativen Konsequenzen fürs Nichtstun, scheinen wichtig zu sein, um überhaupt Erfolgserlebnisse zu haben. – So könnte ein gutes Schulsystem irgendwo zwischen „Fördern und Fordern" und „Fördern durch Fordern" angesiedelt sein. Dies ist die Weisheit bestimmter Klassiker der Pädagogik und deshalb ein alter Hut. Wir wissen jetzt aber, warum sie Recht hatten."

Natürlich ist mit diesen Ausführungen das schwierige Thema eines optimierten Lehrens und Lernens nicht annähernd erschöpft. Wir alle, die an der Ausbildung zukünftiger Ärzte beteiligt sind, können unser Handeln jenseits privater Erfahrungen und persönlicher Attituden aber doch an den aktuellen neurobiologischen und evolutionspsychologischen Erkenntnissen überprüfen und innovative, belebende Unterrichtsmethoden damit begründen.

H5 Postgraduelle PSY-Diplome für Ärzte und Ärztinnen

Mit den sog. PSY-Diplomen bzw. ihren Curricula ist ein beachtlicher Schritt vorwärts zur Integration von psychologischen Aspekten in die medizinische Versorgung getan worden. Die PSY-Fortbildungslehrgänge werden seit Anfang/Mitte der 90er Jahre des vorigen Jahrhunderts österreichweit angeboten und richten sich an alle Studienabgänger der Humanmedizin. Inhaltlich können sie auch als Versuchsanordnung für eine schulenübergreifende psychotherapeutische Ausbildung verstanden werden. Auch wenn dies nicht durchgehend voll ausgenützt wird, so bietet v.a. das PSY3-Diplom *Psychotherapeutische Medizin* die Möglichkeit, neben einer Grundausbildung in einem der vier Basiskonzepte der Psychotherapie (integrative Verhaltenstherapie, Psychodynamische Therapie, Systemische Therapie, humanistisch orientierte Psychotherapie) auch in den drei anderen Traditionen eine Zusatzausbildung zu erhalten. Dies führt dann nicht zu einem von Kritikern dieses Ansatzes befürchteten Eklektizismus, wenn die zusätzlich erworbenen Fertigkeiten in der eigenen „Denk- und Handlungswelt" (dem gewählten Hauptfach) reflektiert und soweit wie möglich auch theoretisch verortet werden. Sieht man sich die neueren störungsspezifischen Therapiekonzepte an, so wird leicht ersichtlich, dass es genau diese „Grenzüberschreiter" sind, die die Weiterentwicklung der psychotherapeutischen Verfahren vorantreiben.

Die PSY-Diplom-Curricula der Österreichischen Ärztekammer bestehen aus drei aufeinander aufbauenden Lehrgängen, in denen ÄrztInnen psychosoziale (PSY1), „psychosomatische" (PSY2) und psychotherapeutische Kompetenzen (PSY3) vermittelt bekommen.

ÖÄK-PSY-Diplom ***Psychosoziale Medizin*** (PSY1 – Dauer: 1-2 Semester).

Der inhaltliche Schwerpunkt des ÖÄK-Diploms *Psychosoziale Medizin* liegt in einer umfassenden Einführung in die Theorie und Praxis des professionell geführten ärztlichen Gesprächs, welches routinemäßig Eingang in die Arzt-PatientInnen-Beziehung finden soll. So werden z.B. in Kleingruppen inhaltlich relevante Arzt-PatientInnen-Begegnungen trainiert, zum Teil über Video aufgenommen und mit erläuterndem Feedback der Ausbildner Verbesserungsvorschläge zur verbalen und nonverbalen Kommunikation erarbeitet. Dabei gilt es aufseiten des Arztes parallel zur Erfassung der somatischen Befundlage auch das öko-soziale Umfeld der PatientInnen samt deren individuellen Erlebniswelt zu erfahren und eine verbreiterte (phänomenologisch multidimensionale) Zugehensweise – vor allem über das Führen eines professionellen ärztlichen Gesprächs – zu finden. Für das Verständnis der Wechselwirkungen von beklagtem Leid und inneren wie äußeren Lebensbedingungen der PatientInnen ist hier die kommunikative Kompetenz des Arztes das wichtigste Werkzeug. Gleichzeitig kann sich der Arzt selbst – über sein psychosozial orientiertes Handeln – als Teil des psychosozialen Netzwerkes seiner PatientInnen erleben.

ÖÄK-PSY-Diplom: ***Psychosomatische Medizin*** (PSY2 – Dauer: 4 Semester, aufbauend auf PSY1).

Hier soll der Arzt mit Hilfe einer entsprechenden Anamnesetechnik biologische, psychische und soziale Faktoren der PatientInnen in einem Arbeitsgang erfassen und bündeln, auf der Grundlage seiner theoretischen („psychosomatischen") Kenntnisse gewichten, eventuelle Wechselwirkungshypothesen erarbeiten (Versuch einer „ganzheitlichen Diagnostik") und diese in einer umfassenden, d.h. multimodalen („biopsychosozialen") Therapie umsetzen. Dies geschieht auf der Basis einer optimierten Arzt-PatientInnen-Beziehung („Arbeitsbündnis"), wobei die Wahrnehmung der eigenen Gefühls- und kognitiven Regungen aufseiten des Arztes als wertvolle Zusatzinformation zum Verständnis des PatientInnen-Leids genützt wird. Hilfestellungen für diesen Ausbildungsschritt bieten zudem die Ausbildungsteile *Selbsterfahrung* und psychologische *Supervision*, in welchen die teilnehmenden ÄrztInnen in der Beziehung zu ihren PatientInnen erleben können, dass sie selbst das wichtigste diagnostische und therapeutische Instrument darstellen. Den Teilnehmern des Curriculums *Psychosomatische Medizin* werden in den theoretischen Lehrveranstaltungen auch die inhaltlichen Überschneidungen mit den Fachgebieten *Psychiatrie* und *Psychotherapie* aufgezeigt und die sinnvollen bzw. notwendigen Kooperationsmöglichkeiten mit den dort etablierten ÄrztInnen und anderen Gesundheitsberufen erörtert.

ÖÄK-PSY-Diplom: ***Psychotherapeutische Medizin*** (PSY3 – Dauer: 6 Semester, aufbauend auf PSY2).

Im Diplom für Psychotherapeutische Medizin haben die teilnehmenden ÄrztInnen die Möglichkeit, eine der angebotenen 4 grundlegenden Psychotherapietradition (tiefenpsychologische Tradition, kognitiv-verhaltenstherapeutische Tradition, systemische Tradition und humanistische Tradition) als persönlichen Schwerpunkt („Hauptfach") zu wählen. Von den drei übrigen Traditionen wird eine weitere Tradition als „Ergänzungsfach" gewählt und die beiden verbleibenden Traditionen sind als „Nebenfächer" verpflichtend – in diesen 3 Psychotherapie-Orientierungen (Gegenfach und Nebenfächer) erhalten die Teilnehmer in Theorie und Praxis eine Grundausbildung. Im jeweiligen Hauptfach erfolgt die Schwerpunktausbildung. Die Zielsetzung einer psychotherapeutischen Medizin liegt darin, dass ÄrztInnen in ihrem Fachbereich – im Sinne einer ganzheitlichen Medizin – auch über psychotherapeutische Kompetenzen verfügen und diese in ihrer täglichen Arbeit mit PatientInnen nützen, um so die Behandlungs-Effizienz zu erhöhen.

Eine aktuelle Neuerung betrifft die Sonderstellung von AusbildungskandidatInnen zum „Facharzt für Psychiatrie und Psychotherapeutische Medizin" ab 2011. Alle Inhalte, die Bestandteil von PSY1 und PSY2 sind, können von den psychiatrischen Einrichtungen selbständig organisiert und gelehrt werden („Basis-Curriculum" zum Diplom für Psychotherapeutische Medizin). Für den darauf aufbauenden PSY3-Teil werden bevorzugt die jeweils approbierten PSY3-Curricula der bei der Österr. Ärztekammer akkreditierten Veranstalter genutzt.

Es ist erstaunlich, wie aus einem theoretischen Entwurf zur Psychologisierung der Medizin nun eine pragmatische Dynamik erwachsen ist, die trotz – oder gerade wegen – der technologischen Dominanz und Fortschritte im aktuellen Medizinsystem auch den psychologischen Aspekten in der alltäglichen Versorgung kranker Menschen einen angepassten Wert zumisst. Dass das bessere Erkennen und die bessere Nutzung von psychologischen Faktoren für die Theorie und Praxis der zeitgenössischen Medizin einen langwierigen Prozess darstellen, wird all jenen von uns klar sein, die aus eigener Erfahrung das Auseinanderdriften von hochpotenter biotechnischer Medizin einerseits und der als „weich" geltenden psychosozial orientierten Medizin andererseits kennen. Die mit bescheidenen Mitteln an Personal, Raum und studienordnungsbedingter Ausbildungskompetenz ausgestatteten medizinpsychologischen Institutionen an unseren Medizinischen Universitäten brauchen effektive Kooperationen mit entsprechenden Organisationen, um der psychosozialen Dimension innerhalb der Komplexität des menschlichen Leidens in Lehre, Forschung und Patientenversorgung auch nur annähernd gerecht werden zu können. Die postgraduelle Fortbildung in Form der österreichischen PSY-Diplom-Lehrgänge bildet hier einen Meilenstein und gilt als zukunftsweisend.

H6 Klinische Psychologie und Gesundheitspsychologie

Wir befinden uns weiterhin in einer – wahrscheinlich für jeden von uns wahrnehmbaren – Phase der beschleunigten Veränderung von Strukturen im Gesundheitswesen. Dies trifft in besonderem Maße auch für den Bereich der Psychologie in der Medizin zu. Zwei Bundesgesetze (Psychologengesetz 1990, Psychotherapiegesetz 1990) haben einen enormen Schub an Strukturbildung für Ausbildung und Berufsausübung entwickelt. Der Begriff der Psychotherapie war dabei der tonangebende, weil er eindeutig auf die (psychologische) Heilkunde abzielt und damit das Krankenversorgungssystem auch für den einzelnen Patienten merkbar erweitert.

Die Diskussion der letzten Jahre hat allerdings den genuin fachpsychologischen Bereich mit seiner akademischen Ausbildung und seinen Anwendungsfeldern in der Medizin vernachlässigt, so, als ob mit der Implementierung psychotherapeutischer Leistungen in die medizinische Versorgung alle psychologischen Aufgaben bereits erfüllt wären. Diese Haltung hat mit der für Laien eher schwierigen

Trennung zwischen Psychologie und Psychotherapie zu tun, sie entspricht aber weder den wissenschaftlichen noch den praktischen Gegebenheiten. Die *Klinische Psychologie* und *Gesundheitspsychologie* sind wie die – inzwischen verselbständigte – *Psychotherapie* Arbeitsbereiche eines weit verzweigten Fachgebietes innerhalb unseres Gesundheitswesens, die wir als Interventionsfeld mit psychologischen Mitteln bezeichnen könnten.

Für die breitenwirksame Nutzung psychologischer Erkenntnisse in unserem Gesundheitssystem werden in Zukunft die Konzepte der *Klinischen Psychologie* (mit ihrem Schwerpunkt auf Kuration und Rehabilitation, in ihrer Anwendung auf medizinische Problemstellungen oft auch als „Verhaltensmedizin" zusammengefasst) sowie der *Gesundheitspsychologie* (mit ihrer Betonung auf Gesundheitserhaltung und Krankheitsverhütung) größere Bedeutung erlangen und parallel zur individuell arbeitenden und Theorieschulen gebundenen *Psychotherapie* gefördert werden müssen. Eine die ärztlich-medizinischen Eingriffe vorbereitende, begleitende und nachbetreuende oder die ärztlichen Interventionen deutlich erweiternde eigenständige psychologische Patientenbetreuung und Patientenbehandlung sowie eine problemorientierte psychologische Schulung des medizinischen Personals tragen nachweislich zur notwendigen Ergebnisoptimierung und Kostensenkung im Behandlungsprozess bei. Darüber hinaus sind präventive psychologische Strategien, die beispielsweise erwünschte Einstellungs- und Verhaltensänderungen in Familie, Schule, Verkehr oder Arbeitsplatz verwirklichen helfen, für den angestrebten günstigeren physischen und psychischen Gesundheitszustand der Bevölkerung unentbehrlich. Eine einseitige Bevorzugung der Psychotherapie vor den anderen kurativen wie präventiven psychologischen Tätigkeiten würde für die weitere Entwicklung der österreichischen Gesundheitspolitik wahrscheinlich kostspielig und – in Relation zu den eingeforderten psychosozialen Hilfen für die Bevölkerung – dennoch nicht ausreichend effizient sein.

Diese Einsicht hat sich bereits in der Novelle des Krankenanstaltengesetzes v. 20.10.1993 wenigstens ansatzweise niedergeschlagen, in welcher es heißt:

„§ 11b. Die Landesgesetzgebung hat sicherzustellen, dass aufgrund des Anstaltszwecks und des Leistungsangebots in Betracht kommende Krankenanstalten eine ausreichende klinisch psychologische und gesundheitspsychologische Betreuung und eine ausreichende Versorgung auf dem Gebiet der Psychotherapie angeboten wird."

Es stellt ein beständiges Aufgabenfeld für die verantwortlichen Stellen dar, dieser Aufforderung in einer klugen und problemorientierten Form auch zukünftig gerecht zu werden. Der *Klinisch-Psychologische und Gesundheitspsychologische Dienst* in den Krankenhäusern sollte dabei die Erkenntnisse der wissenschaftlichen Psychologie mit ihrer über 100jährigen Forschungstradition für den Dienst am kranken Menschen umsetzen, genauso wie die *Psychotherapie* ihre Möglichkeiten entfalten soll.

H7 Klinische Psychotherapie

Es liegt in der Natur der Sache, dass die an der Thematik *Psychologie in der Medizin* beteiligten Berufsgruppen trotz der vielfältigen Gemeinsamkeiten auch spezifische eigene Inhalte und Interessen zu vertreten haben. Wie wir alle wissen, geht diese Entwicklung nicht reibungslos vor sich. Viel wäre m. E. aber schon erreicht, wenn wir das Faktum akzeptieren könnten, dass die Medizin kein Arbeitsgebiet eines einzelnen Berufsstandes ist, sondern dass sich in ihr viele und ganz unterschiedliche Berufe zu einer komplexeren Ganzheit zusammenfügen müssen, wenn wir im persönlichen Arbeitsbereich kreative Entwicklung und für die gemeinsame Sache optimale Effektivität anstreben.

Am Arbeitsfeld der Psychotherapie ist die Unterschiedlichkeit der Herkunftsberufe und ihrer Ansprüche offenkundig geworden. Neben diesen berufspolitischen Aspekten gibt es aber auch die evidente Problematik einer fehlenden basalen Psychotherapietheorie. Wenn man den gegenwärtigen Zustand positiv interpretieren möchte, könnte man sagen, wir machten uns eben auf den (wahrscheinlich langen) Weg dorthin. Der Praktiker kann aber nicht warten, bis eine solche schulenübergreifende Psychotherapietheorie entwickelt ist. Er muss im Hier und Jetzt handeln. So muss die Diskussion zu den (vorerst noch skizzenhaften) Ansätzen für eine integrierte und integrative Psychotherapie im weiten Feld der medizinischen Arbeitsbereiche fortgeführt werden. Dabei gilt es, eine brauchbare methodische Integration (Pragmatismus oder Methoden-Eklektizismus) zu erreichen, ohne sich damit einen theoretischen Eintopf einzuhandeln. Im Theoretischen darf es keinen Eklektizismus geben. Hier ist Kopfarbeit für die Weiterentwicklung der Psychotherapie als Wissenschaft zu leisten.

Immer wieder mag dabei anklingen, dass eine solche „klinische Psychotherapie" eigentlich eine ärztliche Angelegenheit sei. Diese Sichtweise wäre genauso falsch wie die Ansicht, dass die gesamte Medizin nur die Angelegenheit der Ärzte sei. Wir müssen uns dazu bekennen, dass die Medizin als multiprofessionelles Arbeitsfeld viele *Partner* braucht. So vertreten Klinische Psychologen mit ihrem Hintergrund der wissenschaftlichen Psychologie ebenfalls einen akademischen Heilberuf und sind keine Diener, sondern unverzichtbare Mitgestalter des Bereiches *Psychologie in der Medizin*. Wir sollten uns gegenseitig immer wieder daran erinnern, wenn Gefahr besteht, in despotisches Denken und Handeln abzugleiten.

Soll die Psychotherapie zukünftig modular gelehrt werden – oder: Warum das Modell der Psychotherapeutischen Medizin wegweisend sein könnte

Hohagen und Lotz-Rambaldi (2012) schrieben in einem Editorial der Zeitschrift *Verhaltenstherapie*:

„Psychotherapie entwickelt sich stetig weiter – und damit auch die Verhaltenstherapie. Ihre in Wellen verlaufende Entwicklungsgeschichte wurde in den letzten 60 Jahren entsprechend ihrem Selbstverständnis vor allem von empirischen

Befunden geprägt, aber auch immer wieder von verschiedenen wissenschaftstheoretischen und philosophischen Menschenbildern beeinflusst. Diese Weiterentwicklung führte dazu, dass die Verhaltenstherapie längst als dominierendes Richtlinienverfahren fest im deutschen Gesundheitssystem verankert ist. Die Kognitive Verhaltenstherapie stellt seit Langem das bestevaluierte Psychotherapieverfahren dar, und auch ihre diversen indikationsspezifischen Ausgestaltungen und Weiterentwicklungen sind einer empirischen Absicherung verpflichtet, wenngleich kritisch festgestellt werden muss, dass manche Grundannahmen und Interventionen, die der dritten Entwicklungswelle der Verhaltenstherapie zugrunde liegen, einer empirischen Überprüfbarkeit nur noch schwer zugänglich sind."

Aber auch die anderen großen Therapierichtungen haben sich in den letzten Jahrzehnten zum Teil erheblich weiterentwickelt, haben sich dem Postulat der wissenschaftlichen Überprüfbarkeit weitgehend gebeugt und ihre Ausbildungsrichtlinien verbessert. Dies hat einerseits zu gewissen Annäherungen der Therapieverfahren geführt, andererseits aber auch zu heftigen Diskussionen darüber, was wir uns mit der notwendigen methodischen Aufbereitung für eine empirische Überprüfbarkeit von Therapiekonzepten einhandeln. Für den Bereich der verhaltenstheoretischen Verfahren nehmen Hohagen und Lotz-Rambaldi dazu Stellung:

„Die immer stärker spezialisierten und zunehmend „manualisierten" Therapieverfahren innerhalb der Verhaltenstherapie sahen sich allerdings schon in den 1990er Jahren dem Vorwurf von Kritikern ausgesetzt, als Manual-gestützte Psychotherapie lediglich eine „Therapie von der Stange" anzubieten, die einer individuellen Behandlung unterlegen sei. Die seit dieser Zeit immer stärkere enorme Ausdifferenzierung innerhalb der Verhaltenstherapie und ihre vielfältigen Weiterentwicklungen sowie die damit einhergehende zunehmende Fragmentierung und drohende „Kleinstaaterei" der Verhaltenstherapie und ihrer Protagonisten wurde bereits mehrfach auch an dieser Stelle kritisch kommentiert (Ehlert, 2009; Hohagen und Lotz-Rambaldi, 2011).

Heute kann kein Psychotherapeut mehr alle Manuale lernen und beherrschen, die für mehr als 100 Störungsbilder und Problembereiche entwickelt wurden. Weiter wurde kritisiert, dass Therapie-Manuale, die für ein bestimmtes Krankheitsbild entwickelt wurden, dem Problem der Multikomorbidität unserer Patienten nicht gerecht werden. Außerdem lassen sich neuere psychotherapeutische Methoden immer weniger eindeutig bisherigen Therapieverfahren und Therapieschulen zuordnen, da sich ihre Konzepte aus verschiedenen Theorien und Traditionen speisen. Die Vielzahl neuer Methoden auf dem verhaltenstherapeutischen Markt macht es selbst für psychologische und ärztliche Psychotherapeuten mit einer fundierten Verhaltenstherapieausbildung zunehmend unmöglich, diese neuen Methoden – z. B. Cognitive Behavioral Analysis System of Psychotherapy (CBASP), Schematherapie, Dialektisch-Behaviorale Therapie (DBT) – und ihre Verzweigungen in Zusatzausbildungen zu erlernen und sie nach entsprechender Qualifi-

zierung und Erfahrung auch selbst an andere, z.B. im Rahmen der psychiatrisch-psychotherapeutischen Weiterbildung, weiterzugeben."

Die relevante Frage dazu lautet also: Wie sollen wir zukünftig ausbilden? Geht es um eine allgemeine Basisausbildung für die Berufsqualifikation mit Option auf eine daran anschließende Spezialisierung für diverse Krankheitsgruppen oder soll gleich mit einer fundierten störungsspezifischen Ausbildung begonnen werden, die dann allerdings aus zeitlichen und ökonomischen Gründen nur einen Teil der Störungsbilder umfassen könnte.

Die beiden erwähnten Autoren beziehen hier folgende Position:

„Eine künftige, veränderte Weiterbildung könnte demnach ... in einer Art Modulsystem organisiert sein, in dem bestimmte therapeutische Grundfertigkeiten und Kompetenzen wie kognitive Umstrukturierung, soziales Kompetenz- oder Problemlösetraining, aber auch Emotionsregulation, Achtsamkeitsfokussierung, Ressourcen- und Klärungsorientierung usw. vermittelt werden. Dieses neu zu schaffende Baukastensystem würde es dann – jenseits des „Schulenstreits" – erlauben, sich möglichst früh wichtige Basisfertigkeiten im Rahmen eines Grund-Curriculums (1. und 2. Weiterbildungsjahr) anzueignen. Im Rahmen eines Aufbau-Curriculums (3. und 4. Weiterbildungsjahr) würden dann daran anschließend neue, störungsspezifische und evidenzbasierte psychotherapeutische Methoden bzw. Richtlinienverfahren mit weniger Zeitaufwand als bisher erlernt und diese in die bereits vorhandenen Behandlungskonzepte integriert werden.

Der Psychotherapeut, der eine solche modulare Aus- und Weiterbildung in der Psychotherapie durchlaufen hat, kann dann, individuell auf die jeweiligen Bedürfnisse des Patienten angepasst, ein flexibles Behandlungskonzept anwenden, das den einzelnen Problembereichen innerhalb eines oder mehrerer Krankheitsbilder besser Rechnung trägt. Dieses Modell wäre zudem gleichermaßen für den Instituts- wie auch für den Ausbildungsbereich geeignet."

Literatur (Kapitel H)

Egger, JW (1993) (Hrsg.). Psychologie in der Medizin. Medizinische Psychologie, Psychosomatik, Psychotherapie. Wien: Wiener Universitätsverlag WUV, pp. 296. (ISBN 3-85114-132-6)

Egger, JW (2005). Das biopsychosoziale Krankheitsmodell – Grundzüge eines wissenschaftlich begründeten ganzheitlichen Verständnisses von Krankheit. Psychologie in Österreich. 2005; 25(3 & 4): 146-154

Egger, JW (2007). Theorie der Körper-Seele-Einheit: das erweiterte biopsychosoziale Krankheitsmodell. Integrative Therapie 33(4): 497-520

Egger, JW (2008). Grundlagen der „Psychosomatik" – Zur Anwendung des biopsychosozialen Krankheitsmodells in der Praxis. Psychologische Medizin. 2008; 19(2): 12-22

Egger, JW (2008). Theorie der Körper-Seele-Einheit: das erweiterte Biopsychosoziale Krankheitsmodell – zu einem wissenschaftlich begründeten ganzheitlichen Verständnis von Krankheit. In: Petzold, H editors(s). Alexander R. Lurija. Neurowissenschaft und Psychotherapie – Integrative und biopsychosoziale Modelle. Wien: Krammer; p. 25. (ISBN: 978-3-901811-27-2)

Egger, JW; Pieringer, W.; Wisiak, UV (2007). Medizinische Psychologie, Psychosomatik und Psychotherapie in der aktuellen Diplomstudienordnung Humanmedizin an der Medizinischen Universität Graz. Psychologische Medizin. 2007; 18(1): 44-52

Egger, J. W.; Stix, P; Pieringer, W; Hasiba-Cortolezis; Brunner-Hantsch, M, (2005). Charakteristika der PSY-Diplom-Curricula Psychosoziale Medizin, Psychosomatische Medizin und Psychotherapeutische Medizin. Psychologische Medizin. 2005; 16(1): 40-42

Ehlert, U. (2009). Weiterentwicklungen in der Verhaltenstherapie: Unübersehbar und identitätszerstörend? Verhaltenstherapie; 19, 216-217

Frischenschlager, O., Hexel, M., Kantner-Rumplmair, W., Ringler, M., Söllner, W. & Wisiak, U.V. (Hrsg.). (1995). Lehrbuch der Psychosozialen Medizin. Grundlagen der Medizinischen Psychologie, Psychosomatik, Psychotherapie und Medizinischen Soziologie. Wien: Springer-Verlag

Hohagen, F. & Lotz-Rambaldi, W. (2011): Zur Fragmentierung in der Verhaltenstherapie. Verhaltenstherapie; 21, 84-85

Hohagen, F. & Lotz-Rambaldi, W. (2012). Plädoyer für eine modulare Psychotherapie. Verhaltenstherapie; 22, 84-85

Schüßler, G. (2004). Neurobiologie und Psychotherapie. Z PsychosomMedPsychother 50/2004, 406-429

Spitzer, M. (2003). Die Zeit, Nr. 39, 18.9.2003, S. 38, Hamburg

I Das erweiterte biopsychosoziale Modell als Theorie der Leib-Seele-Einheit – Gesamtdarstellung der Metatheorie für die Humanmedizin des 21. Jahrhunderts

Leib-Seele-Einheit und die Materie-Geist-Debatte

Seit Jahrhunderten wurden theoretische Überlegungen angestellt, wie die Beziehung zwischen *Körper* und *Seele* (besser: zwischen *Gehirn* und *Geist*) zu erklären sei. Von all diesen Ansätzen ist heute das *biopsychosoziale Modell* das mit großem Abstand meistgenutzte Paradigma (Goodman 1991, Egger 1995, 2017). Keine andere Theorie hat hier eine größere Reichweite. Wie sich seit der ersten Ausformulierung vor ca. 40 Jahren inzwischen herausgestellt hat, ist diese Theorie für eine integrierte Medizin zwar wissenschaftlich äußerst fruchtbar und stellt alles, was die wissenschaftliche Medizin bis dato an Rahmentheorien zur Verfügung hatte, in den Schatten. Aber sie bereitet den potenziellen Nutznießern doch einiges Kopfzerbrechen, weil das dahinterliegende Denkmodell ungeläufig und auch einigermaßen komplex erscheint.

Selbst viele Vertreter der sog. „Psychosomatik" tun sich schwer mit den Implikationen des biopsychosozialen Modells. Das hat gute Gründe: In der *klassischen Psychosomatik* ging es ja um die Frage, ob psychologische Faktoren eine schädigende Wirkung auf körperliche Vorgänge haben. Konnte dies empirisch halbwegs plausibel gemacht werden, sprach man von „psychosomatischen Erkrankungen" (s.a. Meyer 1987, Wesiack 1983, Reinecker 1994). Dieses *Psychogenese-Modell* ist im Lichte der biopsychosozialen Theorie allerdings obsolet. Hier gilt nämlich, dass bei *jedem* Krankheitsprozess prinzipiell auch psychologische und ökosoziale Faktoren als potenzielle Einflussgrößen zu kalkulieren sind – die beteiligten Leben generierenden bzw. Leben erhaltenden Prozesse interagieren nämlich beständig, einerlei, ob das molekulare Geschehen oder die Lebensumwelten eines Organismus ins Auge gefasst werden.

Es muss hier angemerkt werden, dass inzwischen namhafte Vertreter der „Psychosomatik" (bzw. der „psychosomatischen Medizin") diesen Begriff zwar als solchen weiterverwenden, nun aber in einer begrifflichen Extension, die sehr nahe an das systemtheoretische Grundverständnis des aktuellen biopsychosozialen Modells heranreicht oder dieses explizit meint (vgl. Kapfhammer 2011). Da der Terminus *Psychosomatik* historisch eng mit dem Psychogenese-Modell der Psychoanalyse verknüpft ist, besteht allerdings die Gefahr, dass es durch diese Erweiterung und Re-Definition des traditionellen Begriffs zu einer Überfrachtung kommt, welche zwangsläufig Unschärfe und Kategorienfehler erzeugt.

Jedenfalls ist der bereits in die Laiensprache eingewanderte Begriff der „psychosomatischen Krankheiten" (oft mit dem simplifizierenden Motto „Was kränkt, macht krank" assoziiert) nicht länger haltbar. Er suggeriert, wie erwähnt, zwei

Klassen von Krankheiten, nämlich *psychosomatische* und *nicht-psychosomatische*. Eine solche Dichotomie ist auf der Basis des biopsychosozialen Modells aber weder logisch richtig noch wissenschaftlich nützlich (Egger 1992, 2008, 2017; Goodman 1991).

Die Leib-Seele-Dichotomie in der Psychosomatik

Die in der Medizin weitestgehend unübliche Auseinandersetzung mit den wissenschaftstheoretischen Grundlagen des eigenen Tuns bringt mit sich, dass sich einmal etablierte Anschauungen auch dann noch hartnäckig halten, wenn sie wissenschaftlich schon längst als überholt gelten müssten. Das lässt sich z.B. an der bis heute nachwirkenden vor über 100 Jahren dominanten „Wiener Schule" der Medizin ebenso nachweisen, wie am Konzept der „Psychosomatik". Die herkömmliche *Psychosomatik* fußt bekannterweise auf einer Zwei-Welten-Theorie von Körper und Seele. Über 100 Jahre wurde mithilfe des dualistischen Begriffs Psycho-Somatik versucht, das Zusammenspiel dieser beiden Phänomene mit vielerlei theoretischen (aber insgesamt doch insuffizienten) Konstrukten verständlich zu machen.

Erst mit der Allgemeinen Systemtheorie (v. Bertalanffy u.a.) und deren Nutzung für den Gegenstandsbereich der Medizin sowie der Propagierung dieses neuen Modells, das George L. Engel „biopsychosoziales Modell" genannt hat, gelingt in den letzten Jahrzehnten langsam der Wandel von der dichotomen Psycho-Somatik zur nondualistischen Körper-Seele-Einheit. Diese Meta-Theorie, die in ihrer heutigen Form als *body mind unity-theory* viele Väter hat, überwindet die bisher gedachte Trennung von körperlichen und seelischen Phänomenen in bisher nicht gekannter wissenschaftlicher Qualität.

Die Weiterentwicklung des Bio-Psycho-Sozialen Modells zur Theorie der Körper-Seele-Einheit

Das *Bio-Psycho-Soziale Modell* ist seit seiner Namensgebung inzwischen über 40 Jahre alt und hat eine heftige Weiterentwicklung erfahren. In seiner aktuellsten Fassung, der sog. *Theorie der Körper-Seele-Einheit*, ist sie die bereichsspezifisch bedeutsamste Hintergrundtheorie für eine integrierte wissenschaftliche Medizin dieses Jahrhunderts. – Die Medizinische Universität Graz hat als erste MedUni im deutschen Sprachraum das bio-psychosoziale Modell als *Leitlinie* ihrer Ausbildung festgeschrieben und den ersten Lehrstuhl dafür errichtet. Dass dies an einer österreichischen Universität geschah, ist insofern bemerkenswert, weil wir damit in guter österreichischer Tradition liegen, was die Beiträge zur Entwicklung dieser Metatheorie anlangt.

Zuvor eine Anmerkung: *Keine* der großen *Theorien* über die Welt ist für sich genommen *fertig* – das wäre ja ein fundamentaler wissenschaftstheoretischer Irrtum darin, was eine Theorie ist. Fertig sind nur Glaubensbekenntnisse, niemals aber

Wissenschaften. So sind auch das biopsychosoziale Modell und seine Weiterentwicklung für die medizinischen Wissenschaften kein fertiges Gebäude, es ist aber doch ein Meilenstein in der Entwicklung einer umfassenden Sicht in und für die Humanmedizin. Es vermag in seiner erweiterten Fassung als *Theorie der Körper-Seele-Einheit* tatsächlich wesentliche Aspekte der natur-, sozial- und geisteswissenschaftlichen Welt zu integrieren.

Vorweg: Es gibt keinen einzelnen Begründer des biopsychosozialen Modells. Es ist vielmehr das Ergebnis eines weltumspannenden wissenschaftlichen Netzwerks, von dem hier nur einige der bedeutenden Proponenten erwähnt werden sollen: Das *biopsychosoziale Modell* ist überwiegend aus Studien zur *Allgemeinen Systemtheorie* (s. z.B. die Zusammenfassungen von Kriz 1997, Schiepek & Spörkel 1993, Suls & Rothman 2004) und deren Anwendung auf die Biologie hervorgegangen und ist in wesentlichen Punkten das Verdienst von v. Bertalanffy (1950, 1968) sowie Weiss u.a. (vgl. Petzold 2006). Die Ausformulierung und Propagierung des Modells samt Benennung als „biopsychosozial" war wiederum im Wesentlichen die Arbeit von George L. Engel (1976, 1977, 1980, 1982, 1992, 1997) und den Verhaltensmedizinern Schwartz & Weiss (1977, 1978, Schwartz 1982), aber auch von Matarazzo (1980), Anderson (1998), Kaplan (1990), Goodman (1991) und einigen anderen, von denen Herbert Weiner (1986, 1990, 1991, 1998, 2001) hervorzuheben ist, der bis zu seinem Tod unermüdlich empirische Belege aus allen Forschungsbereichen der naturwissenschaftlichen Medizin zusammengetragen hat. Er orientierte sich eng am Modell, wie es Engel (1977) entworfen hat und verstand seine Arbeit als Beitrag für einen grundlegenden und grenzüberschreitenden Ansatz für eine psychosomatische Medizin. Weiner war stark empirisch orientiert, wobei er sich insbesondere für die Verbindung von Hirnforschung und Medizin interessierte. Auch der Nobelpreisträger Eric Kandel (2006) widmet in der Zusammenschau über sein Forscherleben der Überwindung der Leib-Seele-Dichotomie und der Begründung einer *Theorie der Materie-Geist-Einheit* – genau so müsste übrigens das biopsychosoziale Modell in seiner neuesten Fassung heißen – breiten Raum (Egger 2005, 2008, 2015, 2017).

Jenseits der psychosomatischen Wissenschaften hat sich eine Reihe weiterer theoretischer Ansätze um ein „ganzheitliches" Verständnis von Krankheit und Gesundheit im Sinne eines bio-psycho-sozialen Modells bemüht. Hier sind stellvertretend die russischen Arbeiten von Lurija zu nennen, der zusammen mit Vygotskij eine der frühesten biopsychosozialen Forschungskonzeptionen entwickelt hat (Lurija 1978, 1992, 1993), oder jene von H. Petzold (Petzold 2006, Petzold 2001, Orth & Petzold 2000), welche wiederum von den vorgenannten russischen Forschern beeinflusst sind und ebenfalls einen mehr psychologischen Zugang aufweisen. Einen ähnlichen biopsychosozialen Ansatz verfolgen auch Vertreter der *Gesundheitspsychologie* (health psychology) wie Matarazzo (1980, s. Egger 1995b) und Anderson (1998) oder – in Verbindung mit der damals noch relativ jungen Disziplin der *Verhaltensmedizin* (behavioral medicine, z.B. Kaplan 1990, Grawe 2004, Egger 2015) und deren Kooperation mit der Psychoimmunologie (Ader & Cohen 1975, Ferstl 1989, Schubert 2011) u.a.

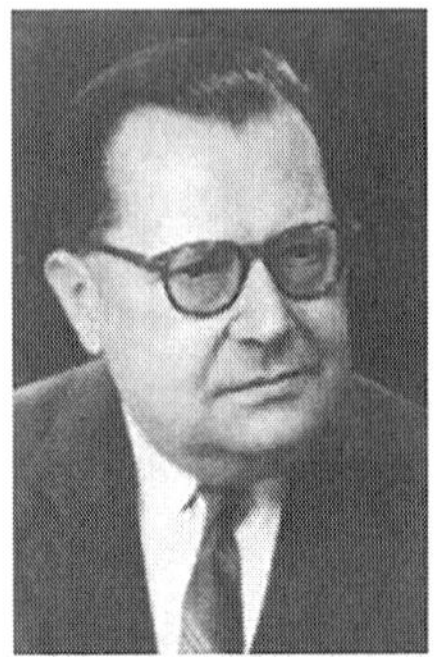

L. v.Bertalanffy 1901-1972

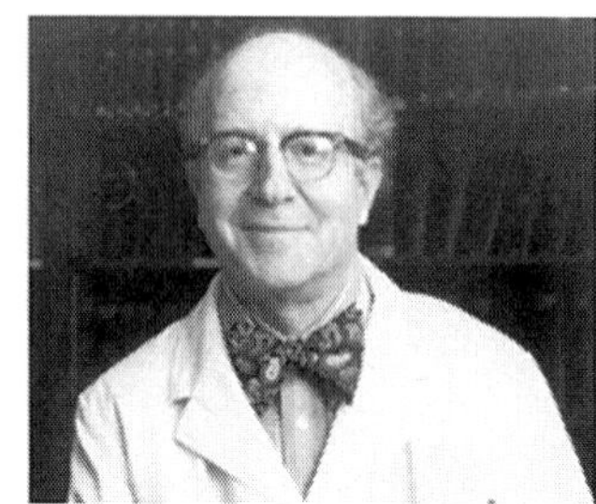

G.L. **Engel** 1913-1999

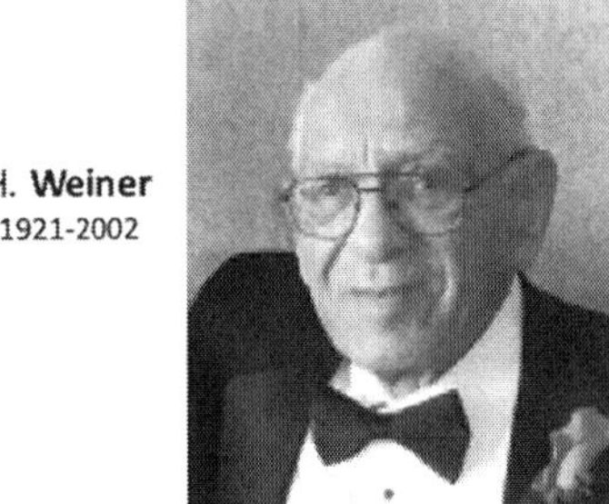

H. **Weiner** 1921-2002

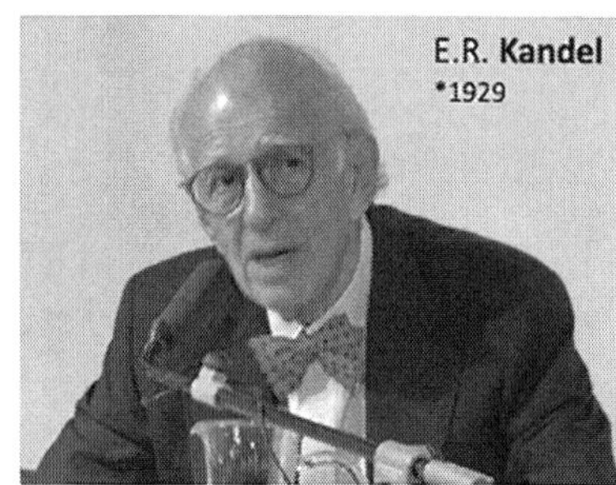

Nobelpreis für Medizin 2000

Abb. 4.: Pioniere der biopsychosozialen Medizin

L. v. Bertalanffy, der in Mödling bei Wien geborene Wissenschafter (er war Mathematiker und Biologe und wirkte nicht nur in Österreich, sondern lange Zeit in GB) hat die Grundpfeiler für die später so benannte *Allgemeine Systemtheorie* entwickelt, ohne die es auch kein biopsychosoziales Modell gäbe. G.L. ENGEL (US-amerikanischer Internist und Psychiater) hat den Begriff *biopsychosoziales Modell* in die Welt getragen, aber es waren Wissenschafter vor, neben und nach ihm, die diese Theorie mit- und weiterentwickelt haben. Wieder waren es zwei prominente Altösterreicher, nämlich Herbert WEINER, der seine unermüdliche empirische Beweisführung für die Richtigkeit des Modells allerdings in England gleistet hat, und Erich KANDEL (der in die USA geflüchtete, spätere Neurowissenschafter und Nobelpreisträger für Medizin 2000), die wesentlichen Anteil an der Fundierung des Modells hatten.

Das Biopsychosoziale Modell
und seine Weiterentwicklung zur Theorie der organismischen Einheit (Körper-Seele-Einheit, *the body mind unity-theory*)

Wegbereiter für eine *integrierte wissenschaftliche Medizin*:

- Ludwig **von BERTALANFFY** (Allgemeine Systemtheorie)
- George L. **ENGEL** (Namensgebung „bps.Modell“, breitenwirksame Publikation)
- G. E. **SCHWARTZ** & P. **WEISS** (Ausformulierung, Propagierung)
- **GOODMAN** (organismische Einheit *sensu* Spinoza /Leib-Seele-Identitätstheorie)
- Herbert **WEINER** (Organismus als Leib-Seele Funktionseinheit)
- Eric R. **KANDEL** (Neurobiologie, interdisziplinäre Vernetzung)
- Th. v. Uexküll & W. Wesiack, A.R. Lurija & L.S. Vygotskij, H.G. Petzold & J.W. Egger u.v.a.

Tabelle 5: Wegbereiter für eine biopsychosoziale Medizin

Dass der Begriff *biopsychosozial* heute sehr verkürzt und teilweise missverständlich verwendet wird, hat auch damit zu tun, dass das Theoriegebäude einen anspruchsvollen wissenschaftstheoretischen Hintergrund hat und daher zu Simplifizierungen verleitet. Dazu kommt, dass sich das biopsychosoziale Modell in seiner aktuellen, erweiterten Fassung längst zu einer *Theorie der Körper-Seele-Einheit* weiterentwickelt hat, was wiederum selbst vielen Fachvertretern nicht geläufig ist. – Worum geht es also?

Biopsychosoziale Medizin und ihre Kernaussage:

Jeder Mensch ist nicht nur als **biologisches** Wesen zu verstehen („bio“), sondern zugleich auch als ein Wesen mit jeweils typischen Eigenheiten des **Denkens, Fühlens und Handelns** („psycho“) und auch als ein Wesen mit individuellen *sozialen*, *kulturellen* und *ökologischen* **Lebensumwelten** („sozio“).

cave: das Kürzel „psycho“ umschreibt die Gesamtheit *aller* seelischen Phänomene, „sozio“ meint *alle* sozialen, kulturellen und ökologischen Lebenswelten

In der originären Fassung ist mit dem Ansatz zu einer biopsychosozialen Medizin Folgendes gemeint: Jeder Mensch ist nicht nur als biologisches Wesen zu verstehen („bio“), sondern zugleich auch als ein Wesen mit jeweils typischen Eigenheiten des Denkens, Fühlens und Handelns („psycho“) und darüber hinaus auch als ein Wesen mit individuellen sozialen, kulturellen und ökologischen Lebensumwelten („sozio“). Dabei ist unbedingt zu berücksichtigen, dass mit dem Kürzel „psycho“ die Gesamtheit aller seelischen Phänomene umschrieben wird (also auch z.B. das Spirituelle etc.), mit „sozio“ sind auch alle sozialen, kulturellen und ökologischen Lebenswelten gemeint und mit „bio“ natürlich alles materiell Fassbare.

Mit diesem Ansatz lässt sich bereits der Einfluss der Allgemeinen Systemtheorie auf eine breiter gefasste Sicht der Leib-Seele-Dichotomie zumindest plakativ erahnen, die reine Beschreibung einer Mehrebenenperspektive bleibt aber noch zu vage. Es verwundert also nicht, dass auch im aktuellen Sprachgebrauch der Begriff *biopsychosozial* nicht nur sehr verkürzt, sondern oft als ein loses terminologisches Etikett benutzt oder missverstanden wird. Wissenschaftlich betrachtet geht es hier um die längst fällige Implementierung der *Allgemeinen Systemtheorie* in die medizinischen Wissenschaften. In der *Biologie* z.B. ist dieser Schritt schon lange vollzogen – dort wurde aus der Botanik und Zoologie eben die Biologie. Das biopsychosoziale Konzept darf also keinesfalls als ein additives Modell verstanden werden: Es kommt zum *Körperlichen* nicht einfach das *psycho-soziale Faktorengeflecht* hinzu, sondern diese sind als *soziale* und *physiko-chemische* Lebensumwelten selbst Teil des gemeinsamen dynamischen Prozesses, in dem sich der Organismus entwickelt. Kein Leben ist ohne Umwelt(en) verstehbar, schon deshalb, weil jedes Leben immer auf einen Austausch mit Umweltressourcen angewiesen ist.

Allgemeine Systemtheorie (L. v. Bertalanffy) und ihre Nutzung für eine Rahmentheorie der Humanmedizin: das Biopsychosoziale Modell (sensu G.L. Engel u.a.):

Die NATUR erscheint als *Kontinuum von Einheiten* (= Systemen) geordnet:
Größere, komplexere Einheiten (= *Systeme* oder *Ganzheiten*) stehen hierarchisch über weniger komplexen Einheiten.
Jedes Niveau in dieser Hierarchie repräsentiert ein *dynamisches System* (oder *Ganzheit*) mit ganz spezifischen Eigenschaften.
Nichts existiert isoliert, alle Ebenen sind prinzipiell verbunden.
Die „Person“ ist ihren Organsystemen, aus denen sie besteht, übergeordnet (sie bildet ein komplexeres System als die Summe aller Organe) – vgl. EMERGENZ

Die Grundaussage der *Allgemeinen Systemtheorie* (L. v. Bertalanffy) kann vereinfacht in etwa so zusammengefasst werden: Die gesamte Natur erscheint als Kontinuum von Einheiten geordnet, wobei größere, komplexere Einheiten (diese werden als Systeme oder Ganzheiten bezeichnet) hierarchisch über weniger komplexen Einheiten stehen. Jedes Niveau in dieser Hierarchie repräsentiert ein dynamisches System (oder Ganzheit) mit ganz spezifischen und nur auf dieser Ebene als solche zu beobachtenden Eigenschaften. Nichts existiert isoliert, alle Ebenen sind prinzipiell verbunden. So ist z.B. die „Person“ ihren Organsystemen, aus denen sie besteht, übergeordnet, d.h. sie bildet ein komplexeres System als die Summe aller Organe. Das als Sprung (von einer Ebene auf die nächsthöhere Ebene) erscheinende Geschehen wird als *Emergenz* bezeichnet.

Das auf der Allgemeinen Systemtheorie aufbauende *biopsychosoziale Modell* ist *kein* Wechselwirkungsmodell, nach dem Prinzip *Seelisches beeinflusst Körperliches* – das wäre logisch falsch. Wechselwirkungen finden zwischen zwei separaten Entitäten statt. Gemäß der Allgemeinen Systemtheorie ist das, was wir *Psyche* nennen, selbst Teil des Gesamtorganismus. Das **Seelische** ist besser als ein *emergentes Phänomen des materiellen Organismus* zu verstehen. Genau genommen hat daher die „Seele" nirgendwo im Körper ihren Sitz. Wenn sie als ein emergentes Phänomen des Gesamtorganismus verstanden wird, ist sie dort als solche prinzipiell nicht zu finden – sie ist ja ein Produkt des gesamten Organismus und als solches dort nicht dinglich vorhanden. Fest steht allerdings auch, dass die entscheidenden materiellen Strukturen für diese Seele in den physischen Strukturen des neuronalen Systems des Organismus liegen. Fehlen wichtige Strukturen oder sind solche insuffizient entwickelt oder zerstört, dann sind die davon abhängigen seelischen Leistungen nicht möglich. So gesehen ist die Seele dann doch vorrangig eine emergente Erscheinung unseres Nervensystems, sie kann allerdings niemals auf die neuronalen Strukturen reduziert werden bzw. kann dort niemals valide erklärt werden.

EMERGENZ beschreibt das Natur-Phänomen, dass

... ab einem gewissen *Komplexitätsniveau* sich eine nächsthöhere Ebene (ein neues SYSTEM) herausbildet mit bis dahin völlig neuen (noch nicht dagewesenen) Eigenschaften

... sich bestimmte *Eigenschaften* eines Systems nicht aus der Summe seiner Bestandteile erklären lassen („Das Ganze ist mehr – genauer: etwas Anderes, nämlich Neues und Komplexeres – als die Summe seiner Teile")

ergo: Der *Mensch* ist nicht die Summe seiner Organe, er ist vielmehr ein *komplexeres System* als die Aneinanderreihung seiner Subsysteme.

vgl. a. K. Lorenz: „Fulguration" (Evolutionsbiologie: plötzliches Auftreten von neuen Eigenschaften in der Entwicklung des Lebens)

Das Naturphänomen der **Emergenz** besagt, dass (1) ab einem gewissen Komplexitätsniveau sich eine nächst höhere Ebene (ein neues System) herausbildet mit bis dahin völlig neuen (noch nicht dagewesenen) Eigenschaften und dass (2) sich bestimmte Eigenschaften eines Systems nicht aus der Summe seiner Bestandteile erklären lassen („Das Ganze ist mehr – besser: etwas Anderes, nämlich Neues und Komplexeres – als die Summe all seiner Teile"). Daher gilt: Der Mensch ist nicht die Summe seiner Organe, er ist vielmehr ein komplexeres System als die Aneinanderreihung seiner Subsysteme (d.h. seiner organischen Bestandteile). – Beim Evolutionsbiologen K. Lorenz findet sich für dieses überall in der Natur beobachtbare Phänomen der *Emergenz* der Begriff „Fulguration", was das plötzliche („blitzartige") Auftreten von neuen Eigenschaften in der Entwicklung des Lebens beschreibt.

In Verbindung mit einigen weiteren wissenschaftstheoretischen Ergänzungen (z.B. der Leib-Seele-Identitätstheorie von Spinoza – dessen Überlegungen auch eine Nähe zur ontologischen Einheit von „Leib“ und „Seele“ in der Anthropologie von Aristoteles aufweisen –, aber auch der Semiotik u.a., s. Egger 2005) wurde aus dem von G.L. Engel so bezeichneten biopsychosozialen Modell inzwischen – wie erwähnt – eine *Theorie der Körper-Seele-Einheit* (body mind unity). Neurowissenschaftlich firmiert dieser Ansatz als *Theorie der Gehirn-Geist-Einheit* (brain mind unity) und wissenschaftstheoretisch ist sie wiederum als *Theorie der Materie-Geist-Einheit* (organic unity) geläufig. Es handelt sich immer um ein erweitertes biopsychosoziales Modell, das als solches die Basis für eine integrierte wissenschaftliche Medizin der Gegenwart abgibt. (Dafür gilt auch der Spruch: *Nichts ist praktischer als eine gute Theorie!*)

Einige Folgerungen aus der Theorie der Körper-Seele-Einheit

Im erweiterten biopsychosozialen Modell sensu *body mind unity-theory* gibt es genau genommen keine Trennung zwischen *körperlichen* und *seelischen* Krankheiten – das sind nur phänomenologische Kriterien, die eine mehr oder weniger deutliche Spur in den körperlichen Strukturen, den Funktionen bzw. dem Erleben und Verhalten des Menschen nachzeichnen, die aber keinen kausalen Determinismus von entweder körperlich oder seelisch zulassen. Erst recht falsch und logisch obsolet wäre eine Unterscheidung zwischen psychosomatischen und nicht-psychosomatischen Krankheiten. Das tut vielen Vertretern der herkömmlichen Psychosomatik weh, denn sie haben sich schon gut eingerichtet im Denken, dass es zwei Welten gäbe, eine körperliche und eine irgendwie davon losgelöste andere, zweite, nämlich seelische Welt. Eine solche Dichotomie ist aber – wie alle Bemühungen der letzten hundert Jahre gezeigt haben – zum Scheitern verurteilt und seit der Erarbeitung der Allgemeinen Systemtheorie auch überflüssig.

Viele der bisher im Psychosomatik-Bereich übliche Denkgewohnheiten sind damit obsolet: Eine Trennung zwischen körperlichen und seelischen Krankheiten ist – genau genommen – in gleicher Weise falsch wie die Gleichung „körperlich ist genetisch“ und „seelisch ist umweltbezogen“. Das jeweilige Krankheitsphänomen ist immer ein Produkt von genetisch vorgegebener Matrix und sich durch die entsprechenden (internen wie externen über die Zeit wirksam werdenden) Lebenswelten entwickelnden Veränderungen in strukturellen wie funktionellen organismischen Gegebenheiten.

Sogar das Phänomen „Placebo“ kann nun besser verstanden werden: Hier handelt es sich ja um eine Vielzahl verschiedener Wirkgrößen auf öko-sozialer, psychischer wie physiologischer Ebene, z.B. in Form von (a) mehr oder minder bewussten subkulturellen oder individuellen Erwartungshaltungen, (b) nicht bewusster Gestimmtheit bzw. Empfänglichkeit für Wirkungen, die der Organismus auf den dargebotenen Reiz hin selbst generiert, (c) vielfältigen Konditionierungen (c1) sowohl auf psychologischer (in Form von Gedanken, Gefühlen oder geprägten Erfahrungen) als auch (c2) auf physiologischer Ebene (in Form von zeitlich überdauernden physiologischen Reaktionsmustern im Sinne der physiologischen Persönlichkeit oder aktuellen Verfasstheit von physiologischen Regelkreisen) ... Immer sind in den letzten Strecken des Wirkungsgefüges auch entsprechende Neurotransmitter bzw. Hormone beteiligt, die Effekte soweit generieren können, wie dies dem individuellen Organismus in der jeweiligen Verfasstheit auch möglich ist – was zugleich auch die Grenzen derartiger Wirkungen erkennen lässt. Jedenfalls erscheint die Gesamtheit dessen, was wir unter Placebo-Wirkung subsummieren, wesentlich komplexer, als dies bisher sowohl aus biomedizinischer wie auch aus psychologischer Sich konzipiert wurde. Wie uns die Semiotik belehrt, ist dies ein ubiquitäres Phänomen und auch Bestandteil jedweder Kommunikation – egal ob auf sozialer, psychologischer oder physiologischer Ebene.

Wir sollten allerdings auch festhalten, dass wir in der empirischen *Forschung* gar nicht anders können, als von stark reduktionistischen Arbeitsmodellen auszugehen – allein schon deswegen, weil das sog. *Ganze an sich* nicht untersuchbar ist. Wir müssen uns ständig bewusst halten, dass wir mit jeder Forschung immer nur Detailbereiche abbilden, niemals die Wirklichkeit als Gesamtes. So macht es auch weiterhin z.B. für Fragen der Differentialdiagnostik Sinn, jene Wirkfaktoren einzugrenzen, die den höchsten Erklärungswert auf der jeweils untersuchten Ebene haben. Allerdings liegt der Ansatz der biopsychosozialen Medizin primär in einer *Einschlussdiagnostik* und nicht in einer Ausschlussdiagnostik: Nicht ein *Entweder–Oder*, sondern das *Sowohl–Als auch* sollten den Krankheitsprozess besser abzubilden imstande sein. Eine solche Einschlussdiagnostik hat den parallel ablaufenden Gesamtprozess der ätiopathogenetischen und aufrechterhaltenden Einflussgrößen im Blick und zwar auf allen relevanten Wirklichkeitsbereichen innerhalb wie außerhalb des Organismus. Das erfordert eine simultane Kalkulation potenzieller Wirkfaktoren auf allen beteiligten Ebenen.

Dahinter steht die Erkenntnis, dass Krankheiten, die von singulären Faktoren gesteuert werden, die absolute Ausnahme sind. Der Regelfall sind Krankheiten, die von einer Vielzahl von Wirkgrößen beeinflusst werden. Auf individueller Ebene greifen etwa Netzwerke von Genen, Proteinen, immunologischen Abläufen und Stoffwechselprozessen usw. ineinander, welche wiederum von Faktoren wie z.B. Lebensstil, biologischem Alter, sozialen Netzwerken oder physiko-chemischen Umwelten mitgesteuert werden. Wenn wir solche Netzwerke „reparieren“ wollen, müssen wir ihr Ineinandergreifen besser verstehen lernen. Dafür wird gerade erst eine *Komplexitätswissenschaft* entwickelt, die uns einen besseren Einblick in derart hochkomplexe Verschaltungen ermöglicht. Jedenfalls ist mit der herkömmlichen Statistik dieser Multidimensionalität und Nichtlinearität wissenschaftlich nicht beizukommen. Der springende Punkt bei dieser Problemlösung ist: Ohne eine vernünftige Theorie kann auch die beste Mathematik nicht weiterhelfen, weil erst die Theorie vorgibt, wonach wir suchen sollten. – Genau das ist wiederum das Feld der biopsychosozialen Medizin mit ihrer *body mind unity-theory.*

Eine Kernaussage dieser Theorie der Körper-Seele-Einheit (*body mind unity-theory),* die ihren Geltungsbereich im sog. Mesokosmus (sensu Vollmer) hat, lautet folgendermaßen:

Es gibt kein einziges seelisches Phänomen (keinen Gedanken, keine Empfindung, keinen Handlungsimpuls), das nicht zugleich ein physiologisches Ereignis ist. Seelische Ereignisse sind emergente Phänomene des lebenden Organismus, insbesondere des materiellen Gehirns, sie sind aber nicht mit den dort beobachtbaren Vorgängen ident, sondern bilden einen eigenen Phänomenbereich (sie sind hervorgebracht / emergent). Was wir mit den Gesetzen der Physik und Chemie beschreiben können, nennen wir das *Materielle.* Was wir besser mit den Gesetzen der Psychologie beschreiben, bezeichnen wir als das *Seelische.* Beide Aspekte gehören zu ein und derselben Wirklichkeit.

Was bleibt, ist allerdings ein veritables *sprachwissenschaftliches Problem*: Für viele – auch für etliche Fachvertreter – scheint es eine zu große Hürde darzustellen, sich auf ungewohnte Begriffe und damit auf ein neues Verständnis von dem, was wir *beseelten Leib* nennen könnten, einzustellen. Unser bisheriges Sprachsystem stellt uns dafür kein ausreichendes Werkzeug zur Verfügung. Wir denken weiterhin in Kategorien wie Materie bzw. Körper einerseits und Seele bzw. Geist andererseits. Es fehlt uns weitestgehend das Grundverständnis dessen, was die Allgemeine Systemtheorie über die Komplexität des Lebens auszusagen imstande ist.

Das ähnelt in gewisser Weise der Einführung der *Allgemeinen Relativitätstheorie* oder auch der *Quantenphysik*, die vielen als undurchschaubar und kontraintuitiv erscheinen. *Raum* und *Zeit* z.B. sind uns von jeher als konstante Erscheinungsformen geläufig, sie sind evolutionsbiologisch im Erleben und Denken so stark eingeprägt, weil sie uns bei der Bewältigung des Lebens auf dieser Erde von größtem Nutzen waren – und trotzdem sind sie offensichtlich in dieser herkömmlichen Fassung logisch falsch. – So braucht es wohl auch Gelassenheit beim Beobachten, wie langsam die Akzeptanz der Theorie von der Einheit von Materie und Geist (oder etwas umgangssprachlicher: der Einheit von Körper und Seele) zunimmt.

Wir denken in Begriffen, sie sind unsere Denk-Werkzeuge. Unsere Alltagssprache kann uns dabei immer wieder im Weg stehen. So ist es z.B. auch mit dem physikalischen Begriff **Materie**. Diese wird herkömmlich als „tot“ bezeichnet. Wir sollten allerdings mit Whitehead die Materie als etwas *Hochdynamisches* begreifen, dann wird auch unter Zuhilfenahme des Naturphänomens *Emergenz* verständlich, wie alle weiteren, komplexeren Einheiten unserer Welt als Hervorbringungen dieser zugrundeliegenden Strukturen in ganz bestimmten Umwelten möglich geworden sind.

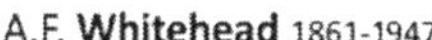

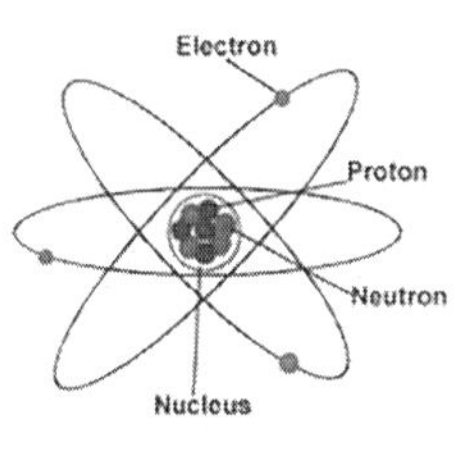

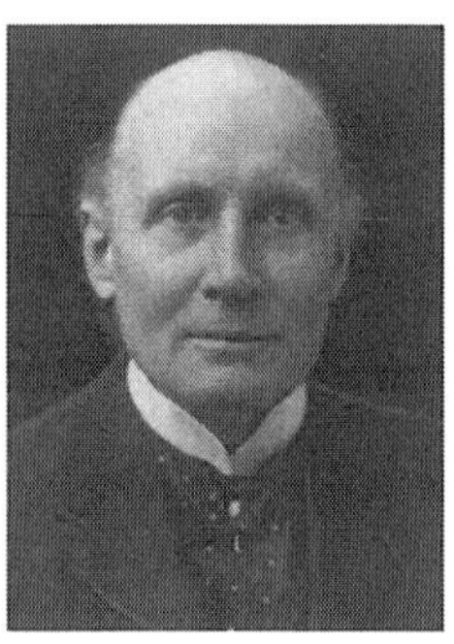

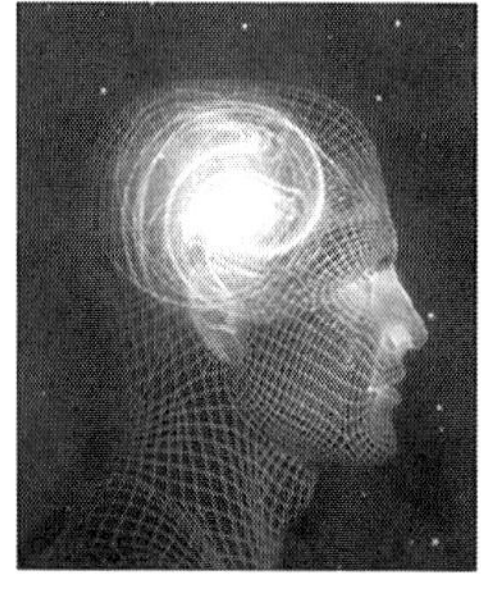

Das Materie-Geist-Problem
und die
Allgemeine Systemtheorie

A.F. **Whitehead**: Die Materie ist *nicht* „tot", sondern als hochdynamisches Phänomen zu sehen, in dem alle komplexeren Phänomene (und somit auch das Leben) in seinen Grundbausteinen bereits enthalten sind.

Versuche zur Überwindung der historischen Leib-Seele-Problematik durch Neukonzeption von Begrifflichkeiten

Abb. 5: Whitehead – das Materie-Geist-Problem

Gelegentlich wurde am biopsychosozialen Modell der zu Grunde liegende *emergente Materialismus* kritisiert („*der Geist, der aus der Materie kommt*"). Diese Kritik ist aber weitestgehend gebändigt, wenn die Arbeiten von Alfred North Whitehead (1861 – 1947) herangezogen werden: Der englische Mathematiker, Physiker und Philosoph hat unser Verständnis dessen, woraus die Welt besteht, entscheidend geprägt. Ihm ging es um das *Verstehen*, wie aus dem „Sein" das „Werden" entspringt. Damit ist er auch einer der Wegbereiter für ein revolutionäres Verständnis von *Quantenphysik* bzw. *Quantenmechanik*, der *Selbstorganisation* und der *Kosmologie* (Abb. 5).

Seine wesentliche Erkenntnis besteht darin, dass die Grundbausteine der Welt nicht einfach materielle Substanzen – also feste materielle Entitäten – sind, sondern *Prozesse*. Seit der Antike war die Idee gültig, dass die Atome (die „Unteilbaren") die kleinsten und damit letzten Bausteine unserer materiellen Welt darstellen. Aus der Atomphysik ist uns allerdings klar geworden, dass die Atome selbst *Substrukturen* aufweisen: Um einen Atomkern, der positiv geladen ist, bewegen sich Elektronen, die negativ geladen sind, und die nicht ohne weiteres die Bindung an diesen Atomkern aufgeben können bzw. verlassen können. Der Atomkern selbst besteht wiederum aus Protonen und Neutronen und diese wiederum aus Up- und Down-Quarks. Wir können daher das „Atomare" nicht als etwas *Statisches* ansehen, sondern müssen es als einen *Prozess von Bindungen* zu verstehen versuchen. Es existiert eine Kraft, die es verhindert, dass die Elektronen aus dem Atom herausfallen, d.h. es sind offensichtlich solche Wechselwirkungsprozesse, die die Materie zusammenhalten.

Anders formuliert: *Materie besteht aus Bindungsenergie* zwischen diesen Up- und Down-Quarks in den Protonen und Neutronen. Ohne diesen Wechselwirkungsprozess gäbe es keine Substanzen und ohne diese Substanzen gäbe es auch nichts, was in Wechselwirkung treten könnte. Alles, was es auf dieser Welt gibt, ist letztendlich nur verstehbar über diese Wechselwirkungsprozesse, wie die entsprechenden Teile untereinander in Beziehung stehen.

Zur wissenschaftstheoretischen Kritik am biopsychosozialen Modell

Gegen die ursprüngliche biopsychosoziale Theorie, wie sie noch G.L. Engel bei der Propagierung des Modells verwendet hat, gab es zwei schwerwiegende Einwände (vgl. Goodman 1991, Malmgren 2005, Egger 2017):

(1) *Gegen* das originäre wie gegenwärtige biopsychosoziale Modell spricht, dass es (noch) kein Begriffssystem ausweist, welches einerseits mit den psychologischen (mentalen) Begriffen und andererseits mit den neurophysiologischen (materiellen) Begriffen Hand in Hand geht. D.h. wir vermögen die parallel organisierten Ereignisse eines Krankheitsprozesses einigermaßen zu erkennen, aber für deren Beschreibung haben wir nach wie vor zwei kaum miteinander verbundene Sprachen in der Heilkunde: die organmedizinische und die psychologische Sprache. – Hier braucht es noch viel Anstrengung, eine epochale Arbeit, die nur interdisziplinär und im Team gelöst werden wird. Bis heute gaukelt uns die Sprache mit ihren dualistischen Begrifflichkeiten nach wie vor zwei Welten vor – nämlich eine Welt des Körperlichen und eine davon irgendwie losgelöste Welt des Seelischen –, wo es nur eine gibt (vgl. Windmann & Durstewitz 2000, Seiffert 1983). Dieses fundamentale Problem liegt weniger in den Grundlagen des biopsychosozialen Modells, sondern ist vielmehr eine inhärente Schwachstelle unserer Wissenschaftssprachen, d.h. der Begriffswelten der beteiligten Wissenschaften. Dass es bis heute nicht gelöst werden konnte, zeigt wohl auch die Komplexität des Themas.

(2) Das zweite Problem des ursprünglichen biopsychosozialen Modells bestand in der alten Kernfrage der Leib-Seele-Diskussion – wie es denn um die kausale Beziehung zwischen Geist und Hirn bestellt sei (s.a. Malmgren 2005). Es war lange Zeit nicht begreiflich, wie denn ein (vermuteter) nicht-materieller, geistiger Vorgang (z.B. ein Gedanke) – der ohne Ausdehnung von Raum und Zeit verstanden wurde, also ohne physische Existenz konzipiert war – Einfluss nehmen kann auf etwas Materielles wie das Hirn, ohne dabei die fundamentalen physikalischen Grundgesetze von der Erhaltung der Masse und Energie außer Kraft zu setzen – eine schwerwiegende Kritik, die bereits auf Kant zurückgeht.

Diese ernsthafte Schwachstelle im originären Theoriesystem konnte inzwischen erstaunlich elegant gelöst werden. Der Lösungsvorschlag dafür kommt aus der bereits seit 300 Jahren bekannten (mental-physischen oder) *Leib-Seele-Identitätstheorie* von Spinoza. Mit ihr wird allerdings aus dem biopsychosozialen Modell ein deutlich *revidiertes biopsychosoziales* das nun besser als *Theorie der Organismischen Einheit* oder *Theorie der Körper-Geist-Einheit* bezeichnet werden sollte (im Englischen als *organic unity theory* oder häufiger als *body mind unity-theory* benannt).

Nach der Theorie der *Leib-Seele-Identität* existieren *reine psychophysische Ereignisse* – das entspricht erkenntnistheoretisch „der Wirklichkeit an sich", von der gilt, dass sie als solche prinzipiell *nicht* erfahrbar ist (s.a. Goodman 1991). Die Wege, über welche wir Aspekte dieser Wirklichkeit (eines auch seelisch relevanten Ereignisses) erfahren können, sind zweierlei: einmal durch die Position des Beobachters und dann durch die Position des erlebenden Subjekts:

Der *Beobachter* erfährt dieses (als reines psychophysisches Ereignis prinzipiell nicht zugängliche) Ereignis als (sozial-)motorische oder physiologische *Daten* – welche den Vorzug haben, dass sie intersubjektiv bestätigbar sind und damit in der konventionellen Begriffswelt festgemacht werden können. Mit anderen Worten: Wissenschafter beschreiben die Welt idealiter aus der Perspektive des objektiven Beobachters: Was ich als Wissenschafter direkt beobachte, kann ein anderer (mit den gleichen Instrumenten) ebenso gut direkt beobachten.

Das Individuum als Subjekt – und nur es selbst! – erfährt dasselbe Ereignis als *bewusste* (phänomenale) *Wahrnehmung* – besitzt also, was seine eigene Innenwelt betrifft, direktes Wissen im Sinne des nur ihm zugänglichen Erlebens eines solchen Ereignisses; dieses ist allerdings nur subjektiv bestätigbar. Anders formuliert: Die Person als Subjekt erfährt das Ereignis in ihrer jeweiligen eigenen Welt und reagiert entsprechend den für sie typischen situations- und persönlichkeitsgebundenen Schemata.

Für die Praxis: Am Beispiel einer *Biofeedback*-Sitzung lässt sich zeigen, dass ich hier beide Positionen einnehmen kann: Als *Beobachter* kann ich die Abbildungen meiner Körperreaktionen auf dem Bildschirm verfolgen, wie jeder andere auch. Gleichzeitig kann ich – und nur ich – als *Subjekt* die parallel zu den physiologischen Daten auftretenden Gedanken, Stimmungen oder Empfindungen originär erleben. Damit wird die Unterscheidung zwischen „subjektiver" und „objektiver" Welt zu einer Frage der Standortbestimmung (Hofstadter 1985).

Auf der Basis dieser Überlegungen erscheint das alte Leib-Seele-Problem – oder neuzeitlich formuliert: das *Gehirn-Geist-Problem* (Markl 2005, Egger 2017) – als Folge von sog. *Kategorienfehlern.* Gerade der Begriff *Psychosomatik* wird noch häufig so verwendet, als ob *Geist* und *Körper* separat existieren würden und durch irgendeine Art von *Interaktion* verbunden wären. Die Überwindung solcher sprachgebundener Irrtümer kommt einem erstrangigen *semiotischen* Problem gleich, worauf v. Uexküll & Wesiack in ihrem Buch *Theorie der Humanmedizin (1988; 2003)* eindringlich hingewiesen haben.

Die meisten Probleme in der Diskussion zur Leib-Seele-Theorie kommen also zustande, weil Begriffe vermischt werden, die aus ganz verschiedenen Systemen stammen, aber welche jeweils nur in ihrem originären System Gültigkeit haben. Die Nutzung von systemfremden Begriffen ist in der Logik bekannt als *Kategorienfehler* und hat z.T. verheerende Folgen: Fehler entstehen notwendigerweise immer dann, wenn man versucht, kausale Verbindungen zwischen Ereignissen herzustellen und dabei Begriffe verwendet, die aus ganz unterschiedlichen theoretischen Bezugsrahmen stammen und daher inkompatible logische wie kategorielle Strukturen besitzen.

Ein typisches Beispiel ist der Begriff der *Energie*, der in der Physik klar definiert ist. Es ist wissenschaftlich nicht gerechtfertigt, diesen Begriff einfach in die Psychologie als „seelische Energie“ zu übertragen; das führt zwangsläufig zu falschen Vorstellungen. Genau das passiert in der Esoterik (aber z.B. auch in der Traditionellen Chinesischen Medizin mit ihren sehr ausgeprägten symbolhaften Begrifflichkeiten), die voll solcher Fehler ist und von Analogien und Symbolik lebt. Solche Fehler zu erkennen und zu vermeiden ist eine vorrangige wissenschaftslogische Aufgabe und gilt in besonderem Maße auch für die wissenschaftliche Medizin.

Abbildung 6 skizziert das auf der Allgemeinen Systemtheorie aufbauende hierarchische Modell der Welt und zeigt im Bereich „Mesokosmos“ die Struktur für die Klärung der Körper-Seele-Einheit:

Hierarchie von Systemen (sensu Allgemeine Systemtheorie)

(grobe Rangordnung von *Ganzheiten* bzw. *Systemen*)

Netzwerk von physischen (materiellen) Begriffen (zugleich Wissenschaftsbereiche):	*Netzwerk von geistigen (mentalen) Begriffen:*
UNIVERSUM (nicht mehr beobachtbar, nur mathematisch erschließbar)	
SUPERCLUSTER	
GALAKTISCHE CLUSTER	
GALAXIEN	
MILCHSTRASSE [Makrokosmos]	
ERDE / BIOSPHÄRE	
MENSCHHEIT	
GROSSRÄUMIGE SOZ.ÖKOLOG. STRUKTUREN	

MITTELBARE LEBENSWELT ‹-------------- ? *(obere Grenze des subjektiven Erlebnisraumes)*

(umgebende sozio-ökologische Strukturen, Dorf/Stadtteil ...)

SOZIO-KULTURELLES LEBEN
(subkulturelle Erfahrungen)

UNMITTELBARE LEBENSWELT
(direkte sozio-ökologische Umwelt)

[Mesokosmos]

PARTNERSCHAFT/FAMILIE/FREUNDSCHAFT
(persönliche Kontakte)

(Position des BEOBACHTERS mit seinen technisch erweiterten Wahrnehmungsmöglichkeiten)

(Position des sich selbst erlebenden Subjekts)

PERSON physiologische Gestalt (Körper) & molares Verhalten	←-------	**REINE PSYCHO-PHYSISCHE EREIGNISSE**	-------→	**PERSON** individuelle Erfahrung (Denken, Fühlen)

(das objektivierbare Ereignis) *(das Ereignis an sich; die Realität als solche; = prinzipiell nicht erfahrbar)* *(das Ereignis als privates Erleben)*

ORGANE

KÖRPERWAHRNEHMUNG

GEWEBE ‹-------------- ? *(untere Grenze des subjektiven Erlebnisraumes)*

ZELLEN

MOLEKÜLE / DNS [Mikrokosmos]

ATOME

SUBATOMARE TEILCHEN

SUPERSTRINGS

(nicht mehr beobachtbar, nur mathematisch erschließbar)

Abb. 6: Das erweiterte biopsychosoziale Modell

G. L. Engels Biopsychosoziales Modell (1975/1976), modifiziert nach der Theorie der Organismischen Einheit („organic unity“, sensu Goodman 1991 bzw. „body mind unity-theory“); auch „Theorie der Leib-Seele-Einheit“ oder „Theorie der Körper-Geist-Einheit“; Übertragung, Ergänzung und Modifikation Egger 1993, 2005, 2015, 2017)

Der für die Theorie bedeutsame Ausschnitt der Wirklichkeit ist hervorgehoben (Bereich Mesokosmus, sensu Vollmer,1980, 1983: die dem Menschen in seinem Erleben unmittelbar zugänglichen Systemebenen): Die linke Spalte symbolisiert die Beobachter-Perspektive, d.h. die objektivistische Sicht auf die „Wirklichkeit“; die rechte Spalte symbolisiert die individuelle Erlebnisperspektive, d.h. die subjektivistische Sicht.

Von den subatomaren Teilchen bis zur Seele und weiter bis zum Universum können wir die Welt als hierarchisch aufgebaute Systeme verstehen mit jeweils eigenen Phänomenen und auch Gesetzmäßigkeiten – wobei an den jeweiligen Enden dieser gedachten Hierarchie mit unseren bisherigen Erkenntnismöglichkeiten äußerste Bescheidenheit angesagt ist (Abb. 6). Jedenfalls erscheint unter dieser Perspektive die *Seele nicht als etwas Immaterielles*, sondern als etwas, was ohne materielle Strukturen nicht vorstellbar ist. Das *Leben* als solches ist dann auch weniger ein unbegreifliches Mysterium, sondern mehr als eine der Materie prinzipiell innewohnende Option.

Dass wir nach wie vor keine zufriedenstellende Lösung für das erforderliche Zusammenwachsen der *Sprache für das Körperliche* („Körpersprache") und der *Sprache für das Seelische* („Seelensprache") haben, ist ein echtes Manko. Da wir in Begriffen denken –sie sind ja unsere Denk-Werkzeuge – spielt es eine entscheidende Rolle, welche Begriffe wir zur Beschreibung der Welt verwenden. Unsere Alltagssprache kann uns dabei immer wieder im Weg stehen. So ist es z.B. auch mit dem physikalischen Begriff *Materie*. Wenn wir Materie als etwas „Totes" begreifen, übersehen wir laut Whitehead, dass diese alles andere als tot, nämlich etwas Hochdynamisches ist. Unter Zuhilfenahme des Naturphänomens *Emergenz* wird dann in der Folge auch verständlich, wie alle weiteren, komplexeren Einheiten unserer Welt als Hervorbringungen dieser zugrundeliegenden Strukturen in ganz bestimmten Umwelten möglich geworden sind.

Das erweiterte biopsychosoziale Modell als Theorie der Leib-Seele-Einheit und die Frage nach der Spiritualität

Alles Seelenleben – Gefühle, Gedanken, spirituelle Vorstellungen und jeweils darauf begründete Handlungen – sind untrennbar mit dem Materiellen verbunden (vgl. z.B. Roth 2003, Riedl 1987): Es gibt kein einziges seelisches Phänomen, das ohne ein entsprechend geartetes Nervensystem denkbar ist. Ergo zählen Aspekte des *Spirituellen* zu den Phänomenen des menschlichen Geistes und sind Teil einer „ganzheitlichen" Betrachtung des menschlichen Seins, wie es für die biopsychosoziale Theorie mit ihrer Leib-Seele-Einheit typisch ist. Die spirituelle Dimension umfasst keine Phänomene der dinglichen Welt, sie gehört zur Welt der Vorstellungen und bildet im biopsychosozialen System logisch richtig einen Teil der psychischen Welt des Menschen ab. Anders formuliert: Sie ist ein Phänomen, das den Leistungen der menschlichen Psyche zuzuordnen ist. Dort hat sie ihren Platz – egal, ob das Spirituelle religiös oder nicht-religiös verstanden wird.

So gesehen wäre auch der Zuständigkeitsbereich der „Spiritualität" die gedankliche Beschäftigung mit dem „Sein an sich" und den Versuchen, Antworten zu finden, wie unsere Existenz zu verstehen ist. Den größten Beitrag in der bisherigen Menschheitsgeschichte leistet dazu – paradoxerweise – die Wissenschaft, obwohl ihr Zuständigkeitsbereich sich auf Aussagen bezieht, die überprüfbar (und damit falsifizierbar) bleiben müssen. Demzufolge entziehen sich einige der abstrakten Gedankenwelt angehörende Fragen der wissenschaftlichen Kontrolle, wie z.B. „Hat der Mensch eine göttliche Seele?“ etc. Es bleibt eine Unauflösbarkeit zwischen dem, was wissenschaftlich erkannt werden kann (der erkennbaren und damit „wissbaren“ Welt) und dem, was in unterschiedlichen Glaubenssystemen (den Glaubensbekenntnissen oder Ideologien) vorgegeben wird.

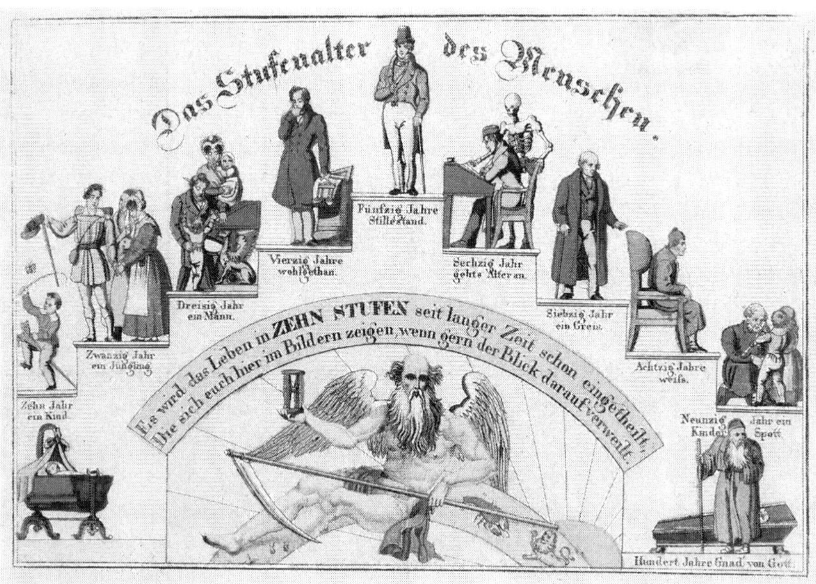

Abb. 7: „Die Stufenalter des Menschen“ – die idealtypischen Lebensphasen im menschlichen Leben (in alter Tradition dargestellt am männlichen Geschlecht)

Unbestreitbar ist, dass der Mensch immer schon nach einer Erklärung von für ihn schwer begreifbaren Phänomenen gesucht hat und nach einer Orientierung in einer zunehmend komplexeren und schwer durchschaubaren Welt Ausschau hält. Dabei haben die Wissenschaften keine guten Karten, denn sie liefern die Erklärungen ja nur als Puzzle-Stücke und nicht in der gewünschten einfachen „Verdaubarkeit“ für unser (genetisch bedingtes) denkfaules Gehirn. Wissenschaft ist verbunden mit einer unvermeidlichen Unschärfe und erhebt keinen Anspruch auf letztgültige Wahrheit, weil es diese logisch nicht geben kann.

Allerdings kann auch der durch die Aufklärung geläuterte Wissenschafter das Bedürfnis nach einem übergeordneten, die erkennbare Welt übersteigenden Verständnis des Lebens haben. Auch der Wissenschafter orientiert sich in seinem eigenen Leben an einer Lebensphilosophie, die sein Wissenschaftsgebiet übersteigt.

Auch er operiert im Privaten mit Begriffen wie „Lebenskraft“ und „Lebenssinn“ – auch wenn er einsieht, dass das Leben nur sich selbst zum Zweck hat. Auch er benötigt kognitiv-emotionale Entlastung, sucht Trost, Versöhnung, Zuversicht und Perspektiven für sein Leben. Er sieht sich genauso den Fragen nach Akzeptanz des Vergänglichen, des Unermesslichen oder auch Unbegreifbaren ausgesetzt (wie dies auch Sterben und Tod sein können, s. Abb. 7).

Biopsychosoziale Praxis

Welche praktischen Ableitungen lassen sich aus dem erweiterten biopsychosozialen Modell gewinnen? Ein gewaltiger Fortschritt mag schon darin liegen, dass wir das Phänomen *Gesundheit* – und vice versa *Krankheit* – als funktionell und multidimensional konzipieren:

GESUNDHEIT ist die ausreichende Kompetenz des Systems „Mensch“, beliebige Störungen auf beliebigen Systemebenen autoregulativ zu bewältigen. Nicht das Fehlen von pathogenen Keimen (Viren, Bakterien etc.) oder das Nichtvorhandensein von psycho-sozialen Störungen und Auffälligkeiten bedeuten demnach Gesundheit, sondern die Fähigkeit, diese pathogenen Faktoren ausreichend wirksam zu kontrollieren. KRANKHEIT bedeutet das Fehlen der autoregulativen Kompetenz zur Bewältigung einer Störung. – *Krankheit* und *Gesundheit* lassen sich nicht als Zustand definieren, sondern als dynamisches Geschehen. Gesundheit muss in jeder Sekunde des Lebens „geschaffen“ werden.

Der inzwischen etablierte Forschungs- und Anwendungsbereich der Gesundheitspsychologie hat viel zu diesem dynamischen Phänomen *Gesundheit* beitragen können. Aus gesundheitspsychologischer Perspektive können eine ganze Reihe von Einflussgrößen benannt werden, die einen mehr oder minder empirisch-wissenschaftlich begründeten Beitrag zur Schaffung oder Aufrechterhaltung von Gesundheit zu leisten imstande sind:

GESUNDHEIT VERMITTELNDE PSYCHOLOGISCHE EINFLUSSGRÖSSEN „Wie Gesundheit psychologisch gemacht wird“: Konstrukte mit weitgehender empirischer Überprüfung (Auswahl, vgl. Beutel 1989, Hoyer 2003)
Gesundheitspsychologische Konstrukte
Kohärenzerleben *sense of coherence*, Antonovsky: Welt = prinzipiell verstehbar, bewältigbar, bedeutsam/motivierend
Kontrollüberzeugung *locus of control (LOC) intern/extern*, Rotter; *health locus of control*, Muthny & Tausch
Selbstwirksamkeit /Kompetenzerwartung Bandura, Schwarzer
Selbstregulation / Selbstkontrolle

Kanfer u.a.; Planungskompetenz (instrumentelle Strukturiertheit), Gewissenhaftigkeit
dispositioneller Optimismus positive Erwartungshaltung, Carver & Scheier
Widerstandsfähigkeit / Resilienz / Durchhaltevermögen *hardiness*, Kobasa; Geduld, Ausdauer
Selbstachtsamkeit /Selbstwert *mindfulness*, Langer, Kabat-Zinn
Gesundheitsbewusstsein /vernunftgeleitetes Denken Nutzung relevanter Erkenntnisse für eigenes Gesundheitsverhalten (*healthy thinking*, Kendall, Epstein & Meier; Toleranz für Belohnungsaufschub / Planungskompetenz, Gewissenhaftigkeit
wahrgenommener sozialer Rückhalt (soz. Unterstützung) *perceived social support*, Siegrist
positive Selbstverbalisation positiver innerer Dialog, positive Selbstkommentierung, *automatic cognition*, Ingram & Wisnicki
Wohlbefinden / Selbstaktualisierung / Wertschätzung *seelische Gesundheit*, Becker
Euthymie / Genussfähigkeit Emotionsregulation
Durchhaltevermögen / Geduld und Ausdauer / Kompetenz zu Belohnungsaufschub (Zielbindung)
Friedfertigkeit / Kompromissfähigkeit Konfliktlösekompetenz (positive Streitkultur mit flexibler bzw. kreativer Anpassung)
Weisheitskompetenz 10 Dimensionen für eine gelingende Lebensführung, Baumann & Linden

Tabelle 6: Quellen von Gesundheit

Beutel, M. (1989). Was schützt Gesundheit? Zum Forschungsstand und der Bedeutung von personalen Ressourcen in der Bewältigung von Alltagsbelastungen und Lebensereignissen. Psychotherapie, Psychosomatik, Medizinische Psychologie, 39, 452-462. – s.a. Hoyer, J, (2003). Gesundheitspsychologie. www.ppt-Folien zur Vorlesung. Universität München. – Egger, JW (2012). Quellen von Gesundheit aus psychologischer Perspektive – Wie Gesundheit erschaffen wird. Psychologische Medizin. 2012; 23(2): 11-20.

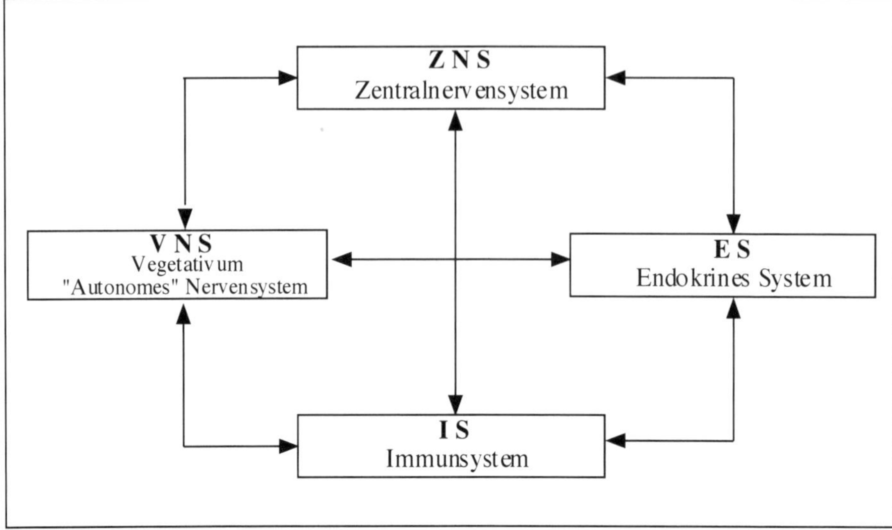

Abb. 8: PNI – Beispiel für die parallele Verschaltung von Regulationssystemen im Organismus

Abbildung 8: postuliertes Wirkungsschema der Neuropsychoimmunologie und Psychoneuroendokrinologie (mod. n. Ferstl 1989). Illustration für eine parallele Verschaltung auf der Ebene von Organismus-Steuerungssystemen: das inzwischen ausreichend gut bestätigte psychoneuroimmunologische Modell (s.a. Straub 2006, Schedlowski & Tewes 1996)

Zur Akzeptanz eines biopsychosozialen Ansatzes für die Humanmedizin haben auch die Erkenntnisse der medizinischen Grundlagenwissenschaften entscheidend beigetragen, insbesondere die Forschungen der Psychoneuroimmunologie und Psychoneuroendokrinologie. Hier wurde die Annahme einer parallelen Verschaltung von Regulationsmechanismen zum großen wissenschaftlichen Erfolg: Die Regulationssysteme des Organismus sind über vielfältige, spezifische Kommunikationswege verbunden, d.h. über vielfältige Messenger-Signale interagierend. Am Verständnis dieses komplexen Netzwerks wird weiterhin aktiv gearbeitet (Abb. 8).

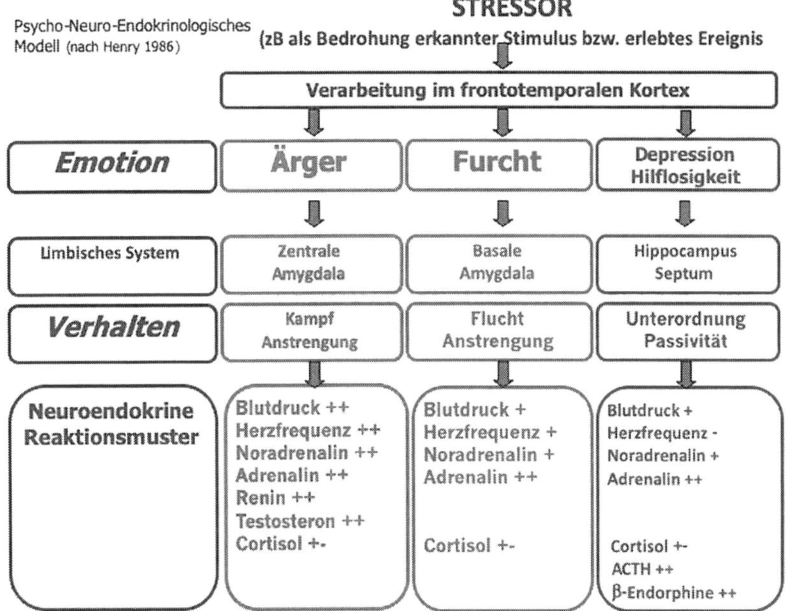

Abb. 9: Psychoneuroendokrinologisches Modell der Stressverarbeitung im Organismus

Auch die psychophysiologische Stressforschung hat einiges zur Klärung der Leib-Seele-Problematik beigetragen: Die Trennung von körperlichen und seelischen Phänomenen ist eine willkürliche und primär sprachlich bedingte. Tatsächlich laufen die Prozesse in einer einzigen Wirklichkeit ab. Wenn der Organismus mit einem externen oder internen Stimulus konfrontiert wird, erfolgt eine Informationsverarbeitung, die zwar prinzipiell relativ autonom abläuft, die aber parallel auch als Emotion erlebt werden kann, wenn sie von der neurobiologischen (automatischen) Verrechnung als ausreichend bedeutsam bewertet wird. Diese Emotion ist selbst sowohl ein physiologisches als auch seelisches Ereignis und ist mit weiteren parallel verschalteten Vorgängen verknüpft, welche wiederum sowohl ein physiologisches Reaktionsmuster als auch entsprechendes beobachtbares Verhalten generieren (Abb. 9). Was wir von diesem Informationsverarbeitungsprozess auch bewusst wahrnehmen, hängt wiederum von vielen Aspekten ab, wie z.B. der augenblicklichen Verfasstheit unseres Organismus – und ob unsere „Automatik“, d.h. die im emotionalen bzw. prozeduralen Erfahrungsgedächtnis abgespeicherten Routinen für eine bewältigende Bearbeitung der *inputs* ausreichen oder ob der Neocortex eingeschaltet werden muss, um dort einen bewussten Problemlösungsversuch in Gang zu setzen.

Das Phänomen der Emergenz erklärt auch die Unmöglichkeit, komplexere Systeme auf der Ebene der darunterliegenden, weniger komplexen Systeme verstehen zu können.

Z.B. können Erlebens- und Verhaltensphänomene („Ebene der Seele") auf biochemischer Ebene („Ebene des Körperlichen") nicht adäquat aufgeklärt werden. Zur Demonstration:

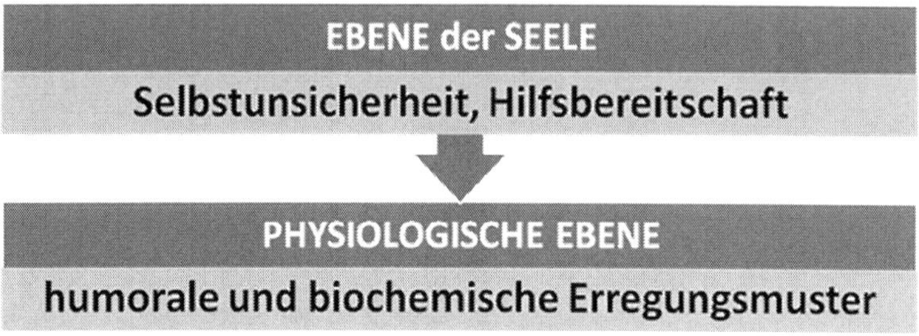

EBENE der SEELE

Selbstunsicherheit, Hilfsbereitschaft

PHYSIOLOGISCHE EBENE

humorale und biochemische Erregungsmuster

Abb. 10: Emergenz – Phänomene des Seelischen und Körperlichen sind nicht ident

Bei all diesen Beschreibungen ist die Erkenntnis wichtig, dass wir auf der jeweils höheren Systemebene mit neuen Eigenschaften konfrontiert sind, die auf den darunterliegenden noch nicht vorhanden sind. Seelische Phänomene – wie z.B. *Selbstunsicherheit* oder *Hilfsbereitschaft* usw. – sind auf der physiologischen Ebene als solche nicht vorhanden. Was wir dort finden, sind vielfältige humorale, biochemische und andere Erregungsmuster, die für sich genommen nicht verständlich sind, wenn wir nicht zugleich die darüber liegende Systemebene des Psychischen kennen (Abb. 10). Eine Reduktion des Seelischen auf das Physiologische ist damit aus prinzipiellen Gründen zum Scheitern verurteilt.

Wir müssen uns daran gewöhnen, dass wir nicht nur eine *psychologische Persönlichkeit* haben, sondern dass diese auf einem physiologischen Netzwerk aufbaut, welches wir als *physiologische Persönlichkeit* bezeichnen könnten (Henning und Netter (2005) haben versucht, den bekannten Teil des empirischen Tatbestands zur physiologischen Persönlichkeit zusammenzufassen). Hier sind unsere individuellen Eigenheiten – bedingt durch unsere genetische Matrix und lebensgeschichtliche, individuelle Prägung – gespeichert. Dies gilt für alle Subsysteme unseres Organismus, auch unseren Organen mit ihren je nach Person etwas unterschiedlichen Funktionseigenheiten (individuellen organspezifischen Eigentümlichkeiten). Jeder von uns hat z.B. in begrenztem Ausmaß auch das für ihn/sie charakteristische Herz-Kreislauf- oder Magen-Darm-System usw.

KlinischePraxis des biopsychosozialen Krankheitsverständnisses

Simultandiagnostik **und** ***Simultantherapie im klinischen Alltag***

Muster für ein **paralleles** Erfassen und Verwerten von Daten aus den 3 Wirklichkeitsdimensionen

BEOBACHTUNGSEBENE	DIAGNOSTIK bisherige diagnostische Erkenntnisse (Fakten von Interpretationen trennen!)	THERAPIE Konsequenzen für die Behandlung(konkrete Schritte und Überlegungen)
biologisch organmedizinische Aspekte, biomedizinische Daten „das Körperliche"	z.B. ätiologische und pathogenetische Aspekte, Risikofaktoren; weitere Abklärung?.......................................	physikalische, medikamentöse, chirurgische Interventionen ....
psychologisch Eigenheiten des Erlebens und Verhaltens („Persönlichkeit"), individueller Lebensstil „das Seelische"	z.B. auslösende oder aufrecht-erhaltende Faktoren; Persönlichkeits-aspekte, Bewältigungsstil, subj. Krankheitstheorie................................	therapeutisches Gespräch, Psycho-edukation, psychophysiologische Regulationsverfahren; Überweisung zur Fach-Psychotherapie ... .
öko-sozial familiäre, beruflich-gesellschaftliche und andere umwelt-bezogene Lebensbedingungen „die Lebenswelten"	z.B. soziales Netzwerk/sozialer Rückhalt,akute oder chronisch belastende Stressoren in Beruf/Familie/Wohnbedingungen...	informative Beratung, Vermittlung von helfenden Kontakten zu Familie, Arbeitsplatz, Behörden, psychosozialen Beratungsstellen oder Vereinen ... .

Abb. 11: Simultandiagnostik und Simultantherapie

Für die Praxis von erheblicher Relevanz ist der Sachverhalt, dass wir unter Beachtung biopsychosozialer Erkenntnisse sowohl in der Diagnostik als auch in der Therapie vielmehr *parallel* als *seriell* vorgehen sollten, d.h. *Daten* auf den unterschiedlichen Systemebenen sollten *simultan* erfasst und auch in der Behandlung in paralleler Weise ge*nutzt* werden. Wegen der immerwährenden Verschaltung der Systemebenen ist damit zu rechnen, dass wir mehr Chancen haben, damit einige der relevanten Regelkreise beeinflussen zu können und daher einen insgesamt besseren *output* erreichen.

Zum Verständnis des Zusammenhangs der einzelnen Beobachtungsebenen und dessen Nutzung können drei Stufen unterschieden werden:

(1) Am Beginn steht ein multidimensional angelegtes *Krankheitsverständnis*, d.h. wie könnte der Patient mit seinen messbaren und von ihm erlebten Symptomen innerhalb seiner Lebenswelten verstanden werden? Hier gilt es, ein biopsychosoziales Erklärungsmodell zu entwerfen, in welchem die Daten aus allen drei Beob-

achtungsebenen (s. Abb. 11) gemeinsam Beachtung finden. Jede Diagnose wird dabei als eine Arbeitshypothese betrachtet.

(2) Nun gilt es zu überlegen, welche prinzipiellen *Interventionsmöglichkeiten* sich aus Punkt 1 für jede der drei Einflussebenen des biopsychosozialen Modells (d.h. auf organischer, psychologischer und Lebenswelt-bezogener Ebene) ergeben.

(3) Schlussendlich gilt es, den Therapie-Fokus zu setzen, d.h. zu klären, mit welcher Intervention begonnen werden sollte. Dabei ist wiederum eine primär *Experten zentrierte Perspektive* (womit könnte – wissenschaftlich betrachtet – am sinnvollsten begonnen werden) und eine primär *Patienten zentrierte Perspektive* (wozu ist der Patient überhaupt in der Lage oder bereit) zu unterscheiden?

Die Humanmedizin bewegt sich für den Bereich der Arzt-Patient-Kommunikation im Wesentlichen im sog. Mesokosmos (Abb. 12). Hier gilt es, die Wirklichkeitsauffassungen von Patient (betroffener Laie mit seinem individuellen Erleben) und Arzt (objektivierender Experte mit seinem professionellen Wissen) zu akkordieren.

Eine Nutzung der Informationen und eine Einflussnahme auf allen 3 *Wirkebenen* vermag prinzipiell sowohl die Diagnostik als auch die therapeutischen Interventionsmöglichkeiten zu optimieren. Die medizinischen Wissenschaften vernetzen sich dabei z.T. mit den Sozial- und Gesundheitswissenschaften und wachsen metatheoretisch zusammen. Mit dieser multidimensionalen Sicht werden wir dem komplexen Phänomen *Leben* besser gerecht als mit jeder Einzeltheorie. Die *wissenschaftliche Medizin* sollte davon im Besonderen profitieren und könnte sich solcherart zu einer *medizinzentrierten Gesundheitswissenschaft* weiterentwickeln. Das Verständnis für krankhafte Vorgänge würde sich erweitern und die diagnostischen und therapeutischen Möglichkeiten signifikant zunehmen, ohne dabei auf abergläubische bzw. esoterische Ansätze abzugleiten. Unsere Krankenversorgungs-Einrichtungen könnten idealerweise zu Gesundheits-Unterstützungs-Einrichtungen werden – was nicht heißt, dass wir auf den Arbeitsbereich der *Reparaturmedizin* verzichten, aber dieser sollte nicht die Erkenntnis ausklammern, dass *Gesundheit* in jeder Sekunde des Lebens hergestellt werden muss.

Übrigens: Eine Annäherung an die individuellen Gegebenheiten menschlicher Organismen wurde mit der „personalisierten" Medizin in Gang gesetzt; sie sollte genauer „individualisierte Medizin" heißen, denn die „Person" und ihre „Lebenswelt" ist mit der *personalisierten Medizin* keineswegs gemeint – heute wird zumindest von den hier arbeitenden führenden Wissenschaftern auch lieber von einer „Präzisionsmedizin" gesprochen.

Hierarchie von Systemen (sensu Allgemeine Systemtheorie)
(grobe Rangordnung von Ganzheiten bzw. Systemen)

Netzwerk von physischen (materiellen) Begriffen (zugleich Wissenschaftsbereiche):

Netzwerk von geistigen (mentalen) Begriffen:

UNIVERSUM
(nicht mehr beobachtbar, nur mathematisch erschließbar)

SUPERCLUSTER

GALAKTISCHE CLUSTER

GALAXIEN

MILCHSTRASSE [Makrokosmos]

ERDE / BIOSPHÄRE

MENSCHHEIT

GROẞRÄUMIGE SOZ.ÖKOLOG. STRUKTUREN

MITTELBARE LEBENSWELT ←——— ? *(obere Grenze des subjektiven Erlebnisraumes)*
(umgebende sozio-ökologische Strukturen, Dorf/Stadtteil ...)

SOZIO-KULTURELLES LEBEN
(subkulturelle Erfahrungen)

UNMITTELBARE LEBENSWELT [Mesokosmos]
(direkte sozio-ökologische Umwelt)

PARTNERSCHAFT/FAMILIE/FREUNDSCHAFT
(persönliche Kontakte)

(Position des BEOBACHTERS mit seinen technisch erweiterten Wahrnehmungsmöglichkeiten)

(Position des sich selbst erlebenden SUBJEKTS)

PERSON physiologische Gestalt (Körper) & molares Verhalten	←-------	REINE PSYCHO-PHYSCHE EREIGNISSE	-------→	PERSON individuelle Erfahrung (Denken, Fühlen)
(das objektivierbare Ereignis)		*(das Ereignis an sich; die Realität als solche, = prinzipiell nicht erfahrbar)*		*(das Ereignis als privates Erleben)*

ORGANE

KÖRPERWAHRNEHMUNG

GEWEBE ←——— ? *(untere Grenze des subjektiven Erlebnisraumes)*

ZELLEN

MOLEKÜLE / DNS [Mikrokosmos]

ATOME

SUBATOMARE TEILCHEN

SUPERSTRINGS
(nicht mehr beobachtbar, nur mathematisch erschließbar)

Allgemeine Systemtheorie – Hierarchie von Systemen
(Egger 2015, 2017)

Abb. 12: Modell zur Überwindung der Dichotomie von „Körper“ und „Geist“ im erweiterten biopsychosozialen Modell-Bereich „Mesokosmus“ (Vollmer 1980, 1983): phänomenologisch relevanter Ausschnitt zur Problematik objektivistischer und subjektivistischer Zugang zur „Wirklichkeit“

Legende:

die linke Spalte symbolisiert die Beobachter-Perspektive, d.h. die objektivistische Sicht auf die "Wirklichkeit" (hier: „Arzt-Perspektive“)

die rechte Spalte symbolisiert die individuelle Erlebnisperspektive, d.h. die subjektivistische Sicht (hier: Patienten-Perspektive)

In einer Zusammenschau (s. Abb. 13) kann diese von Peter Hahn (Heidelberg) ursprünglich so bezeichnete *Simultandiagnostik* und *Simultantherapie* veranschaulicht werden. Sie zeigt die Strategie der parallelen Nutzung von diagnostischen Informationen für eine multidimensionale Diagnosefindung und auch die Verwendung dieser diagnostischen Aspekte für die parallel zu organisierenden Interventionen auf allen relevant beteiligten Wirklichkeitsebenen. Unbestreitbar ist dabei die bedeutsame Rolle der „sprechenden Medizin“: Die Einzelaspekte aus den unterschiedlichen Fachbereichen (physiologische Daten, psychologische Gegebenheiten, Lebenswelt bezogene Wirkfaktoren) müssen ja von den Fachvertretern zu einem gemeinsamen multidimensionalen Verständnis zusammengeführt werden, was ohne „kommunikative Kompetenz“ dazu wohl nicht zu erreichen ist.

Parallele Diagnostik („Simultandiagnostik“) und parallele Therapie („Simultantherapie“) im biopsychosozialen Krankheitsmodell (vgl. P. Hahn, Heidelberg)

PATIENT
mit seiner individuellen
PATIENTENWELT
muss in seiner organbiologischen, psychischen und öko-sozialen Dimension erkannt werden

Biopsychosoziale Diagnostik „Simultandiagnostik“ *parallele* Mehrebenen-Diagnostik	organisch-biologische Daten	Erlebens- und Verhaltensdaten Denken, Fühlen, Handeln	öko-soziale Daten (physiko-chemische und soziale Umwelt	multimodale Datenerfassung Datenebenen, Datenquellen, funktionelle Bereiche

Integration der Mehrebenen-Diagnostik
Datenintegration durch Nutzung von störungsspezifischen Modellen für die Verbindung zwischen den Systemebenen (wissenschaftlich bekannte und vermutete Kommunikationswege zwischen den relevanten Systemen)

multimodale Therapie
Über biopsychosoziale Diagnostik begründeter Einsatz und Koordination der Interventionen auf den unterschiedlichen Einflussebenen, Behandlungskonzept mit mehrdimensionalen Eingriffsmöglichkeiten

Biopsychosoziale Therapie „Simultantherapie“ *parallele* Mehrebenen-Therapie	Eingriffe auf organbiolog. Ebene: pharmakotherapeutisch, chirurgisch-technisch, physiotherapeutisch	Eingriffe auf psycholog. Ebene: Kognitiv-emotional und handlungsorientierte Interventionen	Eingriffe auf ökosozialer Ebene: Familiäres / berufliches Netzwerk, sozio-kulturelle Ressourcen	abgestimmte Interventionen serielles oder paralleles Procedere

Wirkung auf organbiologische, psychische, und öko-soziale Dimension des
PATIENTEN
in seiner individuellen
PATIENTENWELT

Abb. 13: Zusammenfassung des Modells einer parallel organisierten Diagnostik und Therapie

D.h. die erkennbaren bzw. vermuteten Wirkgrößen auf den verschiedenen Ebenen müssen erst einmal in eine grenzüberschreitende Sprache überführt werden, mit Hilfe derer ein hypothetisches (biopsychosoziales) Wirkmodell der Störung erarbeitet werden kann. Dies ist der zur Zeit schwächste Punkt in der Theorieentwicklung: Die organzentrierte Fachsprache und die psychologisch-ökosoziale Fachsprache sind kaum harmonisierbar und gaukeln uns sprachbedingt weiterhin verschiedenen Welten vor, wo es doch nur einen (aus der Beobachterperspektive parallel ablaufenden) Prozess gibt.

Zusammenfassend lässt sich sagen, dass das aktuelle biopsychosoziale Modell die *wissenschaftliche Medizin*wieder auf ihre *3 Säulen* stellt (Abb. 14): WORT, ARZNEI und MESSER sind gleichermaßen zentrale Werkzeuge der Heilkunde. Der professionelle Helfer füllt je nach Bedarf drei *Rollen* aus, nämlich die des *Problemlösers*, des *Katalysators* (des Helfers zur Selbsthilfe) und des *Begleiters*. Dass er dafür die entsprechenden Kompetenzen erwerben muss, ist selbstredend und hat inzwischen ja auch unsere Studienordnungen verändert.

Das biopsychosoziale Krankheitsverständnis
als *Leitbild für die Humanmedizin*

Die 3 Säulen der Medizin:

„WORT“
kommunikative
Wirkfaktoren

„ARZNEI“
pharmazeutische
Wirkfaktoren

„MESSER“
chirurg./technische
Wirkfaktoren

Die 3 Funktionen des Arztes:

Arzt als
BEGLEITER
des kranken Menschen
Kommunikative (psycho-soziale) **Kompetenz**
med. Beistand auch in „ausweglosen“ Situationen

Arzt als
KATALYSATOR
in der Krankenbehandlung
(Hilfe zur Selbsthilfe)
Spezialkompetenz:
psychotherapeut. Kompetenz
Arzt-Patient-Kooperation
compliance/adherence/coherence

Arzt als
PROBLEMLÖSER
im Krankheitsfall
naturwissenschaftliche Kompetenz
„Ingenieursmedizin“
“Reparaturmedizin“
„Apparatemedizin“

Antike Heilkunst (griech. Asklepios = latein. **Äskulap):** ***Zuerst heile mit dem Wort, dann mit der Arznei und zuletzt mit dem Messer.***

Heute:
Wissenschaftliche Heilkunde *sensu* Biopsychosoziale Medizin: ***Finde gemeinsam mit deinem Pat. heraus, womit du ihm in seinem jeweiligen Krankheitsstadium am besten helfen kannst, und unterstütze ihn dabei mit allen gebotenen Mitteln – mit Wort, Arznei und Messer.***

Abb. 14: Das biopsychosoziale Krankheitsverständnis fußt auf den 3 Säulen der Medizin

In der *Venedig-Deklaration* der Internationalen Gesellschaft für Biopsychosoziale Medizin (BPS-Med) haben wir einige Vorzüge dieses biopsychosozialen Ansatzes zusammengefasst. Der *benefit* aus dieser Arbeitshaltung ist unverkennbar sowohl für die beteiligten Fachkräfte als auch für die Patienten. Idealerweise ist biopsychosoziale Medizin als *Teamwork* organisiert – nicht nur zwischen Arzt und Patient, sondern auch zwischen allen Gesundheitsprofessionisten sowie zwischen Medizin und Gesellschaft. Eine solche Teamarbeit ist keine Selbstverständlichkeit – die Kompetenz dazu muss genauso erworben werden wie die professionelle (ärztliche) Kommunikation. Letztendlich würden wir alle – als Gesundheitsexperten wie als betroffene Patienten – davon profitieren.

Venedig-Deklaration der BPS-Med – Zusammenfassung:

Biopsychosoziale Praxis

Zum Verständnis des Zusammenhangs der einzelnen Beobachtungsebenen

1. KRANKHEITSVERSTÄNDNIS (sensu „Expertenmodell“):
   Wie könnte der Pat. mit seinen messbaren und von ihm erlebten Symptomen innerhalb seiner Lebenswelt verstanden werden? (biopsychosoziales

Erklärungs-modell: gemeinsame Beachtung aller 3 Daten-Ebenen) – JEDE DIAGNOSE IST EINE ARBEITSHYPOTHESE!

2. Welche prinzipiellen INTERVENTIONSMÖGLICHKEITEN ergeben sich (aus Punkt 1) auf jeder der *drei Ebenen* des biopsychosozialen Modells (auf organischer, psychologischer und Lebenswelt-bezogener Ebene)?
3. Wo ist der THERAPIE-FOKUS zu setzen (primär Experten zentrierte Perspektive) bzw. womit kann begonnen werden (primär Patienten zentrierte Perspektive)?

Die Internationale Gesellschaft für Biopsychosoziale Medizin (BPS-Med) hat in ihrer Venedig-Deklaration (2010) folgendes *statement* veröffentlicht (Egger & Linder 2010):

„Die *Internationale Gesellschaft für Biopsychosoziale Medizin*versteht sich als Trägerin und Multiplikatorin für die Verbreitung des Verständnisses einer biopsychosozialen Medizin. Diese hat terminologisch ihren Ursprung in den Publikationen von G. Engel und vielen weiteren Wissenschaftern, die seit der Mitte der 70 Jahre des20 Jahrhunderts mit ihren Veröffentlichungen die Grundlagen für einen Paradigmenwechsel in der Humanmedizin eingeleitet haben. Die Gesellschaft erkennt die Erfolgsgeschichte der biomedizinischen

Theorie an, ist aber bemüht, diesen naturwissenschaftlichen Ansatz durch die Hinzunahme der psychologischen und öko-sozialen Bedingungen für Gesundheit und Krankheit zu erweitern. Die biomedizinische Orientierung soll mithilfe des biopsychosozialen Modells zu einer integrierten, wissenschaftlichen Medizin des 21. Jahrhunderts weiterentwickelt werden.

Die BPS-Med ist bestrebt, auf den bisherigen wertvollen Erkenntnissen der psychosomatischen Wissenschaften aufzubauen. Auf diesen Fundamenten soll durch die Nutzung der Allgemeinen Systemtheorie zukünftig eine Medizintheorie geschaffen werden, die für alle Bereiche der Medizin Gültigkeit hat. Das aktuelle in Bezug auf Engels Originalkonzept deutlich *erweiterte biopsychosoziale Modell* ist im Kern eine Theorie der *Körper-Geist-Einheit*, es bietet eine fundamentale Erweiterung der Medizintheorie, in der Gesundheit und Krankheit nicht mehr dichotom konzipiert sind. Aus der Allgemeinen Systemtheorie begründet sich das Verständnis einer parallelen Verschaltung von Wirklichkeitsebenen. Die strikte Unterscheidung zwischen krank oder gesund kann nicht mehr aufrechterhalten werden. Der Mensch kann auf unterschiedlichen Systemebenen mehr oder minder funktionstüchtig sein. Auch innerhalb des Krankheitsspektrums erscheint es wenig sinnvoll, zwischen organischen und psychischen Erkrankungen zu differenzieren. Die Unterscheidung zwischen psychosomatischen Krankheiten und nicht psychosomatischen Krankheiten sowie der Begriff *psychosomatische Erkrankung* selbst werden hiermit obsolet.

Für die Praxis bedeutet dies, dass sowohl für die Diagnostik als auch für die Therapie alle drei relevanten Dimensionen –Körperliches, Seelisches und öko-soziale Lebensbedingungen – parallel zu untersuchen bzw. zu bearbeiten sind. Alle drei Dimensionen gehören zu ein und derselben Wirklichkeit, wenngleich sie mit unterschiedlichen Methoden und Begriffen operieren. Der organmedizinisch operierende Arzt findet sich mit all seinen fachlich relevanten Aspekten wieder. Diese Daten werden allerdings ergänzt durch psychologische und soziale sowie ökologische Aspekte des Patienten und seiner Lebensbedingungen, die im Sinne einer „Simultandiagnostik" parallel erhoben und verarbeitet werden. Aus einem solchen Krankheitsverständnis können ganz konkrete Interventionen auf der biologischen, psychologischen und öko-sozialen Ebene abgeleitet werden („Simultantherapie" bzw. parallele Interventionen).

Das Arbeitsfeld der Medizin wird solchermaßen erweitert und die psychologischen und öko-sozialen Aspekte werden nicht ausgelagert. Damit wird erkennbar, dass Ort (Dimension), Art (Interventionsform) und Ausmaß (Quantität) der therapeutischen Intervention jeweils individuell berücksichtigt und verhandelt werden müssen. Die Berücksichtigung dieser verschiedenen Ebenen kann zu einer Entlastung des Arztes beitragen, weil die Verantwortung für den Therapieerfolg sowohl bei den therapeutisch Handelnden als auch beim Patienten selbst und seinen öko-sozialen Lebensbedingungen liegt.

Die BPS-Med versteht sich als

- *interdisziplinäre, internationale wissenschaftliche Bewegung* für alle Bereiche der Medizin
- *multiprofessionell*, d. h. alle relevanten Bereiche des Gesundheitswesens umfassend
- *multidimensional* in ihrer theoretischen Fundierung durch die Nutzung des erweiterten biopsychosozialen Verständnisses von Gesundheit und Krankheit
- eine Bewegung zur Förderung *wissenschaftlicher Arbeiten* in Theorie und Praxis, der Abhaltung von Tagungen zum Austausch der gewonnenen Erkenntnisse und deren Integration in das Gesundheitswesen."

Resümee

Beim *biopsychosozialen Modell* handelt es sich um keine bereichsspezifische Theorie zu Krankheit oder Gesundheit, sondern um eine metatheoretische Position. Diese Metatheorie basiert u.a. auf der gemeinsamen Nutzung der *Allgemeinen Systemtheorie* (L. v. Bertalanffy u.a.) und der *Leib-Seele-Identitätstheorie* von Spinoza (dessen Überlegungen auch eine gewisse Nähe zur ontologischen Einheit von „Leib" und „Seele" in der Anthropologie des Aristoteles aufweisen) für den Gegenstandsbereich der Medizin. Erst dadurch wurde es möglich, die alte

Dichotomie der *Psychosomatik* bezüglich Körper und Seele (oder zwischen krank und gesund bzw. zwischen organisch und seelisch bedingter Krankheit) aufzulösen bzw. dieser Zwei-Welten-Theorie zu entgehen.

Hier gilt, dass – genau genommen – die „Seele" nirgendwo im Körper ihren *Sitz* hat. Das, was wir Psyche nennen, ist ein emergentes Phänomen des Gesamtorganismus und daher dort als solches nicht zu finden. Fest steht allerdings auch, dass die entscheidenden materiellen Strukturen für diese Seele in den physischen Strukturen des neuronalen Systems des Organismus liegen. Fehlen wichtige Strukturen oder sind solche insuffizient entwickelt oder zerstört, dann sind die davon abhängigen seelischen Leistungen nicht möglich. So gesehen ist die Seele dann doch primär eine emergente Erscheinung unseres Nervensystems, sie kann allerdings niemals auf die neuronalen Strukturen reduziert werden bzw. dort nicht valide erklärt werden.

Das *biopsychosoziale Modell* ist eine Rahmentheorie und hat in der aktuellen Fassung als *erweitertes* bzw. *revidiertes biopsychosoziale Modell* die sog. *Body Mind Unity-Theory* oder *Theorie der Körper-Seele-Einheit* zur Grundlage (s. z.B. Egger 2005, 2008, 2012). Dieser theoretische Ansatz ist weder pathogenetisch noch salutogenetisch ausgerichtet, sondern hebt diese Dichotomie auf – man kann sowohl gesund als auch krank sein, je nachdem welche Systeme im Fokus stehen und wie sehr die Ausprägungen von Funktionstüchtigkeit oder Funktionseinschränkung auf den unterschiedlichen Systemebenen wirksam werden.

So hat auch der kranke Mensch gesunde Anteile und der Gesunde kann durchaus pathogene Aspekte aufweisen (die jedoch das System „Mensch" bzw. der menschliche Organismus unter Kontrolle behält). Der Krankheitsbegriff ist in dieser Konzeption ein funktioneller und kein rein materieller bzw. histologisch begrenzter Begriff.

Mit der biopsychosozial orientierten Medizin erweitert die wissenschaftliche Medizin ihr bisheriges biomedizinisches Grundverständnis von Krankheit und Gesundheit unter voller Berücksichtigung aller naturwissenschaftlichen Erkenntnisse. Im Übrigen ist der allgegenwärtige Begriff „Schulmedizin" gänzlich falsch und irreführend. Was wir heute den Studierenden lehren ist „wissenschaftliche Medizin", keine „Schulmedizin". Schulmedizinen haben tautologische Lehrgebäude oder basieren auf wissenschaftlich nicht haltbaren Behauptungen, wie sie z.B. die Esoterik, TCM oder andere in sich abgeschlossene Heilsideen anbieten. Im Gegensatz dazu entwickelt sich die wissenschaftliche Medizin in steter internationaler Zusammenarbeit weiter, muss jede Aussage wiederholten Überprüfungen unterwerfen und kann somit Fehler erkennen und korrigieren. Auch die aktuelle Weiterentwicklung zu einer zeitgemäßen, Patienten zentrierten Humanmedizin verdanken wir großteils dieser wissenschaftlichen Grundhaltung.

Literatur (Kapitel I)

Bad Gleichenberger Psychotherapie-Seminare http://www.uni-graz.at/pthpwww/gleichenberg/

Bieri, P. (2001) Das Handwerk der Freiheit. Über die Entdeckung des eigenen Willens. Hanser, München

Blakemore, S.-J. und Uta Frith: Wie wir lernen – Was die Hirnforschung darüber weiß. Aus dem Englischen von Hella Beister; Deutsche Verlagsanstalt, München (ISBN 3421059225)

Damasio, A. R. (1997): Descartes' Irrtum. Fühlen, Denken und das menschliche Gehirn. München (dtv)

Damasio, A. R. (2002): Ich fühle, also bin ich. München (List)

Damasio, A. R. (2005): Der Spinoza-Effekt. München (List)

de Shazer, S. (1990): Der Dreh. Überraschende Wendungen und Lösungen in der Kurzzeittherapie. Heidelberg (Carl-Auer), 9. Aufl. 2006

de Shazer, S. (1994). Das Spiel mit Unterschieden. Heidelberg (Carl-Auer), 4. Aufl. 2004

Egger, J. (1990). Anmerkungen zur Entwicklung der Psychotherapie in Österreich. Psychologie in der Medizin, 1, 1, 22-24

Egger, J.W. & Linder, M.D. (2010). International Society of Biopsychosocial Medicine (IS-BPS-Med) – Venice Declaration 2010; Internationale Gesellschaft für Biopsychosoziale Medizin – Venedig-Deklaration 2010. Psychologische Medizin. 2010; 21(2): 68–69

Egger, J.W. & Moser, V. (2002). Postpromotionelle PSY-Diplom-Fortbildung zur Förderung der psychosozialen, psychosomatischen und psychotherapeutischen Kompetenz von Ärzten – Grazer Evaluationsstudie zu den PSY-Diplom-Curricula. *Psychologische Medizin*, 2002, *13*, 1, 4-17

Egger, J.W. & Singer, M. (2007). Über Psy-Curricula erworbene psychologische Kompetenzen von Ärztinnen – Evaluationsstudie zu den Grazer ÖÄK-Psy-Diplom-Lehrgängen. *Psychologische Medizin*, 2007; 18(2): 48-62

Egger, J.W. (1997): Empirische Wissenschaft und Evolutionäre Erkenntnistheorie. Psychologie in der Medizin, 8, 1, 22–29

Egger, J.W. (2000). Die evolutionäre Erkenntnistheorie und der biopsychosoziale Krankheitsbegriff in der Medizin. In Pieringer, W. & Ebner, F. (Hrsg.). (2000). Zur Philosophie der Medizin. Wien/New York: Springer, 173–189

Egger, J.W. (2007). Der „freie Wille" aus neurobiologischer und alltagspsychologischer Sicht. Psychologische Medizin, Editorial, 18, 2, 2–3

Egger, J.W. (2008). Theorie der Körper-Seele-Einheit: Das erweiterte biopsychosoziale Krankheitsmodell. Integrative Therapie; 33(4): 497-520

Egger, J.W. (2009). Das Phänomen der Emergenz im Verständnis von Gesundheit und Krankheit. Psychologische Medizin, 20, 4, 10-16

Egger, J.W. (2010). Psychologicum: Die Unfähigkeit, Freiheit zu ertragen. Forum Glaube-Wissenschaft-Kunst, KHG Graz, 20.1.2010

Egger, J.W. (2015). Integrative Verhaltenstherapie und psychotherapeutische Medizin. Ein biopsychosoziales Modell. Wiesbaden: Springer

Egger, J.W. (2017). Theorie und Praxis der biopsychosozialen Medizin. Körper-Seele-Einheit und sprechende Medizin. Wien: Facultas

Egger, J.W., Stix, P. & Pieringer, W. (1994). Integrative Psychotherapie. *Psychologie in der Medizin*, *5*, 3, 31-33

Egger, J.W., Stix, P. & Pieringer, W. (2000). Evaluation der PSY-Diplom-Lehrgänge in der Steiermark. *Psychologische Medizin*, *11*, 1, 52-59

Foerster, H. von (1981): Das Konstruieren einer Wirklichkeit. In: P. Watzlawick (Hrsg.): Die erfundene Wirklichkeit. München (Piper)

Foerster, H. von (1985): Sicht und Einsicht. Wiesbaden/Braunschweig: Vieweg, Heidelberg: Carl-Auer 1999

Gerhard Roth: Fühlen, Denken, Handeln. Wie das Gehirn unser Verhalten steuert, Frankfurt: Suhrkamp

Gerhard Roth: Wie das Gehirn die Seele macht. Lindau, Auditorium 2001

Grawe, K. (1997). Psychologische Therapie. Göttingen: Hogrefe

Grawe, K. (2004). Neuropsychotherapie. Göttingen: Hogrefe

Grawe, K., Donati, R. & Bernauer, F. (1994). Psychotherapie im Wandel: Von der Konfession zur Profession. Göttingen. Hogrefe

Henrik, W. (2004): Willensfreiheit, Verantwortlichkeit und Neurowissenschaft. Psychologische Rundschau, 55 (4), 169–177. Göttingen: Hogrefe

Herzog, W. (2010). DIE ZEIT 2010, Nr. 6, Buch Feuilleton 4.2.2010, S. 45

Hofstadter, D.R. (1985). Gödel, Escher, Bach – ein endlos geflochtenes Band. Stuttgart: Klett-Cotta

Hofstadter, D.R. (1985): Gödel, Escher, Bach – ein endlos geflochtenes Band. Stuttgart: Klett-Cotta

Hüther G: Wie aus Stress Gefühle werden. Göttingen: Vandenhoeck & Ruprecht 1998

Hüther, G. (1998): Bedienungsanleitung für ein menschliches Gehirn. Göttingen (Vandenhoeck & Ruprecht)

Hüther, G. (1999): Biologie der Angst. Wie aus Stress Gefühle werden. Göttingen Vandenhoeck & Ruprecht

Hüther, G. (2000): Evolution der Liebe. Was Darwin bereits ahnte und die Darwinisten nicht wahrhaben wollen. Göttingen (Vandenhoeck & Ruprecht)

Hüther, G. (2003). Perspektiven einer Synthese zwischen Hirnforschung und Psychotherapie. Lindau: Auditorium

Hüther, G. (2004). Neurobiologische Erkenntnisse und ihre Nutzung für die Psychotherapie. Müllheim: Auditorium

Hüther, G. (2004). Neurowissenschaft als Grundlage der Psychotherapie? Müllheim: Auditorium

Hüther, G. (2004): Die Macht der inneren Bilder. Göttingen (Vandenhoeck & Ruprecht)

Hüther, G.; Petzold, H.G. (2012) Auf der Suche nach einem neurowissenschaftlich begründbaren Menschenbild. In Petzold, H.G. Die Menschenbilder in der Psychotherapie. Wien: Krammer

Jourdain, R. Das wohltemperierte Gehirn – Wie Musik im Kopf entsteht und wirkt. Aus dem Englischen von Markus Numberger und Heiko Mühler, Akademischer Verlag/Spektrum, Heidelberg – Berlin (ISBN 382741122X)

Kandel E. R. (2006). Psychiatrie, Psychoanalyse und die neue Biologie des Geistes. Suhrkamp, Frankfurt am Main

Kandel, E.R. „Auf der Suche nach dem Gedächtnis – Die Entstehung einer neuen Wissenschaft des menschlichen Denkens“, Siedler Verlag (ISBN 3886808424)

Kandel, E.R. (2006). Psychiatrie, Psychoanalyse und die Biologie des Geistes. Frankfurt/Main: Suhrkamp

Kandel, E.R. (2006). Psychiatrie, Psychoanalyse und die Biologie des Geistes. Frankfurt/Main: Suhrkamp

Kugler, M. (2002): Neurobiologische Aspekt der Willensfreiheit. Spectrum IX, 5.1.2002

Kuhl, J. (1996). Wille und Freiheitserleben: Formen der Selbststeuerung; in Kuhl, J. & Heckhausen, H. (Hrsg.). Motivation, Volition und Handlung. Göttingen

LeDoux, J. (2006). Das Netz der Persönlichkeit. Wie unser Selbst entsteht. München: dtv

LeDoux, J. E. (1998): Das Gedächtnis für Angst. In Güntürkyn, O. (Hrsg.): Biopsychologie. Heidelberg: Spektrum/Akademischer Verlag, 96-103

LeDoux, J.E. (2001): Das Netz der Gefühle. München: Deutscher Taschenbuch Verlag

Lehrner, J.; Pusswald, G.; Fertl, E.; Strubreither, W. & Kryspin-Exner, I. (Hrsg.) (2006). Klinische Neuropsychologie. Wien: Springer

Libet, B. „Mind Time – Wie das Gehirn Bewusstsein produziert", aus dem Amerikanischen von Jürgen Schröder, Suhrkamp (ISBN 3-518-58427-8)

Linke, D.B. „Die Freiheit und das Gehirn – eine neurophilosophische Ethik", Beck, München (ISBN 3406528740)

Malmgren, H. (2005). The theoretical basis of the biopsychosocial model. In P. White (ed.): Biopsychosocial Medicine. Oxford University Press, 2005, 21–35

Markl, H. (2005). Gehirn und Geist: Biologie und Psychologie auf der Suche nach dem ganzen Menschen. Psychologische Rundschau 56(1), 1–35

Perrig, W., Wippich, W., Perrig-Chielo, P. (1993) Unbewusste Informationsverarbeitung, Huber, Bern

Petzold – Textarchiv 2008. http://www.fpi-publikation.de/artikel/textarchiv-h-g-petzold-et-al-/index.php

Petzold, H. G., Sieper, J. (2008c): Integrative Willenstherapie. Perspektiven zur Praxis des diagnostischen und therapeutischen Umgangs mit Wille und Wollen. In Petzold, Sieper (2008a): Der Wille, die Neurobiologie und die Psychotherapie. 2 Bände, (Bd. 1 Freiheitsproblem, Bd. 2 Klinische Praxis) Bielefeld: Aisthesis, Sirius, S.473-592

Petzold, H.G. (2007) Auf dem Wege zu einer „Integrativen Humantherapie" – warum Psycho-Therapie sich weiten muss. Vortrag, Universität Graz, 20. November 2007; s.a. H.G. Petzold Gesamtbibliographie 1958-2007: www.FPI-Publikationen.de/materialien.htm

Petzold, H.G. (2012f): Die Menschenbilder in der Psychotherapie. Interdisziplinäre Perspektiven und die Modelle der Therapieschulen. Wien: Krammer

Petzold, H.G. (2013, in Ko-respondenz mit Johanna Sieper und Ilse Orth). Integrative Therapie in der „dritten Welle" – Innovation und Vertiefung durch „transversale Vernunft", interdisziplinäre Theoriekonzepte und differentielle Praxeologie und Praxis „Komplexer Humantherapie" (III)

Pieringer, W. & Egger, J. (1991). Psychotherapie im Wandel. – Vorwort. In Pieringer, W. & Egger, J. (Hrsg.). Psychotherapie im Wandel. Wien: WUV-Universitätsverlag

Pieringer, W. & Egger, J.W. (2000). Psychotherapeutische Medizin: unterschiedliche Nutzung von basalen Erkenntnismethoden in den Traditionen. *Psychologische Medizin*, 11, 2, 3-11

Pieringer, W., Egger, J. & Stix, P. (1985). Wessen Selbstverständnis ist die Psychotherapie. Österreichische Hochschulzeitung. Wien

Pieringer, W., Egger, J.W. & Stix, P. (1991). Zum Selbstverständnis der Psychotherapie. *Psychologie in der Medizin*, *2*, 1, 3-5

Rensing, L.; Koch, M.; Rippe, B. & Rippe, V. (2005). Mensch im Stress: Psyche, Körper, Moleküle. München: Elsevier/Spektrum

Roth, G. (1996, 1997): Das Gehirn und seine Wirklichkeit. Kognitive Neurobiologie und ihre philosophischen Konsequenzen. Frankfurt/Main: Suhrkamp

Roth, G. (2001). Wie das Gehirn die Seele macht. Lindau, Auditorium

Roth, G. (2003). Fühlen, Denken, Handeln. Wie das Gehirn unser Verhalten steuert. Frankfurt/Main: Suhrkamp

Roth, G. (2003): Aus Sicht des Gehirns. Frankfurt/Main: Suhrkamp

Roth, G. (2010). Das kooperative Gehirn. Interview. Die Presse 07.11.2010, Buch Wissen, 24

Rüegg, J.C. (2003): Psychosomatik, Psychotherapie und Gehirn. Neuronale Plastizität als Grundlage einer biopsychosozialen Medizin. Stuttgart: Schattauer

Schüßler, G. (2011). Psychodynamische Aspekte des Unbewussten – hilft uns die Neurobiologie? In Aichhorn W. et al. Neurobiologie der Psychotherapie. Perspektiven und systemtherapeutische Innovationen. Paracelsus Medizinische Privatuniversität Salzburg. Abstract-Band 2011

Seiffert, H. (1983). Einführung in die Wissenschaftstheorie. Band 1: Sprachanalyse, Deduktion, Induktion in den Natur- und Sozialwissenschaften. Band 2: Phänomenologie, Hermeneutik und historische Methode, Dialektik. München: Beck

Singer, W. (2003). Bindungsprobleme. Neurobiologische Überlegungen. Köln: Supposé

Singer, W. (2003). Ein neues Menschenbild? – Gespräche über Hirnforschung. Frankfurt: Suhrkamp (ISBN 3-518-29196-3)

Singer, W. Der Beobachter im Gehirn – Essays zur Hirnforschung. Frankfurt: Suhrkamp ISBN 3-518-29171-8

Singer, W. Ein neues Menschenbild? – Gespräche über Hirnforschung. Frankfurt: Suhrkamp ISBN 3-518-29196-3

Spitzer, M. (2005). Lernen – vernetztes Denken. Müllheim: Auditorium

Tetens, H. (2004). Willensfreiheit als erlernte Selbstkommentierung. Sieben philosophische Thesen. In Walter Henrik. Willensfreiheit, Verantwortlichkeit und Neurowissenschaft. Psychologische Rundschau, 55 (4), 178–185. Göttingen: Hogrefe

Uexküll, T. v. & Wesiack, W. (1988). Theorie der Humanmedizin. München: Urban & Schwarzenberg

Uexküll, T. v. & Wesiack, W. (2003). Integrierte Medizin als Gesamtkonzept der Heilkunde: ein biopsychosoziales Modell. In Uexküll – Psychosomatische Medizin. Modelle ärztlichen Denkens und Handelns. München: Urban & Fischer, 3–42

Weber, P.F. Der domestizierte Affe: Die Evolution des menschlichen Gehirns, Düsseldorf: Patmos ISBN: 3530421898

Weiner, H. (1991). Der Organismus als leib-seelische Funktionseinheit – Folgerungen für eine psychosomatische Medizin. Psychotherapie, Psychosomatik, Medizinische Psychologie, 41, 465-481

Windmann, S. & Durstewitz, S. (2000). Phänomenales Erleben: Ein fundamentales Problem für die Psychologie und die Neurowissenschaften. In *Psychologische Rundschau*, 51 (2), 75–82. Göttingen: Hogrefe